现代临床妇产科与儿科学

主　编　陈　炜　李锦芬　雷玲玲　吴湘云　原　宁

副主编　刘彬彬　周　惠　蒋玲玲　江珊珊

戴珍珍　施忆玫　刘鑫琪　亢国良

张玉凤　鲍伟强

东北大学出版社

·沈　阳·

图书在版编目（CIP）数据

现代临床妇产科与儿科学 / 陈炜等主编. -- 沈阳 ：东北大学出版社, 2025. 6. -- ISBN 978-7-5517-3820-0

Ⅰ. R71；R72

中国国家版本馆 CIP 数据核字第 2025CQ3434 号

出 版 者：东北大学出版社

地址：沈阳市和平区文化路三号巷 11 号

邮编：110819

电话：024-83683655（总编室）

024-83687331（营销部）

网址：http://press.neu.edu.cn

印 刷 者：沈阳文彩印务有限公司

发 行 者：东北大学出版社

幅面尺寸：185 mm×260 mm

印　　张：23

字　　数：545 千字

出版时间：2025 年 6 月第 1 版

印刷时间：2025 年 6 月第 1 次印刷

策划编辑：刘桉彤

责任编辑：高艳君

责任校对：刘桉彤

封面设计：潘正一

责任出版：魏　巍

ISBN 978-7-5517-3820-0　　定　价：98.00 元

编 委 会

主 编

陈　炜（苏州市吴中人民医院）
李锦芬（苏州大学附属独墅湖医院）
雷玲玲（首都医科大学附属北京妇产医院）
吴湘云（苏州市吴中人民医院）
原　宁（渭南市妇幼保健院）

副主编

刘彬彬（海南妇产科医院）
周　惠（自贡市第三人民医院）
蒋玲玲（温岭市第一人民医院）
江珊珊（温岭市第一人民医院）
戴珍珍（温岭市第一人民医院）
施忆玫（金华市人民医院）
刘鑫琪（北京和睦家医院）
亢国良（郸城县妇幼保健院）
张玉凤（西安市儿童医院）
鲍伟强（瑞安市人民医院）

编 委

蔡南盛［东莞市人民医院谢岗院区（东莞市谢岗医院）］
高　鹏［大连市妇女儿童医疗中心（集团）］
胡婧映（金华市妇幼保健院）
蒋丽媛（福建省儿童医院）
沈晓萍（上海健康医学院附属崇明医院）
赵　伟（临沂市中心医院）
豆玉凤（西安市儿童医院）
汪　莉（西安市第三医院）

前 言

医学是一门不断发展变化的科学。随着新的研究成果和临床试验的积累，疾病的诊断与治疗在不断发展。为进一步完善和发展临床妇产科与儿科理论体系，使临床工作者全面掌握妇产科和儿科常见病的诊断与治疗方法，我们组织编写了《现代临床妇产科与儿科学》。

本书介绍了临床妇产科与儿科常见疾病的诊疗，主要包括妇科肿瘤、生殖内分泌疾病、不孕症、妊娠期并发症、分娩期并发症、产褥期并发症、小儿各系统疾病、新生儿疾病等的诊断与治疗。本书从临床实用的角度出发，为妇产科与儿科的临床工作者提供了比较清晰明了的诊疗指导，使其能更好地掌握妇产科与儿科疾病的诊疗知识，提高临床诊治的专业水平。

由于临床诊疗复杂性的特点，再加上编写经验和水平有限，书中难免存在不足之处，敬请专家和读者批评指正。

编 者

2025 年 1 月

目录

上篇　妇产科疾病

上篇

妇产科疾病

第一章　高危妊娠

第一节　异位妊娠

异位妊娠是指受精卵着床在子宫体腔以外部位的妊娠，是灵长类动物特有的一种疾病。虽然异位妊娠仍然是导致妊娠早期患者死亡的主要病因之一，但随着临床诊疗技术的完善和现代超声技术的发展，异位妊娠通常已能够在出现症状早期得以诊断和治疗。在过去几十年中，异位妊娠的治疗发生了很大变化。通过静脉注射全身应用甲氨蝶呤（MTX），使其作用于增生的滋养细胞，现在已经成为优于手术的标准一线治疗方案。然而，对于异位妊娠包块破裂造成腹腔内出血、药物治疗失败或有药物治疗禁忌的患者，手术治疗仍然是第一选择。随着诊治的发展，异位妊娠患者的发病率和病死率已显著下降。

异位妊娠的早期诊断和选择个体化的最佳治疗方案是防止并发症、保留生育功能、减少损失和降低病死率的关键。有关 MTX 治疗最适剂量的规定仍存在争议。与此类似的是，对于药物治疗失败患者手术干预时机和方式的选择也大多是经验性的。

一、诊断

异位妊娠几乎必有腹腔内出血，这是本病的基本特征之一。凡妊娠试验阳性者，若找到腹腔内出血证据，则基本可诊断异位妊娠。临床上，基本症状、体征存在，妊娠试验阳性，阴道后穹隆穿刺阳性，三者俱备，即可诊断异位妊娠。值得注意的是，症状与体征不必都完整、典型。例如，内出血不多时，既不会有休克表现，也不会有腹部移动性浊音；又如，有的输卵管峡部异位妊娠发病早，可以无停经史；再如，有的患者只有腹胀、腰酸和肛门坠胀感而无明显腹痛。

二、治疗

（一）药物治疗

在过去的 20 年中，MTX 已被成功运用于异位妊娠的保守治疗。MTX 作为一种叶酸拮抗剂，通过抑制嘌呤和嘧啶核苷酸再生，干扰脱氧核糖核酸（DNA）合成和细胞增生。妊娠滋养细胞的快速增生依赖叶酸的供给，因此，相对于正常细胞而言，MTX

对于妊娠滋养细胞具有更强的细胞毒性作用，这也正是异位妊娠利用 MTX 药物治疗的理论基础。单次应用 MTX 50 mg/m^2即可有效地抑制 β-人绒毛膜促性腺激素（β-HCG）增加及循环系统中孕酮及 17α-羟孕酮浓度升高。MTX 似乎可以直接抑制滋养细胞分泌 β-HCG，并产生阻碍妊娠黄体分泌孕酮的继发效应。血流动力学稳定的未破裂型异位妊娠，超声检查包块直径不大于 4 cm 的患者适用于 MTX 保守治疗；包块直径大于 4 cm 或有明确腹腔内出血证据的患者须立即进行手术治疗。

1. MTX 多次用药

MTX 治疗异位妊娠多次用药的剂量取决于患者的体重及治疗后的反应。1982—1997 年，对于 12 项研究中的 338 例患者应用 MTX 多次治疗（用药次数取决于患者 MTX 治疗后的反应），部分患者因治疗失败行腹腔镜输卵管切除术，在全部病例中，93%的患者 MTX 多次用药治疗成功，无须后续治疗。经检查，其中 75%的治疗后患者输卵管通畅；在有生育意愿的患者中，58%的女性成功宫内妊娠；7%的患者再次发生异位妊娠。与保守手术相比，疗效满意。

一项关于系统 MTX 多次用药与腹腔镜输卵管开窗术的临床随机对照试验（RCT）研究显示，100 名腹腔镜检查确诊的异位妊娠患者被随机分为两组，分别应用 MTX 多次治疗和腹腔镜输卵管开窗术。在 51 名应用 MTX 治疗的患者中，7 例（14%）由于出现活动性出血或输卵管破裂而需再次手术，2 例（4%）由滋养细胞增生引起血 β-HCG 持续增加而需要再次应用 MTX。在 49 例输卵管开窗术组的患者中，4 例（8%）因治疗失败需行输卵管切除术，10 例（20%）因滋养细胞持续增生而应用 MTX 治疗。MTX 治疗组的患侧输卵管通畅率为 55%（23/42），而输卵管开窗术组的患侧输卵管通畅率为 59%（23/39）。随机对照试验研究及荟萃分析均表明，系统 MTX 多次用药与腹腔镜输卵管开窗术具有同样的有效率。

2. MTX 单次用药

MTX 单次用药虽然较为方便，但有效率差于多次用药，最初报道 MTX 单次用药较高的有效率可能是由于在计算时包括了自然流产的宫内妊娠。此后包括 393 例病例的研究结果显示，虽然无须手术干预的治疗成功率达 87%，但其中 8%的患者需要再次用药。单次或重复用药后治疗成功的患者输卵管再通率为 81%，对于再次妊娠的患者，61%为宫内妊娠，8%再次发生异位妊娠。根据现有的临床研究资料，常规单次应用 MTX 治疗的有效率低于多次用药，但根据美国妇产科医师学会（ACOG）发布的标准，其仍不失为一种异位妊娠药物治疗的方案。

基于此研究背景，Barnhart 及其同事进行了综合 26 项研究的荟萃分析，评价 MTX 保守治疗后异位妊娠包块破裂的危险度，单次用药与多次用药的光密度（OD）值为 1.96，治疗前 β-HCG 滴度较高或异位妊娠包块已出现心管搏动时，单次 MTX 治疗的失败率是多次用药的 5 倍（OD 值为 4.75）。由于在此项荟萃分析中，MTX 单次用药组中 15%的患者实际上应用了不止一次的 MTX，而多次用药组分别有 10%，23%和 14%的患者仅应用了 1，2，3 次 MTX，使得直接评价两种给药方案的治疗效果更为困难。

3. MTX 两次用药

MTX 单次方案虽然具有治疗简便、用药量少的优点，但失败率较高，因此，提出了 MTX 两次用药方案。MTX 两次用药方案用药剂量及监测方法与单次用药相同，只是在治疗的第 4 天再次应用 MTX 50 mg/m^2，血 β-HCG 的监测时间亦与单次用药相同，无须应用亚叶酸钙解救。根据治疗第 4，7 天血 β-HCG 的检测结果决定是否需要追加给药，在单次用药方案中，根据治疗第 4，7 天血 β-HCG 的下降情况决定是否需要重复用药，在两次方案中，若治疗第 4，7 天血 β-HCG 下降不足 15%，即可于第 4，7 天进行第 2，3 次用药。因此，两次方案在治疗第 1 周内可以用药两次，并规定用药总可在两次以上，其给药的时间和监测的方法与单次用药相同，但短期内给药量增加可以使治疗成功率最大化（但并不增加治疗的难度和访视的次数）。在一项三个中心的临床试验研究中，其安全性已得到证实，需要进行更大规模和范围的应用以评价其治疗成功率。

4. 安全保障及建议

在临床医师制定 MTX 治疗方案前，首先应评价各项实验室检查有无异常。应对患者进行全血细胞计数、肝功能、血清肌酐的全面测定，既往有肺部疾患病史者是发生 MTX 相关性间质性肺炎的高危人群，因此，对这部分患者应于治疗前进行胸片检查。

在 MTX 治疗期间，针对患者的检查应由单人单次完成，以免频繁检查造成机械性损伤或输卵管破裂。临床医师及患者均应该认识到，一过性“分离样”疼痛或“撕裂样”疼痛是较为常见的。治疗开始后 3～7 天由于输卵管异位妊娠部位出血或血肿形成可能出现一过性盆腔痛，可持续 4～12 小时，推测可能是由妊娠包块自然流产引起的。对于临床医师而言，MTX 治疗中的难点可能就是鉴别这种一过性的腹痛是妊娠包块的自然流产还是破裂，这需要严密观察，及时发现并严格掌握手术治疗的指征。因此，在腹痛逐渐加剧或持续超过 12 小时的情况下需要手术治疗，直立性低血压或血细胞比容进行性下降是进行急症手术的指征。有时，有必要对有腹痛的患者进行住院观察（常需观察 24 小时）以明确诊断。此外，在 MTX 治疗的第 2，3 天患者常常出现腹部绞痛症状，因而，应该让患者避免吃韭菜、卷心菜等容易产气的食物。接受 MTX 治疗的患者应该停用孕期服用的维生素，因为其中含有的叶酸成分可能影响 MTX 的治疗效果，并尽可能避免其他各种形式的叶酸补充。最后，由于 MTX 的光敏性是 MTX 治疗的一项并发症，因此，接受 MTX 治疗的患者应减少日晒。

5. MTX 直接局部注射

1987 年，Feichtinger 和 Kemeter 首次在阴道超声的引导下将 10 mg（1 mL）MTX 注入异位妊娠孕囊内，2 周后妊娠包块消失。与全身用药相比，局部注射可以将更高浓度的 MTX 直接输送至异位妊娠组织着床部位，减少了药物的全身分布和不良反应的发生。然而，这种方法需要在腹腔镜或超声引导下穿刺，操作较为复杂。

在 1989—1997 年，668 例异位妊娠患者中，75. 1%的患者经过 MTX 局部注射治疗成功，其中部分患者需要重复给药。治疗后的输卵管再通率及再次受孕率与腹腔镜保守治疗及全身应用 MTX 相当，输卵管通畅率为 80. 2%，在有生育要求的患者中，宫内妊娠率为 57. 2%，5. 9%的女性再次发生异位妊娠。

随机对照试验研究结果证实，异位妊娠 MTX 局部注射的治疗成功率为 86.2%。同样，其中包括重复注射的患者。患侧输卵管通畅率为 85.1%，有生育要求者宫内妊娠率为 73.1%。在一项更早期的随机对照试验中，7 位患者中有 3 位在接受了 MTX 局部注射后要求进行腹腔镜手术治疗而被迫中断研究。尽管随机对照试验研究的结果证实局部注射 MTX 具有更高的成功率，但这项技术操作较为复杂烦琐。由于全身应用 MTX 总体的良好耐受率和成功率，其仍然是最容易为医患双方所接受的非手术治疗的给药方式。

6. 不良反应

大量应用 MTX 可能造成骨髓抑制、肝脏毒性、口炎、肺纤维化、脱发和光敏反应。这些不良反应在短期应用 MTX 治疗异位妊娠时是较为少见的，并且可应用甲酰四氢叶酸钙（亚叶酸钙）进行拮抗。MTX 的不良反应可在停用药物后 3~4 天消失。其中，肝功能损害是最常见的不良反应，其次为口炎、胃肠和骨髓抑制。由于吸收入血药物较少，病灶部位局部注射 MTX 不良反应较小，但即便是局部注射，也仍然可能发生肝功能损害、胃肠炎和骨髓抑制等不良反应。威胁生命的中性粒细胞减少和发热可发生于单次或多次 MTX 肌肉注射后，须住院治疗。已有应用 MTX 治疗异位妊娠时发生一过性间质性肺炎的报道，并有 2 例 MTX 单次治疗异位妊娠时发生脱发（头发减少 33%~50%）的报道。在 β-HCG 降至正常水平后，MTX 治疗后遗症即输卵管或盆腔积血罕见，表现为在 MTX 治疗 3~5 个月后患者出现盆腔痛、异常阴道出血，查体可及盆腔包块，需手术治疗。

幸运的是，MTX 治疗异位妊娠后出现的不良反应多是轻微的。在一项针对 100 例患者的研究中，仅有 2 例出现口炎，3 例出现一过性转氨酶升高，均为自限性。在另一项 MTX 单次用药的研究中，仅有 1 例患者出现治疗后恶心、呕吐。鉴于 MTX 总体的良好耐受性，其仍然是手术前的首选治疗方案。

7. 直接局部注射的细胞毒性作用

病灶部位直接注射前列腺素、高渗葡萄糖、氯化钾和生理盐水可以作为 MTX 的替代治疗方案。由于这些药物用于异位妊娠的治疗缺乏大量的经验积累、失败率高，并且需经阴道或腹腔镜穿刺给药，操作较为复杂，因而这些替代治疗方案并不为广大临床医师所常用。

（二）手术治疗

自 1884 年 Tail 首次成功实施输卵管切除术（切除滋养细胞和妊娠组织着床或植入的输卵管节段）以来，异位妊娠手术的传统方式为输卵管切除术，通常使用腹腔镜。以往，对异位妊娠的患者进行急症手术时，常常关注的是抢救患者生命而忽视了对其日后生育能力的保护。直到 1953 年，Stromme 首次为一名患者实施了输卵管开窗术（仅取出异位妊娠组织，而保留患侧的输卵管），为其保留了生育功能，该患者术后成功受孕并分娩。腔镜技术改进使腹腔镜输卵管开窗术具有出血少、麻醉要求低和住院时间短的优点。此外，经过随机对照试验研究证实，其还具有花费少的特点。腹腔镜手术和开腹手术相比，术后的宫内妊娠率与异位妊娠复发率相当。

1. 破裂型异位妊娠

在大多数情况下，早期诊断和治疗异位妊娠能够避免包块破裂。19 世纪 70 年代，13. 5%~17. 8%的患者治疗时已出现低血容量性休克；在 19 世纪 80 年代早期，这一比例下降至 4. 4%。而现在，开腹或腹腔镜下输卵管切除术是破裂型异位妊娠的首选治疗方案。

若不存在气腹引起腹腔内静脉回流减少的禁忌，低血容量性休克的患者也可进行腹腔镜输卵管切除术。然而，在危急的情况下，短时间内进入腹腔制止出血是十分必要的，这时开腹手术成为首选。几乎所有的低血容量休克患者均需要输血治疗，既要输入大量的红细胞，又需要及时补充新鲜血浆。对于一个技术精湛的腹腔镜手术专家，即便是已经出现腹腔内大出血，在密切的心电监护和良好的麻醉下，进行腹腔镜手术也是可行的。现在，对于破裂型异位妊娠患者进行腹腔镜手术还是开腹手术主要取决于术者。

2. 稳定型异位妊娠

对于稳定型异位妊娠，若存在 MTX 禁忌证，则可首选腹腔镜输卵管开窗术，也可以考虑进行腹腔镜或开腹输卵管切除，可以烧灼或缝合以切除输卵管（腹腔镜下或套扎）。综合 9 项相关研究的数据分析，输卵管开窗术后宫内妊娠率为 53%，输卵管切除术后宫内妊娠率为 49. 3%。对于再次发生异位妊娠的概率，保守性手术略高于输卵管切除，分别为 14. 8%和 9. 9%。其他的研究结果也同样证明，输卵管开窗术后宫内妊娠率较高，但异位妊娠的复发率也相应增加。当出血难以控制、输卵管受损严重、再次相同部位的异位妊娠、妊娠包块直径大于 5 cm 或者需行输卵管绝育时，应考虑实施患侧输卵管切除而非输卵管开窗术。

由于输卵管壶腹部妊娠时胚胎常着床于输卵管内膜与浆膜间而非输卵管腔内，在实施开窗术时应沿纵轴剖管取胎。利用电刀、剪刀或激光于输卵管最膨隆处对系膜缘沿纵轴切开，利用钳子、冲洗器或吸引器取出妊娠组织，止血后，无须缝合管壁输卵管切口，待其自然愈合。研究结果表明，输卵管切口是否缝合与术后输卵管通畅率、粘连发生率及累积妊娠率没有显著相关性。

输卵管峡部妊娠常规进行节段切除，利用显微外科手段于术中吻合输卵管或术后二期吻合。由于峡部管腔狭窄、管壁厚，开窗术后，输卵管受到的损伤更大，也更容易发生近端的梗阻。随着近年来试管婴儿技术（IVF）的快速发展，已经很少进行输卵管吻合术，或者可以应用辅助生殖技术（ART）旷置节段切除后的输卵管。滋养细胞组织除已自然流产并到达输卵管伞端时，也不宜反复钳夹和挤压输卵管。

1980—1997 年，1626 名患者中有 93. 4%治疗成功（定义为无须后续治疗）。通过子宫输卵管造影或腹腔镜检查，其输卵管通畅率为 76%，56. 6%的患者获得宫内妊娠，而 13. 4%再次发生异位妊娠。

花伟报道了输卵管妊娠患者 64 例，两组年龄为 18—38 岁，平均年龄为 26. 7 岁，其中，输卵管壶腹部妊娠 37 例，峡部妊娠 17 例，伞部妊娠 10 例。其中，输卵管壶腹部妊娠 18 例，峡部妊娠 9 例，伞部妊娠 5 例，共 32 例纳入腹腔镜联合甲氨蝶呤

（MTX）治疗组，余下 32 例患者接受单纯腹腔镜手术治疗，作为对照组，两组在患者年龄、孕周、包块大小、血 β-HCG 比较差异无统计学意义（$P>0.05$），具有可比性。

两组患者均在腹腔镜下完成手术，腹腔镜联合 MTX 组术后有 1 例发生 PEP［术后异位妊娠复发，在腹腔镜手术治疗输卵管妊娠（异位妊娠）后，患者发生了新的异位妊娠，属于术后并发症］，发生率为 3. 13%；对照组有 3 例发生 PEP，发生率为 9. 37%，术后 72 小时血 β-HCG 值下降幅度大于单纯腹腔镜组，血 β-HCG 恢复正常的时间短于单纯腹腔镜手术组，经检验差异具有统计学意义（$P<0.05$）。腹腔镜联合 MTX 治疗组术后无 1 例出现药物不良反应。该研究是在腹腔镜下病灶及周围注入 MTX，使药物能直接作用于残留的滋养细胞。在 32 例腹腔镜联合 MTX 组的观察中看到，术后血 β-HCG 下降幅度较对照组大，血 β-HCG 恢复正常时间较对照组短，并且无 1 例发生药物不良反应。持续性异位妊娠发生率为 3. 13%，明显低于对照组的 9. 37%，表明输卵管妊娠的腹腔镜手术中同时应用 MTX 能减少持续异位妊娠的发生，是值得推广应用的治疗方法。

第二节　前置胎盘

前置胎盘指妊娠 28 周后，胎盘附着于子宫下段较低位置，其下缘非常接近，甚至覆盖宫颈内口，位于胎儿先露部的前方。前置胎盘主要危害为妊娠晚期出血，甚至失血性休克危及母儿生命。由于胎盘位于胎儿先露部的前方，部分或全部阻塞产道，易出现胎位异常，绝大多数需剖宫产终止妊娠。前置胎盘早产发生率高达 57%。

一、诊断

（一）诊断要点

患者多伴有妊娠晚期或临产后突然出现无诱因、无痛性的阴道流血。患者全身情况与出血量及出血速度密切相关。反复出血可呈贫血貌，急性大量出血可致失血性休克。既往病史存在前置胎盘的高危因素，如多次流产史或剖宫产史。腹部检查子宫软，无压痛，轮廓清楚，子宫大小符合妊娠周数。胎位清楚，胎先露高浮或伴有胎位异常。若在产前未能及时发现，而分娩过程中有明显的阴道出血，应该考虑低置胎盘的存在，在充分评估患者情况下选择分娩方式，尽可能减少产时、产后出血。

在妊娠的任何时期，如怀疑前置胎盘，推荐使用经阴道超声（TVS）进行检查。TVS 能准确地定位低置的胎盘（敏感性 87. 5%，特异性 98. 8%，阳性预测值 93. 3%，阴性预测值 97. 6%），是诊断前置胎盘的“金标准”。TVS 准确性明显高于经腹超声，并具有安全性。当发生阴道出血时，TVS 对前置胎盘的诊断也具有安全性。瘢痕子宫应该高度怀疑前置胎盘合并胎盘植入的可能（特别是附着前壁的前置胎盘），超声检查时要明确胎盘是否附着在剖宫产瘢痕上。

有条件的医院，怀疑合并胎盘植入时，可选择磁共振成像检查。与经阴道超声检查相比，磁共振对胎盘定位无明显优势。

（二）鉴别诊断

妊娠晚期出血主要应与胎盘早剥区别；其他原因发生的产前出血，如帆状胎盘前置血管破裂，胎盘边缘血窦破裂及宫颈病变如息肉、糜烂、宫颈癌等，结合病史通过阴道检查、B 超检查及分娩后胎盘检查可以确诊。

（1）胎盘早剥。阴道出血伴腹痛及宫底升高，胎心变化或消失，贫血貌与阴道出血不成比例。

（2）胎盘边缘血窦破裂。多为发生于妊娠 36 周后的无痛性阴道出血。其特点为胎盘位置正常，产后可见胎盘边缘的血窦破裂，边缘粗糙，血块不大但较硬，常有裂隙。胎膜破口距胎盘边缘大于 7 cm。

（3）宫颈病变。如息肉、糜烂及肿瘤。B 超提示胎盘位置正常，阴道检查可见宫颈病变，必要时病理协助诊断。

二、治疗

治疗原则为止血、纠正贫血、预防感染、适时终止妊娠。强调根据临床表现进行个体化处理。通常需要考虑的三个关键因素是胎龄、胎儿成熟度、阴道出血的严重程度。

（一）密切观察

如果胎儿未足月，出现持续性阴道出血，应住院观察并保守治疗。阴道停止出血 2 日建议孕妇出院，并告知孕妇及其家属再次或反复发生阴道出血的可能性以及做好随时紧急返院治疗的准备。

（二）保守治疗（期待疗法）

期待疗法的目的是在保证孕妇安全的前提下延长胎龄，促使胎儿达到或更接近足月，从而提高围生儿的存活率。适用于妊娠 37 周以前或胎儿体重估计小于 2300 g，阴道出血不多，患者一般情况好，胎儿存活者。

患者应住院观察，绝对卧床休息，强调左侧卧位，尽量不予干扰，以减少出血机会。定时间断吸氧，每日 3 次，每次 1 小时，提高胎儿血氧供应。等待胎儿生长，尽量维持妊娠达 36 周。在等待过程中，应严密注意出血情况，并配血备用，并可使用镇静药及补血药，必要时可使用宫缩抑制剂，如 β_2 肾上腺素受体激动剂（利托君、沙丁胺醇等）、硫酸镁等。

估计孕妇近日需终止妊娠者，若胎龄小于 34 周，应促胎肺成熟。地塞米松 5 mg q（每）12 小时，肌肉注射，连用 2 日，有利于减少产后新生儿呼吸窘迫综合征的发生。在期待治疗过程中，应进行辅助检查，以确定诊断。若诊断为部分性或完全性前置胎盘，必须继续住院。在住院观察期间，还应根据预产期及 B 超测量双顶径估计胎儿成熟情况。若在观察期间发生大量阴道流血或反复流血，则必须终止妊娠。

（1）宫缩抑制剂。减少出血的主要措施。在母儿安全的前提下，延长孕周，提高胎儿存活率。

①适应证。适用于妊娠时间36周以内，一般情况良好，胎儿存活，阴道出血不多，无须紧急分娩的孕妇。需在有母儿抢救能力的医疗机构进行。

②常用药物。硫酸镁、β受体激动剂、钙通道阻滞剂、前列腺素合成酶抑制剂、缩宫素受体抑制剂等。

③注意事项。使用宫缩抑制剂的过程中仍随时有阴道大出血的风险，应时刻做好剖宫产的准备；宫缩抑制剂与麻醉肌松剂有协同作用，可加重肌松剂的神经肌肉阻滞作用，增加产后出血的风险。

（2）纠正贫血。目标是维持血红蛋白在110 g/L以上，血细胞比容在30%以上，增加母体储备，改善胎儿宫内缺氧情况。血红蛋白低于70 g/L时，应输血。

（3）促胎肺成熟。若妊娠超过35周，应促胎肺成熟。

（4）抗生素。反复出血，有感染存在时酌情使用抗生素，首选广谱抗生素。

（三）保守治疗过程中阴道大出血的预测

（1）宫颈管长度。妊娠34周前经阴道超声测量宫颈管长度。

①若宫颈管长度小于3 cm，大出血急诊剖宫产手术的风险增加。

②若覆盖宫颈内口的胎盘较厚（大于1 cm），产前出血、胎盘粘连、胎盘植入及手术风险明显增加。

（2）胎盘边缘出现无回声区。覆盖宫颈内口的胎盘边缘出现无回声区，出现突然大出血的风险是其他类型前置胎盘的10倍。

（3）前置的胎盘位于剖宫产切口瘢痕处。附着于前次剖宫产瘢痕部位的前置胎盘常伴发胎盘植入，即“凶险性前置胎盘”，产后严重出血、子宫切除率明显增高。

（四）终止妊娠

终止妊娠指征：孕妇反复发生多量出血，甚至休克，无论胎儿成熟与否，为了孕妇安全，都应终止妊娠；胎龄达36周以上；胎儿成熟度检查提示胎儿肺成熟者；胎龄为34~36周，出现胎儿窘迫征象，或胎儿电子监护发现胎心异常、监测胎肺未成熟者，经促胎肺成熟处理后；胎儿已死亡或出现难以存活的畸形，如无脑儿。

1. 剖宫产

剖宫产可在短时间内娩出胎儿，迅速结束分娩，对母儿相对安全，是处理前置胎盘的主要手段。剖宫产指征包括完全性前置胎盘、持续大量阴道出血，部分性和边缘性前置胎盘出血量较多、先露高浮、短时间内不能结束分娩，胎心异常。术前积极纠正贫血、预防感染等，备血，做好处理产后出血和抢救新生儿的准备。子宫切口选择原则上应避开胎盘。前置胎盘剖宫产术中常发生大出血，主要原因是子宫切口选择不适当，增加出血量，且使围生儿新生儿阿普加（Apgar）评分降低。前置胎盘剖宫产术术前常规使用B超胎盘定位，选择手术切口，可减少出血量，但还需结合剖腹后所见决定子宫切口部位，衡量子宫下段的宽度与长度，横或纵切口能否达到10 cm的要求，观察子宫下段的血管分布情况。

术前应积极纠正休克，输液、输血补充血容量，这些措施不但能抢救患者，而且能改善胎儿在宫内的缺氧状态。

剖宫产多选择子宫下段切口，原则上应避开胎盘，手术应根据胎盘附着位置确定。术前行B超检查确定胎盘附着位置。若胎盘附着于后壁，则做下段横切口；若胎盘附着于侧壁，则可选择偏向对侧的子宫下段横切口；若胎盘附着于前壁，则根据胎盘边缘所在选择子宫体部纵切口、子宫下段纵切口娩出胎儿。若胎盘大而薄，覆盖整个子宫前壁，则可直接从下段切入，迅速撕开胎盘，取出胎儿。由于子宫下段的收缩力差，胎儿娩出后，胎盘未即娩出，须及时做徒手剥离，同时在子宫肌壁内注射麦角新碱0.2~0.4 mg，以增强子宫下段收缩，配以按摩子宫，从而减少产后出血量。

胎儿娩出后，立即于子宫肌壁注射促进子宫收缩药物，如麦角新碱0.2~0.4 mg、欣母沛250 μg、缩宫素10~20 U，迅速徒手剥离胎盘，并配以按摩子宫，以减少子宫出血。药物不能奏效时，也可以采用以下方法：止血带在子宫下段扎紧数分钟，行宫颈提拉式缝合，胎盘剥离面行螺旋式缝合；宫腔及子宫下段填纱条压迫，24小时后于阴道取出。上述方法无效时，可结扎双侧子宫动脉、髂内动脉。经上述处理胎盘剥离面仍出血不止者，应考虑子宫切除术。

行剖宫产开腹后注意检查子宫下段，若有局限性怒张血管，应高度怀疑植入性胎盘，前置胎盘着床于前次剖宫产切口的孕妇，伴随胎盘植入的可能性增加。此时不应急于切开宫壁，应备好大量血液和液体，做好抢救孕妇及新生儿的准备，再次向家属交代病情。选择子宫体部纵切口取出胎儿，仔细检查胎盘是否植入。若为部分性植入可行梭形切口切除部分子宫肌组织，用可吸收线缝合止血；若为大部分植入、活动性出血无法纠正时，应行子宫次全切或全切。同时，应积极抢救，并以中心静脉压监测血容量，注意纠正心力衰竭、酸中毒，并使用抗生素，预防感染。

2. 阴道分娩

边缘性前置胎盘、低置胎盘（胎盘边缘到宫内口距离小于2 cm）、枕先露、阴道出血不多、无头盆不称和胎位异常，且宫颈口已扩张，估计在短时间内能结束分娩者，在输液、备血条件下，可予阴道试产。人工破膜后，胎头下降压迫胎盘前置部位而止血，并可促进子宫收缩加快产程。胎儿娩出后，由于胎盘往往不易自行剥离或剥离不全而出血不止，故以人工剥离为宜。操作必须轻柔，慎防损伤子宫下段，并应当警惕合并粘连性胎盘或植入性胎盘。产后除仔细检查胎盘、胎膜外，还应逐一探查阴道穹隆、子宫颈、子宫下段等有无裂伤。若破膜后胎先露下降不理想，仍有出血或分娩进展不顺利（或产程停滞），则应立即改行剖宫产术。

患者阴道出血而当地无医疗条件处理时，应先输血、输液，在消毒条件下用无菌纱布进行阴道填塞、腹部加压包扎以暂时压迫止血，迅速转送到上级医院治疗。

3. 终止妊娠时机判断

终止妊娠时机选择很重要，既要尽可能延长胎儿在宫内生长的时间，也应减少产前出血。

（1）紧急剖宫产。如果出现大出血甚至休克，为挽救孕妇生命，应果断终止妊娠，无须考虑胎儿情况。临产后诊断的部分性或边缘性前置胎盘，出血量较大，估计短时间内不能分娩者，也应选择急诊剖宫产，终止妊娠。

（2）择期终止妊娠。择期剖宫产为目前处理前置胎盘的首选。对于无症状的前置胎盘合并胎盘植入者可于妊娠 36 周后终止妊娠。无症状的完全性前置胎盘妊娠达 37 周，可考虑终止妊娠；边缘性前置胎盘妊娠满 38 周及以上，可考虑终止妊娠；部分性前置胎盘应根据胎盘遮盖宫颈内口情况适时终止妊娠。

4. 终止妊娠方式选择

选择性剖宫产为目前处理前置胎盘的首选。

（1）切口选择。腹部宜选择纵切口。子宫切口的选择原则上应尽量避开胎盘，以免增加孕妇和胎儿失血的风险。术前超声定位胎盘及胎位，术中仔细视诊及触诊，设计好切口及胎儿娩出方式，对于前壁不对称附着的胎盘，可行子宫下段 J 形、斜形及体部等切口剖宫产。

（2）胎儿娩出后，立即静脉及子宫肌壁注射子宫收缩药，如缩宫素、前列腺素制剂等，待子宫收缩后徒手剥离胎盘。可用止血带将子宫下段血管扎紧数分钟，以利胎盘剥离时止血，但须警惕结扎以下部位的胎盘出血。剥离胎盘时动作应尽量轻柔，避免伤及子宫肌层。若剥离面出血多，可以采用可吸收线行螺旋式缝合、宫颈提拉式缝合、围绕子宫下段出血部位行蝶式缝合、Foley 球囊填塞、宫腔纱条填塞、双侧子宫动脉或髂内动脉结扎、盆腔动脉栓塞等（参照产后出血指南的处理）。

（3）子宫切除。在采取各项措施止血均无效时，或当胎盘植入面积大、子宫壁薄、胎盘穿透、子宫收缩差、短时间内大量出血（数分钟内出血量>2000 mL）时应果断切除子宫。

5. 阴道分娩的产程管理

（1）需在输液条件下观察产程，并备血以在必要时输血。

（2）产程中的一个重要步骤是帮助胎先露下降，压迫止血：在宫口开大 3~4 cm 时行人工破膜，破膜后胎头下降压迫胎盘前置部分而止血；用缩宫素加强宫缩也可促使胎头下降、压迫胎盘以达到止血及促进产程的目的；用腹带扎紧腹部，以助胎先露下降，压迫止血。

（3）产程中需密切注意胎心变化，必要时采用连续胎心监护。

（4）胎儿娩出后，胎盘往往因不易自行剥离或剥离不全而出血不止，以人工剥离为宜。胎儿娩出后应尽早使用子宫收缩药，在子宫收缩的基础上进行操作，动作须轻柔，慎防损伤子宫下段，并警惕胎盘粘连或植入的可能。

（5）胎盘剥离后由于子宫下段收缩不良出血多，子宫收缩药强调使用使子宫下段收缩的制剂，如前列腺素类，同时行子宫按压（单手或双手压迫法）、宫腔填塞等措施。若经以上处理，仍不能止血，应果断开腹手术止血。如果止血效果差，还可行子宫动脉、髂内动脉结扎，甚至子宫切除术。

（6）在分娩前怀疑胎盘植入，第三产程尝试人工剥离胎盘，胎盘与子宫壁间部分或全部紧密粘连，没有间隙，胎盘部分或全部不能剥离，即可马上按胎盘植入处理。不要强行取出胎盘，强行人工剥离胎盘可导致大量出血，甚至威胁产妇生命。胎儿娩出后不强行剥离植入的胎盘，而行子宫切除术，这种观点受 ACOG 及许多学者推荐，被认为是胎盘植入的标准处理方法。若患者血流动力学稳定，且无败血症的危险，可将胎盘部分或全部留在宫腔内。将胎盘部分或全部留在原位的保守治疗虽可避免 75%~80%的患者接受子宫切除术，但也增加了输血感染可能及产褥感染发病率，还需要长期监护，目前关于此疗法的有效参考数据仍较少。保守治疗术后应合理选用抗生素治疗。

（7）产后仔细检查胎盘，注意胎盘的形状、完整性、是否有副胎盘等。并逐一探查阴道穹隆、子宫颈、子宫下段等处有无裂伤，及时修复。

（8）产褥期注意纠正贫血，预防感染。

（9）新生儿应置于新生儿重症监护室观察。测血细胞比容、红细胞计数和血红蛋白，以了解新生儿失血和贫血的情况。

（10）对于胎儿已经死亡的阴道分娩，如果死胎为臀位，可将两个手指伸入宫口内，另一手放在下腹部引导胎儿臀部进入骨盆腔，宫颈内的两指抓住胎足并轻轻地牵拉，使其通过宫颈口。此操作并不是为了采用外力拉出胎儿，而是利用胎足和胎臀压迫前置的胎盘，以便压迫止血及促进胎儿娩出。对于头位的死胎，也可利用头皮钳牵拉胎头，压迫止血。以上操作应由熟练的医师实施。

（11）若人工破膜后，胎头下降不理想，仍有出血，或产程进展不顺利，应立即改行剖宫产术。

（12）临产后诊断的部分性或边缘性前置胎盘，出血量较大，估计短时间内不能分娩者，也选择急诊剖宫产终止妊娠。

6. 预防产后出血及感染

当胎儿娩出后，应及早使用子宫收缩药，以防产后大出血。产时、产后使用抗菌药物，预防感染，并注意纠正贫血。

（五）紧急情况转运处理

在无条件进行手术的地方，发现此种大出血患者，应迅速建立静脉通道，立即送附近具备治疗条件的医院，不可冒险做阴道检查及肛门检查。

（六）注意事项

（1）怀疑有前置胎盘，特别是中央性前置胎盘时，不主张进行阴道检查，因其可致大量出血。目前，诊断前置胎盘最简单而可靠的方法是 B 超检查。

（2）前置胎盘患者胎盘植入的发生率会增加，因此，在终止妊娠前要进行详细的超声检查，以明确诊断。

（3）胎盘下缘与宫颈内口的关系可以随着子宫下段的延伸而发生变化，因此，前置胎盘分类随着妊娠孕周的增加、产程的进展可以发生变化。在进行临床处理时，按照最后一次检查的分类来决定。

（4）剖宫产术前后应有新生儿科医师在场并做好新生儿复苏准备。

（5）若因当地条件有限而难以就地处理，应立即做阴道大纱条填塞，转院治疗，并有医师陪送。

（6）无论是剖宫产还是阴道分娩，贫血都应予迅速纠正，并用抗生素以预防感染。

（7）对于有中央性前置胎盘和合并胎盘植入的患者，还需要告知，如果各种止血的措施失败，最终可能会需要切除子宫。

第三节　胎盘早剥

胎盘早剥指妊娠20周以后，正常位置的胎盘在胎儿娩出前部分或全部从宫壁剥离，以腹痛、阴道出血为主要临床表现，常并发胎儿窘迫、胎死宫内、产妇凝血功能障碍、肾衰竭等危及母儿生命。分娩方式有阴道分娩、剖宫产、子宫切除。胎盘早剥的严重程度取决于出现临床症状到诊断的时间，临床上往往因胎盘后血肿不能对出血量做出正确判断而耽误病情。胎盘早剥的早期诊断和正确处理具有重要的临床意义。胎盘早剥是妊娠晚期严重并发症，具有起病急、发展快的特点，若处理不当，会危及母儿生命。胎盘早剥的患病率国外为1%~2%，国内为0.46%~2.10%。

一、诊断

（一）诊断要点

在临床上常用Page分级标准来评估胎盘早剥的严重程度（表1-1）。

表1-1　胎盘早剥的Page分级标准

分级	标准
0级	分娩后回顾性产后诊断
Ⅰ级	外出血，子宫软，无胎儿窘迫
Ⅱ级	胎儿宫内窘迫或胎死宫内
Ⅲ级	产妇出现休克症状，伴或不伴弥散性血管内凝血

要着重考虑胎盘早剥的高危因素，仔细询问病史。胎盘早剥的临床典型症状是阴道出血、腹痛、子宫收缩和子宫压痛。胎盘早剥早期多表现为胎心率变化及宫缩间歇放松不良。严重时，宫缩呈持续性，宫腔压力高，宫底升高，甚至呈板状，胎心消失。Ⅲ级患者病情凶险，可迅速发生休克、凝血功能障碍，甚至多器官功能损害。当早剥发生在后壁胎盘时，表现为腰背部疼痛。可伴有阴道出血，表现为陈旧性不凝血。典型的临床表现：阴道出血、腹痛、子宫收缩和子宫压痛。

超声是诊断症状不典型的胎盘早剥的常用方法，然而其敏感性有限，无异常发现时不能排除胎盘早剥的发生，但可以鉴别妊娠晚期出血前置胎盘，并在保守治疗过程中监测病情发展。胎心监护可以用于监测判断胎儿宫内状况。通过血常规、凝血功能、肝肾功能、弥散性血管内凝血（DIC）等检查，了解失血状况以及各重要脏器（如肝、肾、血液系统）的损害情况。

（二）鉴别诊断

（1）前置胎盘。以无诱因、无痛性反复阴道出血为主要表现。

（2）先兆子宫破裂。子宫病理性缩复环形成、下腹部压痛、胎心率异常和血尿是先兆子宫破裂的四大主要表现。

（3）先兆早产，先兆临产、临产。

（4）妊娠合并内外科疾病，如妊娠合并阑尾炎、胰腺炎、泌尿系结石等。

二、治疗

胎盘早剥治疗应根据孕周、早剥的严重程度、有无并发症、宫口开大情况、胎儿宫内状况等决定，强调早期识别及个体化综合性处理。

（一）保守治疗

孕 34 周前的 0～Ⅰ级胎盘早剥者，可进行保守性治疗。

（1）密切监测。严密监测胎儿和孕妇情况，包括超声、胎心监护、生物物理评分等，做好随时终止妊娠的准备。

（2）使用药物及注意事项。

①类固醇激素。孕 34^{+6}周以前促肺成熟治疗。

②硫酸镁。孕 32 周以前使用硫酸镁保护胎儿脑神经。

③宫缩抑制剂。对于存在出血、有宫缩者，使用宫缩抑制剂不增加输血及胎儿窘迫的发生率，可能对延长孕周有一定作用。

④住院治疗。所有患者需住院治疗直到分娩，门诊随访者需告知患者一旦出现阴道出血、腹痛、子宫收缩或胎动减少要立即复诊。

（二）纠正休克

对处于休克状态的危重患者，积极开放静脉通路，补充血容量，输新鲜血，若发生DIC，应测量中心静脉压以指导补液量。最好输入新鲜血，既可补充血容量，又可补充凝血因子，使血细胞比容提高到 0. 30 以上，尿量>30 mL/h。

（三）终止妊娠

终止妊娠的时机和方式应结合孕周、胎儿宫内状况、早剥严重程度、合并症等情况进行，避免不必要的拖延。

1. 阴道分娩

适用于病情较轻者，特别是经产妇，出血不多，宫缩仍有间歇，局部压痛，无板状腹，或初产妇宫口已开全，估计短时间内可经阴道分娩者。首先进行人工破膜，既可加快产程进展，又可使羊水流出后子宫腔容积缩小，促进子宫收缩，压迫胎盘止血。同时，子宫腔内压力降低后，可防止凝血活酶进入子宫血液循环，以阻断或预防 DIC。破膜后以腹带扎紧腹部，同时静脉滴注缩宫素，并密切观察患者的血压、脉搏、出血情况及胎心等，必要时进行红细胞、血红蛋白检查及简易凝血功能检查。

胎儿娩出后，通过加强子宫收缩来止血，可减少凝血功能异常情况下的手术风险以及降低产后出血及产褥感染的发生率，但应强调的是，提倡个体化处理，不可千篇一律。

（1）适应证。

①胎儿死亡或者不能宫外存活，在充分评估产妇生命体征的前提下首选阴道分娩。评估胎儿状态时，有必要进行胎儿心脏超声确认。

②胎儿存活者，以显性出血为主，宫口已开大，产妇一般情况较好，估计短时间内能结束分娩者。

（2）阴道检查及人工破膜。进行阴道检查了解宫口开大情况，尽早实施人工破膜。理论上，破膜后，可以减轻宫腔压力，羊水流出可以减轻对螺旋动脉的压迫，减少胎盘剥离程度及胎盘附着处出血，而且可以减少进入母体血液循环的促凝物质。同时，宫腔压力下降可恢复宫缩的节律，促进产程进展。破膜前在分娩过程中应慎用缩宫素，以免造成宫腔压力骤升而发生先兆子宫破裂、子宫破裂。

（3）预防产后出血。

①纠正凝血功能障碍及子宫收缩乏力。如使用缩宫素、卡贝缩宫素、前列腺素 F2α 等物质；输血，使用血小板、新鲜血浆、冷沉淀等凝血物质。

②手术干预。根据情况选用合适的外科方式，如宫腔球囊压迫止血、宫腔填塞、B-Lynch 缝合、结扎子宫动脉髂内动脉、选择性的动脉栓塞等方法。

③子宫切除也是挽救生命的最终办法。

2. 剖宫产

（1）适应证。其适应证有以下几点。

①孕 32 周以上，胎儿存活，胎盘早剥Ⅱ级以上，建议尽快、果断进行剖宫产手术，以降低围产儿病死率。

②阴道分娩过程中，如出现胎儿窘迫征象或破膜后产程无进展者，应尽快行剖宫产术。

③近足月（特别是 37 周以上）的 0～Ⅰ级胎盘早剥者，病情可能随时加重，应考虑终止妊娠并以剖宫产术分娩为宜。

Ⅱ级以上的胎盘早剥，一旦诊断明确，应在 20 分钟内施行手术，方可极大提高新生儿的存活率并降低脑瘫率。

（2）子宫胎盘卒中处理。在剖宫产术中子宫是否保留应当以子宫壁受损的程度为标准，若仅表面颜色发绀不能作为绝对适应证，须视胎儿及其附属物娩出后子宫收缩情况而定。若经按摩及注射子宫收缩药后，仍松弛不收缩，血液不凝，出血不能控制，则在输新鲜血液的同时，宜将子宫切除。

3. 胎盘早剥时终止妊娠方法的抉择

（1）剖宫产。对于重型胎盘早剥，估计不可能短期内经阴道分娩者；即使是轻型患者，出现胎儿窘迫而需抢救胎儿者；病情急剧加重，危及孕妇生命时，不管胎儿存活与否，均应立即剖宫产。此外，有产科剖宫产指征或产程无进展者也应剖宫产终止妊娠。术前应常规检查凝血功能，并备足新鲜血、血浆和血小板等，术中娩出胎儿和胎盘后，立即以双手按压子宫前后壁，用缩宫素 20 U 静脉推注、再以 20 U 子宫肌肉注射，多数可以止血，必要时可使用卡前列素氨丁三醇注射液宫体注射。

（2）阴道分娩。患者全身情况良好，病情较稳定，出血不多，且宫颈口已开大，估计能在短时间内分娩者，可经阴道分娩。先行人工破膜使羊水缓慢流出，减少子宫容积，以腹带紧裹腹部加压，使胎盘不再继续剥离，如子宫收缩乏力，可使用缩宫素加强宫缩以缩短产程，产程中应密切观察心率、血压、宫底高度、阴道流血量及胎儿宫内情况，一旦发现病情加重或出现胎儿窘迫征象或产程进展缓慢，应剖宫产结束分娩。

（四）早期预防及识别凝血功能异常及脏器功能损害

胎盘早剥时剥离处的胎盘绒毛及蜕膜释放大量组织凝血活酶，易导致 DIC，并在肺、肾等器官内形成微血栓，引起器官缺血缺氧及功能障碍。在产前出血的同时易发生产后出血，产后应密切观察子宫收缩、宫底高度、阴道流血量及全身情况，并监测主要脏器的功能情况，避免造成急性损害从而危及生命或形成永久损害。

（五）肾功能保护

对于胎盘早剥患者，一律持续导尿，观察排尿情况，必要时可放置滴液式集尿袋便于观察，患者出现少尿（尿量<17 mL/h）或无尿（尿量<100 mL/24 h）时应诊断肾衰竭，应及时补充血容量，必要时测中心静脉压，然后可用 40 mg 呋塞米加入 20 mL 25% 葡萄糖液中静脉推注。或用 250 mL 20% 甘露醇快速静脉滴注，必要时可重复应用，一般多在 1~2 日内恢复。如尿量仍不见增多，或出现氮质血症、电解质紊乱、代谢性酸中毒等严重肾衰竭时，可行血液透析治疗，多可于 1 周内好转。对不可逆性肾功能损害考虑行肾移植手术。

（六）预防产后出血

胎盘早剥患者产后常因凝血功能异常及子宫收缩乏力而发生产后出血，故要做好应对产后出血的预防措施。尤其是当发生Ⅲ级胎盘早剥时，常伴发子宫胎盘卒中，即血液侵入子宫肌层，甚至达到浆膜层，使子宫表面呈现蓝紫色。应该予以有效的促宫缩处理，如使用缩宫素、卡贝缩宫素、前列腺素 F2α 等物质；输血，使用血小板、新鲜血浆、冷沉淀等凝血物质。当以上方法均不奏效时，根据情况选用合适的外科方式才是挽救生命的有效措施，如宫腔球囊压迫止血、宫腔填塞、B-Lynch 缝合、结扎子宫动脉髂内动脉、选择性的动脉栓塞等，子宫切除也是挽救生命的最终办法。

（七）严重并发症处理

DIC 是胎盘早剥的严重并发症，其处理原则是在改善休克状态的同时及时终止妊娠。关键是立即终止妊娠、移除胎盘，阻止促凝物质继续进入母体血液循环，同时补充血容量及凝血因子。

胎儿死亡即提示重度胎盘早剥，易发生严重的凝血功能障碍。从确诊到终止妊娠的时间决定母胎预后。但应注意出现凝血功能障碍时，剖宫产会进一步增加出血的风险。

（1）凝血功能障碍。迅速终止妊娠，阻断促凝物质继续进入母体血液循环；及时输新鲜血，补充血容量，有条件可输血小板浓缩液，输纤维蛋白原。无新鲜血时，可选用新鲜冷冻血浆作为应急措施。

①抗凝治疗。首选肝素，适用于 DIC 高凝阶段及未祛除病因之前，可阻断 DIC 的发展。DIC 晚期使用肝素可加重出血，故晚期一般不主张使用肝素治疗。肝素是高效的抗凝剂，可阻断凝血过程，防止凝血因子及血小板消耗，宜在血液高凝期尽早使用，禁止在有显著出血倾向或纤溶亢进阶段使用。

②抗纤溶药物。DIC 处于血液不凝固而出血不止的纤溶阶段时，可在肝素化和补充凝血因子的基础上应用抗纤溶药物治疗。临床常用药物有抑肽酶、氨甲环酸、氨基已酸、氨甲苯酸等。如氨基已酸 4～6 g，氨甲环酸（止血环酸）0.25～0.50 g，氨甲苯酸（对羧基苄胺）0.1～0.2 g 溶于 500 m L5%葡萄糖液内静脉滴注。

③补充血容量和凝血因子。出血可导致血容量不足及凝血因子丧失，输入足够的新鲜血液可有效补充血容量及凝血因子。10 U 新鲜冷冻血浆可提高纤维蛋白原含量 1 g/L。无新鲜血液时可用新鲜冰冻血浆替代。也可输入纤维蛋白原 3～6 g，基本可以恢复血纤维蛋白原水平。血小板减少时可输入血小板浓缩液。经过以上处理并尽快终止妊娠后，凝血因子往往可恢复正常。

（2）急性肾衰竭。胎盘早剥出血过多致休克以及发生 DIC 均影响肾脏血流量，严重时可使双肾皮质或肾小管缺血坏死，临床上出现少尿无尿，如每小时尿量少于 30 mL 应补充血容量；如每小时小于 17 mL 或无尿时应考虑肾衰竭，立即静脉注射呋塞米 40～80 mg。若以上治疗无效，则应控制液体入量，积极采取透析疗法进行抢救。

（3）产后出血。分娩后及时使用子宫收缩药（如缩宫素、马来酸麦角新碱、前列腺素），按摩子宫等促使子宫收缩，防止产后出血。剖宫产时发现子宫胎盘卒中，用热盐水纱布热敷及按摩子宫等各种治疗后无效，可行子宫动脉上行支结扎，也可用肠线 8 字缝合卒中部位的浆肌层。若上述处理仍无效，出血不能控制者，则应及时行子宫切除术。

（八）注意事项

（1）与前置胎盘不一样，胎盘早剥的阴道出血量并不一定代表全部的出血量，部分或绝大部分出血可以积在宫腔内，而只表现为少量出血或无出血。因此，阴道的外出血与患者的休克往往不成比例。

（2）在怀疑有胎盘早剥而又没有条件进行超声检查、胎儿已经成熟时，可以行人工破膜，见到羊水呈血性，则基本上可以明确诊断。

（3）胎盘早剥的诊断主要是靠临床表现和病史，超声诊断总的准确率只有 25%左右。对于后壁胎盘，B 超往往显示不清。

（4）孕期发生创伤或腹部受撞击后要首先考虑发生胎盘早剥的可能性，要及时听胎心和进行超声检查。即使没有发现异常，也不能放松警惕，需要在短期内观察孕妇的症状和胎心的变化，并进行超声复查。

（5）隐性胎盘早剥时，胎盘后血液渗入子宫肌层，造成肌肉纤维分离断裂及变性，导致子宫收缩乏力、产后出血，使用子宫收缩药也不能很好地收缩子宫。因此，一旦出现子宫胎盘卒中，需要及时和患者家属沟通，使其做好子宫切除的心理准备。

第四节　过期妊娠

过期妊娠指孕周达到或超过 42 周仍未分娩。虽然各地区对其发病率报道不一，但随着产前保健不断规范和产科合理干预，过期妊娠的发病率呈逐年降低的趋势。过期妊娠可显著增加母儿发病率和死亡率，是需要产科医生重点关注的妊娠并发症之一。

一、诊断

如过去月经史十分正常，而本次末次月经期又十分明确，同时，有早期诊断的各种检查佐证，则诊断过期妊娠并不困难。但在以下情况诊断过期妊娠要谨慎。例如，月经周期不规则或月经周期长、在哺乳期时妊娠、在使用口服避孕药时妊娠、偶然的排卵延迟等。因此，对一些末次月经时间有疑点或根本不清楚的妊娠妇女，则必须借助于其他方法。

（1）对过期妊娠的流行病学情况的了解。

①前次妊娠史。前次妊娠为过期妊娠者，本次发生过期妊娠的可能性升高。

②新生儿性别。男性胎儿发生过期妊娠者较女性胎儿多，分别为 8.5%和 4.0%。

③产次。初产妇的过期妊娠发生率高于经产妇。

④胎儿畸形。胎儿畸形，特别是无脑儿，过期妊娠率（约为 9%）高于正常胎儿。

（2）基础体温。基础体温的变化对于诊断和评估女性的生育状况非常有帮助，尤其是当女性月经不规律或出现不孕问题时，基础体温监测可以作为一个重要的辅助工具来帮助医生判断是否存在问题。不少妇女的周期在 40 天左右，一般黄体期平均为 14 天，虽然可以按照末次月经日期推算预产期，但用基础体温测定更为可靠，一旦基础体温上升而不再下降，加上血或尿 HCG 测定，作为受孕日期再加以推算，可以获得比较准确的预产期。如行 IVF 等人工受孕，则可获知非常精确的孕期。

（3）初次胎动。初始胎动对于孕妇是十分重要的，孕妇往往能觉察并回忆，但初产妇和经产妇感知初次胎动的时间有不同，胎盘部位也影响孕妇对初次胎动的感知。一般初次胎动在妊娠 18~20 周时可被感知，也可以更早些，经产妇早于初产妇。Gillieson 等发现，胎盘位于子宫前壁时，初产妇及经产妇感知到初次胎动的时间分别为妊娠 19 周和 17.5 周；但胎盘位于子宫后壁时，初产妇及经产妇感知到初次胎动的时间分别为 18 周和 16.1 周。因此，在一般情况下，根据初次胎动初产妇加 22 周，经产妇加 24 周可视为预产期。

（4）初次听到胎心。在不发达地区，末次月经期模糊不清者，结合对象的文化程度、初次检查时间，以及各种检查方法的结果相互对照加以确定。在这些地区，人们还在应用比较原始的木质听筒，如在产前检查时比较细心地使用木质听筒则在妊娠 20 周时可以听到胎心。

（5）宫底高度测量。当初次产前检查，如妊娠已达 20 周，子宫底已可扪及，可用耻骨联合上缘测宫底高度并乘以 8/7，作为估测妊娠周数的方法，也称为 McDonald 法则。

（6）B 超测量。自 B 超仪问世后，B 超已成为测量预产期的重要工具，在 B 超测量的时间比较上，以早期妊娠时最为准确；超声已证实比按照末次月经评估孕龄更为准确，即使是在月经周期规律的情况下也是如此。

常规超声确定孕龄后，过期妊娠引产的比例明显下降。在早期妊娠用头臀长（CRL）推算预产期，其预测误差在±4 天内；至 16~26 周，用双顶径及股骨长推算预产期，其准确性在±1 周内，此后，准确性在±（2~3）周内。因此，应常规行早孕期超声检查，当产前检查发现其与预产期不符，则需进行 B 超测量以确认预产期，但中晚期超声要考虑胎儿生长受限（FGR）因素对检测结果的影响。总之，过期妊娠在诊断处理前需要孕期超声核实预产期，然而，也要认识到即使是最好的方法仍有小的偏差和误差发生的可能。

二、治疗

应充分认识处理过期妊娠的复杂性，原因如下。

①妊娠期往往难以判定，有时娩出的新生儿小于确切的孕龄而且不成熟。

②如不处理，虽然大多数胎儿将存活得很好，但对少数胎儿是否危及生命或娩出后有无严重并发症则难以确定。

③引产并不一定都成功。

④随时准备可能需立即终止妊娠。

对过期妊娠的处理必须十分谨慎。现有两种主要处理原则：一种是为防止妊娠期过长而行引产；另一种是在严密监护下行期待治疗，只在有特别指征的情况下引产或行剖宫产。但针对任何一例过期妊娠重要的是先评估孕龄以防止不必要的干预。

1. 妊娠过期后的初步处理

妊娠足月后仍无产兆者应做好以下工作。

（1）重新认真复核预产期。

（2）凡有合并症及并发症者，应先及时处理。若有妊娠并发症，如妊娠合并心脏病、妊娠合并肾炎以及妊娠高血压疾病等，则妊娠过期后均增加母亲及胎儿的危险，应及时终止妊娠。

（3）重估胎儿大小并判断有无头盆不称。利用子宫高度测量或用 B 超测量双顶径、腹围、股骨长度等以估计胎儿大小，除明显头盆不称外，若体重已接近或相当于 4000 g，妊娠过期后若胎儿继续长大，将不利于分娩，也应考虑终止妊娠。

（4）宫颈成熟度估计。妊娠过期后时常面临终止妊娠的选择，宫颈成熟度往往是引产成败的关键，宫颈成熟度一般用 Bishop 评分表示，其内容包括子宫颈口扩张、宫颈管长度、子宫颈质地、子宫颈位置及先露高低各项。

也有应用经阴道超声评估宫颈作为更精确地评估引产是否成功的方法，以预测引产失败或自然临产中转剖宫产的风险。Yang 发现经阴道测量宫颈长度在 3 cm 以下者预测可引产成功。Vankayalapati 则提出宫颈长度在 25 mm 以下者预测可自然临产或引产成功。

2. 对继续妊娠者做好胎儿监护

对于过期妊娠没有特定的胎儿监护检查，可预测急性事件（如胎盘早剥或脐带并发症）。最常见应用的是无应激试验（NST）、羊水量测定、胎儿生物物理评分、超声评估胎儿体重和胎儿脐带血流的多普勒测定。

（1）胎儿电子监护。妊娠已过期者的胎儿电子监护应不同于未足月者，妊娠已过期者胎盘供氧能力下降，影响胎儿。因此，监护次数宜增加。国内 NST 常在过预产期后开始 1 周 2 次，近 42 周可 1～2 日 1 次，每次 20～30 分钟，至妊娠 42 周以后，宜 1 日 1 次，如有需要，NST 观察时间可延长至 60～120 分钟。

（2）B 超监护。

①羊水量。妊娠 38 周以后，羊水量逐渐减少。羊水量减少在任何妊娠中都会增加胎儿的危险，但需要可靠的定量测定羊水的方法。目前，羊水量测量有两个主要方法：一是 Manning 法，即寻找最大的羊水暗区，垂直测量其最大径，如小于 2 cm，诊断为羊水过少；二是 Phelan 法，该法以脐为中心将羊水划分成 4 个象限，将 4 个象限区的最大羊水暗区垂直径相加，通常称为羊水指数（AFI），若 AFI<5 cm，则羊水过少。但无论哪一种方法都不能反映实际羊水量。而且许多研究结果证实，在过期妊娠中测量羊水的方法的预测价值很低。Alfrevic 随机对 500 名过期妊娠的妇女进行羊水指数（AFI）或最大羊水池深度测定，发现 AFI 高估了过期妊娠的不良结局情况。Divon 等对 139 例过期妊娠进行每周 2 次 B 超测量 AFI，结果小于 5 cm 者，胎心率（FHR）减速、胎粪污染均明显增加。在妊娠 40 周后用 B 超测羊水量一般 1 周 1～2 次，妊娠 41 周为 2～3 天 1 次，如羊水量减少明显，应迅速处理，但需注意，有时羊水减少可发生在较短时间内。Clement 曾报道 6 例过期妊娠原来羊水量正常，但 24 小时后羊水量突然减少，其中 1 例死亡，故必要时需连续监测。

②胎儿大小及生长情况估计。由于大部分过期妊娠的胎盘功能正常，胎儿仍在生长，B 超测量胎儿各有关径线是现有的估计胎儿生长情况及其大小的最佳方法。过去常用的径线是双顶径、股骨长、小脑横径、胸围、腹围等，从单个变量衡量，腹围是预测胎儿大小比较准确的方法，现在已经发展到多个变量的计算方式。Chervenak 等的研究表明，对妊娠 41 周未分娩者，常规 B 超测量双顶径、腹围和股骨长度可较准确预测胎儿体重，其中约 68% 的估测值落在实际体重的 ±10% 之内，预测敏感度和特异性各为

61%和91%，预测体重对决定分娩方式有重要意义；与此同时，可判断胎儿是否在继续生长，但超声对胎儿生长的评估间隔应不小于2周。超声可预测胎儿生长受限，按照超声测量结果对照胎儿的生长曲线来鉴别生长受限的程度。要认识到胎儿生长受限或胎儿体重低是胎儿或新生儿预后不良的最重要危险因素。超声在诊断较大体重或巨大胎儿方面价值有限，胎儿体重越大，误差越大。

③生物物理评分。1980年，Manning等提出了生物物理监测概念，内容包括5项：NST、胎儿呼吸运动（FBM）、胎动（FM）、肌张力（FT）、羊水量（AFV）评分法，以此估计胎儿情况。但经过多年临床实践，学者们认为，NST比较敏感，阴性预测率为95%~99%，在B超中，羊水量测定的实用价值最大。胎动则可作为孕妇自我监护随访之用。生物物理评分法（BPS）在美国常用，而在欧洲较少。

④超声多普勒血流测定。有证据表明，超声脐动脉血流测定可改善高危妊娠的处理和结局。尽管在低危妊娠中不推荐常规使用多普勒超声检查，但在胎儿生长受限的病例中，评估胎儿状况已证实是有价值的。胎儿血管（动脉、静脉）的多普勒超声可评估胎儿对慢性缺氧的耐受性，但并没有证据表明多普勒超声检查对过期妊娠的分娩处理时机有价值。

（3）胎动计数。1973年，Sadovsky首先将胎动计数用于临床，胎动最多的时间为妊娠32~38周，以后减少，妊娠过期后减少较明显。过期妊娠胎动多少是胎儿在宫内状态的重要指标。孕妇每天上午8：00—9：00时，下午2：00—3：00时，晚上7：00—8：00时，静坐计算胎动次数，然后将三段时间胎动次数相加乘4，代表12小时内胎动次数，如小于10次，提示有可能胎儿缺氧，应立即告知医务人员。

（4）胎儿胎盘功能生化监测。通过胎盘合成的物质在孕妇血液、羊水中含量间接了解胎盘功能，协助判断胎儿在宫内的安危，曾经是对过期妊娠的重要监测手段，现在多采用B超等手段。

①雌激素测定。妊娠晚期，胎儿胎盘共同作用合成大量雌激素，孕妇血液和尿中雌激素水平显著升高，至妊娠晚期已为非孕期的1000倍，雌三醇（E_3）为雌激素的最终代谢产物，占雌激素总量的90%。因此，可借测尿中E_3含量了解胎盘功能。正常情况下，孕妇每日尿中E_3总量应在15 mg以上，若24小时尿中E_3总量降至10 mg或10 mg以下，则说明胎盘功能减退。在过期妊娠中，E_3含量低者有50%的概率发生过熟胎儿综合征，而在正常值中仅占2%；也可用E/C比值法，C为肌酐，因肌酐的分泌量是十分恒定的，所以可以采用单次尿以测定E/C，正常情况应大于15，如比值小于10也表明胎盘功能减退。

血浆游离E_3测定也有助于判断胎盘功能，其异常表现常在尿中E_3改变之前，若血浆游离E_3值<4 ng/mL，新生儿娩出时Apgar低评分占多数。无论是哪一种E_3测定方法，均不如NST及B超可直接反映胎儿情况。目前，临床上已少用，但仍然有一定意义。

②胎盘催乳素测定。胎盘催乳素（HPL）由胎盘合体滋养细胞合成分泌，随胎盘的发育而血浓度升高，至妊娠35周时达到高峰，HPL的血浓度能反映胎盘大小和功能状态。晚期妊娠时若血HPL水平低于4 ng/mL，胎儿可能发生窘迫。但因其变异范围大，

且不能反映实时胎儿情况，现在临床上已很少应用。

3. 对无产科并发症和其他并发症的妊娠过期孕妇的产科处理

过去对无产科并发症和其他并发症的妊娠过期孕妇，一般等待至妊娠 42 周后再行处理。目前，仍有遵循此原则者，但也有学者鉴于妊娠确已足月、妊娠过期后胎儿危险度增加、孕妇心理及体力负担重，以及费用等多方面的考虑，在妊娠 41 周即行引产，而且持这种观点的人日益增多，国内外皆有。Cleary-Goldman 报道，在 ACOG 成员投票的 2004 人中，有 73%者常规在孕 41 周引产，其余的大部分进行 1 周 2 次的胎儿监测，直至 42 周。有多项随机对照试验研究，对过期妊娠行引产或继续期待做比较，发现在围产儿病死率方面没有明显差异。在最大和最有影响的随机对照试验中，除先天性发育异常外没有发现有新生儿死亡。尽管期待组有 2 例发生死产，但均为未在产前诊断出的小于胎龄儿。在 8 项随机对照试验研究中，有 7 项两组剖宫产率无显著性差异。另一项发现，引产组剖宫产率更低。在 7 项随机对照试验研究中，新生儿病死率在期待组与引产组间无差异，只有一项发现在期待组胎粪吸入及肩难产略有增加。

美国国家儿童健康与人类发展研究所（NICHD）母-胎儿医学组（一个多中心的研究网络，由 NICHD 资助，旨在促进母-胎儿医学领域的研究）纳入 440 例无产科及其他并发症的妊娠 41 周孕妇，将其分为两组：265 例即行引产组，175 例仍继续妊娠组，每周进行 2 次 NST 及 B 超 AFV 测定；265 例引产者又以 2∶1 方案分为两组，一组宫颈管置含前列腺素 E 胶 20.5 mg，另一组则预含安慰剂胶，12 小时后两组均给缩宫素，其结果为在引产组及继续观察组中，对胎儿不利者分别为 1.5%和 1.0%（$P>0.05$），其平均出生体重及巨大胎儿发生率均无不同，在引产组中，若宫颈已成熟，则用前列腺素者也没有更优于用安慰剂者，3 组中剖宫产率也相似。因此，他们认为，无论引产或继续妊娠都可以接受。Hunnah 等报道了加拿大多中心过期妊娠试验组对 3407 名妊娠 41 周妇女中 1706 名任其继续妊娠，1701 名进行引产，两组中分别有 63.6%和 86.2%在妊娠 41～41^{+6}周内分娩，在用前列腺素引产组中，其剖宫产率下降 12%～15%。而继续妊娠组后又引产者的剖宫产率（33.5%）比引产组中自然临产或引产的剖宫产率（18.5%，22.4%）高，研究者认为，应向孕妇说明引产的利弊以供其选择参考。Mancuso 等为降低无其他并发症的过期妊娠的剖宫产率，在妊娠已达或超过 41 周的 75 名孕妇的宫颈管内置地诺前列酮（PGE_2）凝胶（0.5 mg）促宫颈成熟，引产则用 PGE_2凝胶（2 mg）或人工破膜+缩宫素静脉滴注，结果 75%孕妇自然分娩，25%行剖宫产。

对究竟是在 41 周还是 42 周进行引产没有专门随机对照试验研究，但有一些观察性研究。Usher 分析了 7663 例分别 40 周、41 周、42 周引产的孕妇，在纠正了胎儿畸形的影响后，围产儿病死率在 40 周、41 周、42 周分别为 1.5%，0.7%和 3%。这可以解释为何在 41 周而非 42 周进行引产。

对于治疗多少例过期妊娠可避免一例死产或围产儿死亡（NNT），数据从 100 到不定或从 500 到 1000。这些数据取决于对胎儿/新生儿风险的评估。一项分析按照孕龄来判断，随着孕龄的增加，NNT 由孕龄 287 天的 527 降低到孕龄 302 天的 195。

根据多年来的各种不同研究的意见，两种处理方法（常规引产或期待）均可以采取。选择哪种方法取决于当地诊断母胎风险和在期待治疗中监测胎儿状况的能力。另外，产次也需纳入考虑，因为只有初产妇过期妊娠才增加死产的风险。过期妊娠的风险、不同处理方法的利弊均应告知孕妇及其家人，以让他们进行充分选择。关于对过期妊娠的处理，美国妇产科医师学会（2004）对过期妊娠处理的评估有如下意见及证据等级。

（1）宫颈条件不好的过期妊娠患者可选择引产或期待处理（LevelA）。

（2）对过期妊娠患者用前列腺素可以安全地促进宫颈的变化和引产（LevelA）。

（3）若有胎儿不耐受或羊水过少的证据应尽早分娩（LevelA）。

（4）尽管未界定哪个孕周开始胎儿监护更合适，但因孕 41 周后母胎并发症明显增加，故 41 周后应认为是高危妊娠，应开始产前监护（LevelC）。

（5）大多于 41 周开始 1 周 2 次胎儿监护并监测羊水量。NST 加羊水量评估（改良生物物理评分，即 BPP）就已经足够（LevelC）。

（6）许多学者推荐对宫颈条件较好且无其他并发症的过期妊娠者立即引产（LevelC）。

对子宫颈不成熟者使用促宫颈成熟方法可提高引产的成功率。促宫颈成熟的方法分为机械性（经阴道 Foley 导管可加或不加生理羊水灌注，剥膜、海藻棒）和药物性（前列腺素 2 或前列腺素 1）。Boulvain 针对 15 项随机对照试验进行荟萃分析提出，孕 38~40 周经宫颈剥膜的方法可减少过期妊娠的发生次数，但不减少剖宫产的发生次数，也不会提高母胎的感染率。但之后数个随机对照试验研究的结论是，剥膜并不能降低引产率，故尚存争议。

引产前的先露高低也可能影响引产的成功率，Shin 提出，初产妇 41 周引产前先露位于-1 者剖宫产率为 6%，-2 者为 20%，-3 者为 43%，-4 者为 77%。

引产可使用催产素、伴或不伴人工破膜以及选择前列腺素。使用药物引产时要考虑到子宫过度刺激引起的心动过速、胎心监护不可靠及子宫破裂的危险。建议在药物引产的过程中，尤其是在使用前列腺素时，常规监测胎心。

临产是过期妊娠特别需要关注的时刻，危险常发生于该阶段，应立即做胎心电子监护。对于人工破膜，学者有不同的态度，破膜后，羊水流出会加重对脐带的压迫，但是若发现羊水少而其中含有胎粪或在产程中羊水自较清澈变为混浊，则提示胎儿窘迫，有吸入羊水而发生胎粪吸入综合征的可能，若短期内无法阴道分娩，可以剖宫产终止妊娠。对少而黏稠的胎粪污染的羊水行羊膜腔内灌注是有争议的做法，ACOG 认为其并不能预防胎粪吸入综合征的发生，但仍不失为一种减少复发性可变减速的方法。在产程中反复出现晚期减速或重度可变减速也为立即终止妊娠的指征。

若宫口已开全，胎头已低，可做会阴切开，产钳助产，胎头娩出后，立即清除口腔内黏液，如胎儿活力不佳，娩出后立即气管插管吸出气管内的含胎粪的羊水，并给以气管通气，以尽量减少胎粪吸入综合征的可能性。

对于疑有头盆不称或产程中宫缩无力者宜及早以剖宫产终止妊娠，宫缩不佳者宜以缩宫素加强宫缩。

对于胎儿较大且足月后仍继续生长者，为避免难产，其分娩方式应认真考虑。直觉上大多认为，巨大胎儿尽早引产可减少母胎并发症，但事实并非如此，ACOG 提出，目前的证据并不支持足月后怀疑巨大胎儿者尽早引产，而且提出除了糖尿病外，估计胎儿体重在 5000 g 以下者，并非阴道分娩的禁忌证。剖宫产仅推荐于估重在 4500 g 以上且第二产程延长或胎头不下降者。

医务人员应主动关心妊娠过期妇女的心理状态；一般在妊娠过期后，孕妇的情绪常表现焦急，她们对胎儿的安危、体力负担、费用增加以及对住院环境的不适应都有很多顾虑，但每一个人的想法又不完全相同。因此，工作人员除应耐心解释外，还应倾听意见，根据不同的情况采取相应的措施。

第五节　早产

早产是围生医学中的一个重要、复杂而又常见的妊娠并发症，早产发生率为 5%~15%，并未因为对早产认识的提高而下降，甚至随着助孕技术的应用和普及，早产发生率呈上升趋势。早产儿各器官系统发育不成熟，是围生儿死亡的首要原因，病死率达 15%。早产儿可出现多种并发症，如新生儿呼吸窘迫综合征、脑室内出血、坏死性小肠结肠炎、支气管肺不张、败血症、动脉导管未闭等，其中，新生儿呼吸窘迫综合征是导致早产儿死亡的最主要原因。虽然早产的发病率有增加的趋势，但是不同类型早产的发生率和结局不同。

1935 年美国儿科学会提出，凡活产新生儿的体重等于或小于 2500 g 者，均为早产。由于胎儿生长受限时孕龄（也称为“最低孕龄”）和胎儿实际体重之间有较大差异，世界卫生组织规定：妊娠周数不足 37 周（孕 259 天）分娩者定为早产，但没有规定低限。目前，我国对早产的定义为自末次月经第 1 日计算，妊娠满 28 周至不足 37 周分娩者，对于早产的低限，目前仍然没有统一。

一、诊断

（一）病史采集

1. 现病史

患者主要的表现为子宫收缩，最初为不规则宫缩，与足月妊娠先兆临产相似，并常伴有少许阴道出血或血性分泌物，之后可发展为规则宫缩。在诊断时应与妊娠晚期出现的生理性宫缩区别。生理性宫缩为不规则、无痛感、不伴宫颈管消失。若子宫收缩规则，间隔 5~6 分钟，持续 30 秒以上，伴宫颈管短缩及进行性扩张，则可诊断为早产临产。

2. 既往史

患者往往有子宫畸形、宫颈内口松弛等病史。

3. 生育史

部分患者有既往流产史或早产史。

（二）体格检查

腹部检查时可以感觉到间歇性子宫收缩，阴道检查有时会发现少许出血，如果伴有胎膜早破，可以发现阴道内有羊水。宫颈管有不同程度的消退，宫颈口扩张。

（三）辅助检查

1. 实验室检查

对于有子宫收缩的患者，在早期比较难以判断究竟是生理性的宫缩，还是先兆早产或早产。可以通过以下实验室检查来判断。

（1）胎儿纤维结合蛋白（fFN）。在妊娠期，fFN 一般只出现在母亲的血液和羊水中，如果在宫颈黏液中出现 fFN，预示在近期发生早产的可能性比较大。

（2）胰岛素样生长因子结合蛋白-1（IGFBP-1）。在妊娠期，IGFBP-1 一般只出现在母亲的血液和羊水中，羊水中 IGFBP-1 的浓度要比血液中高 100~1000 倍。如果在宫颈黏液中出现 IGFBP-1，预示在近期发生早产的可能性比较大。

2. 特殊检查

（1）超声检查。通过超声检查可以估测孕周，大体判断胎肺成熟度；经会阴超声检查可以了解宫颈管的长度和宫颈口扩张的情况，如果宫颈口缩短、呈漏斗状、宫颈口扩张，则短期内分娩的可能性比较大。

（2）胎心监护。通过胎心监护可以了解宫缩的强度、频率以及胎心变化情况。

（四）诊断要点

1. 先兆早产

（1）宫内孕足 28 周至不足 37 周。

（2）不规则子宫收缩，一般至少 10 分钟有一次宫缩，持续 30 秒以内，此情况持续 60 分钟以上者。

（3）少量阴道出血。

（4）肛查宫颈无缩短与扩张，或宫口微开或扩张小于 2 cm 者。

2. 早产

（1）宫内孕时间在 28~37 周。

（2）规律宫缩出现，5~6 分钟一次宫缩，持续 30 秒以上，并有间歇逐渐缩短，强度逐渐增加。

（3）阴道出血增多。

（4）肛查宫颈缩短及宫口扩张 2 cm 以上。

（5）胎膜已破者表示早产已不可避免。

（6）阴道 pH 值为 7.0，试纸呈碱性反应，阴道液涂片可见胎儿皮肤上皮及毳毛者有助于胎膜早破的诊断。

（7）B 超有助于估计胎儿的大小。

（五）鉴别诊断

需要区分正常的生理性宫缩、先兆早产以及早产临产，主要看宫缩的情况以及有无宫颈管的进行性消退和宫颈口的扩张。孕晚期生理性子宫收缩一般不伴宫口开大，休息或用镇静剂后能缓解或消失。

二、治疗

针对降低早产发生率、发生风险和并发症的治疗措施可以分为以下三类：①预防早产的措施，包括对感染的早期识别和治疗、宫颈环扎、预防性应用孕激素，以及调整发病风险的方法，如戒烟、戒毒；②宫缩抑制剂，消除或暂缓早产症状；③其他针对降低早产并发症的产科处理。

（一）早产预防

1. 降低感染

虽然宫内感染和早产确实存在联系，且阴道的上行感染是最可能的感染途径；然而，令人失望的是，即使在感染发生高流行的人群中，应用抗生素也并不能预防早产的发生。是否治疗细菌性阴道病也存在争议，一些荟萃分析指出，早期应用克林霉素治疗，可能降低晚期早产的风险，但对早期早产无效。虽然牙周炎与早产的关系日益受关注，但治疗牙周疾病并不能降低早产发生风险。

2. 保持宫颈长度的机械性方法

宫颈环扎是一种常用的治疗措施。对于有早产史且超声下宫颈缩短（24 周前宫颈长度<25 mm）的单胎妊娠妇女，宫颈环扎可以降低早产以及围产儿的患病率和病死率，其中降低围产儿病死率的相对风险为 0. 64（95%CI 0. 45～0. 91）；对于有早产史的单胎妇女，采用超声筛查宫颈长度，并对那些宫颈长度缩短者采用宫颈环扎治疗被证实是与仅基于病史而常规环扎治疗同样有效的方法。环扎无助于预防双胎早产，事实上，在这种情况下还是有害的。另一种机械性方法是 Arabin 宫颈托，这是一种可以盖住宫颈口的装置。一项针对 385 例妇女的随机对照试验研究发现，采用这种方法可以显著降低宫颈缩短（小于 25 mm）妇女在 34 周前早产的风险。尚需要更多的研究确定 Arabin 宫颈托在临床常规实践中的价值。

3. 孕酮

一些大型研究和一项荟萃分析提示孕酮可以降低有早产史且超声下宫颈缩短的单胎妊娠妇女发生早产的风险。一些研究结果显示，孕酮也可降低新生儿患病率。对于后代远期益处方面还没有显著的证据。

（二）宫缩抑制剂

有一系列药物曾被用于缓解或解除早产症状，包括 β 肾上腺素受体激动剂（利托君）、缩宫抑制剂（阿托西班）、钙通道阻滞剂（尼莫地平）、前列腺素合成酶抑制剂（吲哚美辛）和一氧化氮供体（硝酸甘油）。但是，没有任何一种药物被证明可以降低早产新生儿患病率或病死率，这使得英国皇家妇产科学会做出结论：因为缺乏宫缩抑制剂可以改善早产结局的确切证据，不应用宫缩抑制剂是明智之举。钙通道阻滞剂尼莫地平可以降低在用药后 7 天内分娩的风险（RR 0.76，95%CI 0.60～0.97）和 34 周前早产的风险（RR 0.83，95%CI 0.69～0.99）。因此，一种宫缩抑制剂联合糖皮质激素促胎肺成熟或联合硫酸镁降低围产儿脑损伤可能比单独使用后者更有效，但是这些策略还没有进行大样本的随机对照试验证实。很重要的一点是，宫缩抑制剂对母体的不良反应变得日益清楚了，尤其是多种药物同时应用时问题更加严重。在任何病例中，是否应用宫缩抑制剂都应该由孕妇和临床医生仔细考虑后再做出决定。

（三）减少早产并发症

1. 皮质激素

与宫缩抑制剂未被证实改善新生儿结局不同，大量证据表明，产前应用皮质激素可使早产儿获益。产前单疗程皮质激素（地塞米松、倍他米松或氢化可的松）可降低早产儿死亡（RR 0.69，95%CI 0.58～0.81）、脑室出血（RR 0.54，95%CI 0.43～0.69）和坏死性小肠炎（RR 0.46，95%CI 0.29～0.74）的风险。由于对皮质激素益处的“高涨热情”以及早产诊断的困难性，很多孩子在出生前暴露于多疗程的皮质激素治疗下。针对这种治疗措施的研究得出了不同的结论，Cochrane 综述提示多疗程激素应用具有短期益处，可以显著降低呼吸窘迫（RR 0.83，95%CI 0.75～0.91）和严重新生儿患病率（RR 0.84，95%CI 0.75～0.94），而一项大样本的研究（大于 2000 例）发现产前皮质激素应用剂量与出生体重之间呈现负相关。在有明确的长期效果结论前，应将单疗程皮质激素治疗作为可能早产孩子的标准治疗。

2. 硫酸镁

硫酸镁被广泛使用于子痫前期孕妇预防子痫发作，或控制子痫发作。一系列研究证据提示，产前使用可以降低早产儿发生缺血缺氧性脑损伤的可能性；产前使用硫酸镁可以降低早产儿发生脑瘫（RR 0.68，95%CI 0.54～0.87）和大运动障碍（RR 0.61，95%CI 0.44～0.88）的风险。目前的证据集中在妊娠 30 周之前出生的孩子。

3. 常规抗生素

抗生素对于预防早产具有一定的有效性。一种替代的方案是对早产妇女给予抗生素治疗，以期延迟分娩并改善新生儿结局。对于胎膜完整的孕妇，这种治疗完全没有作用，无论是阿莫西林与克拉维酸的复方制剂还是红霉素，都未显示对新生儿有近期益处。不仅如此，一项随访研究中还发现，常规应用抗生素治疗对早产妇女实际上是有害的，宫内暴露于抗生素的后代发生脑瘫的概率增加，而且呈现出与剂量相关的效应。因此，没有证据证明对胎膜完整的早产妇女实施常规抗生素治疗合理，也不建议常规对早产孕妇采用针对 B 族链球菌感染的抗生素预防治疗，这种治疗仅应限制应用于确实存在 B 族链球菌感染者。

（四）早产胎膜早破

1. 诊断

早产胎膜早破（PPROM）诊断应结合病史，以及消毒窥器检查发现阴道内羊水。

硝嗪试纸检测（检测 pH 值变化）和玻片上呈现羊齿状结晶两种方法的假阳性率都较高，因此不建议在临床实践中常规采用。超声下发现羊水量减少也有助于诊断。

2. 预后和处理

早产胎膜早破的孕妇发生自发性早产的风险增加，平均潜伏期小于 3 天。因为早产风险，绝大多数专家认为这些妇女均应接受皮质激素治疗。早产胎膜早破的妇女发生上行性感染、导致绒毛膜羊膜炎的风险也增加。根据英国国家常规，通常做法是当孕周达到 34 周时，对 PPROM 孕妇进行引产。然而，有研究和荟萃分析却显示，加快分娩的益处很小，引产相较于期待处理而言，并不降低新生儿败血症（RR 1.06，95% CI 0.64～1.76）或剖宫产的风险（RR 1.27，95%CI 0.98～1.65）。在 Vandenham 的研究中，早分娩可以降低绒毛膜羊膜炎，荟萃分析显示早分娩者呼吸窘迫不良反应发生率也降低，当孕妇和产科医生都倾向于这种选择时，这两项结果都可以作为继续实施早分娩（自 34 周起）的证据。

如果计划采用期待治疗，一些专家建议采用红霉素预防感染治疗，因为它可以改善新生儿一系列的近期结局，却没有远期不良影响证据。鉴于已知的抗生素对胎膜完整的早产孕妇的远期不良作用，当胎膜是否破裂还不确定时，暂不应用抗生素，不建议应用抑制宫缩药物。

（五）早产儿的分娩方式

尚不确定早产儿最佳的分娩方式。早产儿较脆弱，使一些临床医生和孕妇想要避免阴道分娩。关于这一问题的随机对照试验研究证据非常少，仅有四项研究中共 116 例病例满足一项系统分析中的入组条件。不难理解，由于样本量太小，这项研究中并未得出阴道分娩和剖宫产在避免产伤、围产儿死亡和新生儿重症监护之间的差异。一项包含 4000 例孩子的观察性研究发现，对于 24～32 周头位胎儿，阴道分娩安全且易获得成功。而对于臀位胎儿，24～32 周胎儿阴道试产死亡的风险增大，24～27 周胎儿死亡和窒息的风险增大。在 24～32 周被允许进行阴道试产的臀位早产中，仅有不到 30% 真正进行了阴道试产。虽然进行了多因素分析，混淆风险还是存在的。尽管这样，这些数据支持胎位为头位的早产妇女进行阴道试产。对于臀位的早产儿，与在足月还是臀位的胎儿一样，进行计划性剖宫产术可能是有益的。

无论是在资源丰富还是匮乏的环境中，早产始终是对不良新生儿结局影响最大的因素。包括产前皮质激素和硫酸镁预防应用等一系列干预措施被证实可以改善新生儿结局。预防早产仍是目标，但是任何用药都不应仅仅改变分娩的孕周，而应能改善远期的结局。

第二章　胎儿发育异常

第一节　巨大胎儿

对于巨大胎儿国内外尚无统一的标准，有多种不同的域值标准，如3.8，4，4.5，5.0 kg。1991年，美国妇产科医师学会提出新生儿出生体重大于或等于4500 g者为巨大胎儿，我国以大于4000 g为巨大胎儿。随着生活水平提高，人们更加重视孕期营养，巨大胎儿的出生率越来越高。

一、临床诊断

1. 病史及临床表现

多有巨大胎儿分娩史、糖尿病史；产次较多的经产妇；在妊娠后期出现呼吸困难，自觉腹部沉重及两肋部胀痛。

2. 腹部检查

视诊腹部明显膨隆，宫高>35 cm。触诊胎体大，先露部高浮，胎心正常但位置稍高，当子宫高加腹围≥140 cm时，巨大胎儿的可能性较大。

3. B超检查

胎头双顶径长>100 mm，股骨长≥80 mm，腹围>330 mm，应考虑巨大胎儿，同时排除双胎、羊水过多及胎儿畸形。

二、处理要点

1. 妊娠期

检查发现胎儿大或既往分娩巨大胎儿者，应检查孕妇有无糖尿病。若为糖尿病孕妇，应积极治疗，必要时予以胰岛素治疗控制胎儿的体重增长，并于妊娠36周后，根据胎儿成熟度、胎盘功能检查及糖尿病控制情况，择期引产或剖宫产。不管是否存在妊娠期糖尿病，有巨大胎儿可能的孕妇均要进行营养咨询以合理调节膳食结构，每天摄入的总能量以8790~9210 kJ（2100~2200 kcal）为宜，适当降低脂肪的摄入量。同时，适当运动可以降低巨大胎儿的发病率。

2. 分娩期

估计非糖尿病孕妇胎儿体重≥4500 g，糖尿病孕妇胎儿体重≥4000 g，即使骨盆正常，为防止分娩时对母亲和胎儿造成伤害，应进行剖宫产。临产后，不宜试产过久。若产程延长，估计胎儿体重>4000 g，胎头停滞在中骨盆也应剖宫产。若胎头双顶径已达坐骨棘下 3 cm，宫口已开全者，应做较大的会阴后侧切开，用产钳助产，同时，做好处理肩难产的准备工作。分娩后应行宫颈及阴道检查，了解有无软产道损伤，并预防产后出血。若胎儿已死，行穿颅术或碎胎术。

3. 新生儿处理

应预防新生儿发生低血糖，出生后 1~2 小时开始喂糖水，及早开奶；积极治疗高胆红素血症，多选用蓝光治疗；新生儿易发生低钙血症，多用 10%葡萄糖酸钙 1 mL/kg 加入葡萄糖注射液中静脉滴注补充钙剂。

第二节　胎儿生长受限

出生体质量低于同胎龄体质量第 10 百分位数的新生儿称为小于孕龄儿（smallforg-esta-tionage，SGA）。并非所有出生体质量小于同孕龄体质量第 10 百分位数者均为病理性生长受限。SGA 包含了健康小样儿，这部分 SGA 除了体质量及体格发育较小外，各器官可无结构异常及功能障碍，无宫内缺氧表现。胎儿生长受限（fetal growth restriction，FGR。Intrauterine growth retardation，IUGR）指胎儿应有的生长潜力受损，估测的胎儿体质量小于同孕龄第 10 百分位的 SGA。对部分胎儿的体质量经估测达到同孕龄的第 10 百分位，但胎儿有生长潜力受损，不良妊娠结局的风险增加，可按照胎儿生长受限进行管理。严重的 FGR 指估测的胎儿体质量小于同孕龄第 3 百分位。低出生体质量儿指足月胎儿出生时的体质量小于 2500 g。

一、临床表现

1. 内因性均称型 FGR

此型少见，属于早发性胎儿生长受限，在受孕时或在胚胎早期，不良因素即发生作用，使胎儿生长、发育严重受限。其原因包括染色体异常、病毒感染、接触放射性物质及其他有毒物质。因胎儿在体重、头围和身长三方面均受限，头围与腹围均小，故称均称型。具体特点如下。

（1）体重、身长、头径相称，但均小于该孕龄正常值。

（2）外表无营养不良表现，器官分化或成熟度与孕龄相符，但各器官的细胞数量均减少，脑重量轻，神经元功能不全和髓鞘形成迟缓。

（3）胎盘体积、重量小，但组织结构无异常，胎儿无缺氧表现。

（4）胎儿出生缺陷发生率高，围生儿病死率高，预后不良。产后新生儿多有脑神经发育障碍，伴小儿智力障碍。

2. 外因性不均称型 FGR

此型常见，属于继发性生长发育不良，胚胎发育早期正常，至妊娠中晚期受到有害因素的影响，常见于妊娠期高血压疾病、肾性高血压、糖尿病、过期妊娠，导致胎盘功能不全。具体特点如下。

（1）新生儿外表呈营养不良或过熟胎儿状态，发育不均称，身长、头径与孕龄相符而体重偏低。

（2）胎儿常有宫内慢性缺氧及代谢障碍，各器官细胞数量正常，但细胞体积缩小在肝脏中的体现尤为明显。

（3）胎盘体积正常，但功能下降，伴有缺血缺氧的病理改变，常有梗死、钙化、胎膜黄染等。

（4）新生儿在出生以后躯体发育正常，易发生低血糖。

3. 外因性均称型 FGR

此型为上述两型的混合型，其病因有母儿双方的因素，常由营养不良、缺乏叶酸、氨基酸等微量元素，或有害药物影响所致。有害因素在整个妊娠期间均产生影响。具体特点如下。

（1）新生儿身长、体重、头径均小于该孕龄正常值，外表有营养不良表现。

（2）各器官细胞数目减少，导致器官体积均缩小，肝脾严重受累，脑细胞数也明显减少。

（3）胎盘小，外观正常。胎儿少有宫内缺氧，但存在代谢不良。

（4）新生儿的生长与智力发育常受到影响。

二、诊断

1. 产前检查

准确判断孕龄，详细询问孕产史及有无高血压、慢性肾病、严重贫血等疾病史，是否接触有毒有害物质，有无不良嗜好，判断是否存在导致 FGR 的高危因素。

2. 宫高及体重测量

根据宫高推测胎儿的大小和增长速度，在确定末次月经和孕周后，产前检查测量子宫底高度，若在孕 28 周后连续 2 次宫底高度小于正常的第 10 百分位数，则有 FGR 的可能。另外，从孕 13 周起，体重平均每周增加 350 g 直至足月，孕 28 周后若孕妇体重连续 3 周未增加，则要注意是否有胎儿生长受限。

3. 定期 B 超监测

（1）头臀径。孕早期胎儿生长发育的敏感指标。

（2）双顶径。对疑有胎儿生长受限者，应系统测量胎头双顶径，每 2 周 1 次观察胎头双顶径增长情况。正常胎儿在孕 36 周前双顶径增长较快，如胎头双顶径每 2 周增长小于 2 mm，则为胎儿生长受限，若增长超过 4 mm，则可排除胎儿生长受限。

（3）腹围。胎儿腹围测量是估计胎儿大小最可靠的指标。妊娠 36 周前腹围值小于头围值，36 周时相等，以后腹围大于头围，计算腹围/头围，若比值小于同孕周第 10 百分位，有 FGR 可能。

4. 多普勒测速

与胎儿生长受限密切相关的多普勒异常特征是脐动脉、子宫动脉舒张末期血流消失或反流、胎儿静脉导管反流等，说明脐动脉血阻力增加。

5. 出生后诊断

（1）出生体重。胎儿出生后测量出生体重，参照出生孕周，若低于该孕周应有的体重的第 10 百分位数，即可做出诊断。

（2）胎龄估计。对出生体重小于 2500 g 的新生儿进行胎龄判断非常重要。由于约 15%的孕妇没有正确的月经史加上妊娠早期的阴道流血与月经混淆，FGR 儿与早产儿的鉴别就很重要。外表观察对胎龄估计较为重要，对于胎龄未明的低体重儿可从神态、皮肤耳壳、乳腺跖纹、外生殖器等方面鉴定是 FGB 儿还是早产儿。临床上往往可以发现一些低体重儿肢体无水肿，躯体缺毳毛，但耳壳软而不成形，乳房结节和大阴唇发育差的矛盾现象，则提示早产 FGR 儿的可能。

三、治疗

1. 一般处理

（1）卧床休息。左侧卧位可使肾血流量和肾功能恢复正常，从而改善子宫胎盘供血。

（2）吸氧。胎盘交换功能障碍是导致 FGR 的原因之一，吸氧能够改善胎儿的内环境。

（3）补充营养物质。FGR 的病因众多，其中包括母血中营养物质利用度降低，或胎盘物质交换受到影响，所以 FGR 治疗的理论基础有补充治疗，包括增加营养物质糖类和蛋白质供应。治疗越早效果越好，小于孕 32 周开始治疗效果好，孕 36 周后治疗效果差。

（4）积极治疗引起 FGR 的高危因素。对于妊娠期高血压病、慢性肾炎可以应用抗高血压药物、肝素。

（5）口服小剂量阿司匹林。抑制血栓素 A_2 合成，提高前列环素与血栓素 A_2 比值，扩张血管，改善子宫胎盘血供，但不改变围产儿死亡率。

（6）钙通道阻滞剂。扩张血管，改善子宫动脉血流，在吸烟者中可增加胎儿体重，对非吸烟者尚无证据。

2. 产科处理

适时分娩：胎儿确定为 FGR 后，决定分娩时间较困难，必须在胎儿死亡危险和早产危害之间权衡利弊。

（1）近足月。足月或近足月的 FGR 应积极终止妊娠，可取得较好的胎儿预后。孕龄达到或超过 34 周时，如果明显羊水过少，应考虑终止妊娠。胎心率正常者可经阴道分娩，但这些胎儿与适于胎龄儿相比，多数不能耐受产程与宫缩，故应采取剖宫产。如果 FGR 的诊断尚未确立，应期待处理，加强胎儿监护，等待胎肺成熟后终止妊娠。

（2）孕 34 周前。确诊 FGR 时如果羊水量及胎儿监护正常，那么继续观察，每周 B 超检查 1 次，如果胎儿正常并继续长大，那么可继续妊娠，等待胎儿成熟，否则考虑终止妊娠。须考虑终止妊娠时，酌情行羊膜腔穿刺术，测定羊水中 L/S 比值、肌酐等，了解胎儿成熟度，有助于临床处理决定。为促使胎儿肺表面活性物质产生，可用地塞米松 5 mg 肌肉注射，每 8 小时 1 次或 10 mg 肌肉注射 2 次/日，共 2 天。

3. 新生儿处理

FGR 儿存在缺氧，容易发生胎粪吸入，故应及时处理新生儿，清理声带下的呼吸道，吸出胎粪，并做好新生儿复苏抢救。及早喂糖水以防止低血糖，并注意低血钙，防止感染及纠正红细胞增多症等并发症。

第三章　妊娠期合并症

第一节　妊娠期糖尿病

妊娠期糖尿病（GDM）是指妊娠期首次发生或发现的不同程度的糖代谢异常。中华人民共和国国家卫生和计划生育委员会依据高血糖与妊娠不良预后研究（HAPO 研究）颁布新的诊断标准，GDM 的发病率在全国范围内约为 17.5%。GDM 可增加巨大胎儿、新生儿低血糖、新生儿低血钙症、新生儿黄疸、新生儿红细胞增多症等的发生率。GDM 者远期发生 2 型糖尿病的危险性增加，妊娠期不论是哪种类型糖尿病，妊娠结局取决于血糖控制情况。

一、诊断

妊娠期糖尿病的诊断标准呈全球性的不同，并且仍在讨论中。不同国家在检测糖耐量时使用不同的糖分（50，75，100 g），检测时间为 2 小时或 3 小时。诊断可能要求 1 个或 2 个检测值超标。诊断可基于后续母亲发生糖尿病的可能或使用与非妊娠个体相同的切点。为制定可被全球接受的标准，HAPO 研究基于妊娠结局和妊娠期糖尿病诊断标准，报道了全球 23000 名妊娠女性 75 g 2 小时口服葡萄糖耐量试验（OGTT）结果。结果显示，患者血浆血糖水平和患者的基线结局（如巨大胎儿、新生儿高胰岛素血症、剖宫产、新生儿低血糖）呈线性相关；与二级结局如先兆子痫、肩难产、产伤也呈线性相关。建议的诊断标准由来自各个国家的专家制定，并被国际妊娠期糖尿病组织接受。基于在 OGTT 每个时间点的血糖异常均有相同的不良妊娠结局，任意一点的血糖异常均可诊断妊娠期糖尿病。2011 年，美国糖尿病学会根据该研究给出了新的诊断标准。其他专业组织尚未宣布接受这一标准。

（1）有条件的医疗机构，在妊娠 24～28 周及以后，应对所有尚未被诊断为糖尿病的孕妇进行 75 g OGTT。

OGTT 的方法：OGTT 前 1 日晚餐后禁食至少 8 小时至次日晨（最迟不超过上午 9：00），OGTT 前连续 3 日正常体力活动、正常饮食（每日进食碳水化合物不少于 150 g），检查期间静坐、禁烟。检查时，5 分钟内口服 300 mL 含 75 g 葡萄糖的液体，分别抽取服糖前、服糖后 1，2 小时的静脉血（从开始饮用葡萄糖水时计算时间），放入含有氟化钠的试管中，采用葡萄糖氧化酶法测定血浆葡萄糖水平。

75 g OGTT 的诊断标准：空腹及服糖后 1，2 小时的血糖值分别为 5.1，10.0，8.5 mmol/L。任何一点血糖值达到或超过上述标准即诊断为 GDM。

（2）医疗资源缺乏地区，建议妊娠 24~28 周首先检查空腹血糖（FPG）。FPG≥5.1 mmol/L，可以直接诊断为 GDM，不必再做 75 g OGTT；而 4.4 mmol/L≤FPG<5.1 mmol/L 者，应尽早做 75 g OGTT；FPG<4.4 mmol/L，可暂不做 75 g OGTT。

（3）孕妇具有 GDM 高危因素，首次 OGTT 正常者，必要时在妊娠晚期重复 OGTT。

未定期孕期检查者，如果首次就诊时间在妊娠 28 周以后，建议初次就诊时进行 75 g OGTT 或 FPG 检查。

GDM 的高危因素如下。①孕妇因素：年龄≥35 岁、妊娠前超重或肥胖、糖耐量异常史、多囊卵巢综合征。②家族史：糖尿病家族史。③妊娠分娩史：不明原因的死胎、死产、流产史，巨大胎儿分娩史，胎儿畸形和羊水过多史，GDM 史。④本次妊娠因素：妊娠期发现胎儿大于孕周、羊水过多；反复外阴阴道假丝酵母菌病者。

二、治疗

（一）一般治疗

（1）根据临床症状、体征和实验室检查，确定临床分级。

（2）糖尿病肾病，血浆肌酐清除率>90 mL/min、24 小时尿蛋白<1 g 者，可以妊娠。

（3）糖尿病增生性视网膜病者应于妊娠前进行激光治疗，以防妊娠后病情恶化。

（4）妊娠期首发糖尿病，先饮食控制，每日摄入总热量 125.6~167.5 kJ/kg（30~40 kcal/kg），其中糖类占 40%~50%，脂肪占 30%~40%，蛋白占 20%~30%。进食富含纤维素食物，补充钙、铁和维生素。为保证胎儿热量需要，妊娠期妇女糖类数量不应限制过严，占总摄入量的 1/2 左右即可。

（二）糖尿病患者可否妊娠的指标

（1）糖尿病患者于妊娠前应确定糖尿病严重程度。未经治疗的 D，F，R 级糖尿病一旦妊娠，对母儿危险均较大，应避孕，不宜妊娠。

（2）器质性病变较轻、血糖控制良好者，可在积极治疗、密切监护下继续妊娠。

（3）从妊娠前开始，在内科医师协助下严格控制血糖值。确保受孕前、妊娠期及分娩期血糖在正常范围。

（三）糖尿病孕妇管理

（1）妊娠期血糖控制满意标准。孕妇无明显饥饿感，空腹血糖为 3.3~5.3 mmol/L；餐前 30 分钟血糖为 3.3~5.3 mmol/L；餐后 2 小时血糖为 4.4~6.7 mmol/L；夜间血糖为 4.4~6.7 mmol/L。

（2）医学营养治疗。饮食控制很重要，理想的饮食控制目标：既能保证和提供妊娠期间热量和营养需要，又能避免餐后高血糖或饥饿性酮症出现，保证胎儿正常生长发育。多数 GDM 患者经合理饮食控制和适当运动治疗，均能将血糖控制在满意范围。妊娠早期糖尿病患者需要热量与孕前相同。妊娠中期以后，每日热量增加 200 kcal（837.2 kJ）。其中，糖类占 50%~60%，蛋白质占 20%~25%，脂肪占 25%~30%。但要注意避免过分控制饮食，否则会导致患者饥饿性酮症及胎儿生长受限。

（3）药物治疗。大多数 GDM 患者通过生活方式干预即可使血糖达标，不能达标的 GDM 患者首先推荐应用胰岛素控制血糖。目前，口服降糖药物二甲双胍和格列本脲在 GDM 患者中应用的安全性和有效性不断得到证实，但我国尚缺乏相关研究，且这两种口服降糖药均未在我国获得妊娠期治疗 GDM 的注册适应证。因此，对于胰岛素用量较大或拒绝应用胰岛素的患者，应用上述口服降糖药物的潜在风险远小于未控制患者高血糖本身对胎儿的危害，在患者知情同意的基础上，可谨慎用于部分 GDM 患者。

胰岛素用量个体差异较大，尚无统一标准。一般从小剂量开始，并根据病情、孕期进展及血糖值加以调整，力求将血糖控制在正常水平。在妊娠不同时期，机体对胰岛素需求不同：①妊娠前使用胰岛素控制血糖的患者，妊娠早期因早孕反应进食量减少，需要根据血糖监测情况必要时减少胰岛素用量。②随着妊娠进展，抗胰岛素激素分泌逐渐增多，妊娠中、晚期的胰岛素需要量常有不同程度增加。妊娠 32~36 周胰岛素用量达最高峰，妊娠 36 周后胰岛素用量稍下降，特别是在夜间。妊娠晚期胰岛素需要量减少，不一定是胎盘功能减退，可能与胎儿对血葡萄糖利用增加有关，可在加强胎儿监护的情况下继续妊娠。

（4）妊娠期糖尿病酮症酸中毒处理。在监测血气、血糖、电解质并给予相应治疗的同时，主张应用小剂量胰岛素 0.1 U/（kg·h）静脉滴注。每 1~2 小时监测血糖 1 次。血糖 > 13.9 mmol/L，应将胰岛素加入 0.9% 氯化钠注射液静脉滴注，血糖 ≤ 13.9 mmol/L，开始将胰岛素加入 5% 葡萄糖氯化钠注射液中静脉滴注，酮体转阴后可改为皮下注射。

（四）胰岛素治疗

（1）适应证。饮食控制后，空腹血糖>5.8 mmol/L、餐后 1 小时血糖>7.8 mmol/L；限制饮食后，空腹血糖正常，但尿酮体阳性。由于口服降糖药能通过胎盘对胎儿产生不良影响，因此妊娠期禁用。胰岛素不易通过胎盘，对胎儿较安全。

（2）方法和剂量。①胰岛素应用必须遵循个体化原则，根据患者血糖和病情决定胰岛素剂量和给药方法。②基因重组人胰岛素。中效胰岛素皮下注射后 1.5~2 小时血糖开始下降，作用持续 12~18 小时。方法是早、晚餐前各 1 次，每次 6~10 U。根据早餐前血糖调整晚餐前胰岛素用量，根据晚餐前血糖调整次日早餐前胰岛素用量。一般早餐前用量占每日总量的 2/3，晚餐前用量占每日总量的 1/3。③中效胰岛素血糖控制不满意者，则可改为早、午餐前用短效胰岛素，晚餐前应用中效胰岛素，短效胰岛素皮下注射后 30 分钟血糖开始下降，作用持续 5~7 小时。控制空腹血糖<5.8 mmol/L，餐后 1 小时血糖<7.8 mmol/L。

（3）血糖控制标准见表 3-1。

表 3-1 妊娠期血糖控制标准

时间	血糖/（$mmol \cdot L^{-1}$）
中餐前空腹	3.3~5.6
中餐后 1 小时	5.6~7.8
中餐后 2 小时	4.4~6.7
晚餐前空腹	3.3~5.6
晚餐后 1 小时	5.6~7.8
晚餐后 2 小时	4.4~6.7
夜间	4.4~5.6
早餐前空腹	3.3~5.8

（五）营养管理

营养管理是所有妊娠期糖尿病患者治疗的基础，应以妊娠女性的标准营养建议为指导。如果可能，所有妊娠期糖尿病患者均应接受专业营养师的意见，妊娠期糖尿病患者接受专业营养师的意见使其入院次数和胰岛素的使用率下降，增加了正常新生儿出生的比例，减少了母亲的并发症。在诊断后应立即接受干预治疗并进行后续的随访监测。

1. 营养管理的目标

虽然达到正常血糖是可被接受的妊娠期糖尿病管理的目标，但管理方法尚存争论。饮食管理在 19 世纪时已经应用于合并糖尿病孕妇的血糖管理。自 1898 年，糖尿病患者个体的饮食处方已经从高脂肪改变至低营养和禁食。早期使用胰岛素阶段（1922—1940 年）至今，糖尿病患者饮食中的碳水化合物含量呈稳步增加趋势，即从 35%到 55%~60%。美国糖尿病学会建议，根据个体需求调整碳水化合物水平，以实现良好的血糖控制。妊娠期糖尿病患者的目标如下。

（1）达到正常的血糖水平。

（2）为妊娠提供足够的营养，包括满足必需的营养要求，即胎儿生长及母亲健康的要求，同上，提供足够的热量以适当增加体重，避免酮症出现。

2. 影响血糖水平的因素

孕期必须严格控制血糖，因为胎儿会受母亲高血糖影响。以下因素可以影响血糖水平。

（1）压力。

（2）时间。

（3）锻炼。

（4）碳水化合物摄入量。

压力（包括心理的及身体的压力）会提高血糖。由于高水平的皮质醇、孕酮和人类催乳素也会提高空腹血糖。在每一餐或零食中摄入的碳水化合物的量和血糖水平相关，餐中摄入的碳水化合物越多，餐后血糖水平越高。妊娠期糖尿病患者被建议通过营养治疗以控制和维持正常的血糖水平。碳水化合物摄入对于餐后血糖的水平有直接影响。虽然，现在仍没有理想的碳水化合物摄入量的建议，但控制其量及种类仍有利于血糖控制。减重是不被建议的，每日最小量的碳水化合物量是 175 g。

3. 膳食指南

为孕妇提供饮食指导以控制血糖并减少体重。以下列出了合理的建议。

（1）避免浓缩的糖。浓缩的糖会使妊娠期糖尿病患者血糖升高，它们通常含有较高的热量和较低的营养。应食用新鲜的食物。

（2）避免过度烹饪的食物。过度烹饪的食物通常会导致血糖升高，这些食物含有较高的脂肪，使患者体重增加。

（3）少食多餐。少食多餐是妊娠期糖尿病管理的重要策略，可帮助患者避免餐后高血糖以及餐前可能出现的饥饿性酮症。采用三餐加三次加餐的饮食结构更为合理，既能避免过度饥饿导致下一餐摄入过多，又有助于维持全天血糖稳定。因为蛋白质相较于碳水化合物更难消化吸收，所以更被推荐作为加餐或主餐的组成部分。同时，少食多餐还能缓解孕妇常见的反酸、烧心等胃肠不适症状。

除三次正餐（早餐、午餐、晚餐）之外，再增加三次餐（一般安排在上午、下午、晚上临睡前）更有益处。

（4）少量早餐。减少早餐的摄入，碳水化合物应小于 10%。避免进食水果及果汁，牛奶的量也应该控制。

（5）随时可以吃的食物包括芹菜、生菜、花椰菜、菜花、芦笋、西红柿等。这些食物提供小于 20 kcal（83.7 kJ）的热量，可以生吃和做汤。

4. 个体化的饮食计划

（1）饮食构成。美国糖尿病学会并没有提出一个统一的、标准化的食谱来治疗妊娠期糖尿病。建议医生根据每个孕妇的个人情况，综合评估其基本营养需求和治疗目标。此建议的妊娠期糖尿病患者食物是指减少每餐碳水化合物含量，以降低餐后血糖。因此，复合碳水化合物、不饱和脂肪酸、高膳食纤维食物是被鼓励食用的。关注碳水化合物摄入量后，75%~80%的妊娠期糖尿病患者的血糖可控制在正常水平。然而，高碳水化合物摄入会提高高血糖发病率，甚至需要胰岛素的治疗。

（2）制订饮食计划。妊娠期糖尿病患者被建议少食多餐，即三餐正餐加三餐零食，无论患者是否进行胰岛素治疗。一些人认为肥胖的妊娠期糖尿病患者应该三餐加睡前进餐。加餐是有益的，尤其是控制患者不致餐前过度饥饿而使下一餐进食过度，并且少食多餐有利于孕妇消化。这种进餐方式必须基于患者的营养评估，并考虑到患者的生活方式、饮食喜好及文化习惯。有资质的营养师会教患者注重营养摄入的比例，并且会告诉患者摄入适当的热量以及碳水化合物、蛋白质及脂肪摄入的量。营养师应该给患者一个简单的食谱。为了了解患者是否真正了解饮食计划，应该要求患者自己制定一份食谱。

（六）胎儿监测

被怀疑孕前糖尿病的妊娠期糖尿病患者建议使用超声技术检测胎儿先天畸形。使用超声技术检测巨大胎儿可作为监测代谢指标，指导妊娠期糖尿病治疗。妊娠期糖尿病的母亲应该被告知，在孕晚期的最后8~10周监测胎动，如有胎动减少，应立即报告医生。尚无数据显示最佳的胎儿生物学监测，或什么样的方法更好。美国妇产科医师建议对需要胰岛素治疗的妊娠期糖尿病患者采取合理的管理方法，该部分患者的血糖尚未得到良好控制，或该部分患者有其他的风险因素（如不良产史或高血压及孕前糖尿病）。除胎动监测外的监测是否可以显示妊娠期糖尿病患者通过饮食运动干预达到了血糖控制目标，并且其胎儿生长与孕龄相符，这些数据尚不充分。使用新的诊断标准后，更多的患者将被定义为中度妊娠期糖尿病，最有效、最经济地确定胎儿健康的方法是非常重要的。

（七）母体监测

在妊娠期糖尿病患者中，自发早产的频率增高。由于妊娠期糖尿病的诊断，使用皮质类固醇促进胎儿的肺成熟风险将增加。在使用皮质类固醇促进胎儿肺成熟的过程中，强化母体血糖监测非常重要。监测过程中若发现血糖升高，可能需要短期使用胰岛素，或在原有基础上调整剂量，以维持血糖在理想范围内。妊娠期糖尿病患者高血压的风险会增加。对妊娠期高血压的非糖尿病患者的研究建议妊娠期间出现蛋白尿或其他器官损伤的信号不需要药物治疗。但尚缺乏对于妊娠期高血压合并糖尿病患者的研究。在每一次产检时均需检测血压和尿蛋白，以监测先兆子痫的发生。

评估母体的血糖代谢能力以防止母体高血糖和胎儿及新生儿的低血糖。需要更多的前瞻性研究以决定监测的频率和最佳血糖水平以保证最佳围产预后。

讨论妊娠期糖尿病患者分娩的时机和方式超出本书的范围。读者可以参考最近公布的关于在高风险情况下分娩时机的文章。一项基于人口学的研究显示，在39~40周时分娩的新生儿死亡风险低于其他孕周。因此，39~40周是妊娠期糖尿病患者最佳的分娩时机。

（八）围生期管理

（1）妊娠前患有糖尿病者，妊娠早期在全面查体的基础上，停用口服降糖药，改用胰岛素。早期妊娠受妊娠反应的影响，空腹血糖偏低，胰岛素用量可能低于妊娠前。糖尿病病情严重不适合继续妊娠者，应及时行人工流产术。

（2）妊娠第24周后，由于外周胰岛素抵抗增强，应根据血糖水平调整胰岛素用量。鉴于糖尿病患者子代先天畸形发生率较高，因此，在妊娠第16~22周时应测定母血甲胎蛋白（AFP），并进行唐氏综合征的筛查。在妊娠第24周对母儿进行一次详细的超声检查，评估胎儿宫内发育情况并排除胎儿畸形。

（3）从妊娠第32周开始，加强胎儿发育监测，包括胎动计数和定期羊水超声检查。妊娠第36周后入院待产，每周做1或2次无应激试验（NST），以评估胎儿宫内状况。

（4）根据孕妇血糖和胎儿宫内发育状态决定终止妊娠时间。若血糖控制不满意或出现胎盘功能减退，应终止妊娠。妊娠不满 37 周需终止妊娠者，应行羊膜腔穿刺术检测卵磷脂和鞘磷脂的比值（L/S），评价胎儿肺成熟度。糖尿病孕妇羊水 L/S>3，提示胎肺成熟；羊水 L/S<3 者，应使用 10~20 mg 地塞米松羊膜腔内注射，以减少对胰岛素治疗的影响。

（5）终止妊娠的时机。血糖控制满意、无妊娠并发症、胎儿监护良好者，可于妊娠第 38~40 周终止妊娠。妊娠期糖尿病妇女不宜过期妊娠。妊娠 36 周后，若血糖控制不满意，应检查 L/S，促进胎儿肺成熟后及时终止妊娠。妊娠不足 37 周者，如胎盘功能减退、胎儿宫内窘迫，应积极促进胎儿肺成熟，及时终止妊娠。如妊娠 38 周后分娩则无须测定胎肺成熟度。

（九）分娩期处理

（1）分娩前胰岛素应用。选择性剖宫产和引产前 1 天停用晚餐前长效胰岛素，改为短效胰岛素。剖宫产当日早餐禁食，停用胰岛素。如引产，正常进食早餐，餐前应用与往常等量的短效胰岛素。引产过程中根据血糖水平调整胰岛素用量，改为静脉滴注。

（2）分娩后胰岛素应用。分娩后胰岛素抵抗减弱，胰岛素用量也应相应减少为原用量的 1/3~1/2 或更少，甚至无须应用胰岛素。

剖宫产后暂时不能正常进食者，可按 4 g 葡萄糖加 1 U 胰岛素比例用 5%葡萄糖溶液注射，以保证基本热量供应。

（3）分娩方式。妊娠期糖尿病不是剖宫产指征，但存在产科指征者仍应行剖宫产。妊娠期糖尿病孕妇剖宫产率明显高于正常妊娠孕妇。

（4）新生儿处理。妊娠期糖尿病新生儿为高危婴儿，不论孕周多少，均应按早产儿处理。由于新生儿常存在高胰岛素血症，为防止新生儿低血糖，应于出生后 30 分钟内给新生儿喂葡萄糖水。低血糖常发生在出生后 1~2 小时，血糖 2~4 小时趋向稳定，6 小时内恢复正常。新生儿应早喂奶，提倡母乳喂养。使用抗生素预防感染。新生儿期应严密护理观察，注意防治新生儿低血钙症和新生儿高胆红素血症。

（十）产后管理

随着年龄的增长，40%~60%的妊娠期糖尿病患者会发展为糖尿病。在糖尿病前期的患者中，随机分为用二甲双胍、生活方式指导、用安慰剂等几组进行对照治疗，安慰剂组 15%的患者会发展为糖尿病，其他组仅是安慰剂组的一半。适当减重塑形训练可促进患者的健康并减少发展为糖尿病的风险。

妊娠期糖尿病患者应提倡母乳喂养。母乳喂养较人工喂养有巨大的心理及情感的优势。尽管不是所有的女性母乳喂养都可以减重，但是由于哺乳期热量的消耗，减重是非常常见的。

第二节　妊娠期高血压

一、诊断

1. 病史

患者有本病的高危因素及下述临床表现：头痛、视力改变、上腹不适等。

2. 高血压

高血压的定义是持续血压升高至收缩压>140 mmHg 或舒张压>90 mmHg。舒张压不随患者情绪变化而剧烈变化是妊娠期高血压诊断和评估预后的一个重要指标。若间隔 4 小时或 4 小时以上的两次测量舒张压>90 mmHg，可诊断为高血压。为确保测量准确性，袖带应环绕上臂周长至少 3/4，否则测量值偏高；若上臂直径超过 30 cm，应使用加宽袖带。

3. 尿蛋白

尿蛋白的定义是 24 小时内尿液中蛋白质含量>300 mg 或间隔 6 小时的两次随机尿蛋白浓度为 30 mg/dL（定性+）。蛋白尿在 24 小时内有明显波动，应留取 24 小时尿做定量检查。避免阴道分泌物或羊水污染尿液。泌尿系统感染、严重贫血、心力衰竭和难产均可导致蛋白尿。

4. 水肿

体重异常增加是多数患者的首发症状，孕妇体重突然增加大于 0.9 千克/周，或 2.7 千克/4 周是先兆子痫的信号。水肿特点是自踝部逐渐向上延伸的凹陷性水肿，经休息后不缓解。水肿局限于膝以下为“+”，延及大腿为“++”，延及外阴及腹壁为“+++”，全身水肿、胃水肿或伴有腹腔积液为“++++”。

5. 辅助检查

（1）血液检查。全血细胞计数、血红蛋白含量、血细胞比容、血黏度、凝血功能，根据病情轻重可反复检查。

（2）肝肾功能测定。肝细胞功能受损可致丙氨酸转氨酶（ALT）、天冬氨酸转氨酶（AST）升高。患者可能会出现以清蛋白缺乏为主的低蛋白血症，伴随着白蛋白/球蛋白比值倒置。肾功能受损时，血肌酐、尿素氮、尿酸升高，血肌酐升高与病情严重程度成正相关。尿酸在肾性高血压患者中升高不明显，因此，其在妊娠高血压疾病与肾性高血压的鉴别中具有一定参考价值。对于重度先兆子痫或子痫患者，应监测电解质和二氧化碳结合力，以便尽早发现并治疗代谢性酸中毒。

（3）尿液检查。应测尿比重、尿常规，当尿常规>1.020 时说明尿液浓缩，尿蛋白（+）时，尿蛋白含量 300 mg/24 h，当尿蛋白（+++）时，尿蛋白含量 5 g/24 h。重度先兆子痫患者应每日进行 1 次尿蛋白检查。

（4）眼底检查。视网膜小动脉的痉挛程度反映小动脉、毛细血管以及微血管在内的整个小血管系统，眼底检查主要观察小动脉的痉挛，可反映本病的严重程度。通常，眼底检查可见视网膜小动脉痉挛、视网膜水肿、絮状渗出或出血，严重时可发生视网膜脱离。患者会视物模糊或失明。

（5）其他。心电图、超声心动图、胎盘功能、胎儿成熟度检查、脑血流图检查等，视病情而定。

二、治疗

本病的治疗原则主要是防治先兆子痫及子痫，控制血压，预防抽搐及其他严重并发症，适时掌握分娩或终止妊娠指征，最大限度地保护孕产妇和胎婴儿安全。妊娠结束后本病大多能自然痊愈。

（一）妊娠期高血压

可住院治疗也可在家治疗。

（1）休息。保证充足的睡眠，取左侧卧位，休息不短于 10 小时。左侧卧位可减轻子宫对腹主动脉、下腔静脉的压迫，使回心血量增加，改善子宫胎盘的血供。有研究发现，左侧卧位 24 小时可使舒张压降低 10 mmHg。

（2）镇静。对于精神紧张、焦虑或睡眠欠佳者可使用镇静剂。如地西泮 2.5~5 mg，每日 3 次，或 5 mg 睡前口服。

（3）密切监护。应询问孕妇有无头痛、视力改变、上腹不适等症状。嘱患者每日测体重及血压，每 2 日复查尿蛋白。定期监测血液、胎儿发育状况和胎盘功能。血压继续增高，按轻度先兆子痫治疗。

（4）间断吸氧。可增加血氧含量，改善全身主要器官和胎盘的氧供。

（5）饮食。应包括充足的蛋白质、热量，不限盐和液体，但全身水肿者应适当限制盐的摄入。补充多种维生素及矿物质。

（二）控制血压

妊娠期高血压的处理是产科治疗中最有争议的领域之一，争论的焦点主要在于轻度、中度患者经治疗后是否可以降低其发病和发展成严重并发症的概率，如果用药可以降低发病和发展成严重并发症的概率，那么药物治疗是否会引起胎儿的危险？妊娠期女性合并高血压时，何时开始用药，应该使用何种药物以保证在降压的同时更好地保护母亲和胎儿的安全，一直是临床医生难以决策的问题。妊娠期间的降压用药不宜过于积极，治疗的主要目的是保证母子安全和妊娠顺利进行。轻度血压升高无须用药，注意休息，左侧卧位可减轻子宫对主动脉、下腔静脉、髂动脉的压迫，改善胎盘及肾脏血流供应，有利于利尿消肿。另外，控制体重，保证正常充足的热量和蛋白质，补钙（至少每天 1 g），不建议限盐。在接受非药物治疗措施以后，血压≥20.00/13.33 kPa（150/100 mmHg）时应开始药物治疗，血压应平稳下降，治疗目标是将血压控制在 17.33~

18.67/10.67～12.00 kPa（130～140/80～90 mmHg），以保证子宫胎盘血流灌注。常用口服降压药物有甲基多巴、拉贝洛尔、硝苯地平短效或缓释片。如口服药物血压控制不理想，可使用静脉用药，常用的有拉贝洛尔、尼卡地平、酚妥拉明。孕期一般不使用利尿剂降压，以防血液浓缩、有效循环血量减少和高凝倾向，也不推荐使用阿替洛尔和哌唑嗪。禁止使用血管紧张素转换酶抑制剂（ACEI）和血管紧张素Ⅱ受体拮抗剂（ARB）。

（三）利尿治疗

对于妊娠期高血压疾病患者目前不主张采取常规利尿，只有当全身严重水肿，甚至发生心力衰竭、肺水肿，或本身伴有肾脏疾病时才可使用利尿剂。常用的利尿剂有速尿、甘露醇等。

（四）抗凝治疗

（1）适应证。①慢性 DIC 血凝亢进，血小板减少，血、尿中纤维蛋白降解产物（FDP）增多；②高脂血症，胆固醇/三酰甘油<1；③妊娠期高血压疾病伴胎儿生长受限及胎盘功能不佳。

（2）常用药物。常用药物为肝素，肝素具有降低血黏度，灭活凝血酶及被激活的凝血因子的作用；抑制血小板集聚；能灭活血管紧张素从而抑制其介导的血管收缩，降低血压；对抗醛固酮，增加肾小球滤过率；增加蛋白脂酶和肝脂酶活性，降低三酰甘油的含量；还具有轻度抗组胺作用，减低血管壁通透性，减少血浆胶体渗出。用药方法：应在解痉的基础上应用肝素，5%葡萄糖+50 mg 肝素静脉滴注 6 小时，每日 1 次；或 12.5 mg 肝素皮下注射，每日 2 次；或 0.2～0.3 mL 低分子肝素皮下注射，每日 1 次，7 天为 1 个疗程。实践证明，用肝素治疗后患者血压下降，蛋白尿减少或消失，新生儿健康。

（五）降压药物

降压的目的是延长孕周或改善围生期预后，主要是防止脑血管意外。因此，治疗妊娠高血压综合征以解痉为主，辅以镇静，必要时降压。对于血压>160/110 mmHg，或舒张压>110 mmHg 或平均动脉压>140 mmHg，以及原发性高血压、妊娠前高血压已用降压药者，须应用降压药物。降压药物选择的原则：对胎儿无不良反应，不影响心排血量、肾血浆流量及子宫胎盘灌注量，不致血压急剧下降或下降过低。理想降压至收缩压 140～155 mmHg，舒张压 90～105 mmHg。若舒张压降至 90 mmHg 以下，应停药，以免影响子宫胎盘灌注而对胎儿造成危害。因此，必须合理使用降压药物。

（1）肼屈嗪。周围血管扩张剂，能扩张周围小动脉，使外周阻力降低，从而降低血压，并能增加心排血量、肾血浆流量及子宫胎盘血流量。降压作用快，舒张压下降较显著。用法：每 15～20 分钟给药 5～10 mg，直至出现满意反应（舒张压控制在 90～100 mmHg）；或 10～20 mg，每日 2～3 次口服；或 40 mg 加入 5%葡萄糖注射液 500 mL 内静脉滴注。妊娠期高血压性心脏病心力衰竭者，不宜使用此药。妊娠早期慎用，不良反应为头痛、心率加快、潮热等。

（2）哌唑嗪。哌唑嗪为 α 受体拮抗药，能扩张容量血管，减轻心脏前负荷，又能扩张阻力血管，减轻心脏后负荷。用法：0.5~2.0 mg，日服3次。

（3）酚妥拉明（苄胺唑啉）。酚妥拉明为α受体拮抗药，能作用于神经细胞突触处，阻断交感神经的去甲肾上腺素对血管的紧张作用，使小动脉扩张，降低血压，减轻心脏后负荷。用法：酚妥拉明10 mg加入100 mL 5%葡萄糖注射液静脉滴注，以10~15滴/分钟速度滴注。每日可用10~30 mg。

（4）拉贝洛尔（柳胺苄心定）。拉贝洛尔为β肾上腺素受体拮抗药，降低血压但不影响肾及胎盘血流量，并可对抗血小板凝集，促进胎儿肺成熟。该药显效快，不引起血压过低或反射性心动过速。用法：100 mg口服，2次/日，最大量240 mg/d，或在10分钟内缓慢静脉注射盐酸拉贝洛尔20 mg，后剂量加倍，最大单次剂量为80 mg，直到血压被控制。每日最大总量为220 mg。

（5）硝苯地平。硝苯地平是钙通道阻滞剂，可解除外周血管痉挛，使全身血管扩张，血压下降，由于其降压作用迅速，目前不主张舌下含化。用法：10 mg口服，每日3次，24小时总量不超过60 mg。其不良反应为心悸、头痛，与硫酸镁有协同作用。

（6）尼莫地平。尼莫地平是钙通道阻滞剂，其优点在于可以选择性地扩张脑血管。用法：20 mg口服，每日2~3次；或20~40 mg加入250 mL 5%葡萄糖注射液静脉滴注，每日1次，每日总量不要超过360 mg。该药不良反应为头痛、恶心、心悸及面色潮红。

（7）甲基多巴。甲基多巴可以使血管运动中枢的α受体兴奋，抑制外周交感神经而降低血压，妊娠期使用效果较好。用法：250 mg口服，每日3次。其不良反应为嗜睡、便秘、口干、心动过缓。

（8）硝普钠。硝普钠是强有力的速效血管扩张剂，扩张周围血管使血压下降。由于药物能迅速通过胎盘进入胎儿体内，并保持较高浓度，其代谢产物（氰化物）对胎儿有毒性作用，因此不宜在妊娠期使用。分娩期或产后血压过高，使用其他降压药效果不佳时，方考虑使用。用法为50 mg加入1000 mL 5%葡萄糖注射液内，缓慢静脉滴注。用药不宜超过72小时。用药期间，应严密监测血压及心率。

（9）肾素-血管紧张素系统抑制剂类药物。这类药物可导致胎儿宫内发育迟缓、胎儿畸形、新生儿呼吸窘迫综合征、新生儿早发性高血压，妊娠期禁用。

（10）扩容剂。一般不主张使用扩容剂，仅用于严重的低蛋白血症、贫血，可选用人血清蛋白、血浆、全血等。扩容的药物：人血清蛋白，适用于低血浆蛋白，20~30 g/d，1 g清蛋白可吸水12 mL，25~30 g可吸水300~360 mL；全血200~400 mL/d，适用于贫血、间质性水肿者；血浆、低分子右旋糖酐可疏通微循环，使尿量增加，减少血小板黏附，500 mL/d，500 mL低分子右旋糖酐可扩容450 mL，维持2小时。

（11）利尿药物。一般不主张使用，仅用于全身性水肿、急性心力衰竭、肺水肿、血容量过多且伴有潜在性肺水肿者。常用利尿剂有速尿、甘露醇等。

（12）抗凝剂。抗凝适应证：①慢性弥散性血管内凝血，即DIC血凝亢进，表现为血小板减少，血、尿中纤维蛋白降解产物（FDP）增多；②高脂血症，尤其是胆固醇、甘油三酯显著升高者，可引起血液黏稠度增加，促进血栓形成，适合使用抗凝治疗以改善微循环。③妊娠高血压综合征伴胎儿宫内发育迟缓及胎盘功能不佳。

（13）肝素。应在解痉的基础上使用肝素：5%葡萄糖+肝素 50 mg 静脉滴注 6 小时，每日 1 次；或 12.5 mg 皮下注射，每日 2 次，肝素分子量大，又带负电荷，故不通过胎盘及乳房屏障。低分子肝素（LMWH），0.2～0.3 mL 皮下注射，每日 1 次，7 天为 1 个疗程，它具有较强的抗Ⅹa 作用（因子Ⅹa 是凝血过程中的一种重要成分，参与血栓的形成），无须监测。

（六）终止妊娠

适时终止妊娠是治疗妊娠高血压综合征的有效措施。

（1）终止妊娠的指征。①先兆子痫患者经积极治疗 24～48 小时仍无明显好转者；②先兆子痫患者孕周已超过 34 周；③先兆子痫患者孕周不足 34 周，胎盘功能减退，胎儿已成熟者；④先兆子痫患者孕周不足 34 周，胎盘功能减退，胎儿尚未成熟者，可用地塞米松促胎肺成熟后终止妊娠；⑤子痫控制后 2 小时可考虑终止妊娠。

（2）终止妊娠的方式。①引产，适用于病情控制后，宫颈条件成熟者；②剖宫产，适用于有产科指征者，宫颈条件不成熟，不能在短时间内经阴道分娩，引产失败，胎盘功能明显减退，或有胎儿窘迫征象者。

（3）延长妊娠的指征。①孕龄不足 32 周经治疗症状好转，无器官功能障碍，胎儿情况没有恶化，可考虑延长孕周；②孕龄 32～34 周，24 小时尿蛋白定量<5 g；轻度胎儿宫内发育迟缓、胎儿监测指标良好；③羊水轻度减少，彩色多普勒超声测量显示无舒张期脐动脉血反流；④重度先兆子痫经治疗后血压下降；⑤无症状、仅有实验室检查提示胎儿缺氧经治疗后好转者。

产后子痫多发生在产后 24 小时至 10 日内，故产后不应放松子痫的预防。

（七）先兆子痫

应住院治疗，防止子痫及并发症。治疗原则为休息、镇静、解痉、降压、合理扩容和必要时利尿、密切监测母胎状态、适时终止妊娠。

1. 休息

同妊娠期高血压。

2. 镇静

适当镇静可消除患者的焦虑和精神紧张，达到降低血压、缓解症状及预防子痫发作的作用。

（1）地西泮。地西泮具有较强的镇静、抗惊厥、肌肉松弛作用，对胎儿及新生儿的影响较小。用法：2.5～5 mg 口服，每日 3 次，或 10 mg 肌肉注射或静脉缓慢推入（大于 2 分钟）。必要时间隔 15 分钟后重复给药；也可直肠给药，20 mg 加入 0.9%氯化钠保留灌肠。1 小时内用药超过 30 mg 可能发生呼吸抑制，24 小时总量不超过 100 mg。

（2）冬眠药物。冬眠药物可广泛抑制神经系统，有助于解痉降压，控制子痫抽搐。用法：①哌替啶 50 mg、异丙嗪 25 mg 肌肉注射，间隔 12 小时可重复使用，若估计 6 小时内分娩者禁用。②哌替啶 100 mg、氯丙嗪 50 mg、异丙嗪 50 mg 加入 500 mL 10%葡萄糖注射液静脉滴注；紧急情况下，可将 1/3 量加入 20 mL 25%葡萄糖注射液缓慢静脉推

注（大于 5 分钟），余 2/3 量加入 250 mL 10%葡萄糖注射液静脉滴注。氯丙嗪可使血压急剧下降，导致肾及子宫胎盘血供减少，导致胎儿缺氧，且对母儿肝脏有一定的损害，因此，现仅应用于硫酸镁治疗效果不佳者。

（3）其他镇静药物。苯巴比妥钠、异戊巴比妥钠、吗啡等具有较好的抗惊厥、抗抽搐作用，可用于子痫发作时控制抽搐及产后预防或控制子痫发作。由于该药可致胎儿呼吸抑制，因此分娩 6 小时前宜慎重。

3. 解痉

首选药物为硫酸镁。

（1）静脉给药。结合肌肉注射。①首次负荷剂量：20 mL 20%硫酸镁加入 20mL 10%葡萄糖注射液中，缓慢静脉推注，5～10 分钟推完；继之 60 mL 25%硫酸镁加入 500 mL 5%葡萄糖注射液静脉滴注，滴速为 1～2 g/h。②根据血压情况，决定是否加用肌肉注射，用法为 20 mL 25%硫酸镁加 2 mL 2%利多卡因臀肌深部注射，每日 1～2 次。每日总量为 25～30 g，用药过程中监测血清镁离子浓度。

（2）毒性反应。正常孕妇血清镁离子浓度为 0.75～1.00 mmol/L，治疗有效浓度为 3～3.5 mmol/L，血清镁离子浓度超过 5 mmol/L 即可发生镁中毒。首先表现为膝反射减弱或消失，继之出现全身肌张力减退、呼吸困难、复视、语言不清，严重者可出现呼吸肌麻痹，甚至呼吸停止、心脏停搏，危及生命。

（3）注意事项。①膝反射必须存在。②呼吸每分钟不少于 16 次。③尿量每小时不少于 25 mL，24 小时尿量不少于 600 mL，尿少提示肾衰竭，易发生硫酸镁积蓄中毒。④需备解毒药钙剂，一旦发生镁中毒应立即静脉注射 10 mL 10%葡萄糖酸钙，1 g 葡萄糖酸钙静脉推注可以逆转轻至中度呼吸抑制。肾衰竭时应减量或停用硫酸镁；有条件时监测血镁浓度；产后 24～48 小时停药。

第三节　妊娠期缺铁性贫血

缺铁性贫血是指体内可用来制备血红蛋白的储存铁不足，红细胞生成障碍所发生的小细胞低色素性贫血，是铁缺乏的晚期表现。由于妊娠期妇女的生理改变，66%的孕妇可发生缺铁性贫血，占妊娠期贫血的 95%。铁是人体最重要的微量元素之一，是构成血红蛋白必需的原料。人体血红蛋白铁约占机体总铁量的 70%，剩余的 30%以铁蛋白及含铁血黄素的形式储存在肝、脾、骨髓等组织，称储存铁。当铁供应不足时，储存铁可供造血需要，所以铁缺乏早期无贫血表现，当铁缺乏加重、储存铁耗竭时，才表现出贫血症状和体征，故缺铁性贫血是缺铁的晚期表现。体内许多含铁酶和铁依赖酶控制着体内重要代谢过程，因此，铁与组织呼吸、氧化磷酸化胶原合成、卟啉代谢、淋巴细胞及粒细胞功能、神经递质的合成与分解、躯体及神经组织的发育都有关系。铁缺乏时由酶活性下降导致一系列非血液学的改变，如上皮细胞退变、萎缩，小肠黏膜变薄致吸收功能减退，神经功能紊乱，抗感染能力降低等。

贫血对母儿可造成近期和远期影响，可使子痫前期、早产、胎膜早破、产褥感染等风险增加，严重贫血降低对失血的耐受性，易因产时产后大出血危及产妇生命；严重贫血可致胎儿生长受限、胎儿窘迫，甚至死胎和死产等，增加围产儿患病率和病死率。母体铁储存耗尽时，胎儿铁储存也减少，从而引起新生儿出生后贫血或铁缺乏，并对远期智力和免疫力造成影响。

一、诊断

1. 临床表现

缺铁性贫血（IDA）的临床症状与贫血程度相关。轻者多无明显症状，重者可以出现疲倦、烦躁、注意力下降、乏力、头晕、心悸、气短、脸色苍白、皮肤干燥、脱发以及口舌炎等。

2. 诊断标准

实验室检查显示 IDA 患者的血红蛋白、平均红细胞体积（MCV）、平均红细胞血红蛋白含量（MCH）和平均红细胞血红蛋白浓度（MCHC）均降低，血涂片表现为低色素小细胞。血清铁蛋白是一种稳定的糖蛋白，不受近期铁摄入影响，能较精确反映铁储存量，是评估铁缺乏最有效和最容易获得的指标，血清铁蛋白<20 μg/L 的贫血应考虑 IDA。骨髓铁染色是评估铁储存量的“金标准”，但该方法为有创性检查，仅适用于难以诊断贫血原因的复杂病例。

对于小细胞低色素的贫血患者，铁剂治疗试验同时具有诊断和治疗意义，治疗 2 周后血红蛋白升高，提示为 IDA（通常口服铁剂 2 周后血红蛋白预期增加 10 g/L，在治疗 3~4 周后血红蛋白可增加约 20 g/L）。铁剂治疗无效者应进行鉴别诊断。

根据我国妊娠期铁缺乏和缺铁性贫血诊治指南，妊娠任何时期孕妇血红蛋白浓度<110 g/L 为妊娠合并贫血，血清铁蛋白浓度<20 μg/L 为铁缺乏，妊娠期 IDA 是指妊娠期由铁缺乏所致的贫血，并根据血红蛋白水平分为轻度贫血（100~109 g/L），中度贫血（70~99 g/L），重度贫血（40~69 g/L），极重度贫血（小于 40 g/L）。

二、治疗

1. 治疗药物

补充铁剂是治疗缺铁性贫血的主要治疗方案，铁是红细胞中血红蛋白的组成元素，缺铁时，红细胞合成的血红蛋白数量减少，致使红细胞体积变小，携氧能力下降，形成缺铁性贫血，铁剂可补充铁元素，纠正缺铁性贫血，以口服给药为主，如硫酸亚铁或琥珀酸亚铁，配伍服用维生素 C 促进铁吸收，但患者胃肠道不良反应较大；也可服用多糖铁复合物治疗，因其不含游离铁离子，故胃肠道不良反应较小，但价格相对较贵。对于重度缺铁性贫血患者或因严重胃肠道反应不能口服铁剂者，可予注射用药，常用的药物包括右旋糖酐铁、山梨醇铁及蔗糖铁，前两者采用深部肌肉注射，缺点是注射部位疼痛较明显，蔗糖铁采用静脉滴注，目前临床应用较多。

2. 药物用法用量与药动学参数（表3-2）

表3-2　妊娠合并缺铁性贫血常用药物的用法用量和药动学参数

分类	代表药物（妊娠安全分级）	用法用量	药动学参数			
			生物利用度	达峰时间/h	半衰期/h	血浆蛋白结合率
铁剂	硫酸亚铁	口服：0.3 g，每日三次餐后服用	—	—	—	—
	琥珀酸亚铁片	口服：0.1~0.2 g，每日三次	—	—	—	—
	多糖铁复合物	口服：150~300 mg，每日一次	—	—	—	—
	蔗糖铁	静脉滴注：本药只能以0.9%氯化钠溶液作为溶媒，首次用之前需进行小剂量测试，成人用1~1.5 mL相当于20~50 mg的铁，治疗剂量依据血红蛋白的含量每周用药2~3次，每次5~10 mL（100~200 mg的铁）	—	0.17	6	—

第四节　妊娠期急性脂肪肝

妊娠期急性脂肪肝（AFLP）是母体以继发于肝脏脂肪浸润的急性肝衰竭为特征的产科急症，可造成母儿的严重并发症。其发病机制可能与妊娠过程中脂肪酸代谢障碍相关。妊娠期急性脂肪肝与其他妊娠期肝脏疾病（如子痫前期、妊娠肝内胆汁淤积症等）有许多类似之处，早期快速诊断仍存在困难。而延误诊断和治疗会导致母儿严重并发症，所以对于该病早发现和早治疗显得尤为重要。

一、诊断

（一）诊断标准

目前，国际上公认的AFLP诊断标准主要为Swansea标准：①呕吐；②腹痛；③烦渴/多尿；④脑病；⑤血清总胆红素>14 μmol/L；⑥低血糖（血糖<4 mmol/L）；⑦尿酸增高（大于340 μmol/L）；⑧白细胞计数升高（大于$11\times10^{9}L^{-1}$）；⑨超声下可见腹水或“亮肝”；⑩丙氨酸转氨酶或天冬氨酸转氨酶>42 U/L；⑪血氨>47 μmol/L；⑫肾功能不全，血肌酐>150 μmol/L；⑬凝血酶原时间>14 s或活化部分凝血活酶时间>34 s；⑭肝组织活检提示，肝细胞弥散性微滴性脂肪变性，可见脂肪小滴。在排除其他疾病的可能后，符合上述6项或6项以上指标即可确诊。有研究结果表明，Swansea标准可及时诊断AFLP，并能较好地用于患者病情的评估。

（二）鉴别诊断

（1）急性重症肝炎。病毒性肝炎血清免疫学检查阳性，如乙型肝炎表面抗原（HBsAg）阳性或两对半等指标阳性，血清转氨酶明显升高，可达1000 U/L，尿胆红素、尿胆原、尿胆素均阳性。血尿酸不高，白细胞计数正常，肾衰竭出现较晚，外周血涂片无幼红细胞及嗜碱性点彩红细胞。肝组织学检查见肝细胞广泛坏死，肝小叶结构破坏。

（2）溶血-肝酶升高-血小板减少（HELLP）综合征。此病症是妊娠期高血压疾病进展到严重阶段的并发症，与妊娠期急性脂肪肝一样，均有血清转氨酶和胆红素升高、出血性素质和肾衰竭，临床特征和实验室检查结果有较多相似之处，但大多数HELLP综合征患者不存在低血糖，这是一个很重要的鉴别要点。

二、治疗

（一）治疗原则

AFLP治疗原则是迅速分娩和最大限度支持治疗，保证血容量和血糖水平正常及电解质平衡，纠正DIC。妊娠终止早晚与预后关系密切，保守治疗母婴病死率极高。AFLP一旦确诊或被高度怀疑时，无论病情轻重、病程早晚，均应尽快终止妊娠，并应在密切监护下，转至三级综合医疗机构救治。

（二）综合治疗

在产科处理前，应积极请相关学科会诊，共同制定治疗方案，综合治疗是抢救成功的关键。

对于确诊或高度怀疑AFLP的患者，应采用低脂、优质低蛋白、高糖类的饮食方式，避免节食和使用可影响脂肪酸氧化的药物，如非甾体类抗炎镇痛药、四环素类抗生素、丙戊酸钠等。而患者一旦并发凝血功能障碍，应予以维生素K、新鲜冰冻血浆、冷沉淀物、纤维蛋白原、血小板等输注，尤其是对即将行剖宫产的孕妇，更应控制DIC的发展。同时，抗凝血酶Ⅲ已证实对AFLP治疗有效。部分AFLP患者的凝血因子Ⅶ常低于正常水平，但目前尚无研究结果表明使用凝血因子Ⅶ有效。此外，肝衰竭所致的低血糖及酸中毒应及时纠正，一般静脉输注葡萄糖及补液治疗即可控制。有文献报道，使用促肝细胞生长素、促进微循环类药物等有助于AFLP患者肝细胞的再生，而使用激素辅助治疗是否有效尚存在争议。

感染常被认为是AFLP发生的诱因之一，且AFLP患者由于肝内巨噬细胞系统受损，免疫力降低，常易并发感染。因此，一旦发现AFLP患者存在感染征象或高危因素，应尽早用敏感抗生素控制，这对其预后有重要作用。

（1）支持疗法。清蛋白和冰冻新鲜血浆交替使用，根据情况应用血小板、新鲜血、红细胞悬液、纤维蛋白原等，必要时可行血浆置换，纠正凝血功能。

（2）加强抗感染。使用对肝肾功能损害小的广谱抗生素；禁用镇静剂及止痛剂。

（3）密切监测凝血功能，积极补充凝血物质；防治应激性溃疡；纠正低血糖和低蛋白血症；防治水电解质紊乱；改善微循环，提供充足热量保肝治疗等。

（三）人工肝治疗

目前，应用人工肝支持技术治疗各种疾病导致的肝衰竭已取得理想效果。该技术主要包括血液透析/滤过、血浆置换、灌流吸附、持续性血液净化等。但即使部分 AFLP 患者终止妊娠，病情仍可继续恶化，导致严重的肝、肾、心等多脏器衰竭。人工肝技术不仅可以清除血液循环中的有害代谢产物，为肝细胞的恢复和再生创造条件，也可以改善心、肾等脏器功能，维持内环境稳定，降低重症 AFLP 患者的病死率。其中，血浆置换是当前在重症 AFLP 治疗中应用最为广泛的人工肝技术。研究结果表明，其可以快速清除过量的非酯化脂肪酸，减少氧化应激对线粒体的伤害，从而保护肝细胞，明显改善患者的肝功能。

分子吸附再循环系统（MARS）是利用人清蛋白作为分子吸附剂，通过吸附、透析、再循环进行的高通量透析系统，可选择性地清除蛋白结合终末代谢产物。MARS 可清除肝衰竭后产生的各种毒性物质，模拟肝脏的解毒功能，从而起到替代部分肝功能的作用。临床研究证实，MRSA 用于 AFLP 所致的肝衰竭有较好的疗效。但由于其治疗成本较高，国内应用并不广泛。

MRSA 对肝衰竭的治疗效果尚存在争议。而有研究结果显示，不同治疗方式的组合应用（如血浆置换联合持续血液滤过、血液灌流联合血浆置换、血浆置换联合 MRAS 等）在治疗 AFLP 导致的多脏器衰竭中可显著提高治疗有效率。

（四）肝移植

有关 AFLP 患者最终行肝移植治疗的报道目前较少。因肝脏具有较强的再生能力，AFLP 患者在经历短暂的病情恶化后，随着妊娠的及时终止，肝衰竭大多可逐渐逆转、痊愈。Westbrook 等认为，对于发展至不可逆性肝衰竭、肝性脑病、严重乳酸酸中毒的患者，可以考虑肝移植手术；特别是乳酸浓度，对评估患者的病死率及是否可行肝移植手术具有较高的敏感性和特异性。

（五）终止妊娠

终止妊娠方式首选剖宫产，请麻醉科医师会诊后决定麻醉方式；如已临产，胎儿较小，短期内可经阴道分娩，予阴道试产。

AFLP 病情进展迅速，孕产妇病死率高，至今尚无产前得以康复的病例。因此，尽快终止妊娠是治疗 AFLP 的关键。有研究结果显示，若在发病 7 天内及时终止妊娠，孕产妇存活率可达 100%，而 2 周后才结束妊娠者，患者的存活率降至 70%。孙建认为，终止妊娠的最佳时机为确诊后 24~48 小时。对于分娩方式，以往一直存在争议。

但近年来研究证实，与经阴道分娩相比，剖宫产可明显提高母婴存活率。这主要是因为剖宫产可以降低产妇的体能消耗，减轻患者肝肾功能的负担，且 AFLP 多合并有凝血功能障碍，而剖宫产可降低自然分娩所致的子宫缩复不良出血及阴道损伤大出血的风险。以往认为，AFLP 患者在剖宫产时采用全身麻醉可增加肝脏负担，加重凝血功能障碍和（或）肝性脑病，而硬膜外麻醉易导致出血，因此，局部麻醉为手术首选。但有研究证实，不同麻醉方式对 AFLP 患者并无上述不良影响，且均取得了良好结局，故选择何种麻醉方式可遵循个体化原则。

第四章　异常分娩

第一节　产力异常

产力是分娩的动力，是将胎儿及其附属物经过产道排出体外的力量，它包括子宫收缩力、腹压及肛提肌收缩力。子宫收缩力是临产后的主要产力，贯穿分娩全过程，而腹压和肛提肌收缩力是临产后的辅助产力，协同子宫收缩，促进胎儿及其附属物娩出，仅在子宫颈口开全后起作用，特别是在第二产程末期的作用更大，第三产程中还可促使胎盘娩出。产力是决定分娩的重要因素之一。

临产后，正常的子宫收缩力能使宫颈管消失、宫口扩张、胎先露部下降、胎儿和胎盘娩出。宫缩时是非自主性的，一旦进入产程，宫缩不依赖于子宫外的控制。临产后的宫缩具有节律性、对称性和极性、缩复作用三个特点。宫缩的节律性是临产的标志。每次宫缩都是由弱到强（进行期），维持一定时间（极期），随后从强逐渐减弱（退行期），直至消失，进入间歇期。正常宫缩起自两侧子宫角部，迅速向宫底中线集中，左右对称，再以 2 cm/s 的速度向子宫下段扩散，持续时间约 15 s，均匀协调地遍及整个子宫，此为宫缩的对称性。宫缩以宫底部最强、最持久，向下逐渐减弱，宫底部收缩力的强度几乎是子宫下段的两倍，此为宫缩的极性。每当宫缩时，子宫体部肌纤维缩短变宽，间歇期肌纤维虽然松弛变长变窄，但不能恢复到原来长度，此为缩复作用。经反复收缩，子宫体部的肌纤维逐渐变粗变短，致使子宫体部越来越厚，越来越短，而子宫下段被动扩展延长，宫腔容积逐渐缩小，迫使胎先露下降至子宫下段，直至通过宫颈将胎儿娩出。

无论何种原因使子宫收缩丧失了节律性、对称性和极性，收缩强度或频率过强或过弱都称为子宫收缩力异常，简称产力异常，其临床表现较为复杂，尚缺乏一种简单、准确的测量方法和标准。根据子宫收缩的强度、协调性和宫内压力的高低等异常，将产力异常作如下分类。

一、子宫收缩乏力

子宫收缩功能取决于子宫肌源性、精神源性及激素调节体系中的同步化程度，三者之中任何一方功能异常均可直接导致产力异常。

（一）诊断

1. 协调性子宫收缩乏力（低张性）

协调性子宫收缩乏力的特点是子宫收缩虽有节律性、极性和对称性，但收缩弱而无力，强度不够，持续时间短而间歇时间长。在宫缩的高峰期子宫体不隆起，以手指按压子宫底部肌壁仍可出现凹陷。根据羊膜腔内压力测定，如宫缩时的子宫张力小于15 mmHg，则不足以使宫颈以正常的速度扩张、胎先露部不能如期下降，使产程延长，甚至停滞，故又称为低张性子宫收缩乏力。产妇可有轻度不适，一般对胎儿影响不大，但若未及时发现，导致产程拖延时间太久，则会对母儿产生不良影响。协调性子宫收缩乏力主要见于宫颈扩张活跃期。

2. 不协调性子宫收缩乏力（高张性）

高张性子宫收缩乏力是子宫收缩的起搏点异常，兴奋点可能出现在多个部位，导致子宫收缩的极性紊乱或倒置，宫缩失去协调性，宫壁在宫缩间歇期也难以充分放松，造成无效宫缩。宫缩的极性倒置，此起彼伏的收缩，导致宫缩间歇期子宫壁也不能完全放松，宫缩后腹痛也不能完全缓解。产妇往往自觉宫缩强，腹痛剧烈，拒按，精神紧张，体力衰竭。由于子宫缩的极性异常，影响子宫平滑肌有效的收缩和缩复，不能使宫口扩张和胎先露下降，属于无效宫缩，故又称为高张性子宫收缩乏力。多发生于潜伏期。

（二）预防及处理

1. 预防

应对孕妇进行产前教育，使孕妇了解妊娠及分娩的生理过程。分娩时，对产妇多做解释和具体指导，解除产妇思想顾虑和恐惧心理，耐心做好解释工作，以增强产妇的信心，预防精神心理因素导致宫缩乏力。“导乐分娩”和“家庭化产房”对减少产妇焦虑、稳定情绪、保持正常的产力很有益处。产程中应注意改善全身情况，加强护理，鼓励高能量饮食，及时补充水分和营养，必要时可静脉注射5%～10%葡萄糖液500～1000 mL及维生素C 1～2 g。伴有酸中毒时应补充5%碳酸氢钠，低钾血症时应用氯化钾静脉缓慢滴注。补钙有助于激活肌球蛋白ATP酶，提升平滑肌细胞的收缩能力，并促进连接蛋白（如connexin 43）表达，从而增强子宫协调性与收缩强度。要正确使用镇静剂，产妇疲劳时可予以地西泮10 mg静脉推注，或哌替啶100 mg肌肉注射，也可肌肉注射苯巴比妥钠0.1～0.2 g。产妇在得到充分休息后，子宫收缩可以转强，有利于产程进展。产程中还应督促产妇及时排尿，对膀胱过度充盈而有排尿困难者应予以导尿，以免影响子宫收缩。

2. 处理

当出现宫缩乏力时，应积极寻找原因：首先，考虑有无头盆不称以及严重的胎位异常，排除明显的头盆不称及严重胎位不正后再考虑加强宫缩；其次，检查宫缩是否协调，若系不协调宫缩乏力应先予以强镇静剂如哌替啶100 mg或吗啡10 mg肌肉注射，或地西泮10 mg静脉推注，使产妇充分休息，宫缩转协调后才能使用其他方法加强宫缩。

（1）协调性子宫收缩乏力。

①温肥皂水灌肠。临产后宫口扩张 3 cm 以下且胎膜未破裂者，可予以温肥皂水灌肠以促进肠蠕动，排出粪便和积气，反射性刺激子宫收缩。

②人工破膜。宫口扩张 3 cm 以上，产程进展延缓或停滞且无明显头盆不称或严重的胎位异常者，可行人工破膜以利胎头下降而直接压迫子宫下段及宫颈，反射性加强子宫收缩，从而推进产程。但在人工破膜前应进行阴道检查，尤其是胎头尚未衔接的情况，应排除脐带先露的可能，以防破膜后出现脐带脱垂。破膜时间应在两次宫缩之间，推荐在下次宫缩即将开始前这一段时间进行，此时宫腔压力不大，破膜后手指应停留在阴道内，依靠随即而来的宫缩使胎头下降，占据骨盆入口，经过 1~2 次宫缩待胎头入盆后，再将手指取出，以防羊水流出过速而将脐带冲出引起脐带脱垂。

③缩宫素应用。在处理协调性子宫收缩乏力时，正确使用缩宫素十分重要。使用前应排除明显的头盆不称、胎位不正（额位、颏后位、高直后位、前不均倾位等）以及胎儿窘迫。缩宫素可以刺激子宫平滑肌收缩，还可使乳腺导管的肌上皮细胞收缩，外源性缩宫素在母体血中半衰期为 1~6 min，可以迅速灭活。当产程中出现协调性子宫收缩乏力而需使用缩宫素加强宫缩时，需遵循低浓度、慢速度及专人守护的原则，具体方法如下：因缩宫素只有与其受体结合才能发挥加强宫缩的作用，若用量过大，大部分不能与受体结合，且足月妊娠子宫对缩宫素的敏感性增强，故主张从小剂量开始给药，即将缩宫素 2.5 U 加入 500 mL 5%葡萄糖液中静脉滴注，每毫升溶液中含缩宫素 5 mU，开始以每分钟 8 滴（相当于 2 mU/min）缓慢滴注，然后根据子宫收缩的反应程度调整，直至达到有效剂量，出现有效宫缩，通常不超过 10 mU/min（30 滴/分钟），最大滴注速度不能超过 20 mU/min，当宫缩间隔达到 2~3 min，持续 40~60 s，宫腔内压为 50~60 mmHg 时即有效宫缩，即以最低有效浓度维持有效宫缩。按照分娩生理规律，潜伏期应调整宫缩间隔为 3~4 min，活跃期 2~3 min，第二产程不少于 2 min。用缩宫素静脉滴注时，必须有经过训练、熟悉该药物性质并能处理并发症的医务人员在旁专门观察，定时听诊胎心音，守候宫缩，有条件者进行电子胎心监护，若发现宫缩过强，应立即调整滴速；若出现痉挛性宫缩或胎心异常，须立即停止滴注；若持续用药 2~4 h 产程仍无进展，则往往并非由产力异常引起，应重新估计有无头盆不称及胎位不正。

有以下情况者应慎用或禁用缩宫素：头盆不称、子宫过度膨胀（如巨大胎儿、羊水过多、多胎妊娠）、胎位异常（如肩先露、额位、颏后位、高直后位、前不均倾位等）、前置胎盘、胎盘早剥、早产（可使新生儿高胆红素血症增加）、胎儿宫内窘迫、高龄初产妇、有子宫或子宫颈手术病史（如剖宫产瘢痕子宫、子宫肌瘤剔除术后、子宫颈修补术后等）。

使用缩宫素的并发症如下。第一，缩宫素过敏是使用缩宫素最严重的并发症。产妇对缩宫素极度敏感而引起强直性子宫收缩，短期内可导致胎儿窘迫或死亡，母体发生子宫破裂。为准确了解缩宫素进入产妇血液循环的时间，在将缩宫素加入输液瓶内摇匀后，先放掉橡胶管中不含缩宫素的液体，然后输入含有缩宫素的溶液，当缩宫素溶液进入产妇静脉时，应注意观察宫缩是否立即开始，若呈强制性收缩（宫缩持续 1 分钟以上不消失)，提示产妇对缩宫素过于敏感，应立即停止滴注，并用乙醚麻醉或宫缩抑制剂使子宫放松。如1%肾上腺素1 mL加入250 mL 5%~10%葡萄糖溶液内静脉滴注，滴流速度不超过5μg/min，或20 mL 25%硫酸镁加入等量5%~10%葡萄糖溶液缓慢静脉推注。第二，胎膜已破的产妇，特别是羊水中混有胎粪的经产妇，缩宫素致宫缩过强时可能发生羊水栓塞。第三，第三产程时静脉中快速大量推注缩宫素可能导致心律失常及低血压。第四，持续大量静脉滴注缩宫素，特别是大量静脉补液时，缩宫素的抗利尿作用使水的重吸收增加，可有水中毒的表现，即先有尿量减少，数小时后出现昏迷和抽搐。

低浓度的缩宫素静脉滴注是比较安全的使用方法，过去常用缩宫素滴鼻，但由于浓度和吸收量的不可控性，目前已被放弃。除非胎头拨露，已经着冠，仅差2~3次阵缩胎儿即可娩出，产妇又无力向下屏气时，可用缩宫素1~2滴滴鼻，即使使用缩宫素滴鼻后引起较强的宫缩，由于此时胎头已拨露或着冠，仅需2~3次宫缩即可娩出，或可通过出口产钳协助娩出，因此一般不会对胎儿造成明显影响。但由于用药控制较难，仍不建议无经验者采用此方法。

④地西泮应用。地西泮能松弛宫颈平滑肌，软化宫颈，促进宫口扩张，又可以降低母体交感神经系统的兴奋性，使子宫血管张力下降，有助于改善子宫的血液循环。同时，其镇静、抗焦虑及催眠作用可以缓解产妇的紧张情绪及疲惫状态，进而减少产妇体内儿茶酚胺的分泌，有助于加强子宫收缩，适用于宫口扩张缓慢及宫颈水肿者。常用方法为10 mg静脉推注，间隔4~6 h可重复使用，与缩宫素联合应用效果更准，此法安全有效，国内比较常用。近年来，间苯三酚也广泛使用于产程中，其作用于产程的药物机制与地西泮相似，甚至有学者认为其作用较地西泮更为明显，常用方法为80 mg静脉推注。

⑤前列腺素。常用的前列腺素类药物有米索前列醇、卡孕栓及PGE_2凝胶等，临床上多用于促宫颈成熟，在宫颈条件差的足月妊娠引产中，使用前列腺素引产成功率显著高于缩宫素引产。由于前列腺素可能引起过强的宫缩及恶心、呕吐、头痛、心动过速、视力模糊及浅静脉炎等不良反应。因此，宫缩乏力时使用前列腺素应严密观察产妇反应及是否出现过强宫缩。常用的方法包括口服、静脉滴注或局部应用，静脉滴注的剂量为PGE_2 0.5 μg/min或地诺前列素（PGF_2）0.5 μg/min。

此外，针刺合谷、三阴交、太冲、支沟等穴位有助于增强宫缩，促进产程进展。

在第一产程中，若经上述处理产程仍无进展或出现胎儿窘迫征象时，应及时行剖宫产术。第二产程若头盆相称出现宫缩乏力，可静脉滴注缩宫素加强产力，同时，指导产妇配合宫缩屏气用力，争取经阴道自然分娩；若出现胎儿窘迫征象应尽早结束分娩，胎头双顶径已通过坐骨棘平面且无明显颅骨重叠者可行低位产钳术或胎头吸引术助产分娩；否则，应行剖宫产术。第三产程为预防产后出血，当胎儿前肩娩出后，立即宫体注射缩宫素20 U，胎儿娩出后再以20 U加入500 mL 5%葡萄糖液中静脉滴注，以增强宫缩，促使胎盘剥离、娩出及子宫血窦关闭。产程长、破膜时间长及手术产者，应使用抗生素预防感染。

（2）不协调性子宫收缩乏力。处理原则是调节子宫收缩，使其恢复正常节律性及极性。应使用适量镇静药物，如哌替啶 100 mg 或吗啡 10 mg 肌肉注射（限于估计胎儿在 4 小时内不会娩出者），或地西泮 10 mg 缓慢静脉推注，使产妇能熟睡一段时间，醒后多能恢复协调性子宫收缩，使产程得以顺利进展。需要注意的是，在未恢复协调性子宫收缩前，禁用缩宫素，以免加重病情。对伴有胎儿窘迫征象、明显头盆不称者则禁用强镇静剂，宜早行剖宫产。不协调性子宫收缩乏力难以纠正者也应尽早剖宫产终止妊娠。

二、子宫收缩过强

（一）协调性子宫收缩过强

1. 诊断

子宫收缩的节律性、对称性和极性均正常，但子宫收缩力过强、过频，10 分钟以内有 5 次或 5 次以上宫缩，羊膜腔内压大于 50 mmHg。若产道无阻力，宫口可迅速开全，分娩在短时间内结束。若宫口扩张速度大于 5 cm/h（初产妇）或大于 10 cm/h（经产妇），总产程短于 3 小时结束分娩，称为急产，经产妇多见。若伴有头盆不称、胎位异常或瘢痕子宫，有可能出现病理性缩复环或发生子宫破裂。

2. 对母儿的影响

（1）对产妇的影响。初产妇可因宫颈、阴道、会阴在短期内扩张不满意造成严重撕裂，个别宫颈坚韧者，甚至可发生子宫破裂，且产后又可因子宫肌纤维缩复不良而发生产后出血。若产程过快而使接产准备不及、消毒不严，则可引起产褥感染。宫缩过强导致宫腔压力增高，可增加羊水栓塞发生的风险。

（2）对胎儿及其新生儿的影响。子宫收缩过频、过强影响子宫血流及胎儿血的氧化，可引起胎儿宫内窘迫，甚至死亡。胎儿娩出过快，而软产道未充分扩张，阻力较大，可导致新生儿颅内出血、骨折和臂丛神经损伤。另外，由于来不及充分准备或来不及到医院分娩，可由急产导致不消毒分娩、坠地分娩等意外情况发生。

3. 预防及处理

有急产史的孕妇，需在预产期前 1～2 周住院待产。临产后不应灌肠。提前做好接产及抢救新生儿窒息的准备。胎儿娩出时，勿使产妇向下屏气。若急产来不及消毒及新生儿坠地者，新生儿应肌肉注射维生素 K_1 10 mg 以预防颅内出血，并尽早肌肉注射精制破伤风抗毒素 1500 U。产后应仔细检查宫颈、阴道、外阴，若有撕裂应及时缝合。若属未消毒的接产，应使用抗生素预防感染。

此类异常强烈的宫缩很难被常规剂量的镇静剂抑制，剂量过大又对胎儿不利。若由严重头盆不称、胎先露或胎位异常出现梗阻性难产并导致子宫收缩过强，子宫下段过度拉长变薄，子宫上下段交界部明显上移形成病理性缩复环。此为先兆子宫破裂的征象，应及时处理，可使用乙醚麻醉紧急抑制宫缩而尽快行剖宫产术，否则将发生子宫破裂，危及母儿生命。

（二）不协调性子宫收缩过强

1. 诊断

（1）强直性子宫收缩。子宫内口以上部分的子宫肌层处于强烈痉挛性收缩状态，多由分娩发生梗阻、缩宫药物应用不当或胎盘早剥血液浸润肌层引起。产程中产妇表现为烦躁不安、持续性腹痛、拒按。胎位扪不清，胎心听不清。有时可出现病理性缩复环、肉眼血尿等先兆子宫破裂征象。

（2）子宫痉挛性狭窄环。子宫局部肌肉强直性收缩形成的环状狭窄，围绕胎体某一狭窄部，如胎颈、胎腰。其发生原因尚不清楚，偶见于产妇精神紧张、过度疲劳、早期破膜、不恰当地应用子宫收缩药或宫腔内操作粗暴。狭窄环多发生于子宫上下段交界处，也可发生在子宫任何部位，这种情况应与先兆子宫破裂的病理性缩复环相区别。由于痉挛性狭窄环紧卡宫体，胎先露难以下降反而上升，子宫颈口不扩大反而缩小，产妇持续腹痛，烦躁不安，产程停滞。经阴道内触诊，可扪及子宫腔内有一坚硬而无弹性环状狭窄，环的位置不随宫缩而上升。

2. 对母儿的影响

（1）对产妇的影响。不协调性子宫收缩过强形成子宫痉挛性狭窄环或强直性子宫收缩时，可导致产程延长和停滞。同时，宫缩过强可增加羊水栓塞、软产道裂伤、胎盘滞留、产后出血、子宫破裂等的风险。

（2）对胎儿的影响。不协调性子宫收缩过强可致产程停滞、胎先露不下降，子宫胎盘血流障碍，从而引起胎儿宫内窘迫及新生儿窒息，严重者直接导致死胎或死产。

3. 处理

（1）强直性子宫收缩。发现子宫强直性收缩时应立即停用子宫收缩药，停止阴道内、宫腔内操作，给产妇吸氧的同时，应用宫缩抑制剂如 1 mL 1% 肾上腺素加入 250 mL 5%～10% 葡萄糖溶液内静脉滴注，滴流速度不超过 5 μg/min，或用 20 mL 25% 硫酸镁溶液加等量 5%～10% 葡萄糖溶液静脉缓推。若估计胎儿在 4 小时内不会娩出也可使用强镇静剂，如哌替啶 100 mg 肌肉注射。在抑制宫缩的时候应密切观察胎儿安危。若宫缩缓解、胎心正常，可等待自然分娩或经阴道手术助产；若宫缩不缓解，已出现胎儿窘迫征象或病理性缩复环者，应尽早行剖宫产；若胎死宫内，应先缓解宫缩，随后经阴道助产处理死胎，以不损害母体为原则。

（2）子宫痉挛性狭窄环。胎心无明显变化时可采取期待疗法，停止宫腔内操作，使用镇静止痛药物，如吗啡、哌替啶等，在充分休息后，狭窄环多能自行消失。若有胎儿窘迫则可用宫缩抑制剂如肾上腺素、利托君、硫酸镁，也可用氟烷、乙醚等吸入麻醉使环松解，舌下含硝酸甘油 0.6 mg，吸入亚硝酸异戊酯 0.2 mL 有时也可使狭窄环放松。凡能松解者在宫口开全后可经阴道助产结束分娩，若缩窄环仍不放松并出现胎儿窘迫征象，则应及时剖宫产终止妊娠。

第二节　胎位异常

胎位异常是造成难产的常见因素之一。分娩时枕前位约占90%，而胎位异常约占10%。其中，胎头位置异常居多。有因胎头在骨盆内旋转受阻的持续性枕横位、持续性枕后位；有因胎头俯屈不良呈不同程度仰伸的面先露、额先露；还有高直位、前不均倾位等。胎头位置异常的情况占所有胎位异常情况的6%~7%，胎产式异常的臀先露占3%~4%，肩先露极少见。此外还有复合先露。

一、持续性枕后位

传统的定义指胎头以枕后位衔接于骨盆入口，经过充分试产，至中骨盆及盆底仍不能自然旋转至枕前位，而持续于枕后位状态，致使分娩发生困难者。由于胎头无论在骨盆的哪一个平面，都有持续处于枕后位而致难产的可能性，因此，凡是正式临产后，经过充分试产（积极处理后产程仍无进展），当终止妊娠时，不论胎头在骨盆的入口、中骨盆或骨盆底，只要其枕部仍持续位于母体骨盆后部，就都称为持续性枕后位。应当指出，持续性枕后位经徒手旋转为枕前位或枕直前位后自然娩出者，仍应诊断为持续性枕后位。

（一）病因

持续性枕后位的发生原因尚不十分清楚，一般认为可能与下列因素有关。

1. 骨盆形态异常

男型骨盆及猿型骨盆的入口平面前半部狭窄，后半部较宽，更适合于胎头以枕部衔接；漏斗型骨盆的中骨盆面及出口面横径狭窄，妨碍枕后位胎头向前旋转，从而出现持续性枕后位。Diesopo认为，90%的持续性枕后位由骨盆形态异常引起，是胎头适应骨盆前半部窄小、后半部宽大、前后径长的表现。

2. 骨盆狭窄

均小骨盆狭窄，枕后位胎头在中骨盆难以进行大于90°的内旋转，常易停滞于枕后位。

3. 头盆不称

胎头与骨盆大小不相称时，妨碍胎头内旋转，使持续性枕后位的发生率增加。

4. 胎头俯屈不良

胎头以枕后位入盆时，胎儿脊柱与母体脊柱靠近，不利于胎头与胎背形成一个弧形曲线，妨碍胎头俯屈以适应骨产道的自然弯曲度。胎头俯屈不良，甚至略为仰伸，以致胎头以枕额径（11.3 cm）通过产道，较枕前位时以枕下前囟径（小于9.5 cm）通过产道的径线长1.8 cm甚至更多，这不利于胎头内旋转及下降，而持续处于枕后位状态会造成难产。

5. 宫缩乏力

子宫收缩乏力不易推动胎头内旋转，可致产程受阻，其中，原发性宫缩乏力者仅占12.2%，而继发性占31%。因此，子宫收缩乏力也往往是持续性枕后位的重要原因，如宫缩乏力得以纠正，可能使枕后位旋转成枕前位。

6. 子宫内外环境的影响

胎盘附于子宫前壁、前壁的子宫肌瘤及充盈的膀胱等，均可阻碍胎头向前旋转。

（二）分娩机制

胎头以枕后位入盆时，可以有以下几种分娩机制。

（1）当骨盆、胎儿及宫缩均正常时，大多数枕后位胎头的枕部可以自然向前旋转135°，成为枕前位自然娩出。因此，胎头以枕后位入盆者，一般不视为异常。

（2）少数以枕后位入盆的胎头在骨盆腔内不能进行正常的内旋转，而出现以下情况。

①枕后位（枕左后位或枕右后位）胎头向后旋转45°，使胎头矢状缝与骨盆前后径方向一致，然后下降至盆底称为低直后位或枕直后位。此时若胎头俯屈良好，则枕骨在低岬前方，大囟门先露与耻骨联合下方，以大囟门为支点，胎头继续俯屈，使顶部、枕部相继自会阴前缘娩出，继而胎头仰伸，额、鼻、口、颏相继自耻骨联合下方娩出。胎儿躯干娩出后，胎儿肢体娩出与一般正常分娩过程相同。此种分娩机制见于骨盆正常、胎儿较小、产力强者，是枕后位经阴道自然分娩的方式。但是，若枕后位胎头虽内旋转为枕直后位，而胎头俯屈不良，呈半仰伸状态，则胎儿的额部先露于耻骨联合下方，逐渐娩出鼻根部，以鼻根部为支点，胎头俯屈，娩出大囟门、头顶及枕部，胎头再仰伸，继续娩出鼻、口、颏，胎头全部娩出。这种分娩机制较前者困难，需用产钳或胎头吸引器助产。

②枕后位胎头向前旋转45°并下降至骨盆底，形成胎头低横位，呈持续性枕横位。

③胎头在骨盆腔内不进行内旋转而持续处于枕右后位或枕左后位。若胎头停留在+2或+2以上不再下降，则阴道分娩困难，须行剖宫产结束分娩；若胎头下降至盆底，可徒手旋转胎头至枕前位后再行产钳助产；若胎头旋转不动，估计阴道助产有困难，也应行剖宫产。

（三）对母儿的影响

持续性枕后位如不及时处理，对母亲尤其是对胎儿危害大，滞产的发生率为49.15%，产后出血率为14.14%，胎儿窘迫率为37.37%，新生儿窒息率为24.24%，新生儿病死率为5.9%。

（四）诊断

（1）临产后不久，产妇感觉腰骶部胀痛，随产程进展、宫缩加强而明显。

（2）由于胎头枕骨位于骨盆后方，直接压迫直肠，产妇过早出现排便感及肛门坠胀，甚至在宫颈扩张3~5 cm时，产妇不自主地向下屏气。

（3）由于产妇过早屏气，腹压增加，常出现宫颈水肿，尤其是以宫颈前唇水肿多见。

（4）产程图异常。

①枕后位胎头俯屈不良，衔接缓慢，甚至不能衔接，先露部不能紧贴子宫颈，故常伴有继发性宫缩乏力，活跃期宫颈扩张延迟或停滞。

②宫颈开全后胎头下降延缓或停滞，致第二产程延长。

（5）腹部检查。在母体前腹壁的大部分（2/3）可扪及胎肢，胎背偏向母体侧方或后方，胎心音在母体腹侧偏外侧或胎儿肢体侧最响亮。有时，可在胎儿肢体侧耻骨联合上方摸到胎儿颏及面部。

（6）肛查及腹部联合扪诊。当宫颈口扩张至 3~5 cm 时，可采取肛查及腹部联合扪诊。肛查时常有直肠后部较空虚感，手指将胎头往上顶，有利于另一只手在腹部上触摸胎儿颏部。若肛查触及胎头矢状径在骨盆右斜径上，颏在耻骨联合左上方，为枕右后位；若矢状缝在骨盆左斜径上，颏在耻骨联合右上方，则为枕左后位。故肛查及腹部联合扪诊有利于早期发现枕后位。

（7）阴道检查。阴道检查是确诊枕后位的重要方法。一般在宫颈扩张 3~4 cm 时，阴道检查即能确定胎方位。将两手指伸入宫颈口内检查，当胎头水肿不明显时，矢状缝及囟门的位置不难确定。若矢状缝在骨盆的左斜径上，大囟门在骨盆的右前方，小囟门在骨盆左后方则为枕左后位；若矢状缝在骨盆的右斜径上，大囟门在骨盆的左前方，小囟门在骨盆的右后方则为枕右后位。宫颈完全或近完全扩张时，应重点检查胎儿矢状缝的方向及大、小囟门的位置，以明确胎方位。必要时评估胎头是否衔接，避免被水肿的胎头误判。此外，必须扪清双顶径是否已经衔接，切不可被水肿的胎头所迷惑。

（五）处理

临产后，胎头以枕后位入盆时，除少数在产程中持续处于枕后位状态而致分娩困难以外，多可在产力推动下胎头内旋转为枕前位而经阴道顺产。因此，若产前检查无头盆不称或临界，枕后位均应给予阴道试产的机会，但产程中应进行严密观察。

1. 第一产程

（1）潜伏期。有研究发现，胎头以枕后位入盆可能与孕产妇卧式有关。由于胎儿重心在背部，当孕产妇仰卧或侧卧时，胎儿背部在重力作用下移向孕产妇的侧后方，胎头随之成枕后位。因此，根据胎儿重心及重力作用原理，应让孕产妇取同侧俯卧位以纠正枕后位。若胎头为枕左后位，则孕妇取左侧俯卧位；若胎头为枕右后位，则孕产妇取右侧俯卧位。据此方法，可使胎头随胎儿重心的改变而向前移，逐步成为枕前位。区煦东等选择先兆临产至潜伏期 B 超检查为枕后位入盆的初产妇 240 例进行产妇改变体位矫正胎位的研究，研究组 120 例中有 106 例（88.3%）经阴道分娩，对照组 120 例未采取体位矫正者仅有 20 例（16.7%）经阴道分娩。

潜伏期应耐心等待，积极治疗，保证产妇充分的营养和休息。若精神紧张、睡眠不好或宫缩欠佳者，可用哌替啶或地西泮肌肉注射，消除产妇疲劳，使宫缩逐渐转频。进食少者应补液。

（2）活跃期。应严密观察产程进展，积极处理。若宫口扩张至 3~4 cm 时宫颈扩张延缓或停滞，可人工破膜；若宫缩欠佳，无头盆不称，可及早使用缩宫素。

经人工破膜及静脉滴注缩宫素以后，若宫颈扩张率每小时达 1 cm 以上，则有阴道分娩的可能；若观察 1~2 小时，宫颈扩张率每小时仍低于或无进展，应当剖宫产结束分娩。

另外，宫口尚未开全，产妇即可因胎头压迫直肠产生排便感，应劝告产妇不可过早屏气用力，以免引起宫颈前唇水肿，影响产程进展。

2. 第二产程

宫口开全后，胎先露仍停留在+2 或+2 以上不再下降，若骨盆无漏斗型狭窄，胎儿中等大小，试徒手转胎位至枕前位，如徒手转胎位成功，胎头继续下降，可在双侧阴部神经阻滞麻醉后，待其自然分娩或阴道助产。若骨盆有漏斗型狭窄，胎儿较大，胎头较高或徒手转胎位失败，须立即行剖宫产术。

凡是经过较长时间试产，并经各种处理后，产程曲线表现为宫颈扩张延缓或停滞，均应考虑剖宫产。阴道助产只用于胎头达+3 或更低者。不宜使用中位产钳助产。

枕后位胎头达+3 或+3 以下，可出现两种情况。第一种情况是胎头呈低直后位，可以产钳助产。上产钳的方法同枕前位，但牵拉时应尽量将产钳柄适度地向上、向外提，协助胎头俯屈，避免胎头俯屈不良造成软产道严重损伤。必须指出，低直后位不宜以胎头吸引器助产，因低直后位胎头常略带仰伸，呈前囟门先露，胎头吸引器助产使负压直接作用于前囟，可损伤颅内组织，造成新生儿颅内出血。第二种情况是胎头持续处于枕后位，若胎头先露部达+2 或+3，目前均主张徒手旋转胎头至枕前位。术时先将胎头略往上推，但上推的高度应不高于 0 位，待胎头转正后，术者的手暂不放松，等一两阵宫缩后，胎头下降至+3 或+3 以下再上产钳。钳柄方向应先持平，微微向上，再向上提。产钳柄、产钳叶向后向下，使胎头滑过耻骨联合下降。在这种情况下，可用产钳旋转胎头由后位至前位。Kielland 产钳较好。如枕后位胎头已达盆底，又非前囟先露，先徒手旋转，失败后可用胎头吸引器助产。将胎头吸引器置于胎儿枕部，不要放在囟门上，边旋转边牵引，娩出胎头效果较好。不论用何方法，均必须先准确查清胎方位。然后枕右后位应做顺时针方向旋转；枕左后位应做反时针方向旋转。另有一点应引起注意，产程延长后由于产道的挤压，颅骨重叠，胎头水肿形成。当胎头已达+3 或+3 以下，胎头双顶径尚在坐骨棘水平面以上，胎头最大径线尚未通过最窄的中骨盆平面。若施行产钳术必须清楚此点。阴道检查要仔细，明确胎头是否降至+3 以下。

3. 第三产程

处理及产后注意事项：第三产程产妇疲劳，应预防产后出血，积极使用子宫收缩药，会阴切口较大深者，应积极预防感染，对准缝合。

二、持续性枕横位

50%的胎儿在妊娠晚期或临产前以枕横位入盆。因此，枕横位是头先露的正常衔接方位。胎头以枕横位入盆后，多数能自然旋转至枕前位而经阴道自然分娩。若胎头不能自然旋转至枕前位或胎头以枕后位入盆后向前旋转至枕横位时停顿，均可能形成持续性枕横位。

（一）定义

胎头以枕横位衔接，至中骨盆或盆底，尚未自然转至枕前位者，称为持续性枕横位，又称胎头低横位。

凌萝达等认为，持续性枕横位与持续性枕后位一样，无论胎头在骨盆的哪一个平面，均可能持续处于枕横位状态。因此，认为凡正式临产后，经过充分试产，至分娩结束时，无论胎头在骨盆哪一个平面，只要胎头仍持续处于枕横位，就均应称为持续性枕横位。胎头低横位是仅发生在较低部位（中骨盆及中骨盆以下）的持续性枕横位。

（二）发生率

持续性枕横位在胎头位置异常中发生率最高，占头位难产的24.95%，虽然持续性枕横位是最轻微的胎头位置异常，但手术助产率仍在90%以上，故应引起高度重视。

（三）病因

1. 骨盆形态异常

常见的骨盆形态异常有扁平型及男型骨盆，共占42.23%，其中，扁平型骨盆占23.88%。由于扁平型骨盆前后径小，男型骨盆入口面前半部狭窄，使入口面可利用的前后径较短，故胎头多以枕横位入盆，男型骨盆的中骨盆横径短小，胎头下降过程中难以转至枕前位，而持续处于枕横位。

2. 头盆不称

因骨盆狭窄，头盆大小不称，以枕横位入盆的胎头向前旋转受阻。

3. 胎头俯屈不良

此时胎头通过产道的径线相应增大，妨碍胎头内旋转及下降。

4. 宫缩乏力

多因继发性宫缩乏力影响胎头内旋转及下降。

（四）分娩机制

多数枕横位在产力推动下胎头枕部可向前旋转90°成为枕前位最后自然分娩。如不能转为枕前位，可以有以下几种分娩机制。

（1）部分枕横位于下降过程中胎头无内旋转动作，从临产到分娩结束，均为枕横位，称为持续性枕横位。

（2）如果胎头以枕后位衔接，下降过程中不能完成大于90°的内旋转，而是旋转至枕横位时即停顿下来，则为持续性枕横位，这是枕后位发展的结果。

（五）对母儿的影响

持续性枕横位难产倾向大，手术产率高。在重庆医科大学附属第二医院 73 例持续性枕横位经阴道分娩的新生儿中，有颅内出血 3 例，其中死亡 1 例，这可能与重视程度不够、处理不及时和阴道助产手术不当有关。

（六）诊断

宫口近开全或开全后，胎头位于中骨盆及盆底时，出现产程异常，胎头下降停滞，阴道检查胎头矢状缝在骨盆横径上，大小囟门均能扪及，即可诊断持续性枕横位。

1. 腹部检查

扪及胎儿肢体及胎背在腹前壁两侧各占一半，胎心音在下腹部偏外侧最响亮。耻骨联合上方触及的胎头比枕前位及枕后位宽。因枕横位时扪及的胎头两侧为枕额径的两端，平均为 11.3 cm，为头先露胎头不俯屈或不仰伸时的最宽纵径。耻骨联合上扪及的两侧颅顶不等高，胎头枕骨所在的一侧高于额骨所在的一侧。若为枕左横位，于下腹部的左侧，耻骨联合左上方扪及枕部（形圆质硬），枕部如在耻骨联合上 3 指高，则右侧的额部可能仅有 1 指高；若为枕右横位，方向则相反。随访胎头是否下降，应以枕骨侧为标准，枕左横位时总在耻骨联合左上方触摸枕部高低，下次检查切不可更换到耻骨联合右上方触摸，所摸到的是额部，只在耻骨联合上 1 横指，而误认为胎头已经下降 2 横指。

2. 肛查

胎头矢状缝在骨盆横径上。

3. 阴道检查

胎头矢状缝在骨盆横径上，通常大小囟门均能扪及，小囟门在母体左侧称为枕左横位，小囟门在母体右侧称为枕右横位。

（七）处理

凡以枕横位入盆者，除明显头盆不称外，均应试产。若试产过程中出现产程异常，当宫颈扩张 3~5 cm 时，可做阴道检查，将拇指、示指及中指深入宫颈内拨动胎头，配合宫缩向前旋转为枕前位，旋转成功后产妇取侧卧体位，使胎方位保持为枕前位；当宫颈口扩张开全或近开全时，将手伸入阴道内将拇指与其余四指自然分开握住胎头向前旋转为枕前位，枕横位纠正后胎头一般均能很快下降，经阴道自然分娩或用产钳助产或胎头吸引器助产。若徒手旋转胎方位失败，胎头位置较高，尚在+2 以上，则应行剖宫产术。

三、高直位

胎头以不屈不仰姿势衔接于骨盆入口，其矢状缝与骨盆入口前后径一致，称为高直位。高直位是一种特殊的胎头位置异常；胎头的枕骨在母体耻骨联合的后方，称高直前位，又称枕耻位；胎头枕骨位于母体骨盆骶岬前，称高直后位，又称枕骶位。

（一）诊断

1. 临床表现

临产后胎头不俯屈，胎头进入骨盆入口的径线增大，胎头迟迟不能衔接，胎头下降缓慢或停滞，宫颈扩张也缓慢，致使产程延长。

2. 腹部检查

枕耻位时，胎背靠近腹前壁，不易触及胎儿肢体，胎心位置稍高，在腹中部听得较清楚；枕骶位时，胎儿小肢体靠近腹前壁，有时在耻骨联合上方，可清楚地触及胎儿下颏。

3. 阴道检查

发现胎头矢状缝与骨盆前后径一致，前囟门在耻骨联合后，后囟门在骶骨前，为枕骶位，反之为枕耻位。由于胎头紧嵌于骨盆入口处，妨碍胎头与宫颈的血液循环，阴道检查时常可发现产瘤，其范围与宫颈扩张程度相符合。一般直径为 3~5 cm，产瘤一般在两顶骨之间，由胎头不同程度的仰伸所致。

（二）分娩机制

1. 枕耻位

若胎儿较小，宫缩强，则可使胎头俯屈、下降，双顶径达坐骨棘平面以下时，可能经阴道分娩；但胎头俯屈不良而无法入盆时，需行剖宫产术。

2. 枕骶位

胎背与母体腰骶部贴近，妨碍胎头俯屈及下降，使胎头处于高浮状态，迟迟不能入盆。

（三）治疗

高直前位时，若无骨盆狭窄、胎儿正常大小、产力强，则应给予阴道试产机会。在加强宫缩的同时指导其侧卧或半卧位，促进胎头衔接、下降。若试产失败或伴明显骨盆狭窄，应行剖宫产术，高直后位一经确诊，应行剖宫产术。

四、前不均倾位

枕横位中胎头以前不均倾势入盆者称为前不均倾位。

胎头以枕横位入盆时，可以有三种倾位：一种为均倾位，即胎头双顶同时进入骨盆入口，胎头矢状缝在骨盆入口平面中轴线的横径上；若胎头侧屈，后顶骨先入盆，并滑入骶岬下，则为后不均倾位；若胎头前顶骨先入盆，则为前不均倾位。前两种胎头入盆倾势是正常的。但胎头为前不均倾位时，前顶骨先入盆，落于耻骨联合后方，致使后顶骨搁于骶岬上而不能入盆，随着产程进展，宫缩加强，胎头侧屈加重，而胎头始终不入盆，最终以剖宫产结束分娩。很明显，在枕横位时，后不均倾位是较前不均倾位更有利的分娩机制。但世界范围内对这个问题还有争论。Banson 较早时提出后不均倾位是较前不均倾更有利的分娩机制。但 Sokoll 提出“胎头不均倾可以克服轻度的骨盆入口狭窄。前不均倾时，矢状缝靠近骶骨，它的预后较后不均倾有利”。

（一）病因

1. 头盆不称

在64例前不均倾位患者中，头盆相称者23例，占35.9%；临界头盆不称26例，占40.6%；轻度头盆不称15例，占23.4%。后两者共41例，占64%。

2. 骨盆倾斜度过大

骨盆倾斜度过大，胎头可利用的骨盆入口面较小，胎头不易入盆，后顶骨压于骶岬上方，前顶骨先进入骨盆入口。

3. 悬垂腹

孕妇腹壁松弛，子宫前倾，使胎头前顶骨先入盆。

4. 扁平骨盆

骨盆入口前后径小，胎头双顶不能入盆，为适应骨盆形态，胎头侧屈，前顶首先入盆。64例前不均倾位中，2例为扁平骨盆狭窄，骶耻外径分别为17 cm及17.5 cm。

综上所述，当骨盆倾斜度过大，悬垂腹或腹壁松弛时，胎儿身体向前倾斜，可使胎头前顶先入盆，若同时有头盆不称，则更有可能出现前不均倾位这种异常胎位。

（二）临床表现及诊断

1. 胎膜早破

64例前不均倾位患者中有23例胎膜早破（35.9%），超过一般胎膜早破的发生率。

2. 胎头不衔接

64例前不均倾位患者中有46例胎头始终未衔接，13例胎头勉强衔接达0位，3例达+1，即不再下降，此16例很可能是检查者误认为胎头前顶骨已下降至中骨盆，而未料到胎头后顶骨尚在骶岬之上。

3. 活跃期早期宫颈扩张停滞

64例前不均倾位患者中宫颈扩张停滞在3~4 cm者30例，占46.9%，停滞在5~6 cm者14例，占21.9%，故绝大多数（68.8%）宫颈扩张停滞在3~6 cm。

4. 尿潴留

产程延长，子宫收缩乏力，引起神经反射性尿潴留。此外，胎头前顶骨紧紧嵌顿于耻骨联合后方压迫尿道，故前不均倾位患者可于临产早期出现尿潴留。在64例前不均倾位患者中，宫颈扩张≤5 cm时即出现尿潴留者共21例，占32.8%。

5. 宫颈水肿

前不均倾位时胎头前顶骨紧紧嵌顿于耻骨联合后方压迫宫颈，使血液和淋巴液回流受阻，导致宫颈受压迫以下的软组织水肿。64例中有28例发生宫颈水肿。另外，尚有阴道前壁水肿1例，外阴水肿1例，阴蒂水肿1例。

6. 胎头水肿

由于产程停滞，胎头受压过久，可出现胎头水肿，水肿的范围常与宫颈扩张大小相符，一般直径为3~5 cm，故称为胎头“小水肿”。枕左横位前不均倾位时，胎头水肿应在右顶骨，枕右横前不均倾位时，胎头水肿应在左顶骨。剖宫产取出胎儿后，应检查胎头水肿部位，这是核实前不均倾位的可靠方法。

7. 腹部检查

在腹部检查中，前不均倾位的胎背位置及胎心音的听诊区域通常与一般枕横位相似。不同的是，绝大多数前不均倾位的胎头无法入盆。临产早期，可在耻骨联合上方扪到一处圆而硬的隆起，此即嵌顿于耻骨联合后方的胎头前顶部，以后逐渐摸不到此顶骨，系因产程进展，胎头侧屈不断加重，埋于胎肩后而无法由腹部触及，此时胎头与胎肩折叠于骨盆入口处，胎肩可达耻骨联合上缘，表现为胎头已经入盆的假象。有时因胎头折叠于胎肩后而胎肩高高地耸起，高出于耻骨平面，在剖宫产术中，一旦切开子宫，胎肩及上肢即可从子宫切口处突出来。

8. 阴道检查

阴道检查时在耻骨联合后方可触及前耳，感觉胎头前顶紧嵌于耻骨联合后方，盆腔前半部被塞满，而盆腔后半部则显得很空虚，系因后顶骨大部分尚在骶岬以上。胎头矢状缝在骨盆横径上但逐渐向后移而接近骶岬，这是由胎头侧屈加深所致。阴道检查时，应注意将前不均倾位与枕前位和枕后位相区别。前不均倾位时，胎头大囟门与小囟门均向后移，若为枕左横前不均倾位时，大囟门可在骨盆面时钟方向 7°～8°处，小囟门在4°～5°处。由于胎头位置较高，宫颈口仅扩张 3～5 cm，很难将大囟门及小囟门均扪诊清楚，往往仅能扪及颅顶的一部分。若仅摸到小囟门在 4°～5°处又可能误诊为枕左后位。因此，阴道检查诊断前不均倾位的关键在于摸清矢状缝的走向是否与骨盆的横径平行，并向后移靠近骶岬，且同时大小囟门均一起向后移。前不均倾位易被误诊和漏诊。63 例前不均倾位患者于术前做出诊断的仅 25 例，术前怀疑为前不均倾位者 10 例，误诊为枕后位者 2 例、枕前位者 2 例，另外 24 例误诊为枕横位伴有头盆不称。

（三）预防与处理

首先要预防前不均倾位的发生，凡是会引起前不均倾位的因素，可于产前或临产早期尽量予以纠正，如妊娠晚期腹部松弛或悬垂腹者，可加用腹带纠正胎儿向前倾斜。产程早期令产妇取坐位或半卧位，使产妇双髋关节伴膝关节屈曲，均有利于缩小骨盆倾斜度，避免前顶先入盆，防止前不均倾位发生。

前不均倾位的诊断一旦确定，除极个别骨盆正常或较大、胎儿较小、产力强者可给予短期试产机会外，其余均应尽快做剖宫产手术。

有时诊断未能于术前完全确立，但按产程图观察已无继续进展可能者，也必须尽快剖宫产以结束分娩，否则产程延长后不但给母儿带来危害，也会使手术遇到困难。产程较长者施行剖宫产术时，胎儿前肩已抵达耻骨联合上方，胎头未能入盆，侧屈逐渐加重，胎头紧贴后肩，转向骨盆入口后方，这种情况称为忽略性前不均倾位，随着诊断水平不断提高，应避免发生这种忽略性前不均倾位。切开子宫下段时，因胎肩骑跨于耻骨联合上，故上肢很容易脱出于切口外。因此，手术时最好能置产妇于深垂头仰卧式，手术者切开子宫下段时，第一助手可以压住胎肩，并用力将其向宫底方向推送，使胎肩不致脱出于切口外，并可使侧屈的胎头得以纠正，有利于娩出胎头。当第一助手推送胎肩时，术者才有可能以示指在胎背的对侧及骨盆入口面的后方勾取胎儿之口，使之转向前方朝向耻骨联合，然后以一般枕后位方式娩出胎头。胎儿娩出后，应查看胎头小水肿部位，最后确诊。

第五章　分娩期并发症

第一节　羊水栓塞

羊水栓塞（AFE）是指在分娩过程中羊水物质进入母体血液循环引起肺动脉高压、DIC、炎症损伤、休克、肾衰竭或骤然死亡等一系列的病理生理变化过程，为极其严重的分娩并发症，也是孕产妇死亡的重要原因之一。羊水栓塞发生在孕足月分娩者的病死率在70%以上。

一、诊断

早期诊断、早期治疗是挽救患者的关键。但羊水栓塞不易做到早期诊断，主要根据临床表现及发病诱因，对于胎膜早破、宫缩过强、急产、高龄或多胎经产妇，若在产程或剖宫产术中突然发生寒战、尖叫、呛咳、呼吸困难、紫绀及不明原因的休克、低氧血症、出血、血不凝等，则均应考虑羊水栓塞的可能性。在做出初步诊断后，就应立即进行抢救，边抢救边诊断。

二、治疗

羊水栓塞的治疗要及时、迅速，因多数羊水栓塞患者主要死于急性肺动脉高压及右心衰竭后所致的呼吸循环衰竭和难以控制的凝血功能障碍，因此，应按照以上两个关键问题采取紧急措施，边救治边诊断，迅速高效组织抢救，注意多学科合作。羊水栓塞的急救原则包括保持气道通畅、维持有效氧供、积极纠正循环衰竭、纠正凝血功能障碍、适宜的产科干预。

（一）纠正呼吸循环衰竭

1. 纠正缺氧

遇有呼吸困难与发绀，立即呼气末正压给氧，保持血氧饱和度在90%以上，以改善肺泡毛细血管缺氧，预防肺水肿的发生，减轻心脏负担，改善脑、肾等重要脏器缺氧，从而利于患者复苏。正压给氧效果不好或意识丧失者，可行气管插管或气管切开，必要时人工呼吸，保证氧气有效供应。

2. 纠正肺动脉高压

为了减轻肺血管及支气管痉挛，缓解肺高压及缺氧，应立即选用下列药物。

（1）盐酸罂粟碱。首次用量为30~90 mg/d，加在250~500 mL 5%~10%葡萄糖溶液中静脉滴注，每日总量不超过300 mg。此药直接作用于平滑肌，解除肌张力，血管痉挛时作用更为明显。对冠状动脉、肺动脉、脑血管均有扩张作用。与阿托品同时应用，可阻断迷走神经反射，为解除肺高压的首选药物。因在低氧情况下血管平滑肌对解痉药物敏感性差，故在需迅速改善缺氧状况下用药效果会更好。

（2）阿托品。用1~2 mg加在10 mL 5%~10%葡萄糖溶液中，每15~30分钟静脉注射1次，直至患者面部潮红或症状好转为止。这类药物可阻断迷走神经反射引起的肺血管痉挛及支气管痉挛，促进气体交换，解除迷走神经对心脏的抑制，使心率加快，改善微循环，增加回心血量、使呼吸中枢兴奋，与肺动脉解痉药有协同作用。心率在120次以上慎用。

（3）氨茶碱。250 mg加入20 mL 5%~10%葡萄糖溶液中静脉缓慢推注，可解除肺血管痉挛。松弛支气管平滑肌，减低静脉压与右心负担，使心肌兴奋，增加心搏出量，多在肺高压、心力衰竭、心率较快和支气管痉挛时使用，必要时可重复使用。

（4）α肾上腺素能受体阻滞剂。可用酚妥拉明（酚胺唑啉），以0.3 mg/min的速度静脉点滴注入，一般应用5~10 mg，观察症状有无改善，再根据病情决定用量，可解除肺血管痉挛，降低肺动脉阻力，降低肺动脉高压。

3. 防止心力衰竭

（1）为了保护心肌及预防心力衰竭，心率超过120次/分者，除用冠状动脉扩张剂外，应及早使用强心剂，常用毛花苷C 0.2~0.4 mg，加在20 mL 5%葡萄糖溶液中，静脉推注，或加入输液小壶内滴注，必要时4~6小时重复1次，每日总量小于1.2 mg，以加强心肌收缩，维持足够的心排血量及血压，保证重要脏器血供。

（2）营养心肌药物。羊水中的内皮素能直接抑制心肌，它还是一种内皮缩血管肽，不但能使冠脉、肺动脉收缩，也能使气管、支气管收缩，羊水栓塞时循环中内皮素过高，可引起急性心肌梗死、心源性休克、蛛网膜下腔出血等。因此，在抗心力衰竭的同时，应进行心肌保护的治疗，可用辅酶A、三磷腺苷（ATP）和细胞色素C等营养心肌药物，以减轻多种因素对心肌的损害。

（二）抗过敏

应及早使用大量抗过敏药物，肾皮质激素可解除痉挛，改进及稳定溶酶体，不但保护细胞而且抗过敏反应。近年来研究认为多器官衰竭与核因子κB（NF-κB）的核异位并活化有关，地塞米松能抑制NF-κB活性，因此可在预防多器官衰竭中发挥重要作用。常用：地塞米松20 mg静脉缓注后，再用20 mg加在5%葡萄糖溶液中静脉滴注；也可用氢化可的松200~300 mg加在5%~10%葡萄糖溶液中静脉点滴，根据病情可重复使用。

（三）抗休克

发病早期休克由过敏反应、迷走反射、肺动脉高压、DIC高凝所致，后期可由心力衰竭、呼衰、出血所致。休克时可出现相对性或绝对性血容量不足，因此，补充血容量也很重要，早期以补充晶体、胶体液为主，晚期伴出血时，如果血红蛋白下降到50~70 g/L，血细胞比容下降到24%以下则需输血。如果血容量基本补足，血压仍不上升，可考虑应用升压药物，常用的有以下几种。

1. 多巴胺

10~20 mg加在葡萄糖溶液内静脉点滴，根据血压情况调整剂量，此药在体内为合成肾上腺素的前身，有β受体兴奋作用，低浓度时也有α受体兴奋作用，可增强心肌收缩力，增加心搏出量，使血压上升，又有扩张血管功能，特别是肾血流量，故为治疗低血压休克特别是伴有肾功能不全、心排量降低而血容量已补足患者的首选药物。

2. 阿拉明

阿拉明为α-肾上腺素受体激动药，可增加心肌收缩、心率及心排血量从而起升压作用，一般用20~80 mg，加入葡萄糖溶液中静脉点滴，与多巴胺合并使用效果较好。

3. 其他

在抗休克同时应注意以下两点。

（1）纠正酸中毒。缺氧情况下必然有酸中毒，常用200~300 mL 5% $NaHCO_3$静脉点滴，纠正酸中毒有利于纠正休克与电解质紊乱。

（2）纠正休克时，应尽快行中心静脉压测定。一方面，可了解血容量的情况，以便于调整入量；另一方面，可抽血检查羊水中有形成分并检测有无DIC，一般以颈内静脉下段穿刺插管较好，操作方便，避免误差。

（四）防治DIC、继发性纤溶

在发病早期尤其是对诱因不能去除者应使用预防性肝素，防止新的微血栓形成，保护肾脏功能，首次0.5~1 mg/kg加入100 mL液体（如0.9%氯化钠注射液或5%葡萄糖注射液）内静脉滴注，1小时内滴完，4~6小时后酌情再次应用。在出血多的消耗性低凝阶段和纤溶亢进阶段则应在小剂量肝素基础上补充凝血物质，如凝血酶原复合物、纤维蛋白原、新鲜冰冻血浆、血小板悬液及其他凝血物质。近年来，有人主张用冷沉淀物，特别是对缺乏纤维蛋白原或AFE继发呼吸窘迫综合征的产妇更有作用。

（五）防止肾衰竭

羊水栓塞的患者经过抢救度过肺高压及右心衰竭、凝血功能障碍等几个阶段后，常会因休克及DIC使肾脏受到损害，部分患者往往死于尿毒症，故在一开始抢救过程中应随时注意尿量，使每小时尿量不少于30 mL。若休克期后血压已回升、循环血容量已补足时，仍出现少尿（小于400 mL/d），则需尽早使用利尿剂。

1. 利尿剂

（1）呋塞米20 mg，静脉注射，短期内无效，可加倍再次应用。

（2）甘露醇250 mL静脉点滴，半小时内滴完。

（3）依他尼酸钠50~100 mg静脉滴注。

2. 尿量仍不增加

使用利尿剂后尿量仍不增加表示肾功能不全或衰竭，按照肾衰竭原则处理，及早进行血液透析治疗。

（六）防治多器官功能障碍综合征

羊水栓塞引起的休克比较复杂，与过敏性、肺源性、心源性及 DIC 等多种因素有关，故处理时必须综合考虑。包括重要脏器功能的检测和保护、预防感染等。

（七）产科处理

羊水栓塞发生后，原则上应先改善母体呼吸循环功能，纠正凝血功能障碍，待病情稳定后即应立即结束妊娠，如不及时终止妊娠，病情仍有恶化之可能。

若在第一产程发病，则首先稳定生命体征，待产妇血压脉搏平稳后，迅速结束分娩，若评估胎儿不能立即娩出，则应行剖宫产术结束分娩。

若在第二产程中发病，则即刻阴道助产娩出胎儿，无论何种分娩方式，均应做好新生儿窒息复苏准备。

如产后发病、大量子宫出血或病情重，短时间内出血反复加重不能控制时，应在输新鲜血与抗休克同时行子宫切除术。手术本身虽可加重休克，但切除子宫后，可减少胎盘剥离面大血窦的出血，且可阻断羊水及其有形物进入母体血液循环，对抢救与治疗患者来说均为有力措施。

产妇处于休克状态下肌肉松弛，子宫平滑肌对子宫收缩药不敏感，无论使用缩宫素、前列腺素还是麦角制剂都会收效甚少，同时可能将子宫血窦中的羊水及其有形物质再次挤入母体循环而加重病情，故应结合患者具体情况及用药反应，果断地决定子宫收缩药的取舍。

（八）预防感染

羊水栓塞者，由于休克、出血、组织缺氧等，其机体体质迅速下降，抗感染能力低下，同时这类患者往往有一定感染因素存在，常需要手术操作（剖宫产、阴道助产术等），应积极预防肺部感染和宫腔感染，在使用抗生素时应注意选择对肾功能无损害的药物。

第二节　产后出血

产后出血指胎儿娩出后 24 小时内阴道分娩者出血量≥500 mL、剖宫产分娩者出血量≥1000 mL；严重产后出血指分娩后出血量超过 1000 mL；难治性产后出血指经子宫收缩药、持续性子宫按摩或按压等保守措施无法止血，需要外科手术、介入治疗，甚至切除子宫的严重产后出血。

产后出血可导致失血性休克、产褥感染、肾衰竭及继发性腺垂体功能减退等，直接危及产妇生命。

一、诊断

产后出血的主要表现为阴道流血量过多、继发失血性休克和感染。病因诊断有利于及时有效地抢救。诊断中应注意由数种病因并存引起产后出血的可能。

（一）准确估计出血量

估计产后出血量的方法包括目测法、称重法、容积法、面积法、监测生命体征、休克指数、测定血红蛋白及血细胞比容的变化等。值得注意的是，孕期血容量增加使得孕妇对出血的耐受性提高，从失血到发生失代偿休克常无明显征兆，并且失血性休克的临床表现往往滞后，容易导致诊断及处理不及时。因此，失血速度也是反映病情轻重的重要指标，重症的情况包括失血速度>150 mL/min、3 小时内出血量超过血容量的 50%、24 小时内出血量超过全身血容量等。常用的方法如下。

1. 目测法

实际出血量≈目测量×2。

2. 称重法

（应用后重-应用前重）+1.05=出血的毫升数。

3. 容积法

用有刻度的器皿测定弯盘或专用产后接血器中的血液，较简便、准确。

4. 面积法

10 cm^2，10 mL 出血量。

5. 根据休克指数粗略估计失血量

休克指数=脉搏/收缩压。休克指数=0.5，为血容量正常；休克指数=1，失血量 10%~30%（500~1500 mL）；休克指数=1.5，失血量 30%~50%（1500~2500 mL）；休克指数=2.0，失血量 50%~70%（2500~3500 mL）。

（二）病因诊断

作为抢救产后出血采取相应措施的主要依据。

1. 子宫收缩乏力

多见于产程延长、产妇分娩疲劳、胎盘剥离延迟等情况。其出血特点为阴道流血量多，呈间歇性、暗红色，常伴血凝块。若短时间内大量出血，产妇可迅速出现失血性休克。体检可见子宫体松软如袋状，甚至轮廓不清。有时阴道流血量不多，但宫底升高，按压后宫腔中可排出大量血块，提示隐性出血，亦常与产程延长、胎盘剥离延迟及产妇极度疲劳有关。

2. 胎盘因素

胎盘娩出前有间歇性、暗红色阴道多量流血时，首先考虑胎盘因素所致。如胎盘部分粘连或部分植入、胎盘剥离不全或剥离后滞留，常表现为胎盘娩出延迟和（或）伴有子宫收缩乏力。若胎盘嵌顿，则在子宫下段可发现狭窄环。根据胎盘尚未娩出，或徒手剥离胎盘时胎盘与宫壁粘连面积大小、剥离的难易程度以及胎盘娩出后通过仔细检查其完整性，容易诊断病因。

3. 软产道损伤

发生在胎儿娩出后，立即持续不断流血，血色鲜红能自凝。出血量与裂伤的程度、部位以及是否累及大血管有关。宫颈裂伤多发生在两侧，也可呈花瓣状，严重者延及子宫下段，出血凶猛；阴道裂伤多发生在侧壁、后壁和会阴部，多呈不规则裂伤；会阴裂伤按其程度分为3度。Ⅰ度系指会阴皮肤及阴道入口黏膜撕裂，未达肌层，一般出血不多。Ⅱ度系指裂伤已达会阴体肌层，累及阴道后壁黏膜，甚至阴道后壁两侧沟向上撕裂，裂口形状多不规则，使原有的解剖结构不易辨认，出血量较大。Ⅲ度系指肛门外括约肌已断裂，甚至直肠阴道隔及部分直肠前壁有裂伤，此种情况虽严重，但出血量不一定太大。

4. 凝血功能障碍

在孕前或孕期已患有出血倾向的原发病，在胎盘剥离或软产道有裂伤时，由于凝血功能障碍，表现为皮下、注射针孔、伤口、胃肠道黏膜等全身不同部位的出血，多为子宫大量出血或少量持续不断出血，出血不凝。根据病史、出血特点及血小板计数、凝血酶原时间、纤维蛋白原等有关凝血功能的实验室检查可协助诊断。

（三）诊断步骤

从以下两个时期进行分析判定引起出血的原因。

1. 胎盘娩出前出血

胎儿娩出后立即持续性出血，血色鲜红，多考虑软产道裂伤；胎儿娩出后稍迟间歇性出血，血色暗红，多考虑胎盘因素。

2. 胎盘娩出后出血

仔细检查胎盘、胎膜的完整性，有无副胎盘，子宫收缩情况，有无软产道损伤及凝血功能障碍等。

（四）诊断要点

（1）产后阴道大量出血，可用弯盘测量，如达到500 mL即可确诊。

（2）产妇有休克表现。

（3）应仔细检查子宫收缩情况、软产道有无损伤、胎盘剥离是否完整、有无凝血功能障碍发生。

（4）要认清是哪一类的产后出血。

（五）鉴别诊断

主要是产后出血中的原因鉴别，有时由单一因素所致，有时为几个因素共存。各单一因素所致的产后出血有各自的特点：子宫收缩乏力检查宫底较高，子宫松软，甚至子宫轮廓不清，按摩推压宫底有大量血液或血块自阴道涌出；软产道撕裂伤出血则多见子宫大量出血或少量持续不断出血，色较鲜艳且量多，血液能自凝；凝血功能障碍表现为血液不凝且不易止血。也有宫缩乏力、产道裂伤或胎盘因素共同存在，所以应准确判断，以做出及时合理的处理。

二、治疗

如果出血量很小，子宫无压痛，基本恢复原状，且没有菌血症，只需要观察。如果超声提示子宫腔内没有胎盘组织，可以帮助做出临床处理的选择。

如果患者表现为大量出血、宫内感染的征象和子宫内翻，应当在麻醉下行子宫探查。超声可以提供一些提示但不如临床征象更准确。这些病例需要静脉输注晶体液、配血和使用广谱抗生素来覆盖革兰氏阳性菌、革兰氏阴性菌和厌氧菌。有时这些患者会大量出血，并需要输血，麻醉后需要仔细检查下生殖道和宫颈，以防出现裂伤和血肿。通常宫颈口是松弛的，手指可以进去探查子宫腔，并将胎盘组织从子宫壁上剥除。当然也可以用钳子剥除。

剥除的组织应当去做组织病理学检查以排除滋养细胞疾病。在感染的组织中，一部分应当送去做培养和药敏试验。

产后的子宫非常柔软而且很容易穿孔。产科医生应当特别注意有剖宫产手术史的患者，尤其避免刮到手术的瘢痕处。如果对有部分胎盘植入的子宫进行刮宫，可能导致严重出血，因为刮宫可导致已形成血栓的血管重新开放。这种出血通常对缩宫素类的药物不敏感。在这种情况下，可以考虑外科处理，包括子宫填塞、大血管栓塞和子宫全切术。对于剖宫产术后瘢痕处形成的罕见假性动脉瘤或动静脉瘘，可通过子宫血管造影及栓塞进行诊断及治疗。

治疗低血容量主要是积极静脉输晶体、胶体、全血和血成分。如果宫缩乏力对缩宫素类的药物和按摩宫底不敏感，就需要选择外科治疗方式，包括子宫填塞、压迫缝合、大血管结扎栓塞，甚至可以考虑子宫全切。

在准备外科手术时，应当采用双手按压子宫的方式来阻止出血。在阴道的手应当握拳放在阴道前穹隆，而在腹部的手于宫底朝着阴道内手按压，阴道内的手上抬子宫。采用这种方式，可以按压子宫血管来减少出血。此外，手应旋转按摩子宫来刺激子宫收缩。

在等待外科器械或转运过程中，可尝试用拳头直接在脐上方中线位置垂直压迫腹主动脉以减少子宫供血，暂时控制出血。此法适用于子宫极度软弱、出血失控者，但仅为短时措施，最终仍需明确治疗。另一种方法是将拳头直接放置在中线，在脐上直接按压主动脉。由于腹部肌肉牵拉和腹直肌分离，这种方法是可行的，但只是一种短暂的方式。

（一）制止出血

1. 子宫收缩乏力性出血

（1）按摩子宫。

①腹壁按摩子宫底，助产者一手置于子宫底部，拇指在前壁，其余四指在后壁，另

一手在耻骨联合上缘下压，将子宫向上推，均匀有节律地按摩宫底。

②腹部-阴道双手按摩子宫，一手握拳置于阴道前穹隆，顶住子宫前壁，另一手自腹壁按压子宫后壁使宫体前屈，双手相对紧压子宫并按摩到子宫恢复正常收缩，并能保持收缩状态为止。按摩时应注意无菌操作。

（2）在按摩子宫的同时，肌内或静脉（缓慢）注射缩宫素 10 U，然后将 10~20 U 缩宫素加入 500 mL 10%葡萄糖注射液内静脉点滴，以维持子宫处于良好收缩状态。也可使用麦角新碱（心脏病、高血压患者慎用）使子宫体肌肉及子宫下段，甚至宫颈强烈收缩，前置胎盘胎儿娩出后出血时应用效果较佳。

（3）宫腔填塞。宫腔填塞包括宫腔纱条填塞和宫腔球囊填塞。阴道分娩后宜使用球囊填塞，剖宫产术中可选用球囊填塞或纱条填塞。宫腔填塞后应密切观察出血量、宫底高度及患者生命体征，动态监测血常规及凝血功能。填塞后 24~48 小时取出，注意预防感染。同时，配合强有力子宫收缩药，取出纱条或球囊时也应使用麦角新碱、卡前列素氨丁三醇等强有力子宫收缩药。

①宫腔纱条填塞。在严密的消毒下，术者一手于腹壁固定宫底，另一手持卵圆钳，将无菌纱条由宫底逐渐向外不留空隙地填紧宫腔。术后 24 小时取出，取出前应肌肉注射子宫收缩药。宫腔填塞纱条后，密切观察生命体征及宫底高度和子宫大小，警惕因填塞不紧宫腔内继续出血而阴道不流血的止血假象。

②宫腔球囊填塞。经阴道放置球囊前，先置尿管以监测尿量。用超声或阴道检查大致估计宫腔的容量，确定宫腔内无胎盘胎膜残留、动脉出血或裂伤。在超声引导下将导管的球囊部分插入宫腔，球囊内应注入无菌生理盐水，而不能用空气或二氧化碳，也不能过度充盈球囊。

（4）结扎盆腔血管。用于子宫收缩乏力、前置胎盘及 DIC 等所致的严重产后出血而又迫切希望保留生育功能的产妇。

①结扎子宫动脉上行支。消毒后用两把长鼠齿钳分别夹住宫颈前后唇，轻轻向下牵引，在宫颈阴道部两侧上端用 2 号肠线缝扎双侧壁，深入组织约 0.5 cm。若无效应迅速开腹，结扎子宫动脉上行支即在宫颈内口平面距宫颈侧壁 1 cm 处，触之无输尿管时进针，缝扎宫颈侧壁，进入宫颈组织约 1 cm，两侧同样处理，若见到子宫收缩则有效。

②结扎髂内动脉。经上述处理无效，可分离出髂内动脉起始点，以 7 号丝线结扎。结扎后一般可见子宫收缩良好。此法可保留子宫，在剖宫产时易于实行。

（5）髂内动脉栓塞术。近年来，应用髂内动脉栓塞术治疗难以控制的产后出血受到重视。该法经股动脉穿刺，将介入导管直接导入髂内动脉或子宫动脉，有选择性地栓塞子宫的供血动脉。选用中效可溶解的物质作为栓塞剂，常用明胶海绵颗粒，其在栓塞后 2~3 周可被吸收，血管复通。若患者处于休克状态，则应先积极抗休克，待一般情况改善后再行栓塞术，且应行双侧髂内动脉栓塞，以确保疗效。

（6）子宫压缩缝合术。适用于经子宫收缩药和按压子宫无效者，尤其适用于宫缩乏力导致的产后出血。常用 B-Lynch 缝合法，近年来出现了多种改良的子宫缝合技术，如 Hayman 缝合术、Cho 缝合术及 Pereira 缝合术等，可根据不同情况选择不同术式。

（7）子宫切除术。用于难以控制并危及产妇生命的产后出血。在积极输血补充血容量的同时施行子宫次全切除术，若合并中央性或部分性前置胎盘，则应施行子宫全切术。

2. 胎盘因素引起的出血

根据不同原因，尽早采取相应措施止血。处理前应排空膀胱，术中严格无菌操作。

（1）胎盘剥离后滞留。如为膀胱过度充盈，在导尿排空膀胱后，一手按摩宫底，另一手轻轻牵拉脐带协助胎盘娩出。

（2）胎盘剥离不全或粘连。行人工徒手剥离胎盘术。术前要备血，操作宜轻柔，切忌强行剥离或用手抓挖宫腔，以免损伤子宫。剥离困难或找不到疏松面时，应疑为植入性胎盘，不可强行剥离。取出胎盘后应详细检查其完整性，如有不全，必须再次清理宫腔，但应注意尽量减少宫腔内操作次数。术后使用子宫收缩药和抗生素，仍需严密观测。

（3）植入性胎盘。在徒手剥离胎盘时，发现胎盘与宫壁关系紧密，难以剥离，当牵拉脐带而子宫壁凹陷时，可能为胎盘植入，应立即停止剥离，考虑行子宫切除术。如出血不多，需保留子宫者，可保守治疗，目前采用 MTX 治疗，效果较佳。

（4）胎盘、胎膜残留。如果残留量少徒手取出困难，在出血不多时，严密观察，应用抗生素及子宫收缩药 2~3 天后，可用大号刮匙行清宫术。

（5）胎盘嵌顿。当胎盘剥离后嵌顿于狭窄环以上者，可在解痉或麻醉下，待环松解后用手取出胎盘。

3. 软产道裂伤

做到及时、准确、有效缝合裂伤，尽可能恢复原有的解剖层次。

（1）子宫颈裂伤。疑为子宫颈裂伤时应在消毒的情况下充分暴露宫颈，用两把卵圆钳并排钳夹宫颈前唇，并向阴道口方向牵拉，顺时针方向逐步移动卵圆钳 1 周，直视观察宫颈情况。若裂伤浅且无明显出血，可不予缝合也不做子宫颈裂伤诊断，如裂伤深、出血多，用肠线缝合。第一针缝合应从裂口顶端上 0.5 cm 处开始，彻底结扎已断裂回缩的血管，最后一针应距子宫颈外口 0.5 cm 处止，以减少日后子宫颈口狭窄的可能性。如裂伤已累及子宫下段，经阴道难以修补时，可开腹行裂伤修补术。

（2）阴道裂伤。缝合时第一针从裂口上 0.5 cm 处开始，注意缝合至裂伤的底部，避免遗留无效腔，更要避免缝线穿过直肠壁，缝合结束后进行常规肛诊检查，若有缝线穿过直肠壁，应拆除重新缝合。

（3）会阴裂伤。按解剖关系逐层缝合，最后以处女膜缘为标志缝合会阴皮肤。

4. 凝血功能障碍引起的出血

如患有全身性出血性疾病，妊娠早期应在内科医生的协助下，尽早行人工流产术。于妊娠中、晚期发现者应积极治疗争取祛除病因，尽量避免产后出血的发生。对于分娩期已有出血的产妇，除积极止血外，还应注意针对病因治疗，如血小板减少、再生障碍性贫血等患者应输新鲜血或成分输血。如发生 DIC 应与内科医生共同抢救。

5. 剖宫产术中大出血

可采用按摩子宫、注射子宫收缩药、子宫局部缝扎止血（子宫浆肌层缝合术、剖宫产切口撕裂缝合术）、纤维蛋白封闭剂（纤维蛋白胶）、宫腔填塞纱布、血管结扎、子宫切除等。

6. 晚期产后出血

（1）胎盘、胎膜残留大量出血时应立即刮宫，术中、术后使用子宫收缩药、抗生素治疗。

（2）出血量不多时，可先采用子宫收缩药和抗生素治疗后，再行清宫术。

（3）胎盘附着部位复旧不良，应用子宫收缩药、抗菌药物，辅以中药治疗。

（4）剖宫产切口裂开，出血不多时先保守治疗，应用子宫收缩药和抗生素后再行手术，出血量大时，应及时行介入治疗或子宫切除术。

（二）成分输血

成分输血在治疗产后出血中起着非常重要的作用。应结合临床实际情况掌握好产后出血的输血指征，既要做到输血及时、合理，又要尽量减少不必要的输血及其带来的不良结局。

（1）红细胞悬液。产后出血应该何时输注红细胞尚无统一的指征，往往是根据失血量、临床表现（如与休克相关的生命体征变化、止血情况和继续出血的风险、血红蛋白水平等）综合考虑以决定是否输血。一般情况，血红蛋白>100 g/L 可不考虑输红细胞，而血红蛋白<60 g/L 几乎都需输血，血红蛋白<70 g/L 应考虑输血，如果出血较为凶险且出血尚未完全控制或继续出血的风险较大可适当放宽输血指征。在我国，每个单位红细胞悬液是从 200 mL 全血中提取的，每输注两个单位红细胞可使血红蛋白水平提高约 10 g/L，对于保留子宫者，应尽量维持血红蛋白>80 g/L。另外，有条件的医院还可酌情考虑自体血过滤后回输。

（2）凝血因子。补充凝血因子的方法同前所述，包括输注新鲜冷冻血浆、血小板、冷沉淀、纤维蛋白原等。另外，在药物和手术治疗都无法有效止血且出血量较大并存在凝血功能障碍的情况下，有条件的医院还可考虑使用重组活化Ⅶ因子（rFⅦa）作为辅助治疗方法，但不推荐常规使用，使用剂量为 90 μg/kg，可在 15~30 分钟重复给药。

（3）止血复苏及产科大量输血方案。止血复苏强调在大量输注红细胞时早期、积极地输注血浆及血小板以纠正凝血功能异常（无须等待凝血功能检查结果），而限制早期输入过多的液体来扩容，允许在控制性低压的条件下进行复苏。过早输入大量的液体容易导致血液中凝血因子及血小板的浓度降低而发生稀释性凝血功能障碍，甚至发生 DIC；过量的晶体液往往积聚于第三间隙中，可能造成脑、心、肺的水肿及腹腔间隔室综合征等并发症。

产科大量输血是抢救严重产后出血患者的重要措施，但目前并无统一的产科大量输血方案（masslve transfusion protocol，MTP），按照国内外常用的推荐方案，建议红细胞、血浆、血小板以 1：1：1 的比例（如 10 U 红细胞悬液+1000 mL 新鲜冷冻血浆+1 U

机采血小板）输注。如果条件允许，还可以考虑及早使用 rFⅦa。

（三）缩宫类药物

了解缩宫类药物的特征和不良反应非常重要，每一种药物都有一定的不良反应与禁忌证（表 5-1）。

表 5-1　缩宫类药物的特征

药品	剂量和途径	持续时间	不良反应	禁忌证
催产素	5 U 静脉推注，10 U 肌肉注射，20 U 在 500 mL 液体中静脉滴注	15~30 分钟	低血压，面色潮红。大剂量时易水中毒	无
麦角新碱	0.2~0.25 mg 静脉推注，或肌肉注射	1~2 小时	恶心，呕吐，高血压，血管痉挛	子痫前期/高血压，心血管疾病
Syntometrine（5 U 催产素、0.5 mg 麦角新碱）	1 安瓿肌肉注射	1~2 小时	恶心，呕吐，高血压，血管痉挛	子痫前期/高血压，心血管疾病
15-甲基 $PGF_{2\alpha}$	0.25 mg 肌肉注射或子宫内肌肉注射；0.25 mg 在 500 mL 液体中静脉输注	4~6 小时	呕吐，腹泻，潮红，颤抖，血管痉挛，支气管痉挛	心血管疾病，哮喘
米索前列醇	600 μg 口服或舌下含服或者 800~1000 μg 直肠应用	1~2 小时	恶心、腹泻、颤抖、发热	无
卡贝缩宫素	100 μg 静脉推注或肌肉注射	1~2 小时	潮红	无

使用催产素会下调催产素受体。因此，如果第一产程和第二产程使用了催产素，那么在第三产程，人体对催产素的敏感性可能下降。在正常分娩中，催产素的水平在第三产程并没有太大的改变，但是内源性前列腺素分泌却是增加的。子宫肌层对各种缩宫类的药物有不同的受体，因此当一种药物效用不强时，应及时更换另一种药物。

1. 催产素

催产素是最便宜、最安全的可注射子宫收缩药。它可以诱导快速有节律的子宫收缩，通常持续 15~30 分钟。它主要作用于子宫体。催产素还可以导致短暂的血管舒张，减少外周血流阻力，引起轻微血压下降。除在心血管系统不稳定的患者外，这种血压降低通常可以忽略。其剂量通常是静脉缓慢弹丸式输入 5 U 或肌肉注射 10 U 或 20 U 配在 500 mL 液中输注，常指的是将催产素溶解或稀释在生理盐水（0.9%氯化钠注射液）或者葡萄糖液（一般是 5%葡萄糖注射液）中，通过静脉滴注给药。

2. 麦角新碱

麦角新碱是第一个可注射的缩宫类的药物，已经用了近 75 年。它能够诱导子宫体和下段收缩，持续作用时间在 60~120 分钟。麦角新碱可以引起全身平滑肌收缩，特别是血管平滑肌。外周血管的收缩对正常孕、产妇没有太大的影响，但对高血压或子痫前期的妇女可以导致严重的血压升高，故在这种情况下禁用。该药物同样可以导致冠状动脉的痉挛，在正常孕妇中没什么影响，但在一些罕见的例子中被认为是导致心肌梗死的因素。麦角新碱所诱导的血管痉挛可以用硝酸甘油来缓解。

麦角新碱作用时间长，因此可增加胎盘嵌入子宫中的风险。与催产素相比，每 200 例中它可以增加 1 例手取胎盘的风险。20%~25%的使用麦角新碱的孕妇发生恶心、呕吐。麦角新碱的剂量是 0. 2~0. 25 mg，肌肉注射。由于它的收缩血管作用，最好不用静脉注射，不过紧急情况下，可以缓慢静脉推注 0. 2 mg。最好不要使用大剂量（如 0. 5 mg），因为它并没有改善收缩子宫的作用，但会增加不良反应。

3. Syntometrine

Syntometrine 是 5 U 催产素和 0. 5 mg 麦角新碱的混合物。当肌肉注射时，催产素在 2~3 分钟即可起作用，而麦角新碱需要 4~5 分钟。它们的不良反应是结合的，因此，催产素的扩血管作用可以缓解麦角新碱的收缩血管作用。这种结合可以同时发挥催产素的短效作用和麦角新碱的长效作用。在分娩后的 2 小时内，它可以提供持续收缩子宫的作用，所以不需要静脉输注。

4. 15-甲基 $PGF_{2\alpha}$

15-甲基 $PGF_{2\alpha}$ 或卡前列素（欣母沛）是 $PGF_{2\alpha}$ 的 15-甲基的衍生物，它是目前最贵的可注射的缩宫素。有很强的收缩子宫的作用，但平滑肌的刺激作用（如恶心、呕吐、腹泻、血管痉挛和支气管痉挛）却很小，所以被用来促进子宫收缩。它的一些临床上不明显的不良反应包括发抖、发热和潮红。它的作用持续 6 个小时，所以根据性价比，它并不用在常规预防产后出血中，但对于促进子宫的长期收缩非常有用。

剂量通常是 0. 25 mg，可以肌肉注射或子宫肌肉注射，或 0. 25 mg 配在 500 mL 液中注射静脉输注。最快起效的方式是 0. 25 mg 配在 5 mL 的生理盐水中，然后在宫底的两处直接肌肉注射。15-甲基 $PGF_{2\alpha}$ 可以在高血压和哮喘中使用，尽管这些是其相对禁忌证。它是很好的二线药物，当催产素和麦角新碱都失败后或者需要长期收缩子宫时可使用。

5. 米索前列醇

米索前列醇是前列腺素 E_1 的类似物，价格最低，而且可以通过非静脉途径使用。米索前列醇是药品核准标示外使用的缩宫药物，但得到了许多国家妇产科协会的认可，并被收入 WHO 阻止产后出血的基本药物名录，作为二线缩宫药物。它的保质期很长，并在很极端的温度中也很稳定。这与催产素和麦角新碱不同，它们一般需在 0~8 ℃下避光保存，否则就会失去效用。米索前列醇根据临床需要可以口服、舌下含服、经阴道和经直肠给药。它的不良反应比较小，主要是发抖、轻微的发热和腹泻。它在预防产后出血的作用方面比安慰剂作用强，但不如其他注射类的缩宫素有效。然而，以上所说的特点使它在发展中国家被广泛使用，因为发展中国家设备受限，死亡发生率高。同样，它也是缩宫素或麦角新碱失败后才选用的二线药物。通常的剂量是 600 μg 口服或舌下含服，在出血时，可以 800 μg 舌下含服或经直肠给 1000 μg。FIGO（国际妇产科联盟）指南对第三产程的管理推荐，预防产后出血发生可予米索前列醇 600 μg 口服，治疗产后出血，可予 800 μg 舌下含服，米索前列醇作用时间一般是 2 小时。

6. 卡贝缩宫素

卡贝缩宫素是催产素的长效类似物。作用时间一般是 60~120 分钟。通常肌内或静脉注射。不良反应与催产素类似，主要是潮红和轻微的血压降低。其优点是长效作用，这样不用在第三产程积极处理的 2 小时内静脉输注催产素。它比催产素更贵，但比 15-甲基 $PGF_{2\alpha}$便宜。

7. 注意事项

静脉注射 5 U 催产素，在 500 mL 晶体液中加入 40 U 催产素来促进子宫收缩。如果这种方法失败，静脉注射麦角新碱 0.2 mg（如果没有禁忌证）。

催产素和麦角新碱的剂量可重复，如果催产素和麦角新碱无效，及时使用前列腺素制剂。肌肉注射或子宫肌层注射 15-甲基 $PGF_{2\alpha}$0.25 mg。必要时可以重复 4 次。此外，也可在 500 mL 晶体液中加入 0.25 mg 静脉注射。

在活动性出血时，阴道用米索前列腺素并不合适，因其会被出血冲走。比较好的方法是舌下含服或口服 800 μg。因为价格很便宜，很多医生会先选择这种方式。

（四）经腹子宫全切术

子宫全切除术包括经腹和经阴道进行两种术式。经腹子宫全切除术是妇科最常见的手术之一。它包括子宫全切除术、切除或保留附件的手术。

1. 适应证

（1）子宫肌瘤或伴有子宫出血，经药物治疗无效者。

（2）子宫恶性肿瘤，如子宫原位癌、绒毛膜癌、子宫内膜癌等。

（3）卵巢恶性肿瘤。

（4）严重的功能失调性子宫出血，经药物治疗无效者。

（5）两侧附件病变需要子宫全切除者。

（6）由计划生育手术造成严重子宫穿孔者。

（7）子宫破裂无法修复者。

（8）子宫胎盘卒中。

（9）药物治疗无效的子宫腺肌病。

（10）其他情况，如子宫脱垂、子宫腔积脓、无法复位的子宫内翻等。

2. 麻醉

连续硬膜外麻醉。

3. 术前准备工作

（1）全面系统地了解病史。

(2) 认真做好全身体格检查及必要的各项辅助检查。

(3) 术前合并症、各种并发症处理及患者的心理宣教。

(4) 阴道准备。

(5) 制定手术方案。

(6) 手术前一日准备。

①术前谈话(包括手术、麻醉、输血等)。

②剃掉腹部、背部麻醉部位的汗毛及外阴部的阴毛，并清除肚脐的污垢。

③术前 3 天开始阴道准备。

④备血。

⑤术前一天进容易消化的饮食。

⑥做青霉素、普鲁卡因等过敏试验。

⑦灌肠，术前一天晚用 1%温肥皂水灌肠一次，如手术较复杂则应进行清洁灌肠。

⑧术前一日睡前给安眠药。

4. 手术当日准备

(1) 阴道准备，手术当日早晨行最后一次阴道冲洗，用碘酒、乙醇棉球或碘伏消毒阴道，然后用 1%甲紫溶液涂擦阴道穹隆，并在阴道内放置一小块干纱布。

(2) 手术当日早晨禁饮食。

(3) 灌肠，手术当日再灌肠 1~2 次，或用其他方法清洗肠道。

(4) 留置开放导尿管。

(5) 进手术室之前，肌肉注射镇静剂(地西泮或苯巴比妥或哌替啶等)和阿托品。

5. 体位

麻醉成功后，取仰卧位或臀部抬高仰卧位。

6. 切口

取下腹左旁正中切口或腹正中切口或下腹横切口，切口一般长 12 cm 左右，也可根据具体情况适当延长切口。

7. 探查

开腹后，探查腹腔或盆腔，首先探查切口周围情况，了解有无粘连、子宫和附件以及与周围器官的解剖关系。如有粘连，先分离粘连，使子宫、输卵管及周围器官的解剖关系清楚。

8. 暴露视野

助手用腹壁拉钩和 4 把弹性拉钩牵拉开腹壁切口，也可在腹壁切口置放固定拉钩，以暴露手术视野。

9. 提出子宫

提出子宫可采用两种方法。

(1) 钳夹宫角法。用两把长弯止血钳于子宫两角处紧贴子宫侧壁，分别钳夹两侧，钳尖要夹过圆韧带、卵巢固有韧带，抓住两把止血钳提出子宫。

(2) 缝吊子宫法。用大圆针、粗丝线双道，分两次交叉缝子宫底中间部并扎紧，用小弯止血钳夹住缝线，握住止血钳，提出子宫。也可以用子宫抓钳提拉子宫。

10. 排垫肠管

向切口下端方向牵拉子宫，用 1~2 块湿盐水大纱布沿子宫后壁遮盖肠管，将肠管从盆腔移向腹腔，充分暴露手术视野。

11. 处理圆韧带

提起子宫，找到右侧圆韧带，在距子宫附着点约 3 cm 处，用止血钳夹住圆韧带，在该钳与子宫提吊钳之间靠近该钳处剪断，剪断时注意避开血管。用圆针、7~10 号丝线缝合结扎。结扎线可暂不剪断，用小止血钳夹住线尾，放在腹壁切口外，以作为手术包埋缝合时的标记。如果用缝线提吊子宫，因为子宫两侧没有钳夹止血钳，因此用两把止血钳平行钳夹圆韧带，以后做法同前。同法处理左侧圆韧带。也可以在处理右侧附件之后处理左侧圆韧带。

12. 处理附件

处理附件有两种做法。

（1）切除附件。助手提起子宫，术者提起该侧输卵管及卵巢，在骨盆漏斗韧带内侧，用一把弯止血钳从阔韧带后在切断圆韧带时已切开的阔韧带前叶处穿洞（也可不穿洞），穿洞时注意避开血管区，选择后叶最薄的透光处。穿洞后，提起该侧附件，紧靠卵巢夹一把止血钳，再用一把中弯止血钳，距离卵巢 1 cm 左右钳夹骨盆漏斗韧带，钳尖要进入所穿洞中。为防止骨盆漏斗韧带滑脱，紧贴已夹好的止血钳再夹一把止血钳，此时共 3 把止血钳。在第一把与第二把止血钳之间剪断骨盆漏斗韧带。用圆针、10 号丝线贯穿缝合结扎骨盆漏斗韧带断端，结扎时去掉一把靠近结扎线的止血钳。为防止第一道线结滑脱，在去掉第二把止血钳前，如感到不牢固，再用 7 号丝线结扎一次。

（2）保留附件。如果保留附件，则在提拉子宫的止血钳稍靠外侧，用一把中弯止血钳夹住输卵管峡部和卵巢固有韧带（如果是采用缝线法提吊子宫，则钳夹两把止血钳）。钳尖也应进入所穿洞或阔韧带最薄处。在钳间切断输卵管峡部和卵巢固有韧带后，用圆针、7 号丝线二次缝合结扎输卵管固有韧带远处断端，同法处理对侧。

13. 剪开膀胱子宫反折腹膜

向上腹部方向牵拉子宫，可显露出膀胱子宫陷凹。一手持无齿长镊，另一手持剪刀，从一侧阔韧带前叶切口开始，剪开膀胱子宫反折腹膜，剪至对侧阔韧带前叶切口处。提起剪开的膀胱侧反折腹膜，用纱布缠绕手指或用长镊子夹住纱布一角，紧贴子宫前壁正中，向子宫颈外口方向下推膀胱。推下膀胱的界限约在子宫颈前 1.5 cm 处，正中部膀胱推开后，再轻轻地推离膀胱两侧，即手术所要求的范围。如果推离有困难，可用锐性剥离的方法剥离两侧。这一步骤应当慎重进行，推离过大，容易损伤两侧子宫膀胱静脉丛从而造成出血；推离过小，则膀胱与宫颈分开的范围不够，输尿管不能随之下降，如果在推离膀胱时操作不当，可能误扎、损伤输尿管。

14. 处理子宫血管

在一般情况下，经过上述各步手术，位于子宫峡部两侧的子宫动静脉可显露清楚。看清楚子宫动静脉后，在子宫颈内口的水平位置，用三把中弯止血钳或带齿的弯止血钳紧贴宫颈，夹住子宫血管。在近子宫的两把血管钳之间切断血管，用圆针、10 号丝线贯穿缝扎远侧断端，再用 7 号丝线加固缝扎一道。同法处理对侧子宫血管。

处理子宫血管是全子宫切除术中关键的一步。由于受术者的手术适应证、条件、术中情况不同，因此，在处理子宫血管时应因人而异。当子宫动脉暴露不清，钳夹困难时，可先暴露输尿管后再处理子宫血管。具体做法是向对侧提拉子宫，敞宽该侧术野，用钝性方法剥离阔韧带前后叶间隙，寻找并暴露从阔韧带后叶走向子宫颈旁的一段输尿管。沿暴露出来的输尿管，触摸向宫颈的走向，了解其与子宫血管的关系后，可进行子宫血管处理，在输尿管内侧钳夹、切断、缝扎子宫动脉。

15. 处理主韧带

用两手示指伸入宫颈下方，触摸阴道前后穹隆，隔着阴道壁两示指有触碰感觉。提起子宫并向对侧牵引，显露出该侧主韧带，用一把中弯止血钳或有齿血管钳沿宫颈滑下，夹住主韧带。用刀在子宫颈与止血钳之间切断，用圆针、10 号丝线贯穿缝合结扎主韧带。如果主韧带较宽厚，可分两三次钳夹、切断、缝扎，或与子宫骶骨韧带一起钳夹、切断、缝扎。同法处理对侧主韧带。

16. 处理子宫骶骨韧带

（1）单纯处理子宫骶骨韧带。将子宫拉向耻骨联合方向，显露两侧子宫骶骨韧带。用弯止血钳在与子宫颈平行处夹住一侧子宫骶骨韧带。在子宫颈与止血钳间切断子宫骶骨韧带，用圆针、7 号丝线或 10 号丝线缝合结扎断端。另一种方法是先剪开、推移腹膜，然后钳夹、切断、缝扎宫骶韧带。

（2）宫骶韧带与主韧带一同处理。如果子宫骶骨韧带比较薄弱，可不单独处理，在处理主韧带时，与主韧带一起钳夹、切断和缝扎，既可减少术中出血，又可减少操作步骤。两侧主韧带、骶骨韧带处理结束后，子宫颈两侧基本游离。此时可用双手示指检查子宫颈游离的范围。在子宫颈下 1~1.5 cm 处即可剪断阴道壁、切除子宫。

17. 切除子宫

阴道周围游离后，用一小块干纱布围绕其四周，以保护周围器官和组织不受污染及损伤。用刀或剪环形切断阴道壁。用 4 把鼠齿钳夹持阴道切口下缘，用碘酒、乙醇或其他消毒方法消毒阴道断端。如果阴道溢液较多，可向阴道填塞干纱布块，术后从阴道取出。

18. 缝合阴道断端

用 1~2 号铬制肠线或其他可吸收线缝合阴道断端。缝合方法有多种，可任选一种。如果用“8”字缝合法，可先缝合中间并留较长一段线，用小止血钳夹住尾端，以便提起继续缝合。缝合阴道也可采用间断缝合、单纯连续缝合、连续锁边缝合的方法。连续缝合法应从一侧阴道角部开始，缝向另一侧。缝合两角时应缝挂两侧宫骶韧带及主韧带线结上的断端，以悬吊阴道断端，防止阴道脱垂。

19. 包埋残端

从一侧开始检查盆腔内有无出血，有出血应处理。注意检查有无遗留的纱布等。如无异常，提起一侧圆韧带缝扎时的保留线，从该侧圆韧带开始，用 0 号或 1 号铬制肠线或其他可吸收线连续缝合盆腔前后腹膜，包埋骨盆漏斗韧带等残端，使这些残端包埋在腹膜外，保持盆腔表面光滑，防止术后粘连。

20. 缝合腹壁各层

缝合前应清点纱布、器械数目，核对准确后，将肠管摆放正常位置，拉下大网膜遮盖小肠，逐层缝合腹壁。

第六章 妇科内分泌与免疫疾病

第一节 功能失调性子宫出血

异常子宫出血（AUB）是妇科临床的常见症状，约有 30%的女性在一生中会经历 AUB，且其最常发生在围绝经期。在英国每年有 80 万妇女饱受 AUB 的折磨，欧洲人群的患病率为 11%~13%，36—40 岁妇女的发病率为 24%。WHO 报道，月经过多的患病率为 19%。AUB 影响妇女的健康和生活并诱发贫血，影响性生活从而导致生活质量降低。非结构性的异常子宫出血（功能失调性子宫出血）是 AUB 的常见原因。

功能失调性子宫出血（DUB）（以下简称功血）是由调节生殖轴的神经内分泌机制失常引起的异常子宫出血，而全身及内外生殖器官均无器质性病变。但这一名词在不同地区的含义略有不同，在文献报道中造成了一些混乱。在美国，功能失调性子宫出血通常等同于无排卵性出血。在欧洲，当过多出血不是由于可证实的盆腔疾病、妊娠并发症或全身系统性疾病时，可以诊断为功能失调性子宫出血。功血可发生于月经初潮至绝经期间的任何年龄，但最常见于生育期的两头，即青春期和围绝经期，生殖功能开始发育和衰退过程中两个神经内分泌系统波动大的阶段。少数发生于生殖期，如流产后，产后需要重新恢复排卵功能；也可因各种生活变动而发生异常出血。功血的发病率约占妇科门诊的 10%。以无排卵型最为多见，占功血的 80%~90%。该病的主要原因是雌激素撤退性出血、雌激素突破性出血、孕激素撤退性出血。每种异常出血的子宫内膜都具有不同于正常月经的组织学特征，应针对性地选择不同的性激素方案治疗。现在临床常规以性激素治疗为主的实践模式在多年的应用中证明了其有效性，如通过系统激素治疗仍然不能有效控制阴道出血，应该考虑并仔细分辨病变是否由器质性病变引起。大量的、规律性的出血见于有排卵性月经周期。在无特异性的病理因素存在时，不能排除是由子宫内膜组织调节功能紊乱所致。

一、诊断

功血的诊断必须以其定义为基础。对于急诊患者，根据病史、体检采用排除法诊断，在随诊中确诊；对于非急诊患者，直接诊断，即确定患者有生殖内分泌轴的调节异常，同时排除其他器质性病变。

对确认为青春期功血的患者，应行内分泌治疗。对“顽固性”子宫出血者，尤其是按照功血治疗效果差者，不宜盲目行激素治疗或手术治疗，必须明确诊断。青春期异常子宫出血虽以功血为多，约占95%，但也应考虑生殖器结核、异常妊娠、血液病或恶性肿瘤的可能。围绝经期功血首次诊断应确认卵巢、子宫内膜正常，复发时，可以考虑直接进行内分泌治疗。

1. 详细询问病史

常规病史中应尤其注意初潮、月经史、发病年龄、发病情况、可能诱因及性激素治疗情况，伴发其他疾病或疾病史，如有无甲状腺、肾上腺、肝脏与血液病等及其治疗史。应注意了解患者的月经异常情况、有无放置宫内节育器，以及可能引起阴道出血的全身疾病和生殖器疾病病史。

2. 全面体格检查

注意全身发育营养及精神状况，有无贫血、肥胖与多毛，有无泌乳、肝脾大及出血倾向，应进行常规妇科检查，以排除全身性疾病及生殖器官器质性病变。对于未婚少女，可优先选择B超进行检查，以排除生殖器官器质性病变。

3. 选择适宜和灵敏的临床诊断方法

（1）超声。由于其无创伤和可重复性，对子宫内膜厚度测量及动态观察可了解生殖器官状况，对功血的诊断和鉴别诊断很有帮助。

（2）诊断性刮宫和宫腔镜。对无性生活史的青春期功血患者，仅当出血过多而药物治疗无效或可疑宫内病变时，进行诊断性刮宫和宫腔镜。诊断性刮宫及病理可了解内膜病变和卵巢功能状态，并能直接有效地止血。宫腔镜可在直视下选点取材，发现宫腔内微小病变，减少误诊。但必须强调，诊断性刮宫和宫腔镜仅在必要时进行。

4. 卵巢功能状态判断

基础体温（BBT）是功血诊断中最常采用、简单易行的方法之一，结合其他监测指标可作为功血分型、观察疗效以及指导治疗的最简单易行的手段。动态观察阴道脱落细胞涂片可了解体内雌激素生物活性。性激素测定结合基础体温可以动态反映体内生殖内分泌状态和卵巢功能，在激素治疗前或在BBT指导下采血，测定卵泡刺激素（FSH）、黄体生成素（LH）、催乳素（PRL）、雌二醇（E_2）、孕酮（P）、睾酮（T）水平，可鉴别功血类型、多囊卵巢综合征（PCOS）和高PRL血症及其他发病原因，从而指导临床，制定治疗方案，使治疗更具有针对性。

二、治疗

青春期功血患者可能无月经经验，再加上羞怯心理，往往就诊延迟，造成了严重的贫血状态，影响了学习和生活，带来了巨大的精神压力。因此，正确及时治疗尤为重要。青春期功血诊断一旦确立，治疗一般包括止血、调整周期并促排卵。围绝经期功血治疗原则为止血和调整周期，一般无促排卵的要求。

（一）止血

青春期功血的急性期止血主要是用性激素，输血及对症促凝止血药物仅作为支持和辅助治疗。围绝经期功血首选刮宫，达到诊断和治疗的目的。

1. 性激素止血

性激素类药并非一般止血药，但功血是由神经内分泌失调引起卵巢功能异常所致，所以用性激素治疗有特效。性激素使用目前有两种主张。

（1）子宫内膜脱落止血法。子宫内膜脱落止血法又称药物性刮宫。功血多数为无排卵型功血，缺乏孕激素，子宫内膜长期受雌激素刺激而无孕激素的拮抗，呈持续增生或增生过长，无分泌期改变。因此，认为青春期功血的内分泌失调在于缺乏孕激素，所以用孕激素是最合理的。用孕激素可使内膜转化为分泌相，停孕激素后功能层内膜可完整剥离，然后在自身的雌激素影响下修复而停止出血，达到止血的目的。

药物性刮宫最常用天然黄体酮，具体用法是 20~40 mg，每天 1 次，共 5~7 天，肌肉注射。其他药物也可应用，如炔诺酮、醋酸甲羟孕酮等，人工合成孕激素往往具有孕激素及弱雄激素作用，可使内膜迅速转变为分泌相，剂量大、时间长可使内膜萎缩，更适合围绝经期功血。

用药期间需注意：患者的血红蛋白需大于 80 g/L；撤退性出血的第一天为下一周期的第一天，不应将撤退性出血视为治疗无效而反复使用孕激素，从而造成反复出血；停药后一般 1~3 天即有撤退性出血，一般撤退性出血共 7 天，有时少量出血延长 2~3 天，如出血不能按时终止，需分析其原因。

激素治疗时也可加用雄激素以减少出血量。青春期功血一般不用雄激素治疗。孕激素撤退同时肌肉注射丙酸睾酮 25 mg，每天 1 次，连用 3~5 天。也可以用甲睾酮5 mg，每天 1 次。其作用机制可能是雄激素拮抗雌激素，并能使子宫及血管平滑肌张力增强，减轻盆腔充血而利于子宫收缩，协助止血。

（2）子宫内膜生长修复法。该法是应用雌激素，目的在于使内膜生长修复而止血。有研究认为，雌激素还可通过增加纤维蛋白原水平、增加凝血因子、促进血小板聚集及降低毛细血管通透性而起作用。发生点滴状阴道出血常与雌激素刺激不足有关，如果 B 超提示内膜薄，说明子宫内膜存在得很少，因而无充分的内膜组织对孕激素产生反应，孕激素治疗的效果并不理想，更适合用雌激素治疗。

此法适用于血红蛋白小于 60 g/L 或一般情况差、已不能再承受继续阴道出血者。可以选择肌肉注射苯甲酸雌二醇。首次剂量为 2 mg，观察 4 小时，如出血停止或明显减少，继续观察至 6 小时、8 小时乃至 12 小时，必要时再肌肉注射 2 mg。以后则按此间隔重复 2 mg。若第一次用药 4 小时出血量无明显减少，则再用 2 mg。每日最大量一般不超过 12 mg，原则是尽量用最少剂量达到最佳止血效果。出血控制 3 天后开始减量，减量中注意避免发生撤退性出血，通常每 3 天以 1/3 递减。当血红蛋白增加至 100 g/L 以上时，即可考虑孕激素撤退。

雌激素治疗目的在于及时止血，所以应积极辅助治疗，争取时间纠正贫血，最终都要通过诱导一次月经样撤退性出血达到止血的目的。

也可以用大剂量妊马雌酮（倍美力，premarin）治疗，结合雌激素 0.6 mg/（kg · d），静脉注射 2~7 天。全部患者在用药后 6 小时内出血时间缩短，最佳作用见于用药第 5~7

天，效用持续10~14天，最大剂量达60 mg/d。目前，国外用量一般为25 mg，每4小时一次，直到出血减少或用至24小时。如果出血很少，接着用小剂量雌激素（妊马雌酮1.25 mg或雌二醇2.0 mg，每日1次，共7~10天），如果出血仍较多，需加大雌激素用量，妊马雌酮1.25 mg或雌二醇2.0 mg，24小时内每4小时一次，24小时后持续10天。所有雌激素治疗后还需要孕激素治疗。

国内报道，倍美力25 mg静脉注射，一次即有迅速止血效果。如仍未止血，6小时后可重复用药1次，一般用药不超过2次。止血后给予调整周期治疗。

（3）雌激素加大量孕激素治疗。对于用苯甲酸雌二醇2 mg，每4小时1次，用3天以上，出血仍无明显减少的患者，表明每天12 mg苯甲酸雌二醇仍不能使宫内膜创面完全愈合而彻底止血，这时使用大量孕激素可使创面血管末端收缩，将增生期的子宫内膜迅速转化至分泌期并加以萎缩。子宫内膜出血机制中，雌、孕激素调节着血管的功能和结构，在雌激素存在的情况下，孕激素在子宫内膜止血中起着重要的作用。肌肉注射黄体酮20 mg，每天2次，约10天，同时苯甲酸雌二醇逐渐减量，每3天减量1/3，同时积极给予提高血红蛋白的辅助治疗，当血红蛋白升到90~100 g/L，停药后即可出现撤退性出血。临床应用中初步资料显示，停雌激素时内膜不厚，出血量并不多。如果出血量不多，也可以服用避孕药，如妈富隆或者敏定偶等，每天2~3片，利用其所含的雌激素和孕激素进行止血，使用2~3周后停药。

2. 刮宫术

适用于生育年龄和围绝经期功血患者。刮宫术是有效的止血方法，可迅速止血，刮出组织送病理检查可明确出血类型及排除器质性病变。

3. 其他止血法

（1）前列腺素合成酶抑制剂。前列腺素在功血患者的发病机制中占有重要的地位。任何因素导致代谢失调，使血管舒张的前列腺素（PG）增加或血管收缩的PG减少，都有可能影响功血的发生。PG的广泛深入研究给功血带来了新的疗法，即选择性地影响子宫内膜的合成PG，刺激PGF_2合成或减少PGE_2的合成，以重建PGE_2/PGF的正常比值。虽然目前使用的前列腺素合成酶抑制剂并不能选择性抑制某种PG的合成，但临床应用有效，其确切机制尚有待研究。目前，常用的制剂有甲芬那酸、萘普生等。

（2）一般止血剂。如维生素C与维生素K、酚磺乙胺、卡巴克络等。根据出血量的多少，口服或注射均可。

酚磺乙胺能促进血小板生成，并增强其聚集和黏附力，促使凝血活性物质释放，缩短凝血时间，还可增强毛细血管的抵抗力，减少血液渗出。用法：口服，0.5~1 g，每天3次；肌肉注射或静脉注射，0.25~0.5 g，每8~12小时1次；静脉滴注，2.5~5克/次，用5%葡萄糖液500 mL稀释后滴注，每分钟不超过5 mg。

卡巴克络主要作用是增强毛细血管的抵抗力，减少其通透性，使断裂的毛细血管回缩，而不影响凝血过程。用法：口服，2.5~5 mg，每天3次；肌肉注射，5~10 mg，每8~12小时1次，严重时10~30 mg，每2~4小时1次。

醋酸纤维加压素，是一种合成的非肽类精氨酸加压素拟似物，静脉用50 mL生理盐水配 0.3 μg/（kg·d）dDAVP 在 15~30 分钟输完，可在 90~120 分钟使凝血因子Ⅷ上升至最高水平而显效。因此，可用于治疗血管病、冯维勒布兰德氏病，也包括无血液病的异常子宫出血。

（3）抗纤溶酶药物。常用的有 6-氨基己酸、氨甲苯酸等。

6-氨基己酸，又名氨基己酸。作用机制是抑制纤溶酶原激活，阻碍纤溶酶原转变为纤溶酶，从而抑制纤维蛋白溶解，起到止血的作用。高浓度 6-氨基己酸对纤溶酶还有直接抑制作用。用法：静脉滴注，初用量 4~6 g，溶于 100 mL 生理盐水或 5%~10%葡萄糖液或林格液内，15~30 分钟滴完；维持量 1 g/h，滴注 12~24 小时或更久，直至出血停止。不可静脉推注。口服，2 g，每天 3~4 次，依病情服用 7~10 天。

氨甲苯酸，又名止血芳酸、对羧基苄胺、抗血纤溶芳酸。具有抗纤维蛋白溶解作用，其作用机制与氨基己酸相同，作用较之强 4~5 倍。用法：静脉注射或静脉滴注，100~200 mg/次，以 5%葡萄糖注射液或 0.9%氯化钠注射液稀释后使用，每日总量不超过 600 mg。口服，250~500 mg，每天 2~3 次，每日最大量为 2 g。

（4）中成药或中药止血。常用的有云南白药或三七粉 1.5~3 g；或者血竭 1.5 g，每日 1~2 次冲服，能散瘀止血；其他如血见愁、仙鹤草、旱莲草各 30 g，水煎服，每日 2~3 次，也可用仙鹤草注射液 10 mg 肌肉注射，每日 1~2 次。别的有效的止血中药也可采用。

（5）促性腺激素释放激素激动剂（GnRHa）治疗。GnRHa 治疗可以达到快速止血的目的，如对于合并肾衰竭或出血性疾病的患者。GnRHa 疗法对于器官移植（特别是肝移植）后月经过多是一种很好的疗法。这种月经过多由于免疫抑制药物的毒性作用而使性激素治疗难以发挥作用。然而，GnRHa 价格昂贵和长期应用的不良反应使其临床应用被限制。如果长期应用该疗法，推荐应用反向添加治疗，即每日应用小剂量的雌激素以减轻不良反应和防止骨丢失。

4. 纠正贫血

此类患者多数为失血性缺铁性贫血，需补充铁剂。贫血轻者可口服铁剂如硫酸亚铁、枸橼酸铁或富马酸亚铁，与维生素 C 和胃蛋白酶同服疗效较好。有些患者因胃肠道反应不能接受。胃肠道不耐受或口服无效者，可注射右旋糖酐铁 50 mg，每日 1 次，血红蛋白上升较快。缺铁性贫血患者，经治疗血红蛋白正常后还需继续补铁剂治疗 6 个月。血红蛋白低于 50 g/L 应考虑输血治疗，避免大脑、下丘脑及垂体缺血过久。

5. 抗炎治疗

出血时间长，贫血程度重，抵抗力差，易合并感染。当临床上有感染迹象时应及时使用抗生素，但不可滥用，以免耐药或诱导 L 型细菌产生。

（二）调整周期

调整周期是止血后的重要步骤。促进下丘脑-垂体-卵巢轴（H-P-O 轴）成熟，形成规律的卵巢周期，是治疗功血的最终目的。常用的调整周期方法如下。

1. 后半期用孕激素

由于功血患者月经后半期缺乏孕激素，因此可针对性地于月经后半期使用孕激素类药。常用甲羟孕酮4~12 mg/d，共10~14天，每月1次。若超过2个月不用，内膜生长过厚，再用孕激素撤退性出血可能性过大。

2. 雌激素与孕激素联合疗法

用复方短效口服避孕药21天，间隔1个星期，可以达到规律撤退性出血的目的，而且可以同时达到避孕的效果。对不需要避孕的患者，一般治疗3个月就可以使子宫内膜厚度降至正常，这时可以停用口服避孕药，观察月经。若仍没有自然月经，还可用孕激素定期撤退治疗。

3. 氯米芬

除定期应用孕激素外，还可应用氯米芬诱导排卵，预防功血复发。该方法常用于青春期功血。

氯米芬（Clomiphene，CC）是一种非甾体类药物，具有弱雌激素及抗雌激素的双重作用，是最早被用于促排卵的人工合成药物。国外常见商品名为Clomid和Serophene。国内一般称为克罗米芬，商品名根据生产厂家略有不同。

（1）化学结构。氯米芬是三苯乙烯的衍生物，化学结构与己烯雌酚、他莫昔芬相似。有两种异构体，即反式和顺式的混合物。国外制剂为38%反式氯米芬和62%顺式氯米芬的混合品。促排卵作用主要基于顺式异构体。国内制剂顺式与反式异构体各占一半。作用略逊于国外制品，但不良反应也较少。

（2）药物代谢与药理。口服氯米芬后吸收很快。通过肝脏代谢，由粪便、尿、胆汁中排泄，应用放射性标记氯米芬研究显示半衰期约为5天，因此，循环中药物的水平可以持续到早黄体期，口服6周后粪便中还可检出。

（3）作用机制。氯米芬作为一种弱雌激素，能与体内强雌激素雌二醇竞争靶器官——雌激素受体，解除内源性强雌激素对下丘脑垂体的负反馈抑制，促使下丘脑促性腺激素释放激素（GnRH）及垂体FSH，LH的分泌，进而刺激卵泡发育，停药后若卵巢轴功能正常，则可继续分泌GnRH，FSH，LH，使卵泡继续发育达成熟阶段，并诱导LH/FSH峰而导致排卵。因此，在一个高雌激素环境中氯米芬有抗雌激素作用；相反，在低雌激素环境下，氯米芬却有雌激素样作用。

氯米芬与靶细胞内雌激素受体结合可持续数周，比内源性雌激素结合受体的时间更久。目前尚不清楚哪些结合位点对其促排卵的治疗作用最为关键。

（4）用法与不良反应。氯米芬每片50 mg，首次应用剂量为50 mg/d，在月经的第5天或孕激素撤退性出血的第5天起，共用5天，排卵效应多发生在停药后7~10天，也有延迟至20天者，治疗期间应加强基础体温监测。若有效，则不必加量；若无效，可用黄体酮或甲羟孕酮撤退性出血第5天起再递加至100 mg/d，共5天。对青春期功血患者止血后应用氯米芬的目的如下。

①检验H-P-O轴的成熟程度，用氯米芬诱导排卵成功，提示H-P-O轴接近成熟。

②抗雌激素作用可以减少月经量。

③调整周期。目的并不在于促排卵，通常连用不多于6个周期。

大量报道已证实氯米芬排卵率为70%~80%。使用氯米芬的优点是价廉，无须特殊检查，缺点是长期效果不肯定，并有继发黄体功能不全可能。氯米芬在一般剂量范围内的不良反应很少。不良反应的发生和严重性与个体对药物的反应强度有关，并不一定与剂量相关，因此不易预测。不良反应有卵巢增大（15%），血管舒缩性潮热（11%），腹部不适（7.4%），乳房疼痛（2.1%），恶心、呕吐（2.1%），神经过敏和失眠（1.9%），视觉症状（1.6%），其他如头痛、头晕、尿频、抑郁、乏力、荨麻疹、过敏性皮炎、体重增加，可恢复性脱发，均在1%以下。停药后很快消失。血管舒缩性症状与绝经后症状相似，停药即可恢复，很可能与氯米芬在下丘脑水平抗雌激素作用有关。卵巢增大和囊肿形成并不常见，巨大的卵巢囊肿和卵巢过度刺激综合征罕见。视觉症状很少见，典型的有视力模糊和闪光暗点，尤其是在强光环境中。即使这些视觉改变在治疗停止后可恢复，也应停用氯米芬。

（三）及时进行健康宣教，预防贫血

在诊治围绝经期功血过程中或利用各种集中和个体化咨询场合普及预防和诊治围绝经期功血知识，既要告知妇女在绝经前可以发生各种月经紊乱的情况，这是生理过程，又要普及宣传围绝经期年龄阶段妇女容易发生月经紊乱，此时是各种恶性疾病高发年龄，所以需要进行定期妇科检查，排除不良病变。

（四）特殊功血的治疗策略

1. 青春期功血治疗

目的是尽快止血、调整月经周期、促进排卵、防治并发症和预防复发。青春期功血依贫血程度分为轻型、中型和重型：

轻型，血红蛋白（Hb）<110 g/L，红细胞压积（HCT）>33%；中型，Hb 为 90~110 g/L，HCT 27%~33%；重型，Hb<90 g/L，HCT<27%。

（1）激素止血治疗。激素止血治疗包括大剂量雌激素、孕激素和复方口服避孕药（COC）止血治疗。从理论上讲，对于青春期功血少女采用大剂量雌激素或孕激素止血具有合理性，但实际治疗时存在可行性、可操作性、顺应性和耐受性问题，特别是受治疗随访、剂量调整和个体反应性差异等因素的影响，因此不推荐常规应用，而推荐采用 COC 止血治疗。

①复方口服避孕药止血。复方口服避孕药止血是促进增生型子宫内膜转化为分泌型或假蜕膜型子宫内膜而止血。药物包括达英-35、妈富隆或优思明。治疗方法是 COC 3 片/天，口服 7 天或 2 片/日，口服 7 天或 1 片/日，口服 7 天，共 21 天。停药后 3~5 天出现撤退性出血后进行调经治疗。

②大剂量雌激素止血。大剂量雌激素止血是促进子宫内膜快速增生、修复出血创面和增强凝血功能而止血。雌激素止血可采用口服、肌内或静脉注射法。

A. 口服法。少量出血时，用倍美力 1. 25 mg/d，或戊酸雌二醇（补佳乐）2 mg/d，连用 7~10 天。中等以上出血时，用大剂量雌激素治疗，倍美力 2. 5 mg/d，或戊酸雌二醇 3 mg/d，可在 72 小时内止血。止血后每 3 天减量 1 次，每次减量不超过原剂量的 1/3，而后改为维持不流血的最小雌激素剂量 20 天，停用 3~7 天后可出现撤退性出血。

B. 肌肉注射法。苯甲酸雌二醇 1~2 mg/次，每 4~6 小时 1 次，流血在 24 小时内停止。

C. 静脉注射法。倍美力 25 mg，静脉注射，每 4~6 小时 1 次，多数患者在用药后 24 小时内出血可控制。

③孕激素止血。孕激素止血是促进增生型子宫内膜转化为分泌型子宫内膜，修复出血创面而止血，停药后可引起撤退性出血。孕激素止血作用机制包括对抗雌激素刺激引起的子宫内膜过度增生；抑制雌激素突破性出血；抑制子宫内胰腺体细胞有丝分裂和生长；促进雌二醇转化为雌酮，以便于从细胞中排出；通过抑制雌激素受体（ER）阻断细胞内雌激素受体的再循环作用，对抗雌激素对子宫内膜的促长作用。孕激素止血方法有两种。

A. 药物性刮宫。使用分泌化剂量孕激素（每周期大于等于 100 mg），在短期内促进增生期子宫内膜转化为分泌期子宫内膜而暂时止血，而停药后 3~5 天出现撤退性出血，适用于轻度贫血（Hb>100 g/L）的患者。方法是肌肉注射黄体酮 20 mg/d，3~5 天；或口服甲羟孕酮 10 mg/d，连用 10 天；或口服地屈孕酮 20 mg/d，连用 10 天，或口服微粒化孕酮 200 mg，连用 10 天。停药后 3~5 天出现撤退性出血，于撤退出性血第 5 天开始调经治疗。

B. 大剂量孕激素止血。使用蜕膜化剂量孕激素（每周期大于等于 1000 mg）促进增生期子宫内膜转化为类蜕膜型子宫内膜（假孕状态）而止血。止血后梯度性减少孕激素剂量至维持不流血的最小剂量治疗 1~2 个月停药，月经自然恢复后开始调经治疗。适用于中度贫血（Hb<80 g/L）和子宫内膜增生明显（厚度>1. 0 cm）的患者。

a. 炔诺酮每次 5. 0 mg 或甲羟孕酮每次 10~20 mg，或左炔诺孕酮 1. 5~2. 25 mg/d，每 6~8 小时 1 次，流血多在 2~3 天止血。止血后，每 3 天减少 1/3 剂量至维持不流血的最小剂量，维持治疗 21 天停药，3~7 天后出现撤退性出血，而后进行调经治疗。

b. 甲羟孕酮 250 mg/d，或甲地孕酮 160 mg/d，口服，2~3 天止血。止血后逐渐减少剂量至不流血的最小剂量，而后改用小剂量孕激素片剂口服维持治疗 21 天停药。停药后出现撤退性出血的第 5 天开始调经治疗。

（2）止血和抗纤溶药物。止血药和抗纤溶药物可增强激素止血效果和快速有效地控制出血。

①止血药物。止血药物包括维生素 K_1、维生素 K_3、巴曲酶和酚磺乙胺。

②抗纤溶药物。氨甲环酸是一种合成的赖氨酸类似物，具有抗纤维蛋白溶解活性。它能特异性地与血浆中的纤溶酶原结合，阻断其与纤维蛋白上的赖氨酸残基的结合位点，从而抑制纤溶酶原转化为纤溶酶。减少纤溶酶激活补体（C_1）的作用，增强纤维蛋白凝块聚合性，保护纤维蛋白不被纤溶酶降解和溶解，是治疗月经过多和经期延长的有效药物。

氨甲环酸包括静脉注射型和口服型，后者包括改良快速释放型（MIR）和延缓释放型（DR）。药代动力学研究发现，口服 1. 3 g MIR 或 DR 氨甲环酸后，血浆药物浓度分别于 1. 5 小时和 3 小时内达到最低有效浓度（大于等于 5μg/mL）。氨甲环酸连续治疗 5

天，血浆浓度为5~15 μg/mL，可有效地减少出血量。进食不影响MIR血浆浓度，但高脂肪饮食显著降低DR剂型的峰值血浆浓度。

氨甲环酸于月经期或月经过多（超过80 mL）或经期延长（超过5天）时服用，口服剂量为1~1.5 g，每日3次（或每8小时1次），口服，连服5天。静脉注射每次250~500 mg，加入0.9%氯化钠溶液中静脉缓慢注射，每日1~2次。临床观察显示，氨甲环酸治疗6个周期后月经量减少40.4%，显著改善患者社会活力和生活质量。氨甲环酸耐受性和顺应性良好，不良反应包括月经期不适（46.2%）、头痛（43.9%）、背痛（23.1%）和视力变化（3.8%），无致栓塞性疾病作用。

③去氨加压素（弥凝）。去氨加压素为精氨酸加压素类似物。静脉用药（0.3~5μg/kg，加入50~100 mL氯化钠溶液中，缓慢滴注15~30分钟）止血效果快，显著增加凝血因子Ⅷ和冯·维勒布兰德因子（ⅧvWF），作用持续6小时。鼻腔喷雾疗法1μg/kg也有效。治疗期间应注意观察血压和尿量变化。

（3）调节月经周期。目的是建立和健全H-P-O轴反馈功能，改善子宫内膜顺应性和反应性，维持正常月经周期功能。调经治疗包括如下几方面。

①雌-孕激素序贯周期治疗。如克龄蒙，于月经周期（或撤退性出血）的第5天开始序贯周期治疗，连续3个周期。

②雌-孕激素人工周期治疗。如补佳乐1 mg/d（或倍美力0.625 mg/d），连服21天，后10天加服分泌化剂量孕激素（甲羟孕酮、地屈孕酮或微粒化孕酮），撤退性出血，连续3个周期。

③复方口服避孕药治疗。包括妈富隆、达英-35、美欣乐、优思明周期治疗。值得提出的是，对于年龄大于18岁无生殖道器质性病变、月经过多、经期延长和贫血的妇女，推荐采用由戊酸雌二醇+地诺孕素（E_2V/DNG）组成的四相型口服避孕药治疗，具有良好调节周期、减少月经量和改善贫血作用，已在欧美国家广泛应用。

四相型口服避孕药E_2V/DNG，模拟正常月经周期生殖激素变化，采用雌激素递减和孕激素递增的动态时相模式组成四种不同雌、孕激素剂量比例的药片，即一相片含E_2V 3 mg（服用2天）；二相片含DNG 2 mg+E_2V 2 mg（服用5天）；三相片含DNG 3 mg+E_2V 2 mg（服用17天）；四相片含E_2V 1 mg（服用2天）；最后为空白片（服用2天），共28片。

（4）促排卵治疗。促排卵治疗是青春期功血的根本性治疗，即通过促进排卵、序贯性性激素分泌和改善反馈功能而建立正常月经。常用方法包括以下几种：氯米芬疗法；芳香化酶抑制剂来曲唑；HMG（pFSH）-HCG疗法；GnRHa脉冲疗法。

2. 围绝经期功血治疗

目的是祛除病因、抑制卵巢功能、控制子宫内膜增生、诱导绝经和防止癌变。

（1）止血治疗。

①诊刮。围绝经期功血持续不断流血时，最好的止血方法是急诊诊刮。诊刮兼有诊断和治疗双重作用。诊刮应力求彻底，避免遗漏，刮出物应全部送病理检查，并根据子宫内膜病理决定治疗方案。

②围绝经期妇女功血禁用大剂量雌激素止血，也不推荐应用孕激素药物性刮宫治疗。

③围绝经期妇女应慎用止血药和抗纤溶药物，以避免血栓栓塞形成。

（2）简单型子宫内膜增生过长妇女，推荐采用如下治疗。

①孕激素辅助黄体功能。高选择性孕激素通过增强 17α-羟类固醇脱氢酶和磺基转移酶活性，促进雌二醇转化为硫酸雌酮而从细胞内迅速排出；通过抑制雌激素受体（ER）遏制雌激素促进子宫内膜增生作用；通过抑制雌激素介导癌基因转录，遏制细胞有丝分裂，防止子宫内膜细胞癌变。

孕激素治疗指于月经周期后半期补充分泌化剂量孕激素，促进增生性子宫内膜分泌化和撤退性出血。药物包括甲羟孕酮 10 mg/d 或微粒化孕酮 200 mg/d 或地屈孕酮 20 mg/d，连用 10~12 天，停药后撤退性出血，连续治疗 3~6 周期。该治疗可持续到停药后无撤退性出血，即内源性雌激素降低到绝经期水平，治疗期间应每 3 个月复查子宫内膜病理。

②雌-孕激素连续联合治疗。具有调经、保护子宫内膜和预防子宫内膜癌作用，药物包括芬吗通、安今益和倍美罗。以上治疗无周期性出血现象。

③复方口服避孕药治疗。药物包括妈富隆、美欣乐、优思明和由戊酸雌二醇+地诺孕素（E_2V/DNG）组成的四相型口服避孕药，兼有调节月经周期、减少月经量和避孕作用。

④左炔诺孕酮宫内释放节育系统。含有左炔诺孕酮 52 mg，每天释放量为 20 μg，使用期 5 年。曼月乐置入宫腔后 12 个月，月经量减少 96%，闭经率为 20%，作用类似于宫腔镜子宫内膜切除术。适用于围绝经期、不能耐受口服药物治疗和肝、肾功能不良的妇女。

⑤依托孕烯皮下埋置剂。依托孕烯皮下埋置剂为单管皮下埋置剂，含有高效孕激素依托孕烯 68 mg，每天释放量为 30 μg，一次埋置有效期为 3 年。

（3）复杂型子宫内膜增生患者，推荐采用如下治疗。

①抗孕激素米非司酮。10~20 mg/d，连服 3 个月后复查子宫内膜病理。

②醋酸甲羟孕酮。250 mg/d，口服，连服 3 个月后复查子宫内膜病理。

③GnRHa 疗法。GnRHa 通过降调 Gn-RH 受体功能和垂体脱敏作用抑制卵巢功能，引起低雌激素血症和抑制子宫内膜增生，适用于不能耐受药物治疗、肝肾功能不良、出血性疾病和器官移植（如肝、肾移植）后月经过多的围绝经期妇女。

④宫腔镜子宫内膜切除。

（4）轻度、中度和重度子宫内膜不典型增生患者。应结合患者年龄、体质、并发症和全身情况选择宫腔镜子宫内膜切除或子宫切除。

（5）手术治疗：包括子宫内膜切除术和子宫切除术。

①宫腔镜子宫内膜切除术。适用于年龄较轻、简单型子宫内膜增生和轻度子宫内膜不典型增生、存在并发症不能承受手术者。宫腔镜子宫内膜切除是应用激光、环状或滚球形电极或射频热灼法破坏或切除功能层子宫内膜。新的宫腔热球囊技术利用充满循环

热盐水的球囊（温度为 85 ℃）破坏子宫内膜，治疗时间仅为 10~15 分钟。临床效果优于滚球形电极电灼。宫腔镜子宫内膜切除术总有效率高于药物疗法。

子宫内膜电切后，月经减少率为 90%、闭经率为 40%~50%，再次手术率为 22%。术前 4~6 周使用大剂量孕激素、GnRHa 或米非司酮治疗可提高电切效果。然而，如子宫内膜切除不完全，残留的子宫内膜可发生子宫内膜癌，应注意随访。

②子宫切除术。子宫切除术适用于年龄大于 45 岁、复杂型子宫内膜增生、中及重度子宫内膜不典型增生、合并子宫肌瘤或子宫腺肌病、非手术治疗无效或复发性功血妇女。

第二节　围绝经期综合征

40 岁以后，随着卵巢功能逐渐衰退，约 84% 的绝经女性经历过绝经相关症状，近期有潮热、盗汗、乏力、失眠、烦躁易怒和泌尿生殖道萎缩性病变等症状，长远期会显著增加骨质疏松、心血管疾病和认知功能下降等的发生风险，严重影响中老年女性的生活质量。绝经激素治疗（MHT）是围绝经期和绝经后女性健康管理的重要策略，是缓解绝经相关症状的首要治疗措施。

一、临床表现

（一）临床症状

围绝经期妇女（一般 48—52 岁）主诉为月经紊乱，经常有潮热出汗，容易急躁，忧虑，性冷淡，经常尿频尿痛等症状，而过去无其他器质性疾病病史，基本上能确诊为围绝经期综合征。体格检查可以发现阴道可能有萎缩性变化，阴道黏膜皱褶变薄，阴道有点状充血，子宫比生育年龄时期缩小。

（二）症状

1. 血管舒缩症状

（1）主要表现为潮热和出汗，这是围绝经期最典型的症状，临床上表现为反复阵发性的面部和颈部的潮红，继而出汗，持续时间 1~3 分钟，晚上或情绪激动时更易发生，刚绝经时此症状发生频繁，一天可以发生 10 多次，影响正常的生活，患者往往因此症状就诊。潮热和出汗症状一般在月经刚停止的半年内表现最明显，绝经 1~2 年后自然缓解，但也有些患者可以持续更长一些时间至 5~10 年。妇女围绝经期出现的血管舒缩障碍症状是绝经后妇女使用激素替代治疗最常见的适应证。

（2）血压波动。围绝经期高血压特点是以收缩压升高为主，且具有明显的波动性，波动时常伴有潮热发作。

（3）假性心绞痛。自觉心悸、心前区闷压感等而心电图显示正常。与体力活动无关，服用硝酸甘油不能缓解，但用雌激素补充疗法治疗 24 小时后，症状可缓解。

2. 神经精神症状

围绝经期妇女因激素变化和环境因素的变化很容易出现情绪变化，常表现为激动、焦虑、抑郁、猜疑、哭泣等情绪不稳定症状，另外，在记忆力方面出现注意力不集中、短期记忆力减退等症状，严重者可以逐渐演变发生阿尔茨海默病（AD）。

3. 一般症状

（1）肌肉、关节疼痛。常感肩、颈、腰背部的肌肉和肌腱疼痛，肩、膝关节、腰骶关节和手指关节等部位疼痛。

（2）泌尿生殖系统症状。主要表现为尿频、尿急、尿痛、排尿困难、夜尿增多、张力性尿失禁；阴道干燥及烧灼感、性交疼痛及困难。

（3）新陈代谢障碍症状。单纯性肥胖，面部及双下肢水肿，尿糖、血糖升高，血脂紊乱等。Kupperman 将常见的 12 种症状按照严重程度制定评分标准来衡量病情的严重程度。临床上常用改良式 Kupperman 评分标准（表 6-1）。

表 6-1　改良式 Kupperman 评分标准

症状	基本分	程度评分			
		0	1	2	3
潮热出汗	4	无	小于 3 次/天	3~9 次/天	大于等于 10 次/天
感觉异常	2	无	有时	经常有刺痛、麻木、耳鸣等	经常而且严重
失眠	2	无	有时	经常	经常且严重、需服安定类药
焦躁	2	无	有时	经常	经常，不能自控
忧郁	1	无	有时	经常，能自控	失去生活信心
头晕	1	无	有时	经常，不影响生活	影响生活与工作
疲倦乏力	1	无	有时	经常	日常生活受限
肌肉骨关节痛	1	无	有时	经常，不影响功能	功能障碍
头痛	1	无	有时	经常，能忍受	需服药
心悸	1	无	有时	经常，不影响工作	需治疗
皮肤蚁走感	1	无	有时	经常，能忍受	需治疗
性生活	2	正常	性欲低下	性生活困难	性欲丧失
泌尿道反复感染	2	无	偶尔	超过 3 次/年，能自愈	超过 3 次/年，需服药

注：症状评分 = 基本分×程度评分，各分数相加之和为总评分，总评分高于 30 分表示病情严重。

二、诊断

根据发病年龄、月经改变及自觉症状潮红、潮热、出汗等可初步诊断。诊断性刮宫的目的在于排除宫颈癌或宫体癌。围绝经期妇女子宫内膜大多数呈增生期改变，对外源性孕激素有撤退性出血反应；少数为萎缩型子宫内膜。

E_2水平低且无周期性变化，而尿促卵泡素、黄体生成激素水平上升，提示绝经期卵巢衰竭。

三、治疗

（一）一般治疗

1. 心理支持疗法

向患者提供相关宣传资料，讲解有关知识，使其了解围绝经期是由雌激素水平降低引起的自主神经系统功能紊乱及代谢紊乱，是一种正常的生理现象，应以科学的态度来对待这种生理变化，对有焦虑情绪的患者因人而异进行心理指导，减轻心理负担，排除不良情绪，保持精神愉悦。与患者建立起相互信任的关系，鼓励她们表达自我感受，耐心解答患者提出的各种问题，并给予指导。尊重患者的人格，并与家属联系，避免刺激和冲突，让患者感受来自家庭的关怀，减少失落感，恢复健康。

2. 调节自主神经功能

必要时给予适量的镇静药如谷维素 20 mg，每日 3 次。艾司唑仑 1~2 mg，每晚口服。补充维生素。

3. 生活指导

生活规律，劳逸适度，保持充足的睡眠。坚持力所能及的体育锻炼及劳动，如散步、慢跑、健美操等，增加日晒时间，扩展社交范围。饮食应注意低脂、低糖，多吃蔬菜水果，避免饮食无节，忌烟酒，摄入足量蛋白质和含钙食物。

（二）激素替代疗法

1. 常用药物

（1）雌激素。天然甾体类雌激素制剂如雌二醇、戊酸雌二醇、结合雌激素、雌三醇、雌酮；部分合成雌激素如炔雌醇及其甲醚衍生物甲雄醇；合成雌激素如尼尔雌醇。原则上应选择天然制剂。常用药物及剂量：尼尔雌醇，每半月 1~2 mg，或每月口服 2~5 mg；妊马雌酮（倍美力），每日口服 0.625~1.250 mg；微粒化雌二醇（补佳乐），每日口服 1~2 mg。

（2）孕激素。孕激素具有对抗雌激素促进子宫内膜生长的作用。根据化学结构和来源可分为 3 类：19-去甲基睾酮衍生物（如炔诺酮）、17-羟孕酮衍生物、天然孕酮（如微粒化黄体酮）。常用药物及剂量：甲羟孕酮，每日口服 2.5~5 mg；炔诺酮，每日口服 5 mg；炔诺孕酮，每日口服 0.15 mg；微粒化孕酮，每日口服 100~300 mg。

（3）雄激素。甲睾酮（MT）每片 5 mg；十一酸睾酮（Andriol，安雄，安特儿）每粒胶囊 125 mg；脱氢表雄酮（DHEA）每片 50 mg。

（4）组织选择性雌激素活性调节药。雌、孕、雄激素复合药物：替勃龙（Tibolone，7-甲基异炔诺酮），商品名利维爱。替勃龙在体内转化为具有激素活性的代谢产物，在不同组织中与性激素受体结合，呈现不同的作用，对骨骼和心血管系统呈现雌激素活性，对子宫和乳腺呈现雄、孕激素活性，能够有效改善绝经综合征的症状，常用剂量为 1.25~2.5 mg/d，不需要附加孕激素。

（5）选择性雌激素受体调节剂。选择性雌激素受体调节剂（SERM）包括：①他莫昔芬，每片 10 mg；②雷洛昔芬，每片 60 mg；③托瑞米芬，每片 60 mg；④拉索昔芬，每片 0.25 mg、每片 0.5 mg；⑤巴多昔芬，每片 20 mg。主要用于防治绝经后骨质疏松症和 ER（+）乳腺癌。

（6）生物激素。生物激素是由雌二醇、雌酮、雌三醇、孕酮、脱氢表雄酮和睾酮，肾上腺和其他腺外组织提取物组成的天然激素，制剂也含有非激素成分（色素和防腐剂）。生物激素为商品化制剂而非标准的激素治疗药物。每批制剂的生化组成、激素活性、药物纯度、临床作用、安全性和不良反应均不一致，质量标准难以监控，因此尚未被批准作为绝经后激素治疗药物。

（7）非激素性植物药。植物性非激素类药物具有缓解潮热等症状的植物药，包括黑升麻制剂，如莉芙敏和圣约翰草制剂。

2. 用药途径

（1）口服给药。疗效明确，血药浓度稳定，目前为首选途径。但对肝脏有一定的损害，还可刺激产生肾素底物和凝血因子，因此，有肝脏疾病或血栓栓塞性疾病者禁用。

（2）阴道给药。适用于泌尿生殖道症状严重者。

（3）经皮肤给药。皮肤贴膜及涂胶，可避免肝脏损害，提供恒定的雌激素水平，方便简单。

（4）皮下埋置。药效维持 3~6 个月，缺点是需要停药时难以去除。

应依据病情及患者意愿选用适当的给药途径。

3. 常用方案

（1）连续序贯法。以 28 天为 1 个疗程周期，雌激素不间断应用，孕激素于周期第 15~28 天应用。周期之间不间断。适用于绝经 3~5 年内的妇女。

（2）周期序贯法。以 28 天为 1 个治疗周期，每周期第 1~21 天每天使用雌激素，第 11~21 天使用孕激素，第 22~28 天停药。孕激素用药结束后，可发生撤药性出血。适用于围绝经期早期、子宫内膜较厚且希望月经来潮者及卵巢早衰的妇女。

（3）连续联合治疗。雌激素和孕激素均每天使用，发生撤药性出血的概率低，但可发生不规则淋漓出血。常用口服短效避孕药，如妈富隆、达英-35、三相口服避孕药、特居乐及利维爱。适用于绝经多年的妇女、内膜较薄且不希望月经来潮者。

（4）单一雌激素治疗。适用于子宫切除术后或先天性无子宫的卵巢功能低下的妇女。

（5）单一孕激素治疗。适用于绝经过渡期或绝经后围绝经期症状严重且有雌激素禁忌证的妇女。

（6）加用雄激素治疗。激素替代疗法中加入少量雄激素，可以起到改善情绪和性欲的作用。

（7）经阴道给药。妊马雌酮 0.300~0.625 mg，每周 2~7 次；欧维婷（霜剂），每周 2~5 次。

第七章　妇科肿瘤

第一节　子宫肌瘤

一、子宫肌瘤基础与诊断

（一）概述

子宫肌瘤是女性生殖器官中最常见的良性肿瘤，多见于30—50岁，发生于40—50岁者占51.2%~60.9%，主要由平滑肌细胞增生而形成。一般认为肌瘤的产生和发展与雌激素有关。

（二）子宫肌瘤的分类

子宫肌瘤来源于肌细胞，在生长过程中通常向阻力小的部位移行，向腹腔发展成为浆膜下肌瘤，或向宫腔发展成为黏膜下肌瘤。根据肌瘤的位置，子宫肌瘤分为：黏膜下肌瘤，恰在子宫内膜下生长；壁间肌瘤，生长在肌层内；浆膜下肌瘤，直接位于浆膜下。多数宫腔内的肌瘤部分在宫壁内生长，部分在黏膜下，向宫腔内突起，称为无蒂黏膜下肌瘤，有蒂的肌瘤称为有蒂黏膜下肌瘤。肌瘤的体积可小于1 cm，或大于8 cm，可单发或多发。黏膜下肌瘤表面常无正常的子宫内膜，仅有薄的致密包膜，宫腔镜很容易看到表面粗大的血管，一旦血管破裂，血液自血管喷发而出，由于缺乏自限性止血机制，血液可迅速充满宫腔。多数黏膜下肌瘤位于子宫体部，附着在子宫底部、前后壁或侧壁。小的肌瘤可位于子宫角，干扰子宫和输卵管的正常通路。位于宫颈管的肌瘤很少。

荷兰Haarlem国际宫腔镜培训学校按照肌瘤与子宫肌层的关系将黏膜下肌瘤分为三种类型，已被国际广泛采用。0型为有蒂黏膜下肌瘤，未向肌层扩展；Ⅰ型无蒂，向肌层扩展小于50%；Ⅱ型无蒂，向肌层扩展50%以上。Ⅰ型、Ⅱ型的镜下区别在于前者的黏膜自子宫壁成锐角向肌瘤移行，后者成钝角。

二、子宫肌瘤药物治疗

子宫肌瘤治疗方法选择取决于患者年龄、出血严重程度及患者的意愿等，如肌瘤较小或即将绝经的妇女可先行药物治疗，有效者可不行手术。

药物治疗的根据为子宫肌瘤系性激素依赖性肿瘤，采用拮抗性激素的药物可有效地抑制肌瘤的生长。

（一）孕激素及雄激素

孕激素在一定程度上是雌激素的对抗剂，能抑制雌激素的功能，但主要是抑制子宫内膜的增生，使其退化萎缩，以减少月经量。故其疗效决定于肌瘤对内膜的影响，凡肌瘤合并子宫内膜过生长者，止血效果较为明显；内膜菲薄萎缩者疗效不显著。治疗方法与无肌瘤的无排卵型功血相同，轻症自月经周期第 14~25 天起，每日口服炔诺酮 5~10 mg，共 12 天；重症自周期第 5~25 天起，每日口服 5~10 mg，共 21 天。

雄激素也具有对抗雌激素、控制子宫出血的功能，故常与孕激素联合应用，以达到止血及抑制肿瘤生长的目的。方法：在上述孕激素疗法的基础上每天加甲基睾丸素 5~10 mg 含化；也有在月经间期应用雄激素治疗者，即在月经干净后每日 1 次甲基睾丸素 5~10 mg 含化，连续 3 个月；或在月经净后 1 周开始，每日肌肉注射丙酸睾酮 25 mg，连续 8~10 天，可获止血效果。若按此长期给药，则可使肌瘤停止生长，并有 1/3~1/2 的肌瘤退化萎缩。但长期应用有导致胆汁郁滞性黄疸、改变脂蛋白胆固醇比例、促使动脉硬化发展的不良反应，因而目前已为其他抗雌激素、孕激素的药物（如达那唑、三烯高诺酮、三苯氧胺等）替代。

（二）达那唑

直接作用于下丘脑和垂体，抑制 GnRH 及促性腺激素（GnTH）的释放，并降低垂体对 GnRH 的敏感性，抑制卵巢内某些性激素合成酶的活性，降低雌激素、孕激素生成。通过上述中枢和外周作用抑制卵泡发育，使雌激素水平明显低落。它还能降低正常内膜雌激素、β 受体含量，引起内膜退化萎缩，使肌瘤萎缩变小。

用法：200 mg，每日服 3 次，从月经第 2 天开始，连续服用 3~6 个月，可有效缩小肌瘤，遏制内膜增生，达到止血目的。不良反应有潮热、痤疮、肝功丙氨酸转氨酶（ALT）升高，一般停药 2~6 周后可恢复。

（三）棉酚

由我国首先发现，故有中国达那唑之称。它并不作用于下丘脑和垂体，而是直接作用于卵巢，降低其对 GnTH 的反应性，阻止卵泡发育，促使雌激素激素水平下降，使性器官萎缩。同时，它直接影响子宫内膜，降低内膜雌激素、β 受体含量，使内膜缺乏对性激素的反应功能，此作用强于降低性激素水平的功能。

用法：20 mg，每日服 1 次，连服 2 个月，改 20 mg，每周服 2 次；再改每周服一次，各连服 1 个月，总疗程为 4 个月。临床疗效多出现于服药 1~3 个月，其中治疗 2 个月起效者占 50%，3 个月起效者占 70.5%，4 个月起效者占 100%。症状改善率为 93.7%，肌瘤缩小者为 62.5%。主要不良反应为低雌激素及胃肠道反应，包括乏力、心悸、水肿、眩晕、失眠、潮红、恶心、食欲缺乏及口干等。最主要的是偶发肾小管损害，引起钾再吸收障碍，钾钠离子交换增加，排钾量增多，导致低血钾，严重者可致低钾性肌无力症。故需注意低钾的发生，通常在服药期间加服 10% 枸橼酸钾液。

（四）三苯氧胺（TMX）

TMX 是一种活性强且长效的抗雌激素药物，它竞争性与靶细胞胞浆雌激素受体结合，形成 TMX-ER 复合物，并向细胞核内移动长期潴留，因此，大剂量长期使用可完全拮抗内源性雌激素的作用。用法：开始 10 mg，每日服 2~3 次，按治疗反应和耐药性调整剂量至每日 40~60 mg，共 3 个月，待症状缓解后改小剂量长程治疗。不良反应为低雌激素效应：潮热、阴道干涩、乳房缩小及恶心等。

（五）孕三烯酮（18-甲基三烯炔诺酮）

孕三烯酮商品名为内美通，临床多作为探亲避孕药，其中枢作用与达那唑相似，直接抑制下丘脑与垂体，抑制 GnRH 及 GnTH 的合成与释放，并降低垂体对 GnRH 的敏感性，但不抑制卵巢内酶系统活性和性激素合成。它与内膜细胞内的孕激素、雌激素受体有高度亲和力而呈现抗雌激素、孕激素作用，所以其主要作用部位在于靶细胞的性激素受体，故更适用于子宫肌瘤伴内膜过增长者。方法：从月经周期第 1 天开始口服 2. 5 mg，每周 2~3 次或阴道内放置，6 个月为 1 个疗程。不良反应与应用剂量有关，包括：雄激素效应，即脂溢、痤疮、多毛；低雌激素效应，即潮红、阴道干涩；同化效应，即食欲、体重增加，水肿；等等。禁忌证为心、肝、肾功能不全，代谢和栓塞性疾病。

（六）GnRH 激动剂（GnRHa）

常用的商品有布舍瑞林或亮丙瑞林。在 GnRHa 大剂量（超生理剂量）长期持续性作用下可引起垂体脱敏（垂体对 GnRH 不再敏感）及垂体内 GnRH 受体功能减退，导致垂体和卵巢功能抑制，造成低 GnTH 血症、低雌激素血症，使雌激素依赖性的子宫肌瘤发生萎缩，症状缓解。用法：于月经周期第 21 天开始每天皮下注射布舍瑞林，连续注射 20 周，用药后肌瘤可缩小 40%~80%。缺点是停药后肌瘤又可重新生长，并有潮热、阴道干涩等并发效应，用药时间超过 6 个月者可出现骨质疏松症。

在上述各种激素治疗阶段的出血期，若出血量大，则应采用止血疗法以减少出血量。

三、子宫肌瘤宫腔镜治疗

宫腔镜是近代妇科领域对子宫腔内病变诊断与治疗的微创手段。自 1976 年Neu-wirth 和 Amin 首次报道应用泌尿外科的前列腺电切镜实施子宫肌瘤剔除术以来，医学技术的发展与进步也带动了各种医疗设备的普及应用。1992 年，手术性宫腔镜问世并应用于临床，现如今，宫腔镜子宫肌瘤剔除术（TCRM）已经成为影响子宫腔形态子宫肌瘤的经典术式，其在恢复子宫腔解剖学形态、治愈肌瘤所致异常出血以及保留患者生育功能方面均显示出令人信服的治疗效果。与传统的开腹手术相比，宫腔镜手术的最大优势在于其经自然腔道操作、微小创伤、出血少、恢复快；减少了子宫肌壁损伤、宫腔粘连与扭曲变形等弊端，避免了术后继发不孕以及妊娠子宫破裂的风险，该术式已经成为黏膜下子宫肌瘤的首选治疗方法。

（一）宫腔镜子宫肌瘤剔除术手术指征

任何影响子宫腔或子宫颈管正常形态的、伴发月经过多或异常子宫出血症状的子宫黏膜下、壁间内突肌瘤及宫颈肌瘤均应首先考虑实施宫腔镜子宫肌瘤剔除手术。

1. 手术指征

（1）0 型黏膜下肌瘤。

（2）Ⅰ、Ⅱ型黏膜下肌瘤，肌瘤直径≤5.0 cm。

（3）肌壁间内突肌瘤，肌瘤表面覆盖的肌层≤5.0 mm。

（4）各类脱入阴道的子宫黏膜下肌瘤或宫颈黏膜下肌瘤。

（5）宫腔长度≤12 cm。

（6）子宫体积<8~10 周妊娠。

（7）排除子宫内膜与肌瘤恶变。

2. 禁忌证

（1）生殖道感染的急性期。

（2）严重宫颈瘢痕，不能充分扩张。

（3）处于严重内科疾患如心、肝、肾衰竭的急性期，不能耐受手术者。

（二）术前准备

1. 手术时机

TCRM 手术宜在月经周期的前半期实施。此时，子宫内膜呈增殖期变化，厚度相对薄，术中出血少，便于视野观察。

2. 实验室检查

实验室检查包括血、尿常规，出凝血时间，肝肾功能，血型以及血清电解质等检查，评估患者全身情况并了解患者对手术的耐受程度，以便于术中监测各项参数，特别是对出现灌流液过量吸收综合征时血容量以及电解质平衡的监测。

3. 宫腔镜+B 超联合评估

对肌瘤的部位、大小、数目以及对子宫腔影响的程度进行全面了解是保证手术成功的重要前提。宫腔镜联合 B 超检查借助宫腔镜灌流介质与充盈膀胱形成的双向透声对子宫腔形态结构、肌瘤的逐项特征以及子宫内膜的状况进行全面评估，在确定肌瘤对子宫腔解剖形态改变的同时，对肌瘤进行分型、定位和大小测量，为手术的可行性以及手术方案提供参考依据。

4. 阴道准备

检查阴道分泌物，排除阴道炎症，必要时局部药物治疗。

5. 宫颈准备

肌瘤未脱出宫颈管者，手术前晚插宫颈扩张棒或海藻杆松弛宫颈；也可以将卡孕栓或米索前列醇放置阴道后穹隆“软化”宫颈组织，便于术中宫颈扩张。

6. 肌瘤预处理

对于较大的无蒂黏膜下肌瘤，特别是Ⅱ型黏膜下肌瘤和壁间内突肌瘤，提倡进行术前预处理，以缩小肌瘤体积及减少瘤体血供，薄化内膜厚度，降低手术难度，减少并发症，特别是对于合并贫血的患者，通过术前预处理，在缩小肌瘤体积与减少瘤体血供的同时，还能纠正贫血状态，提高对手术的耐受并且降低术中输血率。子宫肌瘤术前预处理使用的药物主要包括促性腺激素释放激素激动剂（GnRHa）、雄激素衍生物类（孕三烯酮）等，具体参考子宫肌瘤的药物治疗，疗程一般为 3 个月。

（三）麻醉

静脉全身麻醉或硬膜外麻醉。

（四）体位

改良的膀胱截石位。

（五）各类黏膜下肌瘤处理

1. 0 型黏膜下肌瘤剔除术

（1）手术步骤。

①常规外阴阴道消毒、铺无菌手术巾后，探针探查宫腔深度。

②扩宫器依次扩张宫颈至 Hegar 12 号。

③置入宫腔镜全面探查，明确肌瘤位置与类型。同时，注意子宫内膜、双侧输卵管开口以及子宫腔形态。

④0 型肌瘤体积较小时，用宫腔电切镜环形电极直接切断瘤蒂，卵圆钳钳夹取出瘤体；若肌瘤体积较大，不能经过宫颈直接取出时，通过环状切割电极沿肌瘤左、右侧或上、下两侧交替切割，使瘤体呈现“沟槽状”形态，一方面便于使用卵圆钳钳夹，同时缩小了肌瘤体积，更容易通过宫颈管取出。

⑤瘤体被钳夹取出后，以环状切割电极切除肌瘤根蒂部包膜组织。

⑥置入宫腔镜全面检查子宫腔形态，特别注意瘤蒂创面处是否有活动性出血。

（2）术后处理。

①心电、血压监护 2 小时，低流量吸氧 2 小时。

②患者清醒后即可下床活动，手术日晚可进食半流质饮食，手术后第 1 日恢复正常饮食。

③静脉滴注抗生素，预防感染。

（3）手术风险与防治。

①子宫肌壁损伤。子宫肌壁损伤通常发生在肌瘤根蒂部的子宫肌壁，严重时可发生子宫穿孔。由于带蒂的黏膜下子宫肌瘤存在于宫腔内可刺激子宫收缩以排出肌瘤，再加之瘤体重量的牵拉作用，使瘤蒂部子宫肌壁不同程度地向宫腔内延伸，瘤体越大，瘤蒂局部肌壁组织向宫腔的延伸越严重，在切除肌瘤根蒂部时就越容易损伤肌壁组织。有时，肌瘤体积过大充满宫腔时，可致视野显示不清而损伤对侧子宫肌壁组织。因此，手术中应充分膨胀宫腔，辨清解剖学层次，同时，利用影像学的引导作用监测切割深度。

②术中大出血。0 型黏膜下肌瘤根蒂部与子宫肌壁接触面积相对较小，手术中不易发生致命性大出血。当肌瘤体积较大，内膜肥厚时，手术中大出血的风险增加。因此，

应做好术前评估与术前预处理，防范大出血发生。

（4）手术技巧与注意事项。

①当肌瘤直径大于 3 cm 时，应通过环形电极切割肌瘤组织使其体积缩小后，再切断瘤蒂钳夹，这样更有利于瘤体取出。

②使用卵圆钳钳夹瘤体组织要在 B 超引导下进行；卵圆钳夹持肌瘤后一边捻转，一边向下牵拉，在超声声像图上可看到肌瘤离开原附着部位向下移动，术者手中有沉重感。

③充分宫颈预处理，避免宫颈损伤。在手术中，当较大肌瘤通过宫颈管时，避免强行牵拉，应在肌瘤部分显露于宫颈外口时，使用尖刀或剪刀劈开瘤体或环形切割瘤体，待肌瘤体积缩小后再娩出。

2. Ⅰ型、Ⅱ型及肌壁间内突肌瘤剔除术

（1）手术步骤。

①~③同 0 型黏膜下肌瘤剔除术。

④肌瘤开窗。通过宫腔镜针状或环形电极于肌瘤最突出部位分离/切开瘤体表面被覆组织，使瘤核外突。

⑤以环形电极自上至下纵行电切瘤体组织，使之体积缩小，逐块取出。

⑥当肌瘤体积较大，开窗后向宫腔内突明显时，可在 B 超监护下以卵圆钳钳夹瘤体组织向外旋转、牵拉取出。

⑦待肌瘤切除干净后，再次置入宫腔镜修整肌瘤包膜与瘤腔，注意创面出血以及子宫腔形态。

⑧对于肌瘤根蒂部宽大的患者，如果尚未生育，应尽量避免切除过多的包膜组织，以免造成局部内膜损伤，影响妊娠；如果患者没有生育要求、月经过多，应尽可能切除瘤体周边内膜，减少月经量。

⑨无蒂黏膜下肌瘤，特别是Ⅱ型及肌壁间内突肌瘤由于肌瘤瘤腔波及子宫肌壁深肌层，通常出血较多，需放置宫腔球囊压迫止血。通常以福莱尿管代替宫腔球囊放置宫腔，球囊内注入生理盐水 10~30 mL，根据肌瘤体积和瘤腔大小与深度酌定。

（2）术后处理。

①~③同 0 型黏膜下肌瘤剔除术。

④球囊压迫止血时间通常在 6~8 小时后放出球囊内液体量的 50%，观察出血情况：如无出血，2 小时后拔出球囊；如出血量增加，将原液量再次注入球囊直至出血停止。

（3）手术风险与防治。

①子宫肌壁损伤。Ⅰ型、Ⅱ型黏膜下肌瘤根蒂部宽大，虽然瘤体起源于子宫内膜，但均会有不同程度向子宫肌层内扩展，其与肌壁间内突肌瘤的区别在于前者突入宫腔部分的瘤体表面覆盖子宫内膜，而后者肌瘤表面覆盖的是子宫内膜与薄层子宫肌壁组织。因此，手术时更容易损伤到子宫内膜与子宫肌层。手术时应特别注意分清解剖学层次，避免对子宫内膜与肌层组织的破坏。

②术中大出血。Ⅰ型、Ⅱ型黏膜下肌瘤及肌壁间肌瘤血供均非常丰富，肌瘤体积越

大，手术中大出血的风险越高。认真做好术前宫腔镜与B超联合评估，充分了解肌瘤的大小、部位与血供情况，酌情选择GnRHa类药物预处理，缩小肌瘤体积、子宫体积以及降低肌瘤血供、薄化内膜厚度等，均是降低术中大出血的必要措施。

③体液超负荷与稀释性低钠血症。在使用以高频电为能源的宫腔电切系统时，作用电极在切割肌瘤组织的同时，不可避免地会造成肌瘤周围血管破坏与血管的管腔裸露，成为灌流介质进入体循环的“门户”。宫腔镜单极电流循环中使用非电解质介质作为膨宫灌流液体，上述介质在膨宫压力作用下，可进入患者体循环中，进而引发体液超负荷与稀释性低钠血症。在宫腔镜双极电路循环中，尽管使用与体液成分接近的电解质介质膨宫，但对于血供丰富且体积较大的瘤体，大量的灌流介质在短时间内通过开放的血管进入体循环，超过机体的代偿极限时，依然有发生体液超负荷、肺水肿与心力衰竭的可能。

因此，宫腔镜手术中无论使用电解质液体或非电解质溶液膨胀宫腔，对灌流液的入量和出量都必须进行连续检测，并根据其差值推算液体吸收量。如果机体内灌流液的吸收量已达到极限值，应立即停止手术操作。当电解质液体吸收量超过1.5~2.0 L时，应在严密监护下应用利尿药物，避免迟发性低钠血症的危险。

TCRM手术中一旦发生体液超负荷的体征，应立即停止手术操作，速查电解质情况并按照“利尿、纠正电解质紊乱与强心治疗”的原则进行抢救。

（4）手术技巧与注意事项。

①术前预处理。子宫腔是一个空间狭小的腔隙，子宫肌壁厚度有限而血供丰富；加之非孕期子宫颈管的扩张被动且困难，加大了宫腔镜手术的难度。对于无蒂黏膜下肌瘤而言，肌瘤体积越大，手术操作的难度越大，并发症风险越高。因此，有效缩小肌瘤体积，减少瘤体周围血供，缩小子宫体积和纠正贫血，对于保证手术的安全性、减少术中出血十分必要；除此以外，还应重视宫颈软化（宫颈预处理）的作用。

②术中监护。对于Ⅰ型和Ⅱ型黏膜下肌瘤，在手术操作时，酌情使用B超和（或）腹腔镜监护，这是为了及时发现/处理手术并发症。超声监护能够动态了解宫腔镜切割电极作用的方向和深度，及时提示子宫穿孔。但是，超声监护只能发现子宫穿孔，不能进行相应处理。腹腔镜监护主要在以下情况选择：第一，Ⅱ型黏膜下肌瘤或壁间内突肌瘤，体积较大，手术者对手术的安全性没有把握；第二，合并浆膜下肌瘤需要同时手术；第三，合并盆腔内病变需要处理。联合腹腔镜手术能够及时发现完全和不全子宫穿孔，并可同时进行穿孔修补及其他相应处理，最大限度降低手术创伤。

③内膜保护。TCRM手术是保留子宫与生育功能的手术，只有在切除肌瘤的同时避免/减少对正常子宫内膜和基层组织的破坏，才能达到手术的目的。对于尚未生育的无蒂黏膜下肌瘤和壁间内突肌瘤，主张使用针状电极对瘤体“开窗”，通常在瘤体最突向子宫腔的部位划开瘤体包膜，识别肌瘤和包膜的界面，肌瘤组织为白色结节状、致密，而包膜组织为灰红色，平滑柔软，配合缩宫素应用使子宫收缩，肌瘤不断突向宫腔，在直视下切除瘤体组织，当切割的深度与子宫肌壁水平时，应注意剩余瘤体随着子宫收缩是否继续突向宫腔，术中切忌通过作用电极向子宫肌壁间掏挖切割肌瘤，少量残留在肌

层内的肌瘤组织日后可坏死消融吸收，不能吸收消失的肌瘤如若再次突向宫腔，可以再次甚至多次进行 TCRM 手术。

④适可而止。对于壁间内突肌瘤而言，因其根蒂埋藏在子宫肌壁间，瘤体表面被覆子宫肌壁组织，手术时应先行划开肌瘤表面的被覆内膜与肌壁组织，待肌瘤突向子宫腔内，再进行切割。如对肌瘤“开窗”后瘤体不向子宫腔内突入，不应强行在肌壁间深处“掏挖”肌瘤组织，以免发生穿孔。此时，应根据肌瘤的大小酌情选用其他方法治疗。

⑤经验与技巧。术中促使肌壁间瘤体组织突入宫腔的方法：第一，缩宫素静脉注射或宫颈注射；第二，水压按摩，利用宫腔内压力的变化与电切镜喙部对瘤体的推顶作用，使灌流介质进入瘤体包膜形成“水垫效应”，迫使肌瘤与包膜分离，以减少术中出血。

⑥子宫穿孔。B 超监护手术时，利用充盈的膀胱和子宫腔内的灌流介质形成的双相透声，可明确对肌瘤切割的深度与范围；腹腔镜监护时，可以直观看到子宫浆膜面的变化，局部淤斑、紫绀与出血，均应进行腹腔镜缝合。

⑦气体栓塞。气体栓塞是宫腔镜术中严重且可能致命的并发症。宫腔镜术中头低臀高位使心脏低于子宫水平，下腔静脉和右心房的压力明显低于子宫腔的压力，气体通过子宫腔内开放的静脉进入右心房，子宫腔的压力加快了气体进入静脉的速度，当进入气体量达到 20 mL 时即可出现气体栓塞的症状，当气体量达到 200 mL 时可能危及生命。也有研究认为宫腔镜术中空气栓塞与头低臀高体位无关，但无论如何，对气体栓塞都需要预防。避免术中头低臀高位，小心扩张宫颈管，镜体进入宫腔前排净进水管的空气，避免进水管内混入大量气体等。

⑧瘤腔止血。无蒂黏膜下肌瘤或壁间内突肌瘤，瘤腔创面均较大，出血相对增多。主张使用球囊压迫进行瘤腔止血，将福莱导尿管置入术后宫腔，注入生理盐水，充盈前端球囊，注水量依据宫腔大小而定，通常注入量为 10~30 mL，术后 6~8 小时取出球囊。

3. 多发黏膜下肌瘤剔除术

（1）手术步骤。

①~③同 0 型黏膜下肌瘤剔除术。

④全面观察宫腔，确定宫腔内肌瘤的数目、部位、类型，通常按照由下向上的顺序逐个切除肌瘤。

⑤如果宫腔内某个肌瘤较大，影响视野，特别是 0 型肌瘤，也可以首先切除；再按照Ⅰ型、Ⅱ型和肌壁间内突肌瘤先大后小的原则逐个切除。

⑥检查宫腔形态及创面出血情况。

（2）术后处理。同 0 型、Ⅰ型、Ⅱ型黏膜下肌瘤与肌壁间内突肌瘤。

（3）手术风险与防治。同 0 型、Ⅰ型、Ⅱ型黏膜下肌瘤与肌壁间内突肌瘤。

（4）手术技巧与注意事项。

①充分利用 B 超的引导监护作用。多发肌瘤对子宫腔形态影响较大，超声监护时声

像图复杂不宜观察，应学会利用充盈的膀胱与宫腔内灌流介质形成的双向透声识别声像变化，在肌瘤切割前应做好肌瘤的全面定位。

②术后防止粘连与抗感染措施。由于肌瘤数目越多，创面大，不可避免会损伤正常内膜和肌壁组织；有时瘤腔深大，出血引流不畅，会增加感染机会。术后酌情使用子宫腔内预防粘连药物或宫内节育器放置；抗生素也不可或缺。

4. 宫颈黏膜下肌瘤剔除术

（1）手术步骤。

①~③同 0 型黏膜下肌瘤剔除术。

④宫颈以纤维结缔组织为主，平滑肌成分稀少，宫颈肌瘤大部分带有根蒂，并且突入阴道/宫颈管内，可先以卵圆钳钳夹去除，再以环形电极修整根蒂部黏膜。

⑤若肌瘤根蒂部粗大，则可以环形电极在子宫颈肌瘤根蒂与宫颈管交界处稍下方，环绕肌瘤根蒂，分次电切根蒂，使根蒂变细再钳夹去除。

⑥再次检查宫颈管与子宫腔，注意创面出血与宫腔形态。

（2）术后处理。同“0 型黏膜下肌瘤剔除术”；特别注意阴道出血量。

（3）手术风险与防治。宫颈部位特殊的组织结构使其一旦损伤不易通过收缩的方式止血，需要缝合止血。因此，对于深埋宫颈组织内的肌瘤，建议经阴道切开剔除缝合瘤腔处理。

（4）手术技巧与注意事项。

①宫颈黏膜下肌瘤切除时，应稍远离瘤蒂根部，在瘤蒂根部 0.5~1.0 cm 处环形一周切断瘤蒂，取出肌瘤，然后在直视下修整瘤蒂根部至与周围肌壁水平。

②处理较大的宫颈肌瘤时，切忌直接钳夹瘤体向外牵拉，因肌瘤较大，由于重力作用已将部分宫颈组织牵拉下移，强行牵拉很容易造成宫颈组织损伤。手术中首先明确肌瘤根蒂附着的部位、范围，通过环形电极切割逐步缩小肌瘤根蒂范围，待肌瘤根蒂变窄后再行钳夹，此时，肌瘤很容易从原位脱离，避免了宫颈组织损伤和大出血发生。

（六）疗效

大量临床研究均肯定了 TCRM 的有效性，短期随访的结果，无论肌瘤类型、单发或多发，90%以上由肌瘤所致异常子宫出血得到控制，不孕患者术后妊娠率为 47.0%~85.8%。TCRM 不破坏子宫正常解剖，恢复尚未生育患者的生育功能，替代子宫切除，是围绝经和绝经后患者免除子宫切除以及由此带来的创伤的手术方法，是子宫肌瘤安全、有效的治疗选择。

第二节 宫颈癌

宫颈癌是最常见的女性生殖道恶性肿瘤，占女性生殖系统恶性肿瘤的半数以上，严重威胁女性的健康和生命。在发展中国家女性中，宫颈癌的发病率仍居女性生殖系统恶性肿瘤的第 1 位，而在北美及欧洲女性中，宫颈癌的发病率已退居女性生殖系统恶性肿瘤的第2位，低于子宫内膜癌及卵巢癌。

宫颈癌的发病率有明显的地理差异，据统计，超过85%的新发病例和死亡病例发生在发展中国家，其中，东非、西非、南美、南亚和东南亚地区是宫颈癌的高发区；而在西亚、北美和澳大利亚等地区，宫颈癌的发病率很低。在我国，中西部地区为高发地区，发病率及病死率农村高于城市、山区高于平原。我国每年新发宫颈癌病例在11万以上，占全世界新发病例数的20% ~25%，每年有2万~3万妇女死于宫颈癌。宫颈癌在20岁以前发病很少，发病年龄多为25—64岁，通常在35岁以后发病，高峰年龄为45—49岁。在世界范围内，子宫颈癌的发病率普遍呈下降趋势，但发病年龄有后延的趋势。

一、临床表现

早期宫颈癌常无症状和明显体征，宫颈光滑或与慢性宫颈炎无区别；宫颈管癌患者，宫颈外观正常也易漏诊或误诊。病变发展后可出现以下症状和体征。

（一）症状

（1）阴道流血。早期多为接触性出血，发生在性生活后或妇科检查后；后期则为不规则阴道流血。出血量大小根据病灶大小、侵及间质内血管情况而变化；晚期因侵蚀大血管而引起大出血。年轻患者表现为经期延长，经量增多；老年患者表现为绝经后出现不规则阴道流血。一般外生型癌出血较早，量多；内生型癌则出血较晚。

（2）阴道排液。多数有阴道排液增多，可为白色或血性，稀薄如水样或米泔状，有腥臭。晚期因癌组织坏死伴感染，可有大量泔水样或脓性恶臭白带。

（3）晚期症状。根据癌灶累及范围，可出现不同的继发症状。邻近组织器官及神经受累时，可出现尿频尿急、便秘、下肢肿胀、疼痛等症状；癌肿压迫或累及输尿管时可引起输尿管梗阻，肾积水及尿毒症；晚期患者可有贫血，恶病质等全身衰竭症状。

（二）体征

宫颈上皮内病变和镜下早期浸润癌肉眼观局部均无明显病灶，宫颈光滑或为轻度糜烂。随宫颈浸润癌生长发展，可出现不同体征。外生型者宫颈可见息肉状、菜花状赘生物，常伴感染，质脆易出血；内生型表现为宫颈肥大，质硬，颈管膨大；晚期癌组织坏死脱落形成溃疡或空洞伴恶臭。阴道壁受累时可见阴道穹隆消失及赘生物生长；宫旁组织受累时，三合诊检查可扪及宫颈旁组织增厚、缩短、结节状、质硬或形成冷冻盆腔。

超声检查尤其是经阴道超声检查对了解宫颈癌病灶的浸润范围及盆腔内转移情况有很大临床价值，如了解宫腔内、膀胱、直肠受侵及宫旁受侵等情况，为临床分期及治疗提供帮助。对于宫颈管型宫颈癌，经阴道超声结合彩色多普勒血流显像（CDFI）可对宫颈管病变做出较早期诊断，有较大的临床价值。宫颈癌放射治疗（放疗）期间，超声随诊观察、评价宫颈癌病灶大小的变化、血流改变等有很大临床价值。

二、诊断与分期

（一）FIGO 分期

宫颈癌可通过直接蔓延转移到宫旁、阴道、子宫和临近器官（膀胱和直肠），也可通过淋巴管转移到区域淋巴结，即闭孔、髂外、髂内淋巴结，然后再到髂总淋巴结和主动脉旁淋巴结。晚期还可通过血缘途径转移至肺部、肝脏和骨骼等远处器官。原 FIGO 分期主要基于临床检查。FIGO 妇科肿瘤委员会对分期进行了修订，纳入影像学或病理证据，形成了 2018 分期（表 7-1）。

表 7-1　FIGO 2018 宫颈癌分期

分期	描述
Ⅰ期	癌灶局限在宫颈（是否扩散至宫体不予考虑）
ⅠA	仅在显微镜下可见浸润癌，最大浸润深度<5 mm
ⅠA_1	间质浸润深度<3 mm
ⅠA_2	间质浸润深度≥3 mm，<5 mm
ⅠB	浸润癌浸润深度≥5 mm（超过ⅠA 期），癌灶仍局限在子宫颈
ⅠB_1	间质浸润深度≥5 mm，病灶最大径线<2 cm
ⅠB_2	癌灶最大径线≥2 cm，<4 cm
ⅠB_3	癌灶最大径线≥4 cm
Ⅱ期	癌灶超越子宫，但未达阴道下 1/3 或未达骨盆壁
ⅡA	侵犯上 2/3 阴道，无宫旁浸润
ⅡA_1	癌灶最大径线<4 cm
ⅡA_2	癌灶最大径线≥4 cm
ⅡB	有宫旁浸润，未达盆壁
Ⅲ期	癌灶累及阴道下 1/3 和（或）扩展到骨盆壁和（或）引起肾盂积水或肾无功能和（或）累及盆腔和（或）主动脉旁淋巴结
ⅢA	癌灶累及阴道下 1/3，没有扩展到骨盆壁
ⅢB	癌灶扩展到骨盆壁和（或）引起肾盂积水或肾无功能
ⅢC	不论肿瘤大小和扩散程度，累及盆腔和（或）主动脉旁淋巴结，注明 r（影像学）或 p（病理）证据
ⅢC_1	仅累及盆腔淋巴结
ⅢC_2	主动脉旁淋巴结转移
Ⅳ期	肿瘤侵犯膀胱黏膜或直肠黏膜（活检证实）和（或）超出真骨盆（泡状水肿不分为Ⅳ期）
ⅣA	转移至邻近器官
ⅣB	转移到远处器官

（二）诊断与评估

1. 微小浸润癌

ⅠA_1和ⅠA_2期的诊断基于宫颈环形电切术（LEEP）或冷刀锥切完整病灶的镜下检查，也可以用宫颈切除或全子宫切除的标本进行诊断。浸润深度从原发灶起源的上皮或腺体基膜向下分别不应大于3 mm和5 mm。修订版不再考虑水平浸润宽度，因会受许多人为因素影响。

淋巴脉管浸润虽不改变分期，但会影响治疗决策。肿瘤扩散到子宫体不影响分期，不影响预后和治疗方案。锥切切缘仍有浸润癌则诊断为ⅠB_1期。临床可见的病灶均诊断为IB期。根据病灶的最大径线，在新分期中细分为ⅠB_1，ⅠB_2，ⅠB_3期。

2. 浸润癌

活检可用于肉眼可见病灶的诊断，在不满意情况下可采用小LEEP或锥切。临床评估仍是最重要的。有条件者可利用影像学辅助评估。允许采用任何可用的影像学方法如超声、CT、MRI、PET，提供肿瘤大小、淋巴结状态、局部或全身转移的信息。对于大于10 mm的原发肿瘤，MRI是最佳影像学评估方法。若由经验丰富的专家操作，超声诊断也具有良好的准确性。应记录具体采用何种影像学方式，以备后续评估。影像学检查的目的是寻找最佳治疗方法，避免手术和放疗双重治疗加重不良反应。检测大于10 mm的淋巴结PET-CT比CT和MRI更准确，假阴性率为4%~15%。在结核和炎症高发区，尤其是HIV流行区，大的淋巴结未必提示转移。医师可以根据影像检查或细针穿刺抽吸或活检来确定或排除转移。对于晚期病例，经微创或开腹手术评估主动脉旁淋巴结是否转移明确疾病范围有利于治疗方案制定。有文献报道，手术排除主动脉旁淋巴结转移者预后好于使用影像学排除者。文献报道，治疗前行腹主动脉旁淋巴结（PALNS）分期术，发现18%（8%~42%）的ⅠB~ⅣA期患者存在主动脉旁淋巴结转移。手术并发症的平均发生率为9%（4%~24%），淋巴囊肿是最常见的并发症。另一研究结果显示，临床诊断ⅠB期和Ⅲ期的肿瘤主动脉旁淋巴结阳性率分别是35%和20%。这些病例按新分期归为ⅢC期，因为有淋巴结转移者预后更差。盆腔淋巴结阳性为ⅢC_1期，主动脉旁淋巴结受累则为ⅢC_2期。需记录这一分期是基于影像学检查（r）还是有病理学证实（P），以便对数据进行相应分析和报告。

其他生化检查非必需。浸润性癌患者应进行胸部X线检查并通过泌尿系超声、静脉肾盂造影、CT或MRI评估是否有肾积水。有临床症状时，需行膀胱镜或乙状结肠镜检查来评估膀胱和直肠情况。桶状型颈管癌及肿瘤累及阴道前壁者也推荐膀胱镜检查。可疑膀胱或直肠受累应通过活检和病理学证据证实。泡状水肿不纳入Ⅳ期。

3. 病理分期

手术标本或影像引导的细针穿刺细胞学病理报告是评估病灶范围的重要依据。病理学和影像学均为分期依据。初治患者确定分期，在复发时不能再更改，依然按照原分期。新FIGO分期和TNM分期在描述疾病的病理解剖学范围方面几乎相同，修订后的FIGO分期与TNM分期更加一致。特殊情况如全子宫切除术后意外发现的宫颈浸润癌，不进行临床分期或纳入治疗统计数据中，必须进行单独报告。

4. 组织病理

所有宫颈癌患者均须经病理确诊，且原发为宫颈。组织类型按照 WHO 2014 年女性生殖器官肿瘤分类标准包括：①鳞状细胞癌：角化、非角化、乳头状，基底细胞癌，疣状，鳞状移型，淋巴上皮瘤样。②腺癌（宫颈管、黏液性、绒毛状、子宫内膜样）。③透明细胞腺癌。④浆液性癌。⑤腺鳞癌。⑥玻璃样细胞癌。⑦腺样囊性癌。⑧小细胞癌。⑨未分化癌。

组织学分级如下：

G_X：无法评估等级。G_1：分化良好。G_2：中等分化。G_3：低分化或未分化。

分级不纳入宫颈癌分期。

三、治疗

要高度重视首次治疗。首先应明确诊断及临床分期，根据患者年龄、全身情况、是否有生育要求、病理学类型，以及医疗技术水平、设备等制定个体化治疗方案，遵循以放射、手术为主，以化疗、中医药、免疫治疗等综合治疗为辅的原则。

（一）放疗

1. 适应证

（1）各期宫颈癌，且不受内科疾病的影响。

（2）ⅡB 以上的宫颈癌首选。

（3）术后有淋巴结转移、切缘阳性、子宫旁浸润、淋巴或脉管间隙浸润、深部间质浸润等高复发风险的患者需补充放疗。

2. 宫颈癌根治性放疗

盆腔外照射与腔内近距离照射是规范的宫颈癌根治性放疗方案，原则上应进行同步放化疗。

（1）体外照射。盆腔野包括子宫、子宫颈、子宫旁和上 1/3 阴道（ⅢA 患者包括全阴道）、盆腔淋巴结、腹股沟深淋巴结。扩大野主要是腹主动脉旁淋巴结范围。照射前应设定好照射野，并用铅板或多叶光栅技术保护正常组织。照射野包括：①盆腔前后野，又称矩形野，上界为 L_4与 L_5间隙，下界为闭孔下缘或肿瘤下缘下 2 cm 以上，侧界为真骨盆外 1.5~2.0 cm；②盆腔四野箱式照射，前界为耻骨联合前缘处的垂直线，后界为 S_2与 S_3间隙处的垂直线，上、下界同盆腔前后野；③扩大野照射，当髂总动脉和（或）腹主动脉旁淋巴结受累时，照射野可从以上两野上缘向上扩大到所需照射的部位。

全盆腔照射剂量为（总剂量）DT 45~50 Gy，每次 1.8~2.0 Gy，5 次/周。扩大野照射剂量约为 45 Gy，每次 1.8~2.0 Gy，5 周完成。在肿瘤体积大时，先进行体外照射 30 Gy 后再做腔内近距离照射疗效更理想。

（2）腔内近距离照射。根据对“A”点（子宫颈外口上 2 cm 与旁 2 cm 的交点）的放射剂量率分为高（大于 20 cGy/min）、中（3.33～20 cGy/min）、低（0.667～3.33 cGy/min）剂量率，多采用高剂量率腔内照射，每次 6～7 Gy，1 次/周，总剂量为 35～42 Gy。局部肿瘤体积大、出血多时，可选用阴道盒、组织间插植治疗等方法。

（3）同步放化疗。研究已证实在放疗同时辅以以铂类为基础的化疗可明显控制盆腔肿瘤，提高患者的生存率，因为化疗药物可以充当放疗的敏感剂。此外，化疗药物还能杀死肿瘤细胞。两种治疗手段联合可明显阻止肿瘤细胞的修复，使肿瘤细胞更加同步化，减少缺氧细胞的比例。具体方案如下。

①（顺铂）DDP 60～70 mg/m^2，静脉注射，放疗第 1 天、第 29 天；或氟尿嘧啶 3～4 g/m^2，96 小时持续静脉滴入，放疗第 1 天、第 29 天。

②DDP 40 mg/m^2，静脉注射，放疗第 1 天、第 8 天、第 15 天、第 22 天、第 29 天、第 35 天。

3. 并发症

（1）早期并发症。早期并发症指放疗中或放疗结束不久后发生的，如子宫穿孔等机械性损伤，局部感染致尿频、尿急、尿痛、血尿等泌尿道反应，以及里急后重、腹泻、便血等胃肠反应等。早期并发症大多较轻，经对症处理，并保证富含蛋白质和多种维生素且易消化的饮食，患者多能坚持治疗。严重的患者暂停放疗，经对症治疗好转后，再恢复照射。

（2）晚期并发症。晚期并发症常见的有放射性直肠炎、膀胱炎、小肠炎、局部皮肤及皮下组织改变、盆腔纤维化等。其中，放射性直肠炎和放射性膀胱炎最为常见。

①放射性直肠炎。多在放疗后 0.5～1 年发生，按照直肠病变程度分为轻、中、重三度。第一，轻度：有症状，临床检查直肠无明显异常，但直肠镜检查见直肠壁黏膜充血、水肿。第二，中度：有明显症状，临床检查肠壁有明显增厚或溃疡。第三，重度：出现需要手术治疗的疾病，如肠梗阻、肠穿孔或直肠阴道瘘等。轻度或中度的放射性直肠炎以抗炎、止血、对症处理的保守治疗为主，也可用药物保留灌肠。重度者一经诊断应择日手术。

②放射性膀胱炎。多发生在放疗后 1 年以上，按照临床表现分为轻、中、重三度。第一，轻度：有尿急、尿频、尿痛等症状，膀胱镜下见黏膜充血、水肿。第二，中度：膀胱黏膜毛细血管扩张性血尿，反复发作，甚至形成溃疡。第三，重度：膀胱阴道瘘。轻或中度放射性膀胱炎采用抗炎、止血、对症治疗的保守治疗，重度者需择日手术治疗。

③盆腔纤维化。盆腔呈冰冻骨盆状。严重者可导致输尿管梗阻及淋巴管阻塞，可采用活血化瘀类中药治疗，必要时手术。

（二）手术

手术的优点是能保护年轻患者所需保留的卵巢及阴道功能，适用于ⅡA 期之前、全身情况良好、无手术禁忌证的患者。

1. 手术类型

根据肿瘤对子宫旁、阴道、骶韧带、主韧带浸润范围选择不同的手术方式，见表7-2。

表 7-2　子宫颈癌手术类型

解剖特点	手术方式		
	筋膜外子宫全切术	次广泛子宫切除术	广泛子宫切除术
直肠旁和膀胱旁间隙	无须分离	需分离	需分离
主韧带	在子宫颈外侧分离	在子宫颈外侧分离全长的 1/3～1/2	在子宫颈外侧分离>全长的 1/2，甚至达盆壁
宫骶韧带	在子宫颈处分离	在子宫颈与直肠间分离 1/2	分离到直肠
阴道	切除子宫颈，包括如袖口样的一小圈阴道	切除阴道>2 cm	切除阴道上 1/3～1/2
输尿管	辨认和探察	游离输尿管的内侧及上方的子宫旁附着处	游离输尿管的外侧，从子宫旁组织全部游离出来
卵巢及盆腔淋巴结	若需要可切除	若需要可切除	盆腔淋巴结清扫术

2. 不同期别的宫颈癌手术类型选择

（1）ⅠA_1期。年轻有生育要求的女性可选择子宫颈锥形切除术，无生育要求的女性可选择子宫全切术，可保留卵巢，无须清扫淋巴结（淋巴结转移率<1%）。

（2）ⅠA_2期。筋膜外子宫全切术及盆腔淋巴结清扫术。对渴望生育的妇女可选用子宫颈广泛切除术及盆腔淋巴结清扫术（腹膜外或腹腔镜下），保留正常卵巢，严密随访。

（3）ⅠB_1期。次广泛子宫切除术或广泛子宫切除术及盆腔淋巴结清扫术。肿瘤病灶最长径小于 2 cm，渴望生育的妇女可选用子宫颈广泛切除术及盆腔淋巴结清扫术（腹膜外或腹腔镜下），保留正常卵巢，严密随访。目前，对于腹腔镜下宫颈癌根治术有一定的争议，建议根据病情、患者知情同意、技术能力酌情选择。术中注意无瘤原则。

（4）ⅠB_2～ⅡB 期。先行新辅助化疗，确定有效后行广泛性子宫切除术及盆腔淋巴结清扫术，可保留正常卵巢。有强烈生育要求的ⅠB_2患者可考虑先行新辅助化疗后，再做子宫颈广泛切除术及盆腔淋巴结清扫术，密切随访。若术中发现髂总淋巴结有肿瘤转移者，应行腹主动脉旁淋巴结切除或取样。

（5）Ⅲ期及Ⅲ期以上的患者行同步放化疗。

3. 术中和术后常见并发症

（1）出血。术中出血系血管损伤所致，可立即钳夹、缝扎止血。术后出血多由出血点漏扎或结扎线松脱所致。若为阴道断端出血且可见者，则可钳夹后缝扎止血；若有腹膜腔积血，则应立即开腹止血。若术后多日发生，则多继发于感染，应加强抗感染并对症处理，积极预防出血可能导致的并发症。预防出血的关键是提高手术技能，操作轻柔，严密结扎止血。

（2）泌尿系统并发症。泌尿系统并发症包括术中的直接损伤和术后的缺血性损伤两类。此外，膀胱功能麻痹是最常见的并发症，高达50%。因为手术可不同程度地损伤支配膀胱、尿道的神经，故保留神经功能的手术方式越来越引起大家的关注。

（3）感染。术后感染常见于手术切口、盆腔或泌尿系统，通常由术中污染、免疫力低下或伤口引流不畅所致。表现为发热、局部红肿、渗液或盆腔积液。应及时进行细菌培养，选择敏感抗生素治疗，并视情况予以引流或清创。加强术前准备、术中无菌操作及术后观察可有效预防感染发生。

（4）盆腔淋巴囊肿。主要由于腹膜后淋巴组织清扫后留有无效腔，回流的淋巴液潴留在此处形成囊肿。

（5）其他并发症。如切口感染、肠梗阻、栓塞性静脉炎及肺栓塞等。

（三）化疗

近年来，化疗在宫颈癌治疗中的作用得到了很大的提升。目前，已知单药有效的药物包括顺铂（DDP）、卡铂（CBP）、长春新碱（VCR）、紫杉醇类药物、拓扑替康、环磷酰胺（CTX）、异环磷酰胺（IR）、氟尿嘧啶（5-FU）、博来霉素（BLM）、丝裂霉素（MMC）等，其中以顺铂效果较好。治疗模式包括姑息化疗（缓解性化疗）、同步放化疗、新辅助化疗及辅助化疗。其中，新辅助化疗最令人瞩目。

新辅助化疗主要适用于局部肿瘤体积大的ⅠB_2～ⅡA期的子宫颈癌患者以及较年轻的期患者。手术或放疗前先行1～3个疗程的化疗，目的是减小肿瘤体积，降低分期，使手术更容易实施，并且控制肿瘤的微小转移，提高疗效，为局部晚期宫颈癌的年轻妇女保留生育功能提供可能。目前，研究证实动脉和静脉化疗疗效相当，按照WHO实体瘤疗效评价标准、文献及笔者的研究报道，新辅助化疗总体有效率大于80%，鳞癌优于腺癌，但并未证实其能提高生存率。有研究报道，新辅助化疗对化疗敏感的患者有明显的生存获益。此外，对中晚期妊娠合并子宫颈癌的患者的报道显示，新辅助化疗可以延长孕周，且近期对胎儿无影响，但远期情况尚需更多样本及更长时间的随访；对年轻妇女局部晚期宫颈癌的新辅助化疗使患者具有宫颈广泛切除术的条件，有效地保留了生育功能并成功妊娠。FIGO推荐的常用宫颈鳞癌的化疗方案为BVP方案（博来霉素+长春新碱+顺铂），但近年来认为TP方案（紫杉醇联合顺铂）的疗效优于BVP方案，有效率约提高10%，但不良反应不同。此外，FIP方案（氟尿嘧啶+异环磷酰胺+顺铂）以及拓扑替康联合顺铂方案等可用于新辅助化疗。

宫颈癌是一个可以预防的恶性肿瘤。迄今为止，美国默沙东和英国葛兰素史克公司分别研制出宫颈癌疫苗。其中，美国默沙东研制的Gardasil疫苗是全球第一个用于预防宫颈癌的疫苗，能有效预防HPV6，HPV11，HPV16和HPV18型病毒导致的生殖器疣

（尖锐湿疣）和宫颈癌。适用人群为9—26岁无性活动的人群以及未受病毒感染的年轻女性。使用方法为6个月内注射3剂，疫苗的效力最少可维持5年。该疫苗绝大部分安全，没有明显的不良反应，仅有注射部位轻度疼痛及红肿，但近年来有个别致死病例报道，使用时应认真观察其不良反应。总之，该疫苗的成功上市为女性预防宫颈癌带来了福音。但是否能给中国女性带来最佳的预防保护，还需要进一步了解我国女性的高危HPV感染类型，研发适合中国女性的疫苗。四川大学华西第二医院的研究结果显示，在西部地区女性的高级别宫颈病变和宫颈癌中，HPV16和HPV58感染最多，故当今市场上的疫苗只能预防我国部分女性的高危HPV感染。此外，有性生活的女性应定期做妇科检查，包括阴道脱落细胞学/液基细胞学检查，异常时做高危型HPV检测（滴度、亚型）及阴道镜检查，必要时活检或子宫颈管搔刮。同时，应该积极宣传性卫生知识，治疗宫颈慢性疾病及性传播疾病，提倡适龄结婚、科学育龄，防癌宣传、普查，做到三早，提高疗效。

影响宫颈癌预后的主要因素有患者的全身状况、FIGO分期、病理组织学类型、肿瘤的体积、有无间质和脉管浸润、有无淋巴结转移及转移数目、治疗手段是否规范、是否合并妊娠等。研究证实，FIGO分期为Ⅰ期的患者，1年生存率为90%～96%，Ⅱ期为70%～73%，Ⅲ期则降低到26%～50%，Ⅳ期为14%。鳞癌和腺癌的5年生存率分别为81%和72%。无间质和脉管浸润的5年生存率为88%，有间质和脉管浸润的为55%。肿瘤最长径为4～4.9 cm的患者5年生存率为80%，5.0～5.9 cm的为62%，大于6 cm的降低到30%。此外，有无淋巴结转移以及转移的个数也对预后有重要影响。宫颈癌合并妊娠总的来说预后不佳，故妊娠期间的阴道流血应该做妇科检查排除或早期诊断本病。本病常见的死亡原因为尿毒症、出血感染及恶病质。故宫颈癌患者同其他恶性肿瘤患者一样，一经确诊应终身随访，除常规进行妇科双、三合诊检查外，还应定期做胸部X线摄影、阴道脱落细胞学检查。

（四）分子靶向治疗

20世纪后期，人们开始用系统生物学观点研究肿瘤，认识到肿瘤是一种多因素参与、多步骤发展的全身性、系统性疾病。原癌基因突变、抑癌基因缺失或基因表达调控失常引起肿瘤基因组稳定性丧失，进而导致肿瘤异常生物学行为，例如：①自我满足的生长信号；②对生长抑制信号不敏感；③逃避凋亡；④无限复制的潜能；⑤血管生成；⑥侵袭和转移；⑦免疫逃逸；⑧肿瘤相关慢性炎症等。分子靶向治疗（MTT）是针对可能导致癌变的环节，如细胞信号传导通路、原癌基因和抑癌基因、细胞因子及其受体、肿瘤血管生成等，在分子层面逆转这种恶性生物学行为，从而抑制肿瘤生长，甚至使其完全消退的一种全新的生物治疗模式。分子靶向治疗在本质上有别于传统的化学药物治疗（化疗）。化疗使用小分子化合物直接损伤细胞DNA或阻碍细胞有丝分裂，诱导细胞死亡，其缺点在于缺乏对正常细胞和肿瘤细胞的选择性，药物的不良反应限制了治疗强度和频率。化疗不仅损害机体重要器官的功能，而且破坏免疫系统，导致机体对肿瘤的自我保护屏障丧失。此外，化疗加剧肿瘤细胞基因组的不稳定性，肿瘤细胞对化疗药物产生适应性，因此，化疗的不良反应和肿瘤的耐药使大多数肿瘤患者的治疗难以为继。与之相反，分子靶向治疗具有高选择性、相对低毒性和高治疗指数，有望提高患者生存质量、延长患者生存时间，为癌症的个体化治疗提供新的手段和方法。

分子靶向治疗按照目前的认识水平，按照作用于肿瘤生物学过程中不同靶点和阶段的药物，分为以下几类。

（1）HER1/EGFR 家族抑制剂。HERI/EGFR 家族抑制剂包括小分子酪氨酸激酶（TK）活性抑制剂，如吉非替尼（易瑞沙），或直接抑制 HER1/EGFR 活性的单克隆抗体，如西妥昔单抗（爱必妥）。

（2）血管生成抑制剂。酪氨酸激酶活性的小分子抑制剂，或者抑制血管内皮细胞生长因子受体的抗体。

（3）信号传导抑制剂。直接拮抗 C-α 磷酸激酶或 RAS 信号传导的反义技术。

（4）调整基因或细胞凋亡活性。直接拮抗抗凋亡 Bcl-2 蛋白表达的反义技术。

（5）类荷尔蒙 Eicosinoid 路径抑制剂。抑制环氧化酶-2 和 5-脂氧化酶活性的小分子物质。

宫颈癌作为发展中国家女性癌症患者主要的死亡原因之一，寻求对宫颈癌个体有效的综合治疗一直是研究者关注的焦点。随着科学研究的深入，对宫颈癌的分子靶向治疗成为近年来的热点。下面将对与宫颈癌治疗有关的分子靶向药物的作用机制、药物疗效、药物不良反应、与放化疗联合用药的疗效等内容分述如下。

1. *表皮生长因子的靶向治疗药物*

跨膜表皮生长因子（EGF）受体酪氨酸激酶家族包括四个成员，分别是 EGFR/ErbB-1（Her1），ErbB-2（Her2），ErbB-3（Her3）和 ErbB-4（Her4）。该家族蛋白均由三个区域组成：胞外配体结合区、跨膜的疏水区、膜内区。EGF 受体（EGFR）与 EGF 或其他配体结合后，被激活成二聚体，激活酪氨酸激酶，其产生的一系列生化信息通过一系列靶蛋白，最终由细胞核外传递到细胞核内，发挥调节细胞的生长、分化、增值、移行、黏附、血管生成和细胞凋亡等作用。

（1）表皮生长因子受体 1。EGFR/ErbB-1（Her1）在包括宫颈癌、非小细胞肺癌、结肠癌以及头颈部肿瘤在内的多种人类实体肿瘤中均有过量表达，EGFR 在宫颈鳞癌中表达比例约为 85%，其高表达与分期和预后不良有关研究结果表明，EGFR 可调节肿瘤化疗敏感性和放疗敏感性：EGFR 封闭抗体与顺铂及多比柔星等化疗药物联合使用，在人肿瘤异种移植瘤模型中有协同作用；放射治疗增加 EGFR 在肿瘤细胞中的表达，用 EGFR 封闭抗体阻断其信号转导，细胞对放射线的敏感性增加。

目前，靶向针对 EGFR 的肿瘤治疗药物主要分为两类：一类为直接作用于细胞外受体区域的 EGFR 单克隆抗体，其主要包括西妥昔单抗、帕妥珠单抗、帕尼单抗；另一类为小分子化合物酪氨酸激酶拮抗剂，如吉非替尼、厄洛替尼、伊马替尼。

①抗 EGFR 单克隆抗体。临床前期研究结果表明，宫颈癌对西妥昔单抗介导的细胞毒性和肿瘤生长的抑制均很敏感。正在进行的临床研究，包括西妥昔单抗单独治疗残存或复发的宫颈癌（genecology oncology group，GOG 0227E），西妥昔单抗加放疗治疗早期

宫颈癌（GOG－9918），以及西妥昔单抗加顺钠治疗残存或复发的宫颈癌（GOG－0076DD），尽管耐受性好，西妥昔单抗与顺铂联用并未增加单用顺铂时的治疗效果，而西妥昔单抗、顺铂、托泊替康三联用药时，不良反应及致死事件发生率明显增加。另一项联合西妥昔单抗和顺铂加放射治疗的临床Ⅰ期试验结果显示，仅西妥昔单抗联合盆腔放疗而非扩大照射野的放疗是可行的。目前，尚无西妥昔单抗的临床Ⅱ期研究结果的报道。

②EGFR 酪氨酸激酶抑制剂。

A. 吉非替尼。单独使用吉非替尼，作为晚期宫颈鳞癌或腺癌的二线或者三线治疗的多中心Ⅱ期临床已经在 30 例患者中做出评估，单用吉非替尼只有 20%的患者病情稳定，未获得客观反应率，单用疗效有限而第二项在亚洲人群中开展的研究的结果表明，在 20 例受试者中，1 例完全缓解，1 例部分缓解，4 例疾病稳定。

B. 厄洛替尼。目前正在进行关于厄洛替尼的单独治疗残存或复发宫颈鳞癌的Ⅱ期临床试验（GOG－0227D），以及联合顺铂和放射治疗局部晚期宫颈鳞癌的临床试验（NCT00428194）均尚无研究结果报道。巴西进行的厄洛替尼的非随机多队列的Ⅰ期临床试验结果则显示，联合放化疗治疗局部晚期宫颈癌不增加照射野及系统毒性，耐受性好，该研究小组随后报道了 36 名受试者参与的厄洛替尼联合放射治疗的Ⅱ期临床试验结果，该治疗耐受性好，34 名患者（94.4%）完全缓解，2 年和 3 年总生存期（OS）和无进展生存期（PFS）分别为 91.7%，80.6%，80%和 73.8%，表现出较好的治疗效果。

（2）表皮生长因子受体 2。Her2 在 1/4 的乳腺癌患者中过表达，并与患者预后不良相关。Her2 阳性的乳腺癌用抗 Her2 治疗可显著改善预后。Her2 阳性仅见于 3%～9%的宫颈癌病例，而且是腺癌多于鳞癌，与乳腺癌相反，Her2 阳性在宫颈癌预后中的价值有争议。因此，单独使用抗 Her2（如曲妥珠单抗）治疗宫颈癌尚缺少理论依据。

2. 血管内皮生长因子抑制剂

肿瘤的生长和转移依赖于血管，这使得血管生成成为肿瘤发生发展的基础和治疗肿瘤的理论靶点。血管生成的一个主要通路是血管内皮生长因子（VEGF）家族蛋白及受体，该通路在正常及病理血管生成中起关键作用，激活多个信号网络，导致内皮细胞生长、迁移、分裂、分化及血管通透性增加。

VEGF 家族由 6 种分泌蛋白组成，分别为 VEGF－A，VEGF－B，VEGF－C，VEGF－D，VEGF－E 和胎盘生长因子－2（PIGF－2）。[其作用通过与 VEGF 受体（VEGFR）结合介导，受体活化后激活多个信号通路并放大。]

在宫颈癌中，VEGF 的过表达与肿瘤进展和预后不良相关。宫颈癌组织中 VEGF 蛋白水平较正常宫颈组织中高，其表达量与临床分期呈正相关，且增加淋巴结转移风险，其他研究结果表明，高 VEGF 表达和肿瘤血管生成增加是无进展生存时间和总生存期不良的独立预后因子，并且最新研究结果表明，HPV 病毒能够通过上调 E6 蛋白直接刺激 VEGF 的产生。

（1）贝伐单抗。贝伐单抗是一种人源化的抗 VEGF－A 单克隆抗体，与化疗联合治疗转移性结直肠癌和非小细胞肺癌，能够明显改善患者的反应率和生存率，从而确认了抑制 VEGF 信号通路作为一种癌症治疗的重要方式。

2006 年，一项小样本量的回顾性研究显示，贝伐单抗联合 5-FU 治疗复发性宫颈癌有抗癌活性，随后开始了几项贝伐单抗治疗宫颈癌的临床Ⅱ期试验：一是评估贝伐单抗单独治疗残存或复发性宫颈鳞癌的有效性试验（GOG-0227C 试验）；二是研究贝伐单抗联合放疗和顺铂治疗初发的局部晚期宫颈癌（RTOG-0417）；三是评价贝伐单抗联合托泊替康和顺铂作为一线方案治疗复发或残存宫颈癌的试验（GSK 107278 试验）。研究表明，贝伐单抗耐受性好，作为残存及复发性宫颈癌的二线和三线治疗有效。

近期报道的一项临床Ⅲ期试验（GOG-0240 试验）结果则显示，在贝伐单抗联合化疗治疗晚期宫颈癌的临床试验中，其耐受性好、无明显副作用，能够增加宫颈癌患者的 PFS 和 OS，且接受该抗体治疗的患者生活质量无明显下降。

（2）舒尼替尼。苹果酸舒尼替尼是抑制肿瘤增生和血管生成的口服小分子多靶点药物，其靶点为 VEGFR-1，VEGFR-2 和 VEGFR-3，血小板衍生生长因子 PDGFR-α 和 PDGFR-β 以及受体酪氨酸激酶 FLT3 等。舒尼替尼已被批准为转移性肾癌和胃肠间质肿瘤的标准治疗。

3. 环氧化酶 2 抑制剂

环氧化酶-2（COX-2）是花生四烯酸转化为前列腺素所需的酶，它的促肿瘤活性是通过一系列机制介导的，包括转化前致癌物为致癌物，刺激肿瘤细胞生长，抑制凋亡，促进血管生成，以及免疫抑制等。COX-2 的过表达见于晚期宫颈癌、转移性宫颈癌，以及预后差的宫颈癌。在其他治疗的基础上长期应用 COX-2 抑制剂可能会有效控制肿瘤再生和复发。

非甾体类抗炎药物（NSAID）可以直接抑制 COX-2，增强放射线诱导的凋亡作用和 G2M 细胞周期阻滞剂的作用。塞来昔布能够降低 COX-2、细胞增生标志物 Ki67、新血管生成的标志物 CD31 的表达。加拿大开展了塞来昔布联合同步放化疗治疗局部晚期宫颈癌的Ⅱ～Ⅱ期研究，以评估其安全性和毒性。研究结果表明，该方案治疗局部晚期宫颈癌的急性毒性尚可接受，但晚期毒性高。在另一项Ⅰ～Ⅱ期塞来昔布的研究（RTOG 0128 试验）中，不良反应大，不能接受进一步的临床应用。

第八章　不孕不育症

第一节　输卵管不孕不育

由炎症、肿瘤、息肉宫内感染、子宫内膜异位症等病变导致的输卵管阻塞、通而不畅、输卵管周围粘连，是不孕的重要原因，占不孕的25%~35%。

输卵管在女性生殖中起重要作用，输卵管不仅是连接卵巢和子宫的渠道，而且具有拾卵、贮卵、输精、运送配子和受精卵的作用，而且为胚胎的早期发育提供场所和环境。受精卵和早期胚胎在输卵管内运输是靠输卵管上皮纤毛运动和输卵管正常蠕动来完成的。因此，无论是输卵管器质性病变，还是支配输卵管的自主神经功能障碍，或是内分泌功能失调，只要影响输卵管的通畅和正常生理功能，均可导致不孕。

一、诊断

临床常用的有输卵管通液、X线下子宫输卵管造影（HSG）、子宫输卵管超声造影（HyCoSy）、宫腔镜输卵管插管通液、腹腔镜检查。其他有输卵管镜检查、放射性核素子宫输卵管造影等。

（一）适应证

（1）原发或继发不孕症，且男方精液及生殖功能正常，主要用于排除输卵管阻塞者或了解阻塞部位。

（2）检查、评价输卵管再通术的效果。

（3）对轻度输卵管黏膜粘连有疏通作用。

（4）输卵管再通术后经宫腔注药或通气，可防止吻合部粘连，以保证手术效果。

（5）研究输卵管的生理解剖及病理改变。

（6）检验各种绝育术的效果。

（二）禁忌证

（1）内外生殖器急性炎症或慢性盆腔炎急性或亚急性发作。

（2）月经期。

（3）阴道不规则出血。

（4）宫颈炎有脓性分泌物。

（5）阴道清洁度Ⅲ~Ⅳ度。

（6）严重全身疾病，如心功能代偿较差、活动性结核病、肾衰竭、糖尿病酸中毒、癌症等。

（7）妊娠期。

（三）输卵管通气法

1. 操作方法

（1）受检查者取膀胱截石位，常规冲洗外阴、阴道后，铺巾。

（2）将通气仪安装妥善。

（3）窥器暴露宫颈，擦净宫颈黏液，用碘酒、乙醇给阴道、宫颈外口及宫颈管消毒。

（4）用宫颈钳夹住宫颈前唇向外牵拉。以探针测宫腔方向、长度，并排除颈管狭窄。如颈管狭窄，可用宫颈扩张器稍扩大。

（5）将导管沿子宫方向插入宫口内，外口必须与导管紧密相贴，导管插入深度应短于宫体长度。

（6）连接导管与输卵管通气机。徐徐通入气体（二氧化碳或氧气），通气过程中应注意以下情况。

①随时观察描绘记录。

②助手同时用听诊器在腹部听取是否有气体通过输卵管时所产生的吹泡声。

③严密注意患者有无突然下腹剧痛、气急、发绀等输卵管破裂或气栓表现。

2. 输卵管通畅的临床表现

（1）压力上升至 10~13 kPa（80~100 mmHg）时，迅即下降 2.6~5.3 kPa（20~40 mmHg），此后气体继续经过输卵管时压力不再上升，但有波动。

（2）患者坐起或立起时感肩酸痛，系气体刺激膈神经所致。

（3）气体通过输卵管时产生的吹泡声，清晰可闻。

（4）荧光透视下可见膈下有游离气体。

（5）当压力达 18.6~20 kPa（140~150 mmHg）时，出现压力下降，说明原有轻度粘连或阻塞，已被分离而通畅。

3. 输卵管阻塞的临床表现

（1）压力升达 21.3~26.6 kPa（160~200 mmHg），仍持续不下降。

（2）下腹部未闻及吹泡声。

（3）患者感到下腹部胀痛。

出现输卵管阻塞现象时，可再重复做一次通气，以避免因输卵管痉挛而产生误诊。

（四）输卵管通液法

1. 操作方法

（1）受检者排尿后，取膀胱截石位，常规消毒外阴、阴道、宫颈，铺巾。

（2）窥器暴露宫颈，用宫颈钳夹持，牵拉宫颈，将通液导管插入宫颈。

（3）将通液导管与注射器以 Y 形接管、压力计逐个相连。压力计应高于注射器水平，以免注射液进入压力计。

（4）注射器内装有 20 mL 生理盐水，缓缓推注，压力维持在 21.3~26.6 kPa（160~200 mmHg），切勿超过 26.6 kPa（200 mmHg）。

2. 输卵管通畅的临床表现

（1）注入 20 mL 盐水，毫无阻力，压力维持在 8.0~10.6 kPa（60~80 mmHg），患者无酸胀不适，停止注液后，压力速降，表明液体已进入腹腔，反复试验，结果相同。

（2）不用压力计，直接由注射器向导管内推注。输卵管通畅时，注入生理盐水 20 mL 无阻力，患者无不适症状。

3. 输卵管阻塞的临床表现

（1）注入生理盐水 4~5 mL，患者即感到下腹酸痛，且压力持续上升不降。

（2）不用压力计，当注入生理盐水时，感到有阻力，勉强注入不足 10 mL，患者即感到下腹胀痛，停注入盐水后，液体又回流到注射器中，标志输卵管阻塞。若再加压注射，又能将盐水逐渐推进，提示输卵管轻度粘连已被分开。

（五）子宫输卵管造影术

1. 禁忌证

（1）急性、亚急性生殖器炎症，慢性中、重度宫颈炎，或滴虫、真菌、淋菌感染。

（2）严重心肺疾患。

（3）体温在 37.5 ℃以上。

（4）碘过敏。

（5）子宫恶性肿瘤，有促进其转移的可能。

（6）经期或子宫出血期间，易形成栓塞。

（7）妊娠期，尤其是早期妊娠可导致流产。

（8）产后 6 个月内，刮宫、宫颈锥切术后 1 个月内，应避免造影术。

2. 造影剂选择

（1）碘化油。常用 40%碘化油，其密度大，显影清晰，刺激性小，无腹痛不良反应；但吸收慢，可引起异物反应，甚至形成肉芽肿，若进入静脉的量较多，则可引起油栓栓塞。用量为 6~10 mL。

（2）碘水剂。25%碘化钠，黏膜与腺体显影较好。但碘化钠对腹膜有刺激作用，可引起腹痛，加适量利多卡因同时注入可防止输卵管痉挛，减少刺激反应。碘水剂流动快，摄片必须迅速。通常用量为 10 mL。

3. 术前准备

（1）选择适宜造影时间。月经彻底干净 3~7 天为宜。若过早，内膜创面未全愈合，易导致油栓栓塞，或残留经血，可引起经血逆流，致子宫内膜异位症；过晚，由于子宫内膜增生，造影剂不易进入输卵管内，且易出血。

（2）做碘过敏试验。先询问有无碘过敏史。一般可做皮肤划痕试验，将 2.5%碘酊涂于前臂屈面直径为 2~3 cm 处，在其上划痕。20 分钟后观察有无红肿反应。阴性可造影。

（3）便秘者在造影前一天的晚上服液体石蜡 30 mL，以清洁肠道。

（4）术前排空膀胱。

（5）术前用 1/5000 碘液冲洗阴道。

4. 造影方法

（1）仰卧于 X 线机台上，取膀胱截石位。

（2）常规消毒外阴及阴道，铺巾。

（3）阴道检查子宫的方位及大小。

（4）用窥器扩张阴道，暴露宫颈，用碘伏消毒宫颈及阴道。

（5）用探针探测宫颈大小及方位。

（6）将碘油充盈子宫颈导管，排出管内空气，证实导管通畅，备用。

（7）用齿钳钳住宫颈前唇拉下。

（8）将宫颈导管顺宫腔方向伸入宫颈。此时令患者伸直双腿。

（9）在荧光透视下徐徐注入碘油，观察油进入子宫及流经输卵管的情况。

（10）拍片，通常双侧输卵管充盈后拍一张，待造影剂进入盆腔，再拍一张。

（11）复查拍片，用碘化油造影时，阴道内填塞一块无菌纱布，取出窥器及夹持宫颈齿钳，24 小时后再拍一张片。

（12）用碘溶液造影时，一般在 15 分钟后再拍一张，如前次拍片造影剂已明显进入盆腔，可不再拍复查片。

5. 注意事项

（1）造影前，应用碘油充盈宫颈导管，并应将导管头朝向上方，以便驱除管内空气，避免气泡进入宫腔造成充盈缺损而误诊。

（2）宫颈导管与宫颈外口必须紧贴，以免碘油漏流入阴道，影响诊断。

（3）注油时用力应均匀，切勿用力过大，或推进过速，以免引起碘油逆入或输卵管破裂。碘油用量通常为 10 mL。

（4）在透视下如发现造影剂进入血管或淋巴管，或患者出现咳嗽等异常情况，立即停止注油，取出导管，随即取头低足高位，严密观察生命体征。

（5）阴道内填纱，于当晚 8：00 自取。

（6）造影后给抗生素 3 天，预防感染。

（7）两周内禁止盆浴及房事。

6. 不良反应及并发症

（1）感染。造影过程中无菌操作不严格或患者本身存在感染灶时，可能引发上行感染，导致子宫内膜炎、输卵管炎，甚至盆腔炎。重者可出现发热、下腹痛、阴道异常分泌物等，应及时给予抗感染治疗。

（2）疼痛。碘液进入腹腔可有疼痛反应。

（3）油栓。量较多的油栓进入肺、心、肾可致呼吸困难、发绀、胸痛、咳嗽、咯血，或血尿，重者休克，甚至死亡。

（4）碘过敏。碘过敏试验阴性者也可能出现碘过敏反应，患者出现头晕、呼吸困难、呕吐、红斑、血压下降、休克、惊厥等症状。

应立即进行抗过敏休克，加压吸氧，静脉注射或肌肉注射氟美松 20～40 mg 等抗过敏性药物。

（5）输卵管破裂。注药推力过大，尤其是输卵管原有病变，可导致输卵管黏膜破裂。少量出血刺激腹膜，轻度腹痛，常被误诊为炎症；出血多时类似输卵管妊娠破裂内出血症状。

（六）宫腔镜检查

宫腔镜下可以直视宫腔内的生理与病理变化，直视下定位取内膜活检，进行宫腔内治疗和手术，如宫腔内残留异物取出、子宫内粘连分解、子宫纵隔切开、黏膜下子宫肌瘤或内膜息肉摘除术等。可以观察输卵管开口的形状，子宫内膜发育情况、内膜息肉、肌瘤畸形、粘连、异物、炎症等，也可发现微小组织变异，如局限性子宫内膜增厚、草莓样腺体开口、异常血管等。宫腔镜下输卵管插管通液诊断输卵管通畅性准确性高，对输卵管近端阻塞治疗效果较好。

宫腔镜比传统的诊断性刮宫、HSG 以及 B 超检查更直观、准确、可靠，能减少渗漏，被誉为现代诊断宫腔内病变的“金标准”。

（七）腹腔镜检查

腹腔镜下通液是评价输卵管通畅性的“金标准”。在腹腔镜直视下观察盆腔，并经宫颈口注入亚甲蓝液，观察亚甲蓝液在输卵管内的流动情况即可判断输卵管是否通畅和明确阻塞部位。术中还能直接观察子宫、双侧输卵管和卵巢的形态，了解有无盆腔粘连炎性包块、结核子宫内膜异位症肿瘤或畸形等，且可取活检。腹腔镜检查对子宫内膜异位症诊断的准确性高。同时，还可对子宫、双侧附件及盆腔的异常情况进行处理，如分离粘连、囊肿剥除、电灼内异症病灶、伞端造口术（或输卵管开窗术）等。腹腔镜不能了解宫腔及输卵管管腔的情况，手术费用高，对技术和设备的要求也较高，手术可能发生并发症。

近年来，经阴道注水腹腔镜（THL）联合宫腔镜检查在输卵管不孕的诊断和治疗方面得到了广泛的关注。THL 经直肠子宫陷凹入路穿刺套管，注入生理性液体作为盆腔膨胀媒介，进入微小内镜，进行诊断和治疗。在液体的环境中，输卵管、卵巢保持自然位置，便于对其结构进行系统观察。手术可在门诊局部麻醉下进行，手术创伤小、不需腹壁切口、费用低，对于检查不孕和一些盆腔疾患较为准确。术中可观察盆腔情况，还可进行简单的治疗性操作，如分离轻度粘连、输卵管通液、活检、卵巢打孔术等。但 THL 对盆腔前部病变无法观测，另外，盆腔粘连可影响对盆腔的全面检查，THL 检查存在一定的局限性，因此应该严格掌握手术指征。

（八）输卵管镜

输卵管镜是一种可以直视输卵管内部结构以发现输卵管管腔内各种病理改变的检查方法。在输卵管镜下直视整条输卵管内膜情况，可以发现输卵管近段不同程度的狭窄、粘连、息肉、黏液栓及内膜憩室等病变，以及远端炎性血管管型、黏膜萎缩、原发上皮皱襞消失等输卵管积水的特征性改变，并可在直视下插管通液、取出管腔内的栓子、取活检及分离粘连等。其最主要的优点在于，对输卵管性不孕的患者在决定首选显微手术或IVF前，对输卵管的病变做出非侵袭性的评价，而对原因不明性不孕症则具有诊断和治疗的双重作用。输卵管镜价格昂贵、易损坏，检查和疏通术费用较高；操作复杂，视野小，对人员和技术的要求均较高，疏通疗效并不突出，临床价值尚待研究。

二、治疗

（一）药物治疗

对患有慢性盆腔炎症者，首先抗炎、对症治疗。

1. 抗生素

选择敏感抗生素，月经第5天开始，连服15~20天，第2个月开始宫腔内药物注射治疗。

2. 地塞米松

20天减量法，月经第5天开始服，每天3 mg，服5天，每天2.25 mg，服5天，每天1.5 mg，服5天，每天0.75 mg，服5天，共20天。与抗生素联合使用。

3. 物理疗法

超短波透热疗法，药物离子导入等。

（二）输卵管吻合术

输卵管吻合术包括输卵管-子宫吻合术、输卵管端-端吻合术两大类。

输卵管-子宫吻合术是在切除梗阻的输卵管间质部和峡部近子宫段后将远端输卵管植入子宫角部的手术操作过程。手术操作相对复杂、困难；术中出血较多；术后妊娠率相对较低，50%左右，并不比IVF-ET更具优势，荟萃分析结果显示子宫角部输卵管梗阻显微手术修复后妊娠率为58.9%，其中，异位妊娠率约7.4%；且术后宫内妊娠者可能发生孕期和分娩期子宫角部伤口破裂。因此，大部分输卵管近端梗阻采用输卵管插管疏通失败者会直接选择IVF-ET，而不是输卵管-子宫吻合术治疗。

输卵管端-端吻合术是指切除输卵管中段阻塞部分并吻合两侧输卵管断端的操作，适用于输卵管结扎绝育术后要求恢复生育功能患者的输卵管复通以及输卵管中段严重阻塞、性不孕并渴望自然受孕者切除输卵管阻塞病变后的输卵管重建。传统的输卵管端-端吻合术是通过开腹显微外科手术来完成的。

腹腔镜输卵管端-端吻合术是腹腔镜手术最好的成果之一，是最能体现腹腔镜微创优越性的手术，也是高技术与高难度手术操作技巧相结合的典范。腹腔镜输卵管端-端吻合术不仅对腹腔镜手术设备和器械要求较高，而且对手术医生的操作技巧的要求很高。腹腔镜具有放大作用，且可以近距离观察手术创面，使手术者超越了人类自然视力的限制，从而提高手术者对各种正常组织结构以及病变组织的辨别能力。在显微放大下，使用精细的手术器械，切除术后的瘢痕组织或炎症阻塞部分，将输卵管两断端靠拢缝合，减少了对组织的创伤，提高了手术的精准度，有助于提高术后输卵管通畅率与妊娠率。

1. 手术指征

输卵管阻塞性不孕是 IVT-ET 良好的适应证，但对于其中渴望自然受孕、拒绝 IVF-ET 助孕或不愿承担 IVF-ET 助孕所带来的多胎妊娠风险的患者，输卵管吻合术是另一种较好的选择。由于前已述及的因素，输卵管间质部和峡部近子宫段梗阻的不孕患者通常会选择经宫腔镜插管疏通术或直接选择 IVF-ET，而不是输卵管–子宫吻合术。拟采用输卵管端–端吻合术的患者应符合下列几个方面的条件。

（1）输卵管中段阻塞所致自然受孕障碍，包括以下几种情况。

①输卵管峡部结扎绝育术需再次妊娠者，这类患者是输卵管端–端吻合术最常见的适应证，其效果也最佳。

②输卵管近端梗阻，通过输卵管插管疏通而中段仍然梗阻需手术切除者。

③曾因输卵管妊娠行开窗取胚术患者，这类患者中，部分患者近子宫段输卵管通畅或经宫腔镜输卵管插管可以疏通，而壶腹部和伞端良好，仅存留开窗取胚区及其近子宫侧一小段输卵管阻塞。

④各种原因所致输卵管中段切除术者。

（2）渴望自然受孕或拒绝 IVF-ET 或不愿承担 IVF-ET 助孕可能带来的多胎妊娠风险。

（3）输卵管通畅部分大于 4 cm。

（4）输卵管近端通畅并能进针缝合者。

（5）夫妻双方没有无法纠正或即使纠正后仍然难以自然受孕的生殖功能障碍。

（6）排除下列影响手术和妊娠的禁忌证。

①全身、盆腹腔或生殖道感染性疾病急性期。

②不能承受手术或腹腔镜气腹的重要脏器疾病。

③恶性肿瘤治疗期间。

④其他不宜妊娠或不能承受妊娠过程的疾病。

2. 麻醉与体位

与通常的不孕症腹腔镜检查术一样，由于需要经阴道安放通液导管，甚至举宫等操作，患者通常采用大腿位置可变动的头低臀高膀胱截石位。大腿位置可变动的优势在于经阴道操作时可抬高大腿、腹腔镜手术时可降低大腿，从而减少大腿位置不当造成的对手术操作的影响。此外，手术时还需要降低患者头部高度以利于将肠管排移到上腹部，以避免盆腔内肠管对腹腔镜手术操作的影响。

由于腹腔镜下吻合输卵管的操作相对精细，所以最好选择气管内插管、全身麻醉，这有助于控制呼吸动度和保持良好的肌肉松弛度，从而避免腹部肌肉运动、腹壁起伏，以及其他原因引起的操作器械位置变化。

3. 手术步骤

腹腔镜输卵管端-端吻合术的手术操作要点如下。

(1) 留置导尿管和通液管。铺巾完毕后按照常规留置气囊导尿管并保持引流通畅。窥器扩开阴道，再次消毒阴道及子宫颈。取出窥器，双合诊了解子宫位置、再次窥器扩开阴道，宫颈钳夹持宫颈，探针探查子宫方向和子宫腔深度，经宫颈管置入通液装置并固定，留做术中输卵管通液用。

(2) 建立气腹。用两把巾钳钳夹提拉脐部下缘，于脐部下方做纵向切口，长约 1 cm，仅切开皮肤即可向上提拉两把巾钳，垂直于下腹部皮肤平面穿刺进气腹针，连接气腹导管充入医用 CO_2气体。压力设为 12~14 mmHg，流量控制在 20~30 L/min，进气量因人而异，通常约为 4 L。

(3) 套管针穿刺。向上提拉两把巾钳，垂直于下腹部皮肤平面穿刺 10 mm 套管针，拔出针芯，经套管针置入腹腔镜，探查腹腔。选定左侧髂前上棘内上处为第二穿刺点，腹腔镜监视下避开腹壁血管切开皮肤 5 mm，垂直于切口局部皮肤平面穿刺 5 mm 套管针；于脐部和左下腹穿刺点连线的中垂线上选择操作第三穿刺点，使第三穿刺点至脐部和左下腹穿刺点的距离相等并大于 5 cm；选定右下腹麦氏点为第四穿刺点，按第二穿刺点同样的方法置入第三、第四套管针。

(4) 粘连分离。用单极电钩或剪刀分离子宫、输卵管、卵巢周围粘连及盆腹腔其他部位粘连，切除粘连组织并止血，彻底恢复盆腔各脏器正常的解剖位置关系。

(5) 输卵管阻塞部位切除。查找输卵管阻塞部位，剪切阻塞部位两端输卵管或结扎部位两断端及系膜区瘢痕组织，显露两侧输卵管断端及其管腔。冲洗剪切部位，查看出血点，避开输卵管壁，用尖端双极电凝彻底止血。

(6) 输卵管通畅度检查。经置入宫腔内的通液装置注入 1%亚甲蓝（亚甲蓝）溶液进行输卵管通液，近子宫端输卵管口可见蓝色液体溢出，提示输卵管近子宫段通畅。经输卵管伞端插入冲洗器注入冲洗液，可见远端输卵管膨胀，输卵管断端开口处可见冲洗液溢出，提示远端输卵管通畅。也可用 2 mm 直径的硬膜外导管探查远端输卵管是否通畅。

(7) 输卵管端端吻合。可采用0~6 号带针血管吻合线或可吸收线间断缝合 2~4 针，吻合输卵管断端。第一针（以右侧输卵管峡部吻合为例），自输卵管近子宫端开口系膜缘，距输卵管切缘 2 mm 由外向管腔内进针，穿透输卵管壁，从输卵管开口出针；由远端输卵管开口系膜缘，距输卵管切缘 2 mm 腔内进针，穿透输卵管壁，输卵管系膜处出针；拉拢输卵管断端，打结后剪断多余缝线。由此完成吻合第一针。同法缝合对系膜缘，完成吻合第二针。最后，间断缝合关闭输卵管浆膜和系膜窗。

(8) 输卵管通畅度再检查。经置入宫腔内的通液装置注入 1%亚甲蓝溶液进行输卵管通液，输卵管伞端可见蓝色液体溢出，提示输卵管恢复通畅，吻合成功。同时，要注意吻合口有无蓝色液体漏出。

(9) 预防粘连。手术完毕后，在盆腔内或子宫附件周围放置防粘连物预防盆腔及输卵管创面处粘连。

（10）释放气腹，缝合包扎腹壁切口。

4. 术后处理

（1）术后常规预防感染或抗感染治疗，必要时可使用活血化瘀的中药或中成药治疗。

（2）术后可进行盆腔液体灌注，生理盐水 500 mL，每日一次，5 天。目的是在盆腔脏器间形成水膜，避免脏器间相互接触，也有利于稀释炎症物质，减少脏器之间的炎性粘连发生。

（3）术后七天行输卵管通液术。

（4）伤口愈合后下次月经后即可开始试孕。

5. 手术要点难点

（1）活动腿架。腹腔镜输卵管端-端吻合术既有腹腔镜手术操作，又有经阴道操作，有时可能联合宫腔镜手术，所以腿部支撑最好采用活动腿架，经阴道操作或宫腔镜手术时大腿部可屈曲抬高，腹腔镜手术操作时大腿部可降低，最大限度减少了由大腿部的阻挡引起的操作不便，如果只有固定腿架可供使用时，因经阴道操作相对较少，大腿部位置应尽可能低平，以避免对腹腔镜手术操作的干扰。

（2）通液装置。通液装置通常采用金属制作，除了能够进行输卵管通液外，还可以当作子宫操纵器。其安装相对复杂，需要探清楚宫腔方向和测量宫腔深度，以防止通液管插入方向错误或插入过深造成子宫穿孔；插入过短则起不到子宫操纵器的作用。因此，需要根据宫腔深度调整堵塞宫颈外口的锥形橡胶塞的位置并固定妥当。另外，还需要较长时间夹持宫颈外侧壁，此可能引起宫颈撕脱性损伤出血和通液装置脱落。更为重要的是，必须保证锥形橡胶塞严密堵塞宫颈外口，不然则会发生通液时液体漏出，造成近子宫端输卵管阻塞假象。

也有采用 10 囊导尿管通液者。气囊导尿管的管径较细，还有内置的支架支撑且软硬度适宜，不至于太软而不能插入宫腔，太硬则安插过程中可能引起损伤。因而其安装相对简单，只需要直接插入宫腔，气囊内注入灭菌注射用水或生理盐水即可。固定和防止脱出通液时夹闭引流管腔末端，注射针刺入管腔即可完成通液。但是，气囊内注入液体量以 2~3 mL 为宜。太多可致气囊体积过大，宫腔膨胀挤压明显，从而挤压引流管腔，导致通液阻力过大，或通液失败，或者液体进入一侧宫角，造成另一侧输卵管近子宫端阻塞假象；气囊内注入液体过少，则气囊膨胀不全，通液时随着宫腔内压力增加，气囊可能脱出宫颈口外，或堵塞宫颈管不全引起漏液。此外，采用气囊导尿管时无法经阴道操纵子宫。

（3）巾钳提拉腹壁。采用巾钳钳夹提拉腹壁的益处在于，气腹针和第一套管针穿刺腹壁时能够很好地控制腹壁起伏，防止穿刺引起肠管和腹膜后血管损伤。也有在第一套管针穿刺前将气腹压力增加至 20 mmHg，并按报上腹部进一步提升腹内压，然后用套管针直接经脐部切口刺入腹腔者。此方法避免了巾钳钳夹引起的脐周皮肤破损，但危险性较大，只有少数有经验的手术者采用。

（4）套管针穿刺。套管针穿刺点位置因操作者的习惯而异，在下面介绍的穿刺点位置中，术者右手操作穿刺点（第五穿刺点）尤其重要。第五穿刺点至脐部和第二穿刺点的距离相等，且应大于 5 cm，目的是避免手术过程中器械之间的相互干扰，妨碍操作。此外，除了脐部穿刺切口为放射状以避免切断血管外，其他三个切口都应顺着皮纹方向切开，有利于减少术后瘢痕形成。切口深度以切开皮肤为宜，过深会引起皮下血管损伤而出血。

（5）输卵管阻塞部位切除。输卵管阻塞部位查找和彻底切除是本术式成功的关键，输卵管峡部结扎部位两侧的输卵管通常不会有阻塞，只需切除少许瘢痕组织即可显露输卵管横断面及管腔，吻合后通畅率和术后妊娠率都较高。而对于输卵管炎症性阻塞者，往往存在多部位输卵管管腔阻塞，需仔细查找，彻底切除，不可遗漏。有时需要经宫腔镜输卵管插管疏通，才能查清严重阻塞部位。远端输卵管阻塞部位也可以通过该方法进行检查和疏通。

切除阻塞输卵管时尽可能采用冷刀，即剪刀剪切的方式完成，瘢痕组织应切除彻底，一定要看到两断端的正常输卵管黏膜；单极电刀切割可能引起输卵管断端坏死和血管闭合；止血应看清出血点后再用尖端双极电凝止血；止血时应“点到为止”，既要充分止血，又要防止凝固范围过大引起组织坏死和血供受损。这些都不利于吻合口愈合。

（6）两次输卵管通畅度检查。输卵管通畅度检查是保证术后输卵管通畅的重要步骤。第一次通液是为了查清阻塞部位并彻底切除；第二次是检验吻合后输卵管是否存在吻合口漏，是否全程通畅，有助于防止吻合过程中引起的阻塞。

（7）吻合质量。输卵管端-端吻合时要求输卵管两断端对合良好，用细针线和惰性缝线，缝合针数越少越好，以 2~4 针为宜，不宜过多，有利于吻合口愈合和术后局部炎性反应等。峡部端-端吻合者，输卵管管径较窄，缝合两针即可；管径较宽者，可酌情于两针之间输卵管侧壁各增加缝合 1 针，防止吻合口漏；但又不能缝合过密，以避免术后瘢痕性狭窄、愈合不良等并发症。吻合术中，缝合进针的顺序因术者操作习惯、缝合技术、左右侧输卵管、系膜缘和对系膜缘的不同而异，术者应酌情调整进针方向和顺序。无论怎样缝合进针，都应将线结留在输卵管外而不是管腔内。

（8）输卵管支架。输卵管端-端吻合术后是否安放支架一直存在争议。过去采用开腹显微外科手术吻合输卵管，有时会采用输卵管支架以防止吻合口狭窄。但放置支架后是否真的能够防止吻合口狭窄，是否可能导致逆行感染，支架材料及其局部刺激是否会引起输卵管管腔炎性粘连，术后何时以及如何取出支架等都存在争议。此外，腹腔镜术中如何放置输卵管支架也存在争议。现在已经少有放置输卵管支架的报道。

（9）联合宫腔镜检查或手术。子宫腔内存在病变或异常者可在腹腔镜输卵管端-端吻合术中同时进行宫腔镜电切术，祛除病变，以利术后受孕。术前检查提示子宫腔无异常者可考虑宫腔镜检查，以明确有无病变存在，也可在腹腔镜输卵管端-端吻合术中同时进行宫腔镜输卵管插管疏通、通液或指示阻塞部位，以利于阻塞部位的彻底切除和安插输卵管支架。

（10）输卵管插管疏通术。对于子宫输卵管造影检查提示近子宫段输卵管阻塞者，可经宫腔镜进行输卵管插管疏通术。疏通成功者，无须进行输卵管吻合术；疏通失败者，通常建议 IVF-ET；而输卵管间质部及部分峡部疏通后仍有中段阻塞者则可继续实施腹腔镜输卵管端-端吻合术。

（11）粘连预防。目前，预防术后粘连的方法很多，具体哪种方法效果更好仍未可知，争议也很大。这与患者本身的体质、防粘连剂的效用、术后有无感染等都有关系。

（三）宫腔注药

手术时间、方法及禁忌证同输卵管通液，选择庆大霉素、地塞米松、a-糜蛋白酶加生理盐水或低分子右旋糖酐 30~50 mL，隔天 1 次，每月宫腔注药 2~3 次，或复方丹参注射液 14 mL，加生理盐水 20 mL 宫腔注药。

宫腔注药前后 B 超检查对照。根据注液压力大小、注液量、腹痛情况结合 B 超检查子宫直肠（又称窝道格拉斯陷凹）液体量的增加与否，可以判断宫腔注药效果。如果注药的阻力越来越小，表示管腔阻塞部分逐渐被疏通；输卵管完全通畅后第 2 个月可做 HSG，了解输卵管通畅度。如果注药治疗 2~3 次无明显进展，则应停止宫腔注药治疗。

宫腔注药价格便宜，操作简便，不需特殊设备，适用于输卵管近端管腔狭窄、管腔轻度粘连阻塞、黏液栓阻塞或输卵管通畅不良伴输卵管周围轻度粘连的患者。对输卵管积水伞端阻塞及周围粘连疗效不佳。

反复的宫腔操作可能增加子宫和输卵管感染风险，导致医源性的输卵管阻塞、盆腔炎症或盆腔粘连。

第二节　免疫性不孕不育

一、概述

抗体在不孕检查中的作用仍然有争议。一些不孕症患者（尤其是有免疫学因素的患者）可能会出现抗核抗体、抗甲状腺抗原抗体、抗心磷脂抗体等自身抗体的水平升高的状况。特别是与某些自身免疫性疾病（如系统性红斑狼疮、甲状腺疾病、抗磷脂综合症等）相关的患者，这些抗体与不孕症有一定关联。然而，这些自身抗体与不孕症之间的关系并不是完全明确的。并非所有不孕症患者都有这些抗体，且这些抗体的存在是否直接导致不孕症，目前没有一致的结论。

（1）抗心磷脂抗体（ACA）和狼疮抗凝物（LAC），血清学检测抗体。

（2）抗精子抗体（AsAb）、抗核抗体、抗单链、双链 DNA 抗体等相关抗体，目前仍没有一致性的、确定性的证据支持这些抗体与免疫性不孕相关。

治疗原则：若被查出 ACA 或 LAC 血清学阳性的不孕患者，可采用肝素和阿司匹林治疗。但目前为止仍无已确证的有效治疗方法可以提高该抗体阳性患者的临床妊娠率。

二、女性自身免疫性不孕的原因

虽然妇女在性交期间阴道内“接种”精子，但通常对精子并不产生免疫。这与妇女阴道内接种脊髓灰质炎病毒结果明显不同，后者在阴道分泌物中检出抗病毒抗体。从另一方面来说，妇女的免疫系统能够局部分泌球蛋白。有3%~10%妇女在血清内无抗精子抗体存在情况下，阴道宫颈分泌物中可检出抗精子抗体。此时，如果性交后试验显示精子存活率低，有必要对宫颈黏液进行检查研究。

关于妇女存在抗精子抗体的临床意义，WHO生殖免疫精子参考库提供的并经临床确定血清样本的研究结果表明，在已知有生育能力的血清样本中，有低水平的抗精子抗体的占15.6%~35.0%，中等水平的占3%~9%，未检出高水平（高水平指免疫珠试验血清稀释1∶4、精子结合率占80%或更多的抗精子抗体），分析的结论是血清稀释度大于1∶10、精子结合率接近100%时，在免疫性不孕方面才有临床意义。

三、女性生殖道中的免疫球蛋白

（一）阴道与宫颈中的免疫球蛋白

阴道液是阴道黏膜的漏出液和宫颈分泌液的混合物。在阴道液中检出IgG（免疫球蛋白G）和IgA（免疫球蛋白A）和少量IgM（免疫球蛋白M），此分泌液全部IgA中约70%是分泌性的，表示是局部制造的。在全身及阴道免疫接种时，阴道和宫颈分泌液中曾出现特异性抗体。动物实验表明，黏膜存在一个共同免疫系统，即使远离抗原接种部位的黏膜腺体，也可能分泌针对该抗原的IgA抗体。这一发现说明免疫应答可在全身多个黏膜部位协同发生。另外，在宫颈黏液中也曾检出对数种微生物的特异性抗体。

（二）子宫免疫球蛋白IgG，IgA和SC

应用间接免疫荧光技术都在子宫内膜分泌液中检出，IgM量很少。能透析的IgA和IgG含量有月经周期性变化，排卵期前后的水平高于增生期。

（三）输卵管中的免疫球蛋白

免疫球蛋白IgA和IgG均曾在输卵管内检出。在用猴子做的试验中，雌二醇可能在输卵管生产免疫球蛋白上起调节作用。

有人曾将血浆内抗精子抗体与阴道分泌液、子宫、输卵管液和腹膜液的抗精子抗体做比较，结果发现针对精子抗原决定部位的免疫球蛋白主要是IgA类的抗精子抗体，这种抗体存在于宫颈输卵管灌洗液中，而血清内则没有，这一发现表明抗精子抗体是在生殖道局部制造的。

此外，女方宫颈黏液中抗精子抗体是干扰精子功能的主要因素，精子通过含有AsAb的宫颈黏液时，可能受到严重损害。因此，采用宫腔内人工授精法可以避开这种干扰因素。

四、常见的免疫性不孕

自身免疫抗体（或称自身免疫现象）不仅存在于全身自身免疫性疾患，如系统性红斑狼疮、慢性肾炎等，也见于子宫内膜异位症、慢性盆腔炎、盆腔粘连等盆腔器质性病变、不明原因性不孕、复发性自然流产以及反复 IVF 失败者。对于自身免疫异常与不孕的关系，目前知之甚少，而关于自身免疫异常导致反复性（或复发性）流产（HA）的病理机制研究及其诊断与治疗已有进展。复发性流产发生率约 1%，除了染色体、生殖道解剖结构、内分泌异常及生殖道感染外，50%以上患者流产原因尚不明。近年来的研究结果表明，原因不明的复发性流产部分与免疫学异常有关，学者将其分为自身免疫型复发性流产与同种免疫型复发性流产两大类。探讨自身免疫异常与不孕症及复发性流产的前提是，尽量排除遗传、配子质量、解剖、感染、内分泌失调等因素。而免疫性不孕及反复流产的相关自身免疫抗体包括抗精子抗体、宫颈黏液及血内抗精子抗体、抗子宫内膜抗体、抗透明带抗体、抗卵巢抗体、抗滋养叶细胞抗体、封闭抗体（因子）。封闭抗体又包括同种免疫型抗体，即抗丈夫 HLA-D/DR 或抗滋养叶细胞抗体、孕酮诱导型封闭抗体、抗磷脂抗体、抗甲状腺抗体等。以上所述尚在探讨中。故仅在男性检查、妇科检查、基础体温呈双相、双侧卵巢储备功能、子宫内膜容受性、排卵过程（包括卵泡、内膜）、黄体功能、输卵管通畅等皆正常，且性交后试验（PCT）正常的情况下，可酌情考虑。

（一）抗精子抗体（As-Ab）导致的不孕

（1）血内检测到抗精子抗体，包括凝集和制动抗体等，其临床意义尚有争议。

（2）局部抗精子抗体，如宫颈黏液内抗体存在，特别与不良 PCT 试验相关者，可能有一定临床价值。

（3）应用避孕套避孕至少 3~6 个月。

（4）类固醇激素抑制疗法。有一定不良反应，甚至危险性。

（5）中药，如还精煎等可给予试服。

（6）对难治者，可建议试用宫腔内人工受精（IUI）、配子输卵管内移植（GIFT），甚至 IVF 等（越过宫颈因素，甚至整个女性生殖道途径等）。

（二）抗子宫内膜抗体（EMAb）导致的不孕

子宫内膜异位症迄今仍属“谜样疾病”，系相对性不孕因素。除严重者导致盆腔、输卵管解剖结构改变外，其降低生育力的机制尚未阐明，曾有研究报道，盆腔子宫内膜异位症患者中约 50%检出自身免疫抗体；IVF 妊娠率在自身免疫抗体阳性组比在阴性组明显较低，阳性组经用泼尼松治疗后 IVF 妊娠率增高，与对照组（无子宫内膜异位症组）相仿。

（三）抗磷脂抗体综合征（APS）

抗磷脂抗体阳性并伴有血栓形成或病理妊娠的一组临床征象，称为抗磷脂抗体综合征。抗磷脂抗体综合征的主要病理改变是由抗磷脂抗体的靶抗原磷脂/磷脂结合蛋白的复合物引起的。

1999年，日本Sappora国际研讨会发布《关于APS的初步分类诊断标准的国际共识声明》，确诊APS至少需同时存在一条临床标准和一条实验室标准。

（四）有关抗磷脂抗体——自身免疫性抗体导致的不孕

抗磷脂抗体是一种强烈的凝血活性物质，激活血小板，促进凝血功能导致血小板聚集，血栓形成。同时，可直接造成血管内皮细胞损伤，加剧血栓形成，使胎盘循环发生血栓栓塞，胎盘梗死，胎死宫内，发生流产（子宫内膜血供不足）。

此类抗体中以抗心磷脂抗体（aCL）和狼疮抗凝物质（LAC）研究最为深入，也被认为最具临床价值。其他相关抗体还包括：抗磷脂酰丝氨酸抗体（aPS）、抗磷脂酰肌醇抗体（aPI）、抗磷脂酰乙醇胺抗体（aPE）及抗磷脂酸抗体（aPA）等。临床上通常联合检测aCL与LAC，同时可筛查自身免疫指标如抗核抗体（ANA）、抗Sm抗体、抗RNP抗体、抗SSA/SSB抗体等。建议每月复查一次，连续三次阳性可提示自身免疫性复发性流产的可能。

30岁以上的妇女生育力可能开始降低，年龄大于40岁者生育率约为年轻妇女的50%，而自然流产率则增加2~3倍。除盆腔器质性疾患、内分泌失调、卵子质量老化外，子宫内膜容受性降低是其主要因素，后者与子宫血供有关。有人对ART后妊娠结局与“着床窗”期宫腔镜所见回顾性研究发现，腺口呈指环状且血管网发育良好组比腺口呈点状且血管发育不良组的早期自然流产率明显较低；必要时于黄体期做直视下定位后内膜活检和组织学评估。

有报道，ART前1~3个月应做阴道B超、宫腔镜检查，排除或矫治子宫内病变，若有条件，评估“着床窗”或“黄体峰”期子宫内膜状况；子宫内膜发育不良者，应给予矫治。如各种类型、剂量、方案的雌、孕激素刺激疗法；增进子宫血供治疗，如阿司匹林、万艾可等。有报道4例妇女因血供不足而子宫内膜发育不良（内膜厚度<8 mm），经反复IVF均失败，予以万艾可阴道栓治疗，结果血供增加，除1例严重子宫腔瘢痕粘连外，其余3例子宫内膜皆发育达10 mm以上，再给予IVF后均获得成功妊娠。

五、免疫性不孕诊断

（一）病史

详细询问患者有无生殖道感染、外伤、手术史。

（二）体格检查

重点在生殖器官检查。注意检查宫颈有无异常，子宫的位置、大小、形态、质地、活动度、有无压痛；附件有无增厚，有无包块、压痛；子宫骶韧带和直肠陷窝有无结节、触痛等。

（三）实验室检查

1. 免疫学检查

局部（如宫颈、精液、子宫内膜等）抗体浓度的检测临床意义较大，血液中抗体的检测（如 AsAb，AOAb，ACA，EMAb 等）只能作为间接证据。

2. 性交后试验（PCT）

检测精子对宫颈黏液穿透性和相容性的试验。PCT 呈阴性者，应检测宫颈黏液中的 AsAb。

（四）免疫性不孕的诊断标准

（1）不孕期超过 2 年。

（2）排除致不孕的其他原因。

（3）可靠的检测方法证实体内存在抗生育免疫。

（4）体外实验证实抗生育免疫干扰精卵结合。

上述 4 项标准中，满足前 3 项可做出免疫性不孕症的临床诊断；若同时满足 4 项标准则肯定临床诊断。

六、治疗

（一）消除致病诱因

积极治疗生殖道炎症，避免不必要的手术操作。

（二）避免抗原接触

女性抗精子抗体阳性，可用避孕套隔绝 6~12 个月，待抗体转阴或抗体滴度明显下降后排卵期过性生活。但是，因为患者本身存在不孕，因此，应该详细了解不孕原因，针对血清抗精子抗体阳性的患者，排除其他不孕的原因后，与其他疗法联合应用治疗不孕症。

（三）治疗合并症

治疗子宫内膜异位症及其他自身免疫性疾病。

（四）免疫抑制剂

主要用类固醇类激素。皮质激素对抗体的消除不具特异性，不因多种抗体并存而增加用量，治疗作用可保持半年。对免疫性不孕患者的方法有局部疗法、低剂量持续疗法、大剂量间歇疗法。使用类固醇激素虽能抑制抗体，但不良反应较明显。

（1）泼尼松 5 mg/d，连用 3~12 个月，停药时逐渐减量。

（2）地塞米松 2. 25 mg/d，3 天后改为 1. 5 mg/d，2 天后改为 0. 75 mg/d，2 天后再改为 2. 25 mg/d，反复交替使用数周至 6 个月。

（3）大剂量皮质激素。泼尼松 60 mg/d×7 天。甲泼尼龙 32 mg，每天 3 次，共 3~7 天，每个月 1 个疗程。不良反应大，目前较少使用。

（五）局部疗法

用氢化可的松栓置于阴道内，用于宫颈黏液中 AsAb 阳性者。

（六）丈夫淋巴细胞注射免疫治疗

（1）适应证。

①自然流产或稽留流产次数达 2 次或 2 次以上。

②夫妻染色体核型分析正常。

③患者系统检查无异常（包括生殖道解剖结构及内分泌检查正常）。

④自身抗体检查阴性。

⑤夫妇血型不合检测阴性。

⑥封闭抗体阴性（丈夫淋巴细胞毒实验阴性）。

（2）治疗前实验室检查。夫妇双方染色体检查，女性生殖道解剖结构及内分泌检查，自身免疫抗体检查，夫妇血型不合检测，肝炎系列及梅毒、艾滋病等筛查。

（3）免疫治疗步骤。无菌肝素抗凝，抽取丈夫外周血 15 mL。将抗凝血放入无菌烧瓶内，生理盐水（NS）稀释一倍。取稀释血液按 1∶2 比例，小心叠加在淋巴细胞分离液上，分离淋巴细胞。以 2000 r/min 离心 30 分钟。红细胞、血小板沉于管底，在分离液与稀释血装界面上有云膜状薄层，即所需淋巴细胞层。用吸管小心吸出淋巴细胞层，放置试管内，加 NS 5 mL，离心 10 分钟。吸取上清液，重复混匀、离心 5 分钟。吸取上清液，加 NS 1 mL，混匀吸入 1 mL 注射器，调整浓度为 3×10^{6}/mL 备用。分别于前臂皮内或皮下注射，观察 20 分钟。

（4）治疗方法。每 3 周治疗 1 次，4 次为 1 个疗程。4 次后 3 个月内如妊娠，按上述方法加强 1~2 次。如未妊娠，进一步检查，在排除其他不孕症的条件下，重新治疗 1 个疗程。根据统计资料，原因不明的复发流产，主动免疫治疗，有效率为 85%左右。

（5）不良反应。由于免疫治疗时间不长，近期不良作用除一例发生过敏外，其余未发现不良作用。远期效应及不良作用尚待研究。

（七）维生素 E 及维生素 C

维生素 E 可减少抗原产生，加速抗体消除。维生素 C 可加强维生素 E 的作用。因此，在免疫性不孕症的治疗中，应常规应用。

维生素 C：100 mg，2~3 次/天；维生素 E：100 mg，1~2 次/天。

（八）人工授精

1. 夫精人工授精（AIH）

将丈夫精液洗涤后注入宫腔。新鲜精液用 4%人清蛋白稀释液反复洗涤 3 次将去除大部分精子抗体。最近报道用特异性 IgA 蛋白酶体外处理精子使结合抗体的精子数从 90%降至 10%以下，可能是一种有潜力的方法。

2. 供精人工授精（AID）

确诊男方为免疫性不育，经夫妇双方同意可行 AID。

（九）IVF-ET 和 ICSI

明显提高 AsAb 和抗透明带抗体阳性患者的妊娠率，但是对其他抗体阳性者，效果不佳。

（十）主动免疫和（或）被动免疫治疗

针对抗滋养层细胞膜抗体阳性的流产患者，在完善流产相关原因检查后，行主动免疫或被动免疫治疗。

第三节　子宫内膜异位症

子宫内膜异位症（EMT）是妇科常见疾病，主要症状为疼痛与不孕，严重影响妇女身心健康和生活质量，也给社会带来巨大的经济负担。EMs 的治疗方式目前主要包括手术治疗和激素治疗，两种疗法花费大，且存在不良反应较多、复发率较高的问题。EMs 的发病机制目前仍不明确，自 EMT 被首次报道以来，学者们已提出多个假说，但单个学说不能完全解释 EMT 的发生。近年来，虽有大量关于 EMT 的发病机制研究报道，但大多基于动物实验或小规模的临床研究，更缺乏深度转化医学研究佐证，因此并未取得实质性进展，EMT 尚存在诸多问题，急需深入探究。

一、临床表现

（一）痛经

为继发性进行性加重，常于经前 1～2 天开始，月经开始达到高峰，痛经主要在下腹部和腰骶部，也可在下腹一侧或双侧。月经干净后随异位膜出血停止而疼痛渐缓解，并逐年加重，难以忍受。

（二）月经异常

以经量增多经期延长为主。

（三）不孕

重度子宫内膜异位症患者不孕的原因可能与卵巢功能发生改变、卵巢周围盆腔粘连、输卵管位置改变、子宫后倾等有关，因而影响了吸收卵子及运送卵子功能。轻度内膜异位症患者的不孕可能与下列因素有关。

（1）异位内膜分泌的前列腺素改变了输卵管的活动度。

（2）内膜异位症常并发未破裂卵泡黄素化综合征，即卵泡不排卵但有黄素化，因而不孕。

（3）卵巢黄体期功能不足。

（4）异位内膜出血诱发的组织纤维化与浆细胞、淋巴细胞浸润以及吞噬细胞增多可能就是一种免疫过程，这种自身免疫反应可干扰早期受精卵的着床并由精子和卵子在会合过程中吞噬而导致不孕。

（四）性交痛及肛门坠胀感

由直肠子宫陷凹或阴道后穹隆内膜异位结节所致。

（五）急腹痛

卵巢的子宫内膜异位囊肿（或称作巧克力囊肿）。当囊内压力增高时，囊内液就可能穿破囊壁的薄弱点而流入腹腔，引起急性腹痛和腹膜刺激征，因此巧克力囊肿破裂与异位妊娠破裂的症状相似，常被妇科医师误诊为异位妊娠，经开腹手术才确诊为子宫内膜异位症。

（六）发热

盆腔子宫内膜异位症患者，可以有低热。因此，常误诊为生殖道结核。发热常在月经后出现，可能是局部陈旧出血被吸收引起的。

二、病史采集与临床表现

（一）病史采集

子宫内膜异位症的症状因异位内膜的部位不同而不同，并与月经周期有密切关系。子宫内膜异位症与不孕高度相关。因此，在病史采集过程中，除现病史外，还需详细询问患者的月经史、婚育史。

1. 现病史

（1）痛经。患者常有痛经，并呈进行性加剧趋势。一般多在月经前 1～2 天开始出现下腹及腰骶部胀痛，月经第一天最严重，以后逐渐减轻，直至月经干净后缓解。当病变累及子宫骶韧带或阴道直肠隔时，疼痛可向臀部、肛门、会阴及大腿内侧放射。疼痛严重程度与病变程度并不完全呈正比，部分患者病变虽较严重但无痛经与腹痛。子宫骶韧带附近的病灶即使较小，也常有明显的痛经；而较大的卵巢内膜异位囊肿却可以毫无症状。

27%～40%的患者无痛经，因而痛经并非诊断子宫内膜异位症的唯一证据。

（2）月经失调。患者常有月经量增多，经期延长或周期紊乱，少数患者还可出现月经量减少。

（3）不孕。子宫内膜异位症与不孕呈高度相关。在异位症病例中，不孕的发生率为 30%～40%，而不孕症患者中 30%～50%患子宫内膜异位症。引起不孕的原因可能与子宫内膜异位症致盆腔解剖结构破坏、盆腔内微环境改变，卵巢功能异常等有关。

（4）性交痛。病灶位于直肠子宫陷凹、子宫骶韧带或阴道直肠隔，或有极度后倾固定的子宫时，性交可引起疼痛。一般于月经前性交痛更为明显。

（5）急性腹痛。卵巢巧克力囊肿的囊壁如果发生破裂，致使巧克力样内容物流入腹腔，刺激腹膜，可引起剧烈腹痛，并可伴有恶心、呕吐、肛门坠胀等症状。

（6）盆腔以外部位病灶异常出血。气管内膜异位病灶会导致月经时小量咯血或大口咯血；胸腔子宫内膜异位病灶可引起月经期气胸、血胸或咯血，常见于右侧胸膜或肺组织内。输尿管膀胱内膜异位症可导致月经期血尿，输尿管内病灶增大还可以阻塞管道，引起肾盂积血、积液等并发症；直肠内病灶致周期性便血。手术后腹壁瘢痕异位症可出现周期性瘢痕处疼痛和逐渐增大的肿块。

2. 既往史

先天性生殖道畸形患者如无孔处女膜、先天性无阴道、宫颈闭锁患者，可致经血逆流，子宫内膜异位症发生的危险性增加。既往曾行剖宫产进入宫腔内的经腹手术（如较大肌瘤切除术）可以导致子宫内膜盆腔种植而引起子宫内膜异位症。不孕症患者行输卵管通畅试验及通液治疗，子宫内膜可能被推入盆腔而致子宫内膜异位症。

3. 生育史

子宫内膜异位症患者多伴有不孕。而多次人工流产患者，子内膜异位症发生危险性增加。

4. 家族史

有子宫内膜异位症家族史者比无家族史者发病率高出 7 倍左右。子宫内膜异位症与遗传有关，可能为多基因遗传。

（二）体格检查

（1）妇科检查子宫稍大或正常，后倾固定不动，一侧或双侧有不活动的囊肿，伴轻压痛，内膜异位囊肿直径大小多不超过 10 cm。

（2）子宫后壁、直肠子宫陷凹、子宫骶骨韧带有米粒至蚕豆大小不等的硬结节，触痛明显。病变累及阴道直肠隔时，可在该处触及或看到紫蓝色的结节。如在子宫膀胱陷凹部位触及硬结，则考虑内膜侵及膀胱壁。

（3）骶骨韧带往往变粗肥厚，有压痛。

（三）辅助检查

1. 实验室检查

（1）CA125（糖类抗原 125）。子宫内膜异位症患者血清 CA125 浓度升高，但一般不超过 200 U/mL。血清 CA125 浓度与子宫内膜异位症的临床程度呈正相关，故 CA125 测定可以监测内膜异位病变活动情况。若药物或手术治疗有效，CA125 值下降，复发时又升高。

（2）抗子宫内膜抗体。抗子宫内膜抗体是子宫内膜异位症的标志抗体，其产生与异位子宫内膜的刺激及机体免疫内环境失衡有关。患者经达那唑及 GnRHa 治疗后，血清中抗子宫内膜抗体会明显降低，故测定抗子宫内膜抗体有助于子宫内膜异位症的诊断与疗效观察。

2. 特殊检查

（1）超声检查。超声检查可了解子宫大小形态。子宫腺肌瘤者，子宫均匀增大，肌壁间有散在不规则无回声区，内膜线偏移。卵巢子宫内膜异位囊肿见囊内呈密集光点，可见贴壁光块，囊壁较厚，囊肿与子宫关系密切。

（2）腹腔镜。腹腔镜目前是诊断子宫内膜异位症的最佳方法，特别是对于盆腔检查和 B 超均无阳性发现的不孕或腹痛患者，是唯一手段，腹腔镜下可以进行活检确诊，还可以治疗子宫内膜异位症，如电凝异位病灶、囊肿穿刺冲洗、囊肿剥除和切除。

子宫内膜异位症的腹腔镜下表现：局部内膜异位症病灶早期为红色病变，继而发展为棕色病变、黑色病变。当纤维化时为白色病变。镜下可见盆腔腹膜充血、腹膜窗样结构、白色斑块、水疱样病变，出血病灶、腹膜皱缩、瘢痕形成、紫色或褐色病灶、囊肿形成和盆腔广泛粘连等。

腹腔镜的不足之处是无法发现微小病灶，且不能反复施行。腹腔镜检查的最佳时间是经后即进行，可明显提高子宫内膜异位症的检出率。

（3）子宫输卵管造影（HSG）。HSG 对子宫内膜异位症的诊断价值在于了解病变的程度，特别是对宫腔的影响和输卵管通畅度的影响，子宫内膜异位症的 HSG 影像图特征如下。

①子宫不规则增大，宫体边缘有小囊状阴影。

②子宫内有树枝状或火炬状阴影，宫体和宫底的两侧缘有毛刷状改变。

③双侧输卵管可受压，也可因粘连而增宽。

④造影剂在盆腔内弥散不均匀。

（4）CT 或 MRI 检查。CT 扫描其病灶多表现为边界轮廓不清，密度不均匀，如有出血者可表现为高密度。卵巢子宫内膜异位囊肿 MRI 信号呈多样性特征，囊内形成方层状结构，囊肿边缘锐利。可根据 T_1 加权像显示高信号、T_2 加权像部分显示高低混杂信号诊断卵巢子宫内膜囊肿。

（四）子宫内膜异位症合并不孕的生育能力评估

1. r-AFS 评分

常用的 EMT 分期方法是美国生殖医学会（ASRM）1996 年修订的 EM 分期（AFS）法，主要根据腹膜或卵巢病灶的大小及浸润深度，卵巢与输卵管粘连的范围以及粘连的程度，直肠子宫陷凹的封闭程度进行评分。该分期法使临床医师能够在基本相同的基础上评价疾病的严重程度以及比较临床试验的预后。

该分期系统将 EM 分为四期［Ⅰ期（轻型）1~5 分；Ⅱ期（轻型）6~15 分；Ⅲ期（中型）16~40 分；Ⅳ期（重型）超过 40 分］，是目前认可度最高的分期系统。但是，在反映和评估不孕患者的生育潜能和预测生育结果时，仍具有局限性，不能很好地与治疗后受孕结局相关联。

2. 子宫内膜异位症生育指数（EFI）

EFI 是在 ASRM 1996 分期系统的基础上，对患者年龄、不孕年限、既往生育情况、输卵管及其伞端结构和卵巢的功能进行量化评分，具体评估患者的生育能力。EFI（生育指数 = 病史因素总分 + 手术情况总分）对 EM 相关不孕患者腹腔镜术后妊娠方式的选择有一定预测价值。

EFI 满分为 10 分。r-AFS 评分在总分中贡献甚小，而输卵管功能状况具有最重要的价值。相应的输卵管功能评分标准依据输卵管功能评分系统（LF）。

（1）功能正常（4 分）。伞端结构正常，输卵管活动不受限，无粘连，输卵管通畅。

（2）轻度功能受损（3 分）。伞端结构正常，轻微粘连，可以分离，输卵管通畅或加压后通畅。

（3）中度功能受损（2 分）。分离粘连后可见正常结构的伞端，粘连重，可分离，输卵管通畅或加压后通畅。

（4）重度功能受损（1 分）。伞端结构消失，粘连重，输卵管不通，开窗后通畅。

（5）功能丧失（0 分）。输卵管不通。

EFI 主要用于预测不孕妇女腹腔镜手术分期后自然妊娠情况，评分越高，妊娠机会越大，反之亦然。有临床研究显示，EFI 总分为 9～10 分时，患者的 3 年累积妊娠率在 70%以上；EFI 为 0～3 分时，患者的 3 年累积妊娠率不到 10%。

某医院对子宫内膜异位症腹腔镜术后的随访研究发现，EFI 在 8 分及 8 分以上者，期待妊娠将获得较高的自然妊娠机会，而 8 分以下者则应在术后积极考虑辅助生殖治疗。

目前，EFI 已经为越来越多的同行所接受和采用。2011 年 9 月，在世界 EMT 大会的不孕症专题交流中，EFI 已成为主流评估系统，提示 EFI 可能是一个评估和预测 EMT 患者生育力的简便、可靠的评估系统。但该评估系统仍有赖于更多的临床研究和实践。

三、治疗

子宫内膜异位症的治疗要对患者年龄、症状轻重、病变部位和范围以及对生育的要求等综合考虑后进行。

（一）观察病情

观察病情仅适用于盆腔病变不严重、无症状或症状轻微者。子宫内膜异位症常伴有不孕症，一旦妊娠或服用性激素使排卵受到抑制时，病变和临床症状能够减轻或缓解。因此，对年轻、要求生育的妇女，应做有关不孕的各项检查，促使尽早受孕。若经期有轻微腹痛者，应用镇静止痛药物对症处理。一般可每半年随访一次，并做妇科检查，若发现症状和体征加重，则应及时改变治疗方法。

（二）治疗方案选择

治疗时主要考虑的因素：①年龄；②生育要求；③症状的严重性；④既往治疗史；⑤病变范围；⑥患者的意愿。

1. 有生育要求的治疗方案

对有生育要求的子宫内膜异位症患者，应首先行子宫输卵管造影（HSG），输卵管通畅者，可先采用抑制子宫内膜异位病灶有效的药物（如避孕药、内美通或 GnRHa 等）3～6 个周期，然后给予促排卵治疗，对排卵正常但不能受孕者，应行腹腔镜检查以明确有无盆腔粘连或引起不孕的其他盆腔因素。若 HSG 提示病变累及输卵管影响输卵管通畅性或功能，则应行腹腔镜检查确诊病因，在检查的同时完成盆腔粘连分离、异位病灶去除及输卵管矫正手术。EMT 患者术后半年为受孕的黄金时期，术后 1 年以上获得妊娠的机会大大下降。

有学者认为对 EMT Ⅰ～Ⅱ期不孕患者，首选手术治疗，在无广泛病变或经手术重建盆腔解剖结构后的盆腔内环境最有利于受精，子宫内膜的容受性也最高，应积极促排卵尽早妊娠或促排卵后行 IUI 3 个周期，仍未成功则行 IVF。对Ⅲ～Ⅳ期子宫内膜异位症不孕患者进行手术后短期观察或促排卵治疗，若未妊娠，则直接进行 IVF 或注射长效 GnRHa 2～3 支后，行 IVF-ET。对病灶残留，子宫内膜异位症生育指数评分低者，术后可在用 GnRHa 治疗 3 周期后行 IVF。

2. 无生育要求的治疗方案

对于无生育要求的子宫内膜异位症患者，治疗并控制病灶，以最简便、最小的代价来提高生活质量。治疗方法可分为手术治疗、药物治疗、介入治疗、中药治疗等。手术是第一选择，腹腔镜手术为首选。手术可以明确诊断确定病变程度、类型、活动状态，通过切除减灭病灶，分离粘连，减轻症状，减少或预防复发。

子宫腺肌瘤症状较严重者，一般需行次全子宫切除或全子宫切除术。年轻且要求生育者，如病灶局限，可考虑单纯切除病灶，缓解症状，提高妊娠率，但子宫腺肌瘤的病灶边界不清又无包膜，故不宜将其全部切除，因此复发率较高。疼痛较轻者，可以药物治疗。

（三）激素治疗

甲基睾酮，每日舌下含服，连续 3～6 个月，口服达那唑，出现闭经后逐渐减量，从月经第 5 天开始服药，连续 6 个月；甲羟孕酮，于月经第 6～25 天服药，可连续服用 3～6 个周期；妇康片（炔诺酮）于月经第 2 天开始服药连续 9 个月。孕激素对子宫腺肌瘤无效。

1. 孕激素类药物

常用甲羟孕酮，自月经周期第 6～25 天服药，4～8 mg/d，以抑制排卵，可连续用药 3～6 个周期。也可用炔诺酮或甲地孕酮等做周期治疗。就患者对药物的耐受性、成本以及安全性而言，无论是单一的药物治疗，还是术后的辅助治疗，孕激素都是作为治疗子宫内膜异位症的一线药物之一。

单一高效孕激素在体内的作用机制为孕激素作用于垂体，抑制垂体促性腺激素释放，制造低雌激素水平的环境。同时，孕激素可直接作用于在位和异位内膜，降低内膜的增生能力，使内膜发生蜕膜化，导致内膜萎缩。有研究结果表明子宫内膜异位症患者采用孕激素治疗后，92% 的患者痛经缓解，89% 的患者慢性盆腔疼痛缓解。Cheewadhanaraks 研究发现，肌肉注射长效醋酸甲羟孕酮 150 mg/12 周，24 周后疼痛评分（VAS）明显降低，但对痛经的缓解，不如连续口服避孕药治疗 24 周者。对于晚期无生育要求且有明显手术禁忌患者，可长期服用长效醋酸甲羟孕酮。

临床上常用的孕激素治疗方案有以下几种。

（1）醋酸炔诺酮。醋酸炔诺酮为孕酮衍生物，起始量为 5 mg/d，以 2.5 mg/d 的增量逐渐增加至 20 mg/d，持续 6 个月至 1 年。

（2）醋酸甲羟孕酮。醋酸甲羟孕酮即甲羟孕酮，20~30 mg/d，持续 3~6 个月。

（3）炔诺酮。19-去甲睾酮衍生物，30 mg/d，连续治疗 6~12 个月。

（4）地诺孕素。近年来，也有报道使用地诺孕素 2 mg/d，口服用药，连续使用 6 个月。地诺孕素在年轻女性体内半衰期为 8~10 小时，在绝经后女性体内为 11~12 小时，主要经过肾脏代谢。在动物模型中，尚未发现有致畸、致癌作用。地诺孕素的作用机制为通过制造局部的高孕激素环境，使异位内膜发生萎缩。对血雌激素水平仅有轻微的影响，对雄激素、盐皮质激素、糖皮质激素水平无影响。Thomas Strowitzki 进行的一项随机多中心对照试验结果显示，地诺孕素在缓解疼痛（包括非经期下腹部疼痛、腰痛、性交不适、排便疼痛等）方面的作用效果并不弱于醋酸亮丙瑞林（LA），90%的患者痛经症状可有改善，70%的患者性交不适缓解。

孕激素类药物的不良反应主要表现为突破性出血、乳房胀痛、恶心、水钠潴留等。同时，可降低高密度脂蛋白在血液中的浓度，致使发生心血管事件（如血栓栓塞）等不良后果的概率有所增加。

2. 假孕疗法

长期服用大量合成孕激素和小剂量雌激素防止突破性出血以造成类似妊娠的人工闭经称假孕疗法。该疗法能使异位的子宫内膜组织产生蜕膜反应，继而坏死，最后被吸收消失。选用甲羟孕酮，第 1 周 4 mg/次，2 次/日，第 2 周 4 mg/次，3 次/日，第 3 周 8 mg/次，2 次/日，第 4 周之后 10 mg/次，2 次/日，连续用药半年至一年。也可用炔诺酮或甲地孕酮等，用药期间为防止突破性出血，可加服炔雌醇 0.1~0.2 mg/d。如停药后有复发，则手术治疗。

3. 雄激素治疗

一般采用小剂量甲睾酮，5 mg，1 次/日，舌下含服，连续 3~6 个月。小剂量含服可缓解痛经，但不能抑制排卵，故有受孕可能。如发现停经应立即停药，以免孕期服药导致女胎男性化。

（1）达那唑。达那唑为 17α-乙炔睾酮的衍生物，其化学结构与雄激素类似。其通过制造高雄激素、低雌激素水平的环境，使得异位内膜萎缩，也称为“假绝经”疗法。其具体作用机制如下：第一，抑制下丘脑性腺激素及月经中期的卵泡刺激素（FSH）、黄体生成素（LH）等垂体促性腺激素的释放，从而抑制卵泡发育和排卵。第二，直接与子宫内膜雄激素受体及孕激素受体结合，抑制子宫内膜增生。第三，通过直接抑制卵巢甾体激素产生提高体内雌二醇、孕酮的清除率，降低体内血雌激素、孕激素水平，使异位内膜萎缩。第四，可直接抑制异位的子宫内膜细胞生长及腺体结构形成。第五，达那唑的药物结构类似于雄激素，因此，在外周血中可通过与性激素结合球蛋白（SHBG）结合，使得外周血中性激素结合球蛋白水平明显降低。同时，可参与抑制类固醇合成的多种酶，从而升高外周血中游离睾酮的水平。由于达那唑的雄激素样结构，其可抑制肝脏合成性激素结合球蛋白（SHBG），从而使血中游离睾酮水平升高。第六，研究结果表明，达那唑还具有调节机体免疫功能的药理作用。腹腔液中的巨噬细胞可促进在位和异位子宫内膜增生。达那唑通过直接作用于巨噬细胞，抑制其合成IL-1，IL-6，TNF，血IL-1，IL-6水平明显降低，可显著改善与子宫内膜异位症相关的免疫异常。

①适应证。适用于轻中度的子宫内膜异位症患者，特别是伴有明显疼痛（包括痛经、慢性盆腔痛、下腹部疼痛、性交疼痛）或经阴道/经直肠B超等检查明确为深部浸润型子宫内膜异位症的患者。对于有生育要求的患者，或术后巩固性治疗，同样适用。

②用法用量。在月经周期的第1~3天开始用药，达那唑400~600 mg/d，分2~3次口服。若未出现闭经，可增加至每次200 mg，每天4次口服，每日用量不超过800 mg。连续服用3~6个月。对于病灶面积广泛、症状较重的患者，用药时间可延长至9个月，但需要密切随访肝功能等不良反应发生情况。

③药物疗效。

A. 疼痛缓解。疼痛与病变局部的血管收缩、炎症反应或粘连有关。大量研究结果表明，达那唑对缓解疼痛有较为显著的疗效，特别是对痛经的缓解，用药期间，患者通常首先表现为痛经缓解，部分患者在接受治疗期间，甚至可以表现为痛经完全缓解。总结多个临床随访观察试验，达那唑对痛经、盆腔慢性疼痛及性交不适的改善率为66%~100%。但停药后，重新出现的比例也相对较高。

B. 对不孕的治疗效果。用药后，累计妊娠率为40%~50%。在目前的研究中，尚未发现达那唑对胚胎存在毒性或致畸作用。

C. 病灶面积改变。Razzi进行的为期一年的临床试验显示，接受达那唑药物治疗前，与治疗6个月后的经阴道B超检查对比，深部浸润型子宫内膜异位症病灶体积从（3.1±1.2）mL减少至（1.9±1.2）mL。病灶体积平均下降（1.2±0.8）mL，有显著性差异。Ollivierre等人的体外研究表明，达那唑可以有效抑制子宫内膜样细胞增生。但研究结果表明，达那唑对病灶面积的减退作用呈现剂量相关性，即低剂量达那唑对异位病灶的缩减效果不甚理想。

D. 复发率。停药后有较高的复发率，10年后复发率为30%左右。随着停药时间的延长，月经恢复后的激素周期性作用增加，复发率逐年增加。5年后的复发率可达50%。目前，一般认为子宫内膜异位症复发与药物剂量负相关，即服药剂量越小，停药后复发率越高。

E. 不良反应。达那唑用药后的主要不良反应与体内高雄激素水平、低雌激素水平有关，且较为明显，如多毛症、痤疮、体重增加、声音粗哑、乳房萎缩、面部潮红、潮热、阴道干涩、性欲改变等。长期用药后，高雄激素水平引起的不良反应可呈不可逆性改变。另外，肝功能异常也较为常见，因此，对于长期用药的患者宜定期检测肝功能水平。一般在停药后2~4周，肝功能即可恢复正常。有研究结果显示，改变给药方式，阴道塞药100~200 mg，其不良反应相对较少。另外，近年来，越来越多的研究关注到达那唑具有升高低密度脂蛋白（LDL）的作用，以及日后促使卵巢癌发生的不良后果。

（2）孕三烯酮。孕三烯酮别名为三烯高诺酮、内美通，化学名为17β-羟基雌甾-4，9，11-三烯-3-酮，为19-去甲睾酮的衍生物。

①作用机制。一方面，孕三烯酮可与孕激素受体（PR）、雄激素受体（AR）及雌激素受体（ER）等结合，表现出强抗孕激素活性和弱雄激素活性。作用机制类似达那唑，通过抑制垂体促性腺激素，使LH和FSH下降，进一步抑制卵巢功能，减少雌激素合成。另一方面，孕三烯酮具有弱雄激素的活性，可使体内游离雄激素水平升高，从而直接抑制子宫内膜及异位内膜，使异位病灶细胞失活及退化。

②用法及用量。自月经期第1~3天开始服用，每次2.5 mg，每周2次，连服3~6个月，最大用量为每周10 mg。

③药物疗效。与达那唑类似，孕三烯酮也属于“假绝经疗法”，对子宫内膜异位症引起的痛经缓解较为明显，有效率为95%~100%，月经紊乱等症状消失也较为明显。FSH、LH、雌二醇（E_2）水平明显下降，提示药物治疗有效。但停药后，随访18个月的复发率在10%左右。停药后，累计妊娠率在52%左右。

④不良反应。用药后平均2个月内均可出现闭经。在停药后4~6周，月经复潮。作为雄激素类似物，孕三烯酮用药后同样可以出现与达那唑相似的不良反应。比如，潮热、痤疮、体重增加等，部分患者可出现点状出血。肝功能损害的发生率也较高，因此，需定期检测肝功能，必要时予保肝治疗。但因用药量比达那唑少，其不良反应也相对较轻，且停药后，包括FSH、LH、雌二醇（E_2）、骨密度等实验室检查指标均可恢复。

4. 三苯氧胺（TMX）

不抑制排卵，通过对抗雌激素受体起作用，血雌激素水平并不下降。能有效控制疼痛症状，但对体征改善不明显，常用量为10 mg，2~3次/日，自月经期开始用6个月左右。三苯氧胺不良反应较小。

5. 促性腺激素释放激素类似物（GnRHa）

其为人工合成的9肽类化合物，其作用与促性腺激素释放激素（GnRH）相同，但是GnRHa与GnRH受体有高度亲和力，作用甚强，长期应用GnRHa可对垂体产生降调作用，导致FSH和LH水平下降，抑制排卵和性激素分泌，产生非周期性的低雌激素环境，有人称此种治疗为药物性卵巢切除。

GnRHa可肌肉注射、皮下注射或鼻喷。皮下或肌肉注射，从月经来潮的第1~2天开始，150μg/次，1次/日，3~6个月为1个疗程。停药后4~6周月经可恢复。用药后患者症状和体征均有明显改善，但受孕率提高不理想。不良反应为低雌激素引起的绝经期症状。

（四）棉酚治疗

醋酸、棉酚20 mg，每日2次，症状缓解或闭经后可逐渐减量，并采用小剂量维持治疗，以巩固疗效。

（五）手术治疗

对于病灶较大而症状严重者，可行子宫切除术。是否保留卵巢，应根据患者的年龄及卵巢有无病变等决定。手术可分 3 种。

①保守性手术。适用于希望保留生育能力，年龄在 35 岁以下，激素疗法 2 年以上仍未受孕者。尽量切除病灶，但保留患者子宫、卵巢（双侧、一侧或部分卵巢）以促进受孕。手术范围包括切除病灶、电灼异位结节、分离粘连、切除卵巢巧克力囊肿、挖除子宫腺肌瘤等。术后还可用短时期激素治疗，使手术难以清除的病灶得以根除。

②半保守性手术。适用年龄在 35 岁左右有子女的患者，手术切除子宫及盆腔内病灶，但保留正常卵巢组织，维持患者内分泌功能。

③根治性手术。适用于年龄超过 40 岁，不需生育者；虽年轻但病变严重，经保守治疗无效者。可做子宫及双侧附件及盆腔内局部病灶切除，以达到根治的目的。

1. 盆腔粘连分解术

除了轻度子宫内膜异位症外，在许多情况下，盆腔子宫内膜异位症常伴有不同程度的盆腔粘连，因此，在异位病灶切除术时或恢复输卵管卵巢子宫正常解剖位置时，都需行盆腔粘连分解术。在不孕症的盆腔粘连术中应提倡剪刀分离粘连，其最主要的优点是创面清洁，对输尿管、肠道及血管周围组织的分离较安全。

2. 深部浸润型子宫内膜异位症病灶切除术

（1）手术指征。

①疼痛症状明显。

②合并卵巢囊肿。

③合并不孕的 DIE 患者，首选手术治疗。对无痛或疼痛症状不明显的单纯的 DIE，可以采取期待或者药物治疗，定期复查。

对于年轻需要保留生育功能的妇女，可以选择病灶切除术，保留子宫和双侧附件；对于年龄大，无生育要求，或者病情重特别是复发的患者，可以采取子宫双附件切除，同时切除阴道或者肠道病灶。

（2）术前准备。

①术前仔细询问症状，仔细进行妇科查体。

②术前评估有无输尿管、膀胱、肠壁的侵犯。阴道直肠隔子宫内膜异位症往往伴有不同程度的肠道受累，如果三合诊检查有明显结节，应进一步进行影像学检查（如超声波、CT 和 MRI、直结肠镜检查），必要时只能行结肠镜检查及活检以排除肠道肿瘤疾病。

对于膀胱可能受累的患者要进行泌尿系影像学检查及膀胱镜检查，以明确病灶的大小和位置。对于输尿管可能受累的患者要进行泌尿系影像学检查和肾功能检查，评估病变范围、受累程度。泌尿系超声是影像学诊断的首选工具，具有无创、可重复、价格便宜的特点，敏感度较高，还可根据积水出现部位、肾实质厚度、泌尿系梗阻程度进行分度。静脉肾盂造影（IVP）、CT 或泌尿系 CT 重建以及磁共振（MRI）、磁共振尿路造影（MRU）等可以提供更加清晰的影像学图像，使梗阻部位更加明确。血肌酐（SCr）、24 小时尿肌酐清除率（CCR）可以评估肾功能，特别是肾血流图可以分别评价两侧肾功能。

③术前的多科协助。对于严重的肠道 DIE，术中肠道损伤风险高，可能行肠管切除的患者，术前外科会诊，评估手术利弊，协商，决定术式，术中协助；对于输尿管 DIE、膀胱 DIE，术前泌尿外科会诊，评估手术，术中协助；对于输尿管 DIE 或者输尿管术中有潜在损伤风险的患者，术前患侧或双侧输尿管置入 D-J 管。

④术前肠道准备。对于后盆腔 DIE 术中可能损伤肠道或者进行肠道手术的患者，术前应进行严格的肠道准备。

⑤术前与患者及家属充分沟通，使其理解手术的利弊、风险、疗效以及术后可能的辅助治疗，使患者积极配合，以期达到最佳疗效，避免医疗纠纷。

（3）首先分离盆腔粘连，恢复其解剖结构。如果合并卵巢内膜异位囊肿，应剔除囊肿，以保证手术视野不被这些病变遮挡。

（4）分离输尿管并恢复其解剖结构。如果侧盆壁有粘连，输尿管走行不清，则在盆腔入口附近髂总动脉处辨认后，从正常的腹膜部位开始再向下分离输尿管直到和子宫动脉交叉处。

（5）分离子宫直肠窝和直肠侧窝，将直肠推开。

（6）输尿管及直肠结肠推开后，再切除宫骶韧带结节。

（7）位于阴道直肠隔的子宫内膜异位症，可用锐性和钝性分离相结合的方法对阴道直肠隔进行分离，为避免直肠损伤，可在阴道内放置纱布卷或术者用手指将后穹隆上顶，必要时直肠内放入探子或者卵圆钳将直肠向后推。若阴道穹隆有病灶，则从腹腔镜切入阴道，将病灶完全切除并缝合创口。直肠壁上的子宫内膜异位症病灶，如果病灶比较局限，可行削除术，若病灶大引起严重的便血或肠梗阻，则可进行肠段切除加吻合术。后者一般由外科医生协助完成侵犯肠道和输尿管的子宫内膜异位症。

（8）术后处理。DIE 手术困难，手术并发症率高，故术后密切观察生命体征、体温和腹部体征非常重要。早期发现术后肠道并发症和泌尿系并发症，对及时处理以及改善预后至关重要。

①肠道 DIE 术后根据术中肠道的手术情况，随肠道功能的恢复逐步恢复饮食，警惕术后肠瘘、腹膜炎直至败血症、休克的可能。

②后盆腔粘连重或者输尿管 DIE 患者，术后应警惕输尿管瘘的发生。

③保留生育功能的 DIE 患者术后辅以 GnRHa 等药物治疗。

④如无生育要求，术后应长期管理，包括用药物维持治疗。

⑤有生育要求的患者，术后指导妊娠或积极助孕。

（9）手术要点难点。

①粘连分离。深部浸润型子宫内膜异位症（DIE），尤其是合并卵巢内膜异位囊肿的患者，盆腔都会有明显的粘连，影响术中对病情严重程度的估计和处理，同时增加手术的难度和产生并发症的风险。所以，DIE 手术时，分离粘连，恢复盆腔的解剖是手术的第一步，也是至关重要的操作。分离粘连的基本原则：以锐性分离为主，少用钝性的撕脱法，特别分离和肠道的粘连，钝性撕脱可能造成肠壁部分缺失，术后有肠瘘的风险；以冷刀分离为主，应用能量器械特别是单极电器械时，要注意重要脏器如肠道和输

尿管等防护。由于子宫内膜异位症都合并新生血管形成，分离粘连时，要注意止血。

②输尿管走行辨认和分离。由于后盆腔和侧盆壁粘连，纤维组织牵拉和挛缩，输尿管的解剖位置往往发生改变。宫骶韧带增粗缩短及结节牵拉输尿管可以使输尿管紧贴宫骶韧带走行，即所谓“中线移位”；也可能由卵巢内膜异位囊肿的牵拉和其下方腹膜组织的增厚和挛缩造成输尿管靠近卵巢下方，即所谓“外侧移位”。故在切除宫骶韧带和侧盆壁尤其是输尿管表面 DIE 病灶时，一定要看清输尿管的走行。往往需要从盆腔较高位置，正常腹膜部位开始解剖输尿管，沿输尿管走行分离，一直分离到输尿管与子宫动脉交叉处，输尿管进入“隧道”为止。

③子宫直肠窝分离。DIE 经常合并子宫直肠窝部分或者完全封闭，而很多 DIE 结节位于其下方，故子宫直肠窝分离和解剖的恢复也是重要的手术步骤。由于此处常常涉及直肠分离，由于此处常常涉及直肠的分离，因此分离粘连时要遵循锐性分离和冷刀原则。为了增加手术的安全性，可以用纱布球或者手伸进阴道上顶穹隆，也可用直肠探子进入直肠将直肠下压，这样有利于暴露解剖面，找到正确分离界面，减少肠道损伤的风险。

④DIE 病灶辨认和切除。DIE 没有明确的界线，因此，判断病灶的范围常常有困难。由于 DIE 组织病理学上主要是纤维组织及散在的腺体，因此，切除的 DIE 病灶就是增生的纤维结缔组织结节，判断病灶是否切净主要是根据是否完全切除了受累部位的纤维组织，切面的组织是否柔软，有时术中需要进行阴道检查帮助判断手术的彻底性。

DIE 手术难度大，并发症发生率高。因此，对于手术范围的选择要全面考虑手术的效果和风险，以最终术后生活质量的改善为评价手术选择的标准。术者必须十分熟悉盆腔解剖，需要同时进行泌尿系和肠道手术者，应和相应专科医生共同协作完成。手术的原则是在尽量避免损伤邻近脏器的前提下，尽可能切除可见的、可触及的子宫内膜异位病灶，以达最大限度缓解症状、恢复正常功能、促进生育的目的。

3. 卵巢子宫内膜异位症手术

卵巢子宫内膜异位症有 3 种类型：浅表病灶、浸润卵巢深部的内膜异位病灶、出血性囊肿（内膜样囊肿）。对于不同类型的子宫内膜异位症，手术方法略有不同。

（1）浅表的或小于 1 cm 的卵巢子宫内膜异位症。浅表的卵巢子宫内膜异位症可采取切除、气化或内凝破坏术，小于 1 cm 的内膜样囊肿可采用活检+内凝或激光直接气化将其破坏。卵泡液出现或无色素组织出现表明病灶完全切除。

（2）小于 3 cm 的卵巢内膜样囊肿。此类卵巢内膜样囊肿往往纤维包裹形成不良，术中不易与卵巢剥离，必须采取切除法。手术方法如下。

①用抓钳提起子宫-卵巢固有韧带。

②抬起操纵杆将宫底压向阴道直肠穹隆。

③用活检钳抓住内膜异位病灶并切除，创面用激光或内凝止血，内凝时必须加压达一定的深度（3~4 mm），以破坏活检后残留的异位病灶，卵巢表面的缺损不需缝合。

（3）3~5 cm 的卵巢内膜样囊肿。此种大小的卵巢子宫内膜异位症往往病程较长，通过组织纤维宿主反应而形成纤维性包裹，从而易于剥离。步骤如下。

①暴露患侧卵巢，用抓钳抓持。

②内凝器在囊肿表面做一宽 0.5~0.8 cm 的凝固带。

③抽吸囊液，囊腔内用生理盐水冲洗。

④剪开囊壁，仔细检查囊内壁，以排除恶性可能，可疑时术中送快速切片检查。

⑤用活检钳钳夹囊壁，有齿抓钳爪持囊肿表面皮质，剥离囊壁，在近卵巢门及子宫卵巢韧带处必须注意避免引起血管撕裂而出血。

⑥内凝卵巢剥离创面，仔细止血。

⑦生理盐水冲洗卵巢创面，检查出血点并止血。

⑧卵巢缺口可以不缝合而自行愈合。

（4）超过 5 cm 的卵巢内膜样囊肿。手术时应注意以下几点。

①较大的卵巢内膜样囊肿常伴有粘连而发生盆腔解剖位置改变，因此在做囊肿剥出术时，首先必须行粘连分解术恢复卵巢原有的解剖位置。

②剥离囊壁时，因粘连紧而有残留者，应使用电凝固或 CO_2激光气化进一步破坏。

③较大的卵巢内膜样囊肿与卵巢门处血管粘连紧密，剥离时易引起出血，电凝止血会引起血管闭锁和卵巢坏死，因此为保护卵巢功能，近卵巢门处的部分囊壁可用激光气化或内凝固破坏并止血。

④囊肿剥出后卵巢表面缺口较大者，应采用 5-0~6-0 可吸收肠线内缝合一针或数针以关闭囊腔，重建卵巢。

⑤在手术过程中必须注意囊壁情况，以排除恶性可能。

⑥对于较大的卵巢内膜样囊肿，不需要保留患侧卵巢时可行附件切除术但必注意的是：由于卵巢内膜样囊肿常伴有盆腔内的粘连，因此，在行附件切除术前必须先行粘连分解术，游离卵巢；分离粘连过程中常发生囊壁破裂，囊液外溢，必须先吸尽并做冲洗，以便清楚地暴露视野；由于囊肿与周围粘连，常伴有邻近组织的内膜异位症，因此在做附件切除术时必须同时彻底处理邻近盆腹膜的异位病灶。

4. 骶神经切断术及宫骶韧带切断术

此类手术适用于子宫内膜异位症伴有严重痛经者或子宫内膜异位症保守手术后痛经仍严重者。骶神经是由交感神经经腹主动脉前神经丛分出，沿腹主动脉下降形成的骶前神经丛。大部分分布在阔韧带底部、宫旁形成骶神经丛，既可支配子宫内活动，又从子宫向心传导感觉冲动到中枢。其主要并发症为髂内和骶前血管撕裂。现有证据显示，在腹腔镜手术祛除子宫内膜异位症病灶后再行宫骶韧带切断术，并不能缓解患者的疼痛症状；而腹腔镜下骶神经切断术虽然能有效缓解一小部分中重度子宫内膜异位症患者的疼痛症状，但考虑到其严重的并发症，须谨慎决定是否施行此类手术。

（六）疼痛治疗

子宫内膜异位症是一种慢性复发性疾病，EMT 疼痛的治疗需要长期性。手术治疗是优先考虑的，手术彻底切除 EMT 病灶是治疗 EMT 疼痛的关键。药物治疗也是常用的方案。

1. 手术治疗

腹腔镜手术治疗是子宫内膜异位症合并疼痛的首选治疗方案，手术彻底切除 EMT 病灶是治疗 EM 疼痛的关键。

理论上只要手术彻底切除 EMT 病灶，就可治愈 EMT 疼痛，但目前的情况是 EMT 手术后有相当一部分患者仍然存在疼痛症状，有些患者甚至比术前还要严重。除目前已知的 EMT 疼痛发生机制中神经源性疼痛理论可以解释部分患者的疼痛症状外，EMT 手术切除病灶的不彻底性可能是其疼痛症状持续存在的根本原因。究其原因，可能与以下几个因素有关：EMT 盆腔广泛，粘连致术中难以分离、病灶广泛，难以切除干净。深部浸润型病灶位于重要脏器如输卵管及直肠，术前准备不充分导致术中不能完全切除。术中对不典型 EMT 病灶不能辨认，因此没有切除而导致术后病灶残留。术中只做手术视野分离，不敢做广泛彻底分离，可能导致术后深部浸润型病灶残留。由于深部浸润型病灶对药物治疗不敏感，因此，如不能在术后发现 EMT 结节病灶，可能还需要再次手术才能缓解或消除患者的疼痛症状，这也可能是所谓"EMT 术后复发"再次手术的主要原因。术前明确诊断、充分准备，术中彻底分离、恢复解剖以及完全彻底切除 EMT 病灶是手术治疗 EMT 患者疼痛症状的重中之重。

事实上，EMT 手术术者很少能够做到彻底切除 EMT 病灶，因此，EMT 术后的药物治疗常常是不可缺少的。目前，多主张 EMT 疼痛的术后长期药物治疗。

2. 药物治疗

（1）一线用药。可选用非类固醇类抗炎药或口服避孕药。口服避孕药可周期或连续用药。

（2）二线用药。可选用 GnRHa、孕激素及雄激素衍生物，其中以 GnRHa+Add-back 反向添加方案为首选，可有效控制其长期用药的不良反应。

①GnRHa 每月 1 次，共用 3～6 个月。依据雌激素窗口剂量理论进行反向添加（Add-back），将体内雌激素水平维持在不刺激异位内膜生长而又不引起围绝经期症状及骨质丢失的范围（E_2在 110～146 pmol/L）。如戊酸雌二醇 0. 5～1 mg/d+醋酸甲羟孕酮 2～4 mg/d 或替勃龙 1. 25 mg/d。使用 GnRHa 3 个月以上，多主张应用 Add-back 方案，根据症状的严重程度，也可从用药第 1～2 个月开始，治疗剂量应个体化，有条件时应监测雌激素水平。

②醋酸甲羟孕酮 20～30 mg/d，分 2～3 次口服，连用 6 个月。不良反应主要是突破性出血、乳房胀痛、体重增加、消化道症状以及肝功能异常等。

③孕三烯酮，口服，每次 2. 5 mg，2～3 次/周，共 6 个月。不良反应主要是抗雌激素及雄激素样作用，但较轻微。

④左炔诺孕酮宫内节育系统是长效避孕措施，在子宫内膜局部发挥作用，因此对于患有 EMT 伴有疼痛、不再要求生育的妇女是避孕和治病的有效手段。有学者认为，尤其适用于深部浸润型子宫内膜异位症患者。

EMT 疼痛需要长期、综合、个体化治疗，虽然手术彻底切除 EMT 病灶是治疗的关键，但术后长期药物治疗也是必需的。药物选择应兼顾炎症性、伤害性及神经病理性作用的药物。

（七）辅助生育

辅助生殖技术（ART）是治疗子宫内膜异位症性不孕的重要方法，一线治疗是体外受精+胚胎移植（IVF/ET），二线为控制性卵巢高刺激（超促排卵）和宫腔内人工授精（COH-IUI）和卵细胞质内单精子注射（ICSI）等。

在 IVF/ET 治疗中，子宫内膜异位症性不孕患者共经历了 2731 个治疗周期，而输卵管性不孕患者共经历了 104 个治疗周期和 118 个治疗周期。观察发现，两组的体外受精率、胚胎移植数量和周期妊娠率无明显差异，妊娠率分别为 54. 8%和 55. 1%，胚胎植入率分别为 28%和 29. 8%。治疗 3 个周期的 IVF-ET 累计妊娠率为 73%，第 1~3 个周期的妊娠率分别为 47%，27%和 33%，周期妊娠率明显高于 COH-IUI。以前 COH-IUI 失败者并不影响以后 IVF-ET 疗效。

子宫内膜异位症性不孕 COH-IUI 治疗的周期妊娠率为 11%，IVF/ET 为 47%，COH-IUI/IVF-ET 为 44%。治疗 6 个周期累计妊娠率 COH-IUI 为 41%，第 1~6 个周期的妊娠率分别为 15%，12%，8%，7%，7%和 0。因此认为，重症和年长妇女应首选 IVF-ET 辅助生育，若采用 COH-IUI 治疗，则不宜超过 3 个治疗周期。

（八）注意事项

（1）典型的子宫内膜异位症有明显的痛经，月经量增多，妇科检查可以发现子宫有增大或有结节，附件有包块，B 超及妇科检查就可诊断。

（2）不典型的子宫内膜异位症可以无症状、无体征，痛经的严重程度与卵巢囊肿的大小不成正比。有的患者只有很小的深部浸润病灶或小结节，痛经却很严重，有的患者卵巢巧克力囊肿很大却可以无症状。

（3）如果患者在月经前或月经期有突然腹痛，伴有腹膜炎症状，要考虑卵巢巧克力囊肿破裂可能，如果阴道后穹隆穿刺抽出咖啡色液体，那么须立即手术。

（4）重度子宫内膜异位症，术前药物治疗 2~6 个月，如手术不彻底，有残留病灶，则术后继续药物治疗 2~6 个月。

（5）子宫内膜异位症易复发，即使根治性手术后，也应继续用药 3~6 个月，预防复发。

（6）由于子宫内膜异位症多发生在生育年龄妇女，保守手术后有复发的可能，且概率较高。

（7）治疗子宫内膜异位症的药物均有不良反应，典型的是雄激素样作用和低雌激素水平造成的类似围绝经期症状。

第九章 辅助生殖技术

第一节 辅助生殖技术概述

辅助生殖技术（assisted reproductive technology，ART）是指对配子、胚胎或者基因物质体内外操作而获得新生命的技术。ART 涉及多个领域和学科，包括妇产科学、生殖内分泌学、胚胎学、遗传学、细胞学、分子生物学、免疫学、心理学、伦理学、法学等。ART 不仅可以治疗不孕症，还可用于预防遗传性疾病。ART 的广泛应用使得生殖医学成为 21 世纪生命科学的核心。

一、辅助生殖技术应用现状

不孕症已成为世界各国普遍存在的问题并呈逐年上升的趋势，人类生殖健康已引起全球性的广泛关注，辅助生殖技术应用已趋全球化。《生殖生物学与内分泌》杂志报道了辅助生殖技术生育治疗的国际调查结果，法国、德国、意大利、西班牙、英国、美国、日本和中国的辅助生殖医学专家参与了此次调查，旨在提供全面的、全球性的辅助生殖生育治疗概况，调查发现，辅助生殖技术在以上各个国家中的应用现状有显著差异，在日本、意大利以及美国的使用率最低，其次是西班牙、法国、德国及英国，中国对辅助生殖技术的使用率最高，低于 35 岁年龄段的女性使用辅助生殖技术受孕的比例最大。结果也显示，不孕症患者的数量正在逐年上升，在所有国家中，辅助生殖生育治疗成功率都是随年龄增加而下降的。

（一）辅助生殖技术的进展及现状

由辅助生殖技术发展的历史可知，自 1978 年世界第一例试管婴儿 Louise Brown 健康诞生以来，辅助生殖技术已形成一个完整的生殖医学体系，主要包括控制性超促排卵、人工授精、体外受精-胚胎移植、卵细胞质内单精子注射、胚胎植入前遗传学诊断/筛查及未成熟卵母细胞体外成熟培养技术等。辅助生殖技术在蓬勃发展的过程中也在逐渐完善和改进，以期达到更安全、更有效的辅助生殖治疗目的。

1. 植入前遗传学检测推广应用

与传统的辅助生殖技术不同，植入前遗传学检测排除了由染色体数目或结构异常等所致的胚胎发育不良，实现了对遗传性出生缺陷的孕前阻断，有助于提高妊娠率，且不增加子代总体健康风险，已被越来越多辅助生殖医学专家认可，也被越来越多不孕症患者所接受。植入前遗传学检测包括植入前遗传学诊断（PGD）和植入前遗传学筛查（PGS），是在人类辅助生殖技术基础上对配子或体外受精的胚胎进行遗传物质分析和诊断，去除有遗传缺陷的配子或胚胎，选择正常的胚胎植入宫腔，从而避免遗传学异常妊娠的一种诊断技术。与PGD针对特定遗传性疾病进行诊断不同，PGS主要是对植入前胚胎进行染色体非整倍体筛查，筛查对象主要是复发性流产、高龄、反复种植失败、男方严重少弱精、既往生产过染色体异常患儿的夫妇等，因为这些患者发生胚胎非整倍体及染色体结构异常、引发着床失败、胚胎发育受阻及妊娠后自然流产的风险显著升高。自1990年英国诞生全球首例通过胚胎植入前遗传学诊断（PGD）出生的健康婴儿以来，PGD/PGS（现统称为PGT）技术已在全球范围内被广泛应用和推广，成为辅助生殖医学和遗传疾病预防的重要手段。

2. 无创胚胎优选方法的进展

目前，各国辅助生殖医学专家们期望通过成像或代谢组学来进行胚胎优选，以及更多地使用PGD，PGS和提高着床率的技术来改善辅助生殖治疗的结局。例如，使用集成延时测试的自动分析系统，并辅以形态学可提供信息来帮助有不同经验水平的胚胎学家选择有高发育潜力的胚胎，提高过去使用传统形态学选择胚胎的整体成功率；卵泡液样品中游离DNA的水平和接受辅助生殖治疗的患者的胚胎质量显著相关，卵泡中的大量游离的DNA可能对卵母细胞产生负面影响，进而影响胚胎发育，因此测定卵泡液中游离DNA可用作预测胚胎质量的补充性非侵入性方法；作为胚胎-子宫内膜对话的一部分，囊胚可能分泌特异性微核糖核酸（miRNA）作用于内膜，以增加着床成功率，对囊胚废弃的培养基进行研究，发现在植入成功的囊胚培养基中，某些特异性miRNA的表达更为充足，因此，培养基中miRNA可作为鉴定胚胎质量的生物标记；胚胎培养液的分泌和代谢产物能反映胚胎活力，可溶性白细胞抗原、血小板活性因子、胰岛素样生长因子、表皮生长因子等一些小分子生物标志被认为能够反映胚胎分泌和代谢功能，基于液态芯片技术的无创胚胎优选——目前确实仍处于研究与开发阶段，尚未成为广泛临床常规使用的成熟技术。

除了胚胎选择，还有其他影响因素不应忽视，其中包括移植的胚胎数、新鲜胚胎及冷冻胚胎的使用情况以及环境和心理因素等。对于未来的发展，辅助生殖医学专家们表示优化胚胎选择及增加着床率是提高生育治疗效率的关键。使用激素疗法来诱导排卵以及传统IVF技术似乎已经没有改进的空间。随着胚胎发育实时监测及PGD/PGS技术的出现，胚胎选择成为生育治疗最有发展前景的领域。然而，目前只有少数国家在该领域中有所研究，同时这些研究带来了不少道德伦理争议。

3. 选择性单胚胎移植倡导

世界上第一例试管婴儿是“自然周期”取卵进行体外受精后移植1个胚胎而受孕的。随着人们认识到促性腺激素可刺激多个卵泡发育，通过使用促性腺激素来促进多个卵泡的发育，从而增加了卵母细胞和胚胎的数量。然而，辅助生殖治疗的实施者以及患者都曾一度认为增加移植胚胎数目（如2个或2个以上胚胎）将提高妊娠机会，即使被告知多胎妊娠对母婴存在潜在严重影响，为了增加妊娠机会，患者还是常常选择移植多于 1 个胚胎，而很少考虑随之而来的后果。

虽然早期研究和随后的妊娠结局表明胚胎移植数目增加和妊娠率增高是线性相关的，但目前大量的数据分析指出，相比于实际移植胚胎的数目，妊娠率受可移植胚胎数目的影响更大。欧洲在近年来越来越多地要求辅助生殖治疗的实施者不要将患者和他们的子代暴露于双胎及多胎妊娠的风险中。目前，欧洲许多国家对大部分患者限制移植胚胎数目为 2 个，很多中心对于 35 或 36 岁以下的患者在前两次或三次的治疗中只移植 1 个胚胎。在英国，对于预后较好的患者，都开始实行移植单个胚胎，并于 2015 年颁布选择性单胚胎移植最佳实践指南。一些其他欧洲国家现在也有了严格的指南或规定，对于特定的患者，只允许单个胚胎移植。研究报道，单个胚胎移植，尤其是联合下一个周期的冷冻胚胎移植，妊娠率和活产率与 2 个甚至 3 个胚胎移植相当，且极大降低了双胎及多胎妊娠的并发症。随着辅助生殖治疗成功率的提高，最大限度地减少移植胚胎数目，对于年轻的、预后好的患者移植 1 个，其余患者移植 2 个，仍能获得理想的妊娠率将是全球趋势。

（二）辅助生殖技术面临的挑战

辅助生殖技术的诞生和改进为受不孕困扰的无数家庭带来了福音，使这部分夫妇重新燃起生儿育女的希望。然而，同其他许多现代科学技术一样，辅助生殖技术也是一把“双刃剑”，在造福人类的同时，也带来了大量的涉及社会、道德、伦理和法律方面的问题，随着辅助生殖技术的广泛开展，相应的问题逐渐凸显，面临的挑战也越来越多。

1. 辅助生殖技术的可及性、经济性和可接受性

全球不孕率依旧大致维持在 10%～15%，部分地区（尤其低收入国家）可能更高。2021 年，世界卫生组织研究报告指出，全球约有 15% 的育龄夫妇受到不孕症影响。但各国标准不统一、报告方式不同，确切数据仍存在争议。

过去十年间，尤其在亚洲、拉丁美洲和非洲部分国家辅助生殖中心有显著增长，但分布依然不均衡。例如，印度、韩国、中国、美国和欧洲发达国家辅助生殖中心数量持续增加。2023 年，中国辅助生殖中心数量已超过 600 家（包含各类规模中心），有明显增长。撒哈拉以南的非洲辅助生殖服务仍然非常有限，但有若干创新的低成本技术和项目正在试点。

近年来，低成本辅助生殖技术（如简化 IVF 技术、无刺激或轻刺激方案）受到高度关注，旨在增加发展中国家和资源有限地区可使用率。

国际机构和一些公益项目正在推动 ART 费用降低和技术普及。例如，英国 NICE、ESHRE、ASRM 均发布过促进 ART 可及性的指南和政策建议。

社会文化因素依然影响辅助生殖技术的可接受性，不同国家和地区存在较大差异。伴随着社会观念逐步开放，辅助生殖的社会接受度总体呈上升趋势。

2. 辅助生殖技术及相关衍生技术带来的法律和伦理问题

辅助生殖技术已衍生出供精、卵子捐赠、卵子冷冻及代孕等情况，实践证明，只有从法律上加以规范，先进的生命科学技术才能更好地为人类服务。为此，许多国家制定

了相关法律和规定。

英国是世界首例试管婴儿的诞生国，也是辅助生殖技术开放程度较高的国家。1985年颁布的《代孕协议法》承认和保护代孕的合法性。1990年，《人类受精与胚胎学法案》颁布，并于2008年完成修订。法案扩大了胚胎研究的范围，禁止非医学需要的胎儿性别选择，承认同性伴侣具有和异性夫妻同样的权利，提供生殖医疗服务时应充分考虑子女利益；利用捐赠的精子成为母亲的妇女，有权同意让任何人（近亲属除外，包括女性）成为孩子的“父亲”或“第二家长”。

1973年，美国颁布《统一亲子法》，涵盖了人工授精技术，借此技术产生的亲子关系以及对生殖权的内涵等，但并未对代孕子女的法律地位做出明确规定。2000年修订该法时增加了关于代孕契约和代孕母亲所生子女的法律地位的内容。单身未婚子女也享有接受人工授精生育子女的权利。

德国对人类辅助生殖技术的管理非常严格。1990年，联邦议会制定公布了《胚胎保护法》，将辅助生殖技术限制在一定范围内。不以本人妊娠为目的的受精、一次胚胎移植超过3个、以代理母亲为目的的受精及为代理母亲进行的胚胎移植、以妊娠以外的目的进行的胚胎体外培育、未经本人同意的体外受精和胚胎移植等，均被禁止。

（三）我国辅助生殖技术的现状

在中国生殖医学工作者的共同努力下，我国辅助生殖技术在近30年里也飞速发展。

1. 我国辅助生殖技术应用现状

截至2023年，中国辅助生殖中心数量已超过600家，分布广泛，技术能力和规模整体提升。国家卫健委定期发布全国辅助生殖技术质量报告，且对辅助生殖机构的资质管理越来越严格。

植入前基因诊断（PGD）和植入前基因筛查（PGS）技术普及率提高，能够进行相关基因检测和染色体异常筛查的中心超过50家，且技术水平不断接近国际先进水平。采用的技术如全基因组扩增（WGA）、下一代测序（NGS）等已成为主流。

冷冻技术发展。卵母细胞、胚胎和卵巢组织冷冻技术应用快速增长。多家大医院和生殖中心开展卵母细胞冷冻服务，2020年累计服务患者数已远超千例，临床妊娠率和存活率均有显著提升。随着“单胚移植”和生育年龄推迟，卵母细胞冷冻需求持续增加。

辅助生殖技术成熟度。体外受精-胚胎移植（IVF-ET）、ICSI等技术成熟，年治疗周期数十万例。

技术创新如时差孵育、活细胞成像、无创胚胎检测等逐渐被推广。

辅助生殖技术的重要内容之一是促排卵治疗，其应用改善了临床妊娠率，但多胎妊娠、卵巢过度刺激综合征等并发症的发生率较高。促排卵最常用药物为氯米芬、芳香化酶抑制剂、促性腺激素类和促性腺激素释放激素类似物，包括激动剂和拮抗剂近年来的应用也逐渐增加。各种药物有不同的适应证、禁忌证和用药方案，另外，还可使用其他促排卵辅助药物，如口服短效避孕药、二甲双胍、多巴胺受体激动剂等。2015年7月，中华医学会生殖医学分会发布了关于辅助生殖促排卵药物治疗专家共识。

2. 我国辅助生殖技术管理现状

针对辅助生殖技术涉及的医学伦理及道德法律问题，我国相关部门已制定相应的法律法规，对开展生殖工程技术实行准入制度，并加大国家法令性监控力度。我国已确定利于患者、知情同意、保护后代、社会公益、保密、严防商业化和伦理监督等七大伦理原则，进一步明确和细化了医疗机构实施人类辅助生殖技术的伦理管理细则，严防生殖工程技术商业化，引导生殖工程技术沿着健康、实用的方向发展。为保证人类辅助生殖技术安全、有效和健康发展，规范人类辅助生殖技术的应用和管理，保障人民健康。近年来，随着辅助生殖技术的不断发展和临床应用的广泛推广，中国在辅助生殖技术管理方面不断完善相关法规和规范。最新修订的《人类辅助生殖技术规范》进一步强化了技术实施机构和人员的资质管理，明确了伦理审查和质量控制的具体要求，确保辅助生殖技术的安全、规范运行。修订内容特别强调禁止任何形式的买卖配子、胚胎及代孕行为，坚决维护生殖伦理和患者权益。同时，规范多胎妊娠控制，推广单胚胎移植技术，降低多胎妊娠及其并发症风险。新规还加强了对辅助生殖数据的管理与隐私保护，严防技术滥用和商业化倾向，促进辅助生殖技术的健康可持续发展。这些措施旨在保障广大不孕不育患者的合法权益，提高辅助生殖治疗的安全性和成功率，推动中国辅助生殖事业迈向更加规范和科学的新时代。

3. 我国辅助生殖技术研究现状

2010 年，经教育部批准，北京大学第二医院、山东大学省立医院和浙江大学医学院附属妇产科医院分别筹建了辅助生殖、生殖内分泌、生殖遗传 3 个教育部重点实验室，这是我国生殖医学研究发展史上尤为重要的一件事情。围绕当前国际及国内重大的生殖医学问题，全国各地生殖中心与科研院所承担了“雌性生育力维持调节机制研究及生殖资源库建立”“排卵障碍相关疾病发生机制研究”“辅助生殖诱发胚胎源性疾病的风险评估和机制研究”等重大研究项目，紧密追踪辅助生殖相关研究的前沿方向，以创新 ART、提高辅助生殖的效率、明确辅助生殖的风险与安全性为主攻研究方向，采取临床与基础相结合的研究手段，推动我国生殖医学研究快速、稳定、健康发展。这些全国性大型合作研究项目的开展，有利于解决女性生殖健康相关疾病的发生机制，提出女性生育能力保护的策略，进一步完善 ART 风险评估及各项临床标准的建立，促进分子与细胞遗传学诊断方法的改善与相关评价体系的建立。

综上所述，辅助生殖技术的发展已经超越了不孕不育的治疗范畴，进入了对生命奥秘的探索和研究阶段，现代生殖工程技术正在逐渐实现多学科合作，我们也需要积极探索适合我国国情的辅助生殖技术发展道路。

二、现代生殖工程技术与辅助生殖技术展望

自古以来，人类的繁衍都是通过两性的结合，精卵在母体内结合、种植和生长发育而来。生殖工程是在人工操纵下的一种生殖方法，指不经过两性性生活而借助于人工方

法促进精子和卵子结合，产生新一代个体的生殖技术。生殖工程的迅猛发展不仅带动了生殖障碍相关疾病治疗技术的发展和变革，而且已超越了不孕不育治疗的范畴，诞生了一系列克隆、干细胞和基因编辑等各种生殖工程新技术，在发育生物学基础研究、疾病干预治疗、遗传病控制等领域得到了更深层次的发展，在探索生命和疾病发生奥秘、改良人类自身素质的研究上开创了新纪元。本节将对最新的现代生殖工程与辅助生殖技术做简略介绍。

（一）生殖克隆技术

生物进化由无性生殖上升到有性生殖，克隆技术是让靠有性生殖而繁衍的动物通过无性生殖产生基因型完全相同的后代。克隆包含生殖性克隆和治疗性克隆两个方面的含义。生殖性克隆就是用体细胞核移植技术代替两性配子的结合，制造完整的独立生存的个体，其基本过程是将体细胞核植入无核卵胞质中后，在一定的理化因子刺激下，基因组发生完全重编程，使在体细胞中被关闭而在正常胚胎发育中表达的基因重新被激活，启动重构胚的发育，培养成胚胎后置入子宫，发育成胎儿，最后产生一个完整个体。自1996年第一只克隆羊“多莉”诞生以来，克隆技术日益成熟，克隆羊、克隆鼠、克隆兔、克隆牛和克隆猴相继问世，预示着人们利用这种体细胞核移植的技术可以大规模复制动物乃至人类已成为可能。生殖性克隆为拯救濒危动物、治疗完全性不孕症带来了全新的途径，显示出巨大的应用前景。但克隆技术同时带来了道德、伦理、社会和法律问题的巨大冲击，各国普遍认为应用于人类的生殖性克隆违反人类繁衍的自然法则，损害人类作为自然人的尊严，联合国明文禁止各个国家进行克隆人研究。

与以产生新个体为目的生殖性克隆技术不同，治疗性克隆获得人体早期胚胎的目的不是将胚胎培育成人，而是利用克隆的胚胎在形成囊胚以后，只取其中全能的胚胎干细胞（ESC），将其诱导分化成患者自己的各种功能细胞，为基因功能定位、遗传疾病早期诊断和防治、组织和器官修补等研究领域开拓新途径。治疗性克隆最大的好处在于从根本上解决了组织和器官移植时所产生的免疫排异反应，使人体自己更新组织和器官成为可能，而且多数国家认为治疗性克隆不会像生殖性克隆那样产生严重的道德、伦理、社会或法律问题，在严格监管下进行的治疗性克隆研究，不仅不会损害人类尊严，相反，对挽救人类生命和增进人类健康有着广阔前景和巨大潜力。

除了伦理方面的争议以外，目前克隆技术还存在很多问题，它的效率低下，而且许多克隆动物胎儿过度生长、出生前死亡、出生后生长异常，或出现某些难以解释的病理反应。

（二）线粒体置换技术

线粒体是真核细胞中的一种双层膜结构的半自主细胞器，是人体细胞中提供能量的细胞器，线粒体具有自己的遗传物质线粒体DNA（mtDNA），全长1656 bp，编码13种与呼吸链复合物有关的蛋白，2种核糖体RNA（rRNA）和22种转运RNA（tRNA），这些DNA编码的基因发生突变就会引发一系列临床症状，导致子代发生一系列母系遗传的严重罕见疾病，如线粒体脑病、线粒体肌病、线粒体脑肌病、视觉/听觉功能障碍、呼吸系统疾病等，目前已发现超过 700 多种 mtDNA 突变。

线粒体是卵母细胞中含量最为丰富的细胞器，卵母细胞中线粒体的数量及分布决定了未来胚胎发育的潜能，线粒体拷贝数不足对卵母细胞的受精和早期胚胎发育存在不良影响，较多文献提示高龄妇女卵母细胞发育潜能低可能是由卵母细胞中完整的 mtDNA 拷贝数下降或者 mtDNA 转录水平下降所致，线粒体成为评价卵子成熟度、胚胎质量的重要标准。

线粒体置换技术的最初应用是通过显微操作将年轻卵子的胞质或一定数量的自体细胞线粒体注入卵子，用以挽救由线粒体导致的低质量卵子，提高体外受精-胚胎移植（IVF-ET）中未成熟卵子体外培养的成熟率，提高胚胎的质量，该方法已有用于临床并获得成功的报道。线粒体置换术的另一个重要应用是阻止携带线粒体突变 DNA 的母亲将致病性线粒体传递给下一代的子女。主要置换方式包括原核移植、纺锤体-染色体复合物移植和极体移植，并需要尽可能降低疾病线粒体的混杂问题。其中，原核移植是将受精卵的双原核移植到另外一个去核的受精卵胞质中；纺锤体-染色体复合物移植是将纺锤体-染色体复合物移植到去核卵母细胞中，即在未受精的卵母细胞阶段完成线粒体置换技术；极体移植则是分别将第一极体移植到去核的未受精供卵，将第二极体移到去除雌原核的受精卵中。研究结果表明，三种方法不可避免存在疾病线粒体的残留和混杂，存在疾病 mtDNA 取代健康 mtDNA 的风险；纺锤体-染色体复合物移植后的重构卵还存在异常受精率增高等不良现象，因此，线粒体置换技术的安全性和有效性仍有待进一步研究证实。

除了疾病线粒体混杂引发的安全问题，线粒体置换还存在一个伦理争议，因为该方法导致出生后的婴儿携带了亲生父母和供卵者三个亲本的遗传物质，并且其女性子代从供者获得的 mtDNA 将继续遗传下去。线粒体置换技术尽管存在非常大的伦理争议，2015 年 2 月英国还是批准了这一治疗方法，美国食品药品监督管理局（FDA）也已经在考虑是否允许开展人体临床试验或者开展更加深入的研究。

（三）人胚胎干细胞技术

人胚胎干细胞（hES）是一种取自人囊胚内细胞团（ICM），经体外分离、培养获得的一种原始多能干细胞。它具有体外无限增殖和多向分化潜能两个基本特点：①在体外能保持稳定的二倍体，能长期增殖且保持不分化状态；②在移植或体外适当培养条件下能够自发或被诱导分化为内、中、外三个胚层的多种类型细胞。

人胚胎干细胞系分离和体外成功培养具有极其重要的研究和临床应用价值。hES 细胞可用于研究人类胚胎在体外生长发育的过程，有助于理解分化发育机制、认识生命和疾病现象；通过对其体外分化和定向分化的研究，识别某些靶基因，为人类新基因发现及其功能的研究提供新方法；hES 细胞最为深远的潜在用途是通过定向分化诱导产生各种特化的细胞和组织，将其用来修复或替换丧失功能的组织和器官，从而治疗许多疾病，如帕金森病、阿尔兹海默病、脊髓损伤、卒中、烧伤、心脏病、糖尿病、白血病、骨关节炎等；经过遗传工程改造的 hES 可为人类疾病的基因治疗开辟更广阔的应用前景。

体外分离培养永恒增殖、具有多能或全能性的人胚胎干细胞系是开展人胚胎干细胞研究的基础。hES 细胞分离和建系的基本过程是获取人受精卵，将其于体外培养 5～7 天，使其发育形成囊胚，脱去透明带，分离内细胞团；取得 ICM 细胞后置于准备好的饲养层上培养，饲养层一般用丝裂霉素 C 处理或 γ 射线照射的方法使其失去增殖能力。ICM 经过 6～10 天的培养，克隆增殖后，分离 ICM 并接种于新鲜饲养层上，随后以机械法或酶消化法进行反复传代、扩增。一般来说，hES 细胞在体外能够传至 15 代以上，并保持 hES 细胞的基本特性，可以说建系基本成功。目前的研究热点主要集中于探索 hES 细胞建系的新方法，开发安全有效的可达到临床应用标准并适合在体外进行大规模扩增的人胚胎干细胞培养体系。

（四）胚胎基因和线粒体 DNA 编辑技术

基因编辑技术针对目的基因组进行定点改造，通过对靶基因位点进行敲除、替换和修复等基因组修饰，从而达到对未知功能基因进行研究和基因治疗的目的。人工核酸内切酶介导的基因组编辑技术是目前应用前景最为广泛的技术，包括锌指核酸酶（ZFNs）、转录激活因子样效应物核酸酶（TALENs）以及 CRISPR/Cas 技术。

胚胎基因编辑技术是在受精卵中进行基因组定点、精确的基因修饰，以获得基因改造胚胎的技术。目前，利用 CRISPR/Cas 9 系统构建的多位点突变的转基因小鼠、大鼠和猴分别获得成功，通过对小鼠受精卵靶基因突变位点的精确修复，成功治愈了遗传性白内障、进行性假肥大性肌营养不良（DMD）等遗传病。因此，人们设想如果在人的受精卵中进行基因组编辑，人类未来不仅可以治愈包括癌症、地中海贫血、艾滋病在内的绝症，还可以运用基因编辑来改造自己的基因并遗传给下一代。2015 年 4 月 18 日，中山大学的黄军就课题组首次宣布将 CRISPR/Cas 9 基因编辑技术用于三原核受精卵发育而来的人类胚胎，改造了 β-地中海贫血的致病基因，该研究引发了学术界的广泛争论，多数学者担心由于现有的基因编辑技术仍不同程度存在基因编辑的效率问题及脱靶效应，可能对后代产生无法预测的后果，呼吁暂时不要对人类生殖细胞进行基因编辑，基因编辑技术不应用于准备建立妊娠的人类胚胎，并获得广泛的社会共识。

基因组编辑技术的诞生也为线粒体疾病的治疗带来了新的启示，用基因编辑技术去除线粒体中受损的 DNA，进行 mtDNA 编辑，比线粒体置换疗法具有更广阔的前景。2013 年，Carl T. Moraes 等首次利用 TALENs 技术编辑细胞中的线粒体基因，将带有 DNA 剪切酶翻译序列以及线粒体定位序列的 RNA 链导入受体细胞中，产生 DNA 剪切酶，识别并剪切掉突变的 mtDNA，使细胞中大部分为正常的 mtDNA。基因编辑技术（如 TALENs）能够特异性识别并切割突变的线粒体 DNA（mtDNA），促使携带突变的 mtDNA 被降解，减少其在细胞中的比例，从而使正常的 mtDNA 占优势，降低突变 mtDNA 的负面影响，达到减轻或治愈线粒体疾病的目的。有文献报道利用使用线粒体靶向限制内切酶和 TALENs 技术在小鼠生殖细胞上进行 mtDNA 的编辑，阻止了特定线粒体向子代的传递，同时在融合了人肌张力障碍（LHON）、NARP 综合征细胞系的小鼠卵母细胞中成功消除了上述突变的人 mtDNA。该研究在原有线粒体上进行编辑，无须像线粒体置换技术那样需要第三个捐赠者的供体，避免了伦理上的争议。近年来，线粒体 DNA 编辑技术在动物模型中取得了重要进展，尤其是在小鼠胚胎和生殖细胞中成功实现了基因编辑，推动了线粒体疾病治疗的研究。然而，技术仍面临安全性挑战，如可能导致线粒体 DNA 片段转移至核基因组，增加基因组不稳定风险。未来需进一步优化技术，提升编辑效率，降低副作用，并全面评估其临床应用的安全性和伦理问题。

（五）生殖干细胞技术

生殖干细胞（GSCs）是一种具有自我更新能力、可分化并发育至成熟配子，交配后可产生正常子代的干细胞，包括雄性生殖干细胞（mGSCs）和雌性生殖干细胞（fG-SCs），雌性生殖干细胞也称为卵巢生殖干细胞。在多种哺乳动物中，GSCs 通常存在于特定的干细胞微环境内，GSCs 通过自我复制的方式维持干细胞的“干”性，同时逐级分化为子代精母或卵母细胞。精原干细胞（SSCs）是雄性干细胞，传统观点认为，SSCs 位于睾丸曲细精管基膜上，既具有自我更新潜能，又具有定向分化潜能，可以在男性生命期间不断增殖并分化形成精子；而哺乳动物卵子发生主要在胎儿期，由原始生殖细胞（PGC）分化为卵原细胞，在出生前终止于减数分裂前期Ⅰ，因此，雌性动物出生时即具有全部数量有限的卵母细胞，出生后的卵巢内并不存在不断生成卵子的生殖干细胞。但这种理论后来得到改写，Johnson 等发现出生后的小鼠卵巢也具有产生新滤泡的现象，但该研究组随后认为上述成年小鼠卵巢的卵泡增殖活动来源于骨髓和外周血的类生殖细胞。吴际等首次从成年和 5 天小鼠卵巢中分离和纯化生殖干细胞，通过将该生殖干细胞移植于经药物处理的不孕成年小鼠体内，能产生新的卵母细胞，并发育至成熟，与雄性交配后能生出正常后代，从而揭示成年哺乳动物卵巢内存在具有自我更新和分化潜能的雌性生殖干细胞。

雌性生殖干细胞与精原干细胞一样在体外一定条件下能转换为多能干细胞，GSC 的多潜能性使之可代替 ESC 进行组织修复、疾病治疗、转基因动物模型构建、生殖细胞分化等。生殖干细胞技术可为动物生物技术和人类提供卵母细胞及精子的新来源，对治疗卵巢功能早衰、男性不育症，探索环境因素对生殖发育的影响，保护濒危动物，动物繁殖等都具有广泛的应用前景。

（六）iPS 细胞诱导分化生殖细胞

诱导性多能干细胞（iPSCs）是通过 Klf4，Sox2，r-Myc，Nanog，Oct3/4，LIN-28 等因子诱导体细胞发生重编程，成为具有可以向心肌细胞、脂肪细胞、神经细胞和单核细胞等多向分化潜能的一类细胞，最早由日本 Yamanaka 实验室报道。2007 年，美国 Thomson 实验室报道 Oct-4、Sox2、Nanog 及 Lin28 四个基因的转染可将人成纤维细胞重编程为 iPS 细胞。随后，国内外多家实验室利用转基因方法完成了多种类型成体细胞向 iPS 细胞的重编程与 iPS 细胞向特定组织类型细胞的再分化研究。iPS 细胞在克隆形态、基因表达模式、表面标志物、拟胚体形成、畸胎瘤及嵌合体形成（小鼠）、分化能力等方面与胚胎干细胞（ESC）非常相似，并且与胚胎干细胞一样，在特定的诱导条件下，iPS 细胞在体外可被诱导分化为多种细胞，如心肌细胞、血细胞、生殖细胞等。另外，iPSCs 技术避开了胚胎干细胞面临的取材困难问题，不涉及胚胎毁损等伦理学问题，同时可以获得患者自体来源的多潜能干细胞，为疾病的发病机制、发育分化、药物筛选及自体化基因治疗的研究开辟了一条崭新的途径。

iPS 细胞诱导分化生殖细胞使不孕不育治疗具有光明的前景。研究结果表明，给予适当的诱导物［如维甲酸和骨形态发生蛋白（BMP）家族细胞因子］，通过拟胚体、胎儿性腺细胞共培养等途径，iPS 细胞具有分化为原始生殖细胞的潜能，日本学者已经成功使小白鼠 iPS 细胞生成的原始生殖细胞分化成卵子，并孕育出幼鼠。我国学者也证明 iPS 细胞分化生成的原始生殖细胞可进一步分化为雄性生殖细胞、精子细胞及其前体细胞，为进一步获得功能性生殖细胞奠定了基础。iPS 细胞诱导分化生殖细胞技术为揭示雄性生殖细胞的发育机制及研究雄性不育提供了较好的研究平台。由人 iPS 细胞诱导得到的雄性配子可为患者提供自身的雄性配子产生后代，为未来治疗雄性不育带来曙光。

（七）单性生殖技术

单性生殖是指亲体不通过性细胞（精子和卵子）的相互作用而产生后代的生殖方式，包括孤雌生殖和孤雄生殖。

有些单性生殖是自然状态下发生的，有些则是在人工诱导下促成的。自然界中植物和低等动物中存在孤雌繁殖方式，哺乳动物虽然也存在卵母细胞的自发激活和卵裂，但这种自发孤雌胎通常到囊胚期即停止发育。而孤雄生殖只发生在部分植物中，动物中几乎不存在。

人工单性生殖指在人工辅助条件下进行孤雌或孤雄激活，诱导进行单性生殖。人工孤雌激活可分为两种类型：一种是卵子经物理或化学的方法激活后，启动胚胎发育，在整个发育过程没有任何雄性配子的参与；另一种是雌核发育，精子正常进入并激活了卵子，但精子的细胞核并没有参与胚胎的发育，来自精子的染色体很快消失，胚胎的发育仅在雌核的控制下进行。与孤雌生殖方法类似，孤雄激活也有两种比较常见的实现方法：一种是先让卵母细胞正常受精，发育至受精卵的原核期，去掉雌原核；另一种方法是先去除次级卵母细胞的细胞核，然后直接将经过处理的精子注射到去核细胞中，进行孤雄激活。传统观点认为，人工诱导的孤雌胚在母体的子宫内均可以着床，但只能发育到一定的阶段，不能正常出生，是因为哺乳动物存在基因印记，只含有父本或母本遗传物质的胚胎无法正常发育到出生。但利用自发的孤雌发育胚与正常受精的胚胎进行嵌合，胚胎移植后可以获得成活的嵌合体小鼠，说明孤雌发育胚来源的细胞可以嵌合到包括生殖细胞系在内的所有组织中。2004 年，日本东京农业大学科学家的研究成果改写了“单性生殖不可能培育出健康的哺乳类新个体”的结论，研究人员通过剔除 H19 基因及调节蛋白结合位点序列使一只母鼠的印记基因表达发生改变，用其早期卵子与一个来自未经改造母鼠的充分长大的卵子融合，孤雌激活后，成功培养出幼鼠并使其发育成具有生殖能力的成年鼠，实现了哺乳类的单性生殖。云南农业大学科研团队对猪卵母细胞进行人工孤雌激活，使其发育成胚胎，移植到代孕母猪体内，26 天后，取出胚胎，建立孤雌来源的胎儿成纤维细胞系，随后利用体细胞克隆技术进行多代复制，最终成功获得世界首批成活的孤雌来源克隆猪。

到目前为止，在灵长类动物中实现人工孤雌生殖仍未实现临床应用。这不仅因为人类的无性生殖涉及重要的伦理道德问题，而且这种单性繁殖技术的后果与克隆技术一样难以预见，对人类生殖细胞的相关印记基因改造和表观遗传修饰不被允许。尽管如此，利用单性生殖技术获得胚胎可以探讨胚胎发育过程中启动发育的机制、基因表达、核质关系、细胞分化等发育生物学中一系列重要的问题，对于正确认识动物的个体发育、细胞分化，以及核移植和动物克隆具有重要理论价值和实践意义。

第二节　促排卵治疗技术

一、排卵障碍概述

排卵障碍（ovulation disorder）又称为不排卵，是女性不孕症的主要原因之一，也是许多妇科疾病共有的一个症状，占不孕症病因的25%~30%。

排卵障碍除引起不孕外，还可导致月经失调、闭经等症状。另外，如果长期不排卵，性激素代谢紊乱，子宫内膜受单一雌激素长期刺激，导致过度增生而无周期性孕激素的拮抗作用，易发生子宫内膜癌。所以对排卵障碍者应给予足够的重视，积极进行检查和治疗。

（一）病因

1. 下丘脑性排卵障碍

排卵障碍多见于功能异常，包括已知下丘脑可能合成促性腺激素（Gn）的卡尔曼综合征和迄今尚未明确病因的神经性食欲缺乏、精神性或运动性闭经患者；服用治疗精神病药物（如氯丙嗪、吩噻嗪、西咪替丁等），以及罕见的肥胖性生殖无能营养不良综合征（Frohlich 综合征）等。神经性食欲缺乏可能与促性腺素释放激素（GnRH）分泌抑制而致内源性阿片肽和多巴胺升高有关，饥饿状态下雌二醇（E_2）处于低水平，卵泡刺激素（FSH）、黄体生成素（LH）、催乳素（PRL）也偏低，皮质醇可升高。若下丘脑性排卵障碍与治疗精神病药物有关，需请精神科医生会诊和商榷。罕见的卡尔曼综合征由嗅觉轴突和 GnRH 神经元从鼻内嗅板向下丘脑迁徙失败所致，表现为原发性闭经、第二性征缺失、GnRH 低下、正常女性染色体核型、无嗅觉，FSH，LH 低，PRL 正常，应给予人工周期治疗，待子宫、乳房发育正常时，再予以 HMG 治疗。Frohlich 综合征也罕见，GnRH 降低可能与遗传、感染、肿瘤、外伤有关，表现为外生殖器发育差、闭经、肥胖、第二性征缺失，脂肪分布于下腹、臀部、大腿上部，可有身材矮小、视力减退、尿崩症和智力发育迟钝等。颅咽管瘤是最常见的下丘脑肿瘤，发生于蝶鞍垂体漏斗部前方的颅颊囊皱褶，沿垂体柄生长可压迫垂体柄，影响下丘脑 GnRH 和多巴胺向垂体的转运，导致低促性腺激素性闭经，伴垂体 PRL 增高，肿瘤向上生长可压迫视神经、双颞侧偏盲，早期视力损害，视野偏盲；肿瘤极小时不引起症状。

2. 垂体性排卵障碍

垂体性排卵障碍的常见原因包括高泌乳素血症和垂体泌乳素腺瘤，二者均可通过抑制促性腺激素释放，干扰卵巢功能，从而引起排卵障碍、月经紊乱或闭经、溢乳等症状。较为罕见的有希恩综合征、空泡蝶鞍综合征以及其他垂体病变（如垂体囊肿、结核、遗传性疾病等），还有垂体肿瘤，包括脑膜瘤、神经胶质瘤等。囊性松果体病可分泌过多褪黑素，促甲状腺激素肿瘤可继发引起甲状腺功能亢进闭经和（或）溢乳。

3. 卵巢性排卵障碍

多囊卵巢综合征是指卵巢多种功能异常的结果，但大多表现为卵巢呈多囊状。卵巢早衰和卵巢不敏感综合征较为少见。先天性卵巢发育不全，包括特纳综合征、多 X 综合征、21-羟化酶缺陷、先天性肾上腺皮质增生症，以及卵巢男性化肿瘤（主要有睾丸间质细胞瘤、颗粒细胞瘤等）。

4. 甲状腺功能异常

应请内分泌科医生会诊后拟定具体诊疗措施。

（1）甲状腺功能亢进。血清促甲状腺激素（TSH）低于正常水平，血清总 T_4和（或）T_3［TT_4和（或）TT_3］高于正常水平。甲亢影响因素较多，T_4和（或）T_3［FT_4和（或）FT_3］高于正常水平，不受蛋白结合影响，更能精确反映甲状腺功能状态，并结合临床症状做出诊断。

（2）甲状腺功能减退大多无特殊病因，继发于自身免疫反应。年龄≥35 岁的妇女最好每年检查一次 TSH，诊断依据 TSH 升高，T_3，T_4下降，伴 PRL 增高，予以适当甲状腺素片治疗，长期服用应遵医嘱。

5. 肾上腺疾病与排卵障碍

主要有先天性肾上腺皮质增生症（肾上腺性综合征）、库欣综合征（Cushing syndrome，CS）。此症源自下丘脑、垂体或肾上腺皮质增生或肿瘤，表现为糖皮质激素分泌亢进导致脂代谢异常、动脉粥样硬化、肥胖、满月脸、心血管系统疾病和高血压；蛋白质代谢异常导致皮肤变薄且呈紫斑、紫纹等，伴有糖尿病，易发生精神紊乱综合征和抑郁症）及肾上腺皮质功能不全（主要是指皮质醇和醛固酮分泌不足，一般轻度者主要表现为闭经和相关症状，罕见急性功能不全者，应请内分泌科医生会诊处理）。

（二）临床表现

由于生殖内分泌调节障碍而发生的长期反复不排卵现象，临床表现为子宫出血或闭经。无排卵型功能性子宫出血、慢性无排卵型功血是不孕症常见的原因之一。由于没有排卵而不孕和月经周期紊乱，患者多以不孕和月经紊乱、阴道出血就诊。几乎每个妇女在其生殖年龄内都有发生，特别是在青春期和围绝经期阶段。但是，只有长期的不排卵状态才能导致不孕。功血诊断是采用排除方式进行的。对于已婚妇女，特别是年龄较大、病史较长的妇女，诊断性刮宫和子宫内膜病理检查是必要的。在排除可以诊断导致不排卵和子宫出血的其他疾病后方可诊断功血。除了前面描述的各种不排卵的表现外，诊断时还应注意以下问题：①妇科检查无异常发现，B 超检查和子宫内膜病理检查无器质性疾病；②孕酮低于黄体期水平，早卵泡期 FSH、LH、PRL、孕酮（P）、E_2和睾酮（T）检查在正常范围；③排除异位激素分泌和影响月经周期的药物；④排除其他内分泌疾病的影响，如甲状腺功能亢进、甲状腺功能低下、肾上腺功能异常等；⑤排除激素分泌性肿瘤。

临床症状如下。

1. 月经紊乱与不规则阴道出血

发育程度不同的卵泡也不同程度地产生雌激素。但卵泡不能成熟排卵时，由于卵泡不规则地发育和萎缩，子宫内膜不规则地增生和脱落，导致子宫不规则地出血。在较轻的情况下，卵泡能发育到接近成熟，并能维持一段时间分泌雌激素，阴道出血可能有一定的规律。随着卵泡生长和萎缩的不规则性加重，雌激素的波动更加明显，则阴道不规则出血更加典型。只有长期不排卵才能导致不孕症，所以多数以不孕症就诊的患者出血量不大。不规则阴道出血表现如下。

（1）出血的周期性无规律。出血周期可以是数天到数十天，或者短暂闭经。

（2）出血持续时间不规律。可由一天到数十天。有些妇女可能数十天阴道少量出血，淋漓不断。

（3）出血量不规律，少时只见血迹，多时可数百毫升，出现严重的贫血和休克。

（4）出血的经过不规律。一次阴道出血，出血量时多时少，出血速度变化无常。

如果不排卵导致的阴道出血仅仅只是由于下丘脑垂体-卵巢轴的功能障碍产生，称为不排卵功能性子宫出血。

2. 闭经

闭经是一种症状，是由各种原因导致的从青春期到围绝经期间的无月经来潮状态。目前，学术界对停经多长时间才能定义为闭经还没有一致的意见。这里关注的是病理性闭经。

以不孕症就诊的患者中，闭经多为继发性闭经。闭经常见的原因有以下几点。

（1）解剖学异常。指各种阴道、宫颈和子宫的解剖学异常，不能产生月经或经血不能流出。

（2）慢性不排卵。慢性不排卵是闭经中最为常见的类型，包括三类：低促性腺激素性闭经、正常促性腺激素性闭经和高促性腺激素性闭经。

不排卵时，闭经时间可长可短，如果体内因不排卵产生雌激素波动，则常在短时间闭经后有阴道出血。

3. 不孕

不排卵，因而不孕。不孕可分为原发性和继发性。在不排卵的患者中，个别人也因偶发排卵而妊娠。在临床工作中，即使诊断有慢性不排卵现象，当有月经过期时，也应排除妊娠。

4. 单相基础体温

由于没有孕酮的作用，基础体温呈单相变化。

5. 单相基础体温与月经周期有关的其他周期性丧失

可以观测到的女性生殖生理中的其他周期性丧失，如宫颈黏液、阴道脱落细胞。

6. 其他

在继发性闭经中，如果体内雌激素十分低下，可出现潮热、阵发性心悸出汗等围绝经期症状。伴有雄激素过多者，可有多毛、痤疮等。伴有高催乳素血症者，可有泌乳。

（三）体格检查

1. 一般检查

根据体形、体态、毛发、嗓音、乳房发育等第二性征的情况，以及颈部、四肢有无异常等现象，可以初步推断排卵障碍的原因，如身材矮小、第二性征发育不良，且从未来过月经可能是卵巢发育不良。全身毛发增多，可能是多囊卵巢综合征或肾上腺分泌雄激素太多。乳头有乳汁或其他液体排出有可能与血中催乳素分泌增多有关。

2. 妇科检查

排卵期宫颈口呈瞳孔样，宫颈黏液稀薄呈鸡蛋清样改变，宫颈黏液拉丝 6~8 cm。

（四）辅助检查

1. 基础体温（BBT）

有排卵的女性 BBT 为双相，无排卵的女性 BBT 为单相。一般 BBT 多在排卵后 2~3 天上升，少数在排卵日上升，升高幅度为 0.3~0.5 ℃。BBT 监测排卵方法简单、经济，但预测排卵不准确。80%~90%排卵者 BBT 为双相，有 10%~20%的排卵正常者 BBT 为单相，个别 BBT 为双相的却无排卵，如未破裂卵泡黄素化综合征（LUFS）。因此，BBT 虽是预测排卵的最常用方法，但其预测性差，只能作为参考指标。目前，排卵障碍最常采用的是血清性激素水平测定和超声检测排卵。

2. 血清性激素水平测定

性激素也称为生殖激素，是判断女性内分泌功能的重要辅助指标，在月经周期的不同阶段，血中性激素的水平是不同的，分析血清性激素水平是否正常，一定要考虑抽血时间，观察是否有排卵，一般在两个时间测血清性激素。

（1）排卵期激素水平。主要观察是否出现 LH 峰和 E_2峰，有峰值卵泡具备了排卵的条件，但不一定会排出。排卵前 2 天血 E_2>734 pmol/L，排卵前血 LH 峰为 40~200 IU/L，血 LH 峰出现时一般血 E_2>1468 pmol/L。尿 LH 峰一般较血 LH 峰晚 3~6 小时。如果排卵期血 LH<15 U/L、血 E_2<367 pmol/L，则卵泡发育不良，不排卵的可能性大。

（2）黄体期激素水平。一般在种植窗口期，即在月经第 21~22 天（或来月经前 7~8 天）抽血化验，主要观察孕激素和雌激素水平，了解有无排卵，是否存在黄体功能不足。

①判断排卵。黄体中期 P>16 nmol/L 提示排卵，P<16 nmol/L 提示无排卵。

②诊断黄体功能不全。黄体中期 P>32 nmol/L 黄体功能正常；P<32 nmol/L 或排卵

后第 5 天、7 天、9 天共 3 次测 P，P 总和<95.4 nmol/L 为黄体功能不全。或孕 10 周前 P<47.7 nmol/L 为诊断黄体功能不全（LPD）的标准。

（3）引起排卵障碍的其他内分泌疾病。催乳素（PRL）正常值为 0.228～1.138 nmol/L。如 PRL 大于正常值考虑为高 PRL，PRL 为 2.28～4.55 nmol/L 时可选用 MRI 检查，以排除脑垂体泌乳素瘤。T 升高、LH/FSH>2.5 等，需进一步诊断有无 PCOS。

3. 超声监测卵泡发育以及排卵情况

常用的超声有经腹部超声和经阴道超声两种。在月经周期正常的情况下，一般从月经周期第 11～12 天开始，根据卵泡大小，连续动态观察。对于月经周期规律正常的女性，在月经周期第 11～12 天可确定优势卵泡（大于 10 mm），排卵前卵泡每天生长 1～3 mm，成熟卵泡直径为 18～23 mm。

有成熟卵泡生长不是监测卵泡发育的最后步骤，需要进一步监测卵泡有无排出，LH 峰值不能判断有无排卵，主要依靠 B 超准确判断。

（1）排卵后超声征象。

①动态监测的成熟卵泡塌陷、体积缩小、卵泡液无回声区消失。

②形成不规则有强回声光点的囊肿。

③子宫直肠凹少量积液。

（2）卵泡发育成熟障碍的超声征象。

①卵泡中晚期无优势卵泡及成熟卵泡发育。

②优势卵泡未进一步发育成熟，反而出现塌陷或萎缩的形态改变。

③黄素化不破裂，持续存在，盆腔积液不明显。

4. 甲状腺功能测定

促甲状腺激素（TSH）正常值为 2～10 mIU/L；FT_3为 10～30 pmol/L、FT_4为 4～10 pmol/L。甲状腺功能亚临床诊断：TSH 降低、FT_4升高可确定为甲状腺功能亢进症。如FT_4正常，需测定 FT_3，FT_4升高者也可诊断为甲状腺功能亢进症，仅 TSH 低于正常值为亚临床甲状腺功能亢进症。TSH 升高、FT_4降低可诊断为甲状腺功能减退，而 FT_4正常为亚临床甲状腺功能减退。

5. 肾上腺功能测定

促肾上腺皮质激素（ACTH）应激试验用于探查肾上腺皮质储备功能，于上午 8：00 静脉注射 ACTH 250 pg，于注射前和注射后 1 小时分别测定 17-羟孕酮，若 21-羟化酶缺陷，17-羟孕酮可升高到 1000 ng/mL，迟发型肾上腺皮质增生可超过 1200 ng/mL。注射 ACTH 后血皮质醇正常反应大于 7 ng/dL，皮质功能减退者，血皮质醇无明显增多，甚至下降。

6. 染色体检查

对于原发性闭经、第二性征发育不全、疑为特纳综合征或雄激素不敏感综合征，过早卵巢衰竭（年龄<30 岁）者应做染色体检查。

7. 其他检查

下面几种实验室和辅助检查手段目前较少使用，有时可以间接推测排卵障碍。

（1）宫颈黏液。月经后半期宫颈黏液仍为羊齿状结晶，无椭圆体，提示宫颈黏液受单一雌激素刺激，无孕激素作用，考虑无排卵。

（2）子宫内膜检查。受卵巢雌激素、孕激素影响，子宫内膜有明显周期性变化。如果月经前或来月经 12 小时内做子宫内膜病理检查，为增生期改变，表明无排卵。

（3）阴道脱落细胞。在雌激素作用下，阴道脱落细胞周期性变化。因此，细胞的形态学变化有利于判断卵巢的功能。阴道上 1/3 的上皮细胞对性激素变化敏感，在月经周期中也有周期性变化。如果月经后半期检测阴道脱落细胞仍为雌激素影响的角化细胞多而无周期性变化，那么表示无排卵。该方法操作烦琐，准确性差，目前应用很少。

（4）尿排卵试纸自我监测。受影响因素较多，只能作为参考。

（5）腹腔镜。临床上不用腹腔镜检查有无排卵，仅仅在因其他原因行腹腔镜诊治时观察到，如排卵，可见到排卵斑、血体-黄体。

（五）诊断

排卵障碍分为卵泡发育障碍和卵泡排出障碍，临床上两种情况都比较常见。准确预测并诊断排卵对指导不孕夫妇性交、人工授精（AI）及体外受精-胚胎移植（IVF-ET）等起关键性作用。但由于个体差异及同一个体每个月经周期都有不同变化，至今尚无一种简便且完全可靠的方法预测排卵。排卵障碍导致月经失调及不孕，应该查清病因，及时治疗。

1. 排卵障碍病史

规律的月经来潮与卵泡发育以及排卵关系密切。因此，诊断排卵障碍时首先询问患者的月经是否正常，有无不规则或闭经的情况，过去有无慢性疾病（如结核、贫血和消化吸收不良等），是否动过手术，以往性发育的情况和是否受职业性的有毒物质影响等，以便初步推测有无可能影响排卵的病史。

排卵障碍也是许多妇科疾病共有的一个症状，应该详细询问既往有无导致排卵障碍的疾病，临床常见的有 PCOS、高催乳素血症（HPRL）、卵巢早衰（POF）以及黄素化未破裂卵泡综合征（LUFS）等。

2. 排卵障碍的症状

排卵是一个生理过程，部分人群排卵期可能出现腹痛、轻度腹胀等，可明确感知自己哪天排卵、哪侧卵巢排卵；但大部分人并没有特殊不适感觉。排卵障碍常在患者月经失调或在不孕症的就诊过程中发现或诊断。

二、促排卵药物

（一）常用的促排卵药物

目前临床应用诱导排卵常用的药物和激素有枸橼酸氯米芬（CC）、芳香化酶抑制剂、促性腺激素（Gn）、促性腺激素释放激素（GnRH）、多巴胺受体激动剂、生长激素（GH）等。

1. 枸橼酸氯米芬

枸橼酸氯米芬是最常用的促排卵药物，为人工合成的非甾体制剂，化学结构与雌激素近似，兼有雌激素和抗雌激素的作用，主要以抗雌激素的特性发挥作用。通过与雌激素竞争受体，抑制雌激素对下丘脑的负反馈作用，刺激垂体释放卵泡刺激素（FSH）、黄体生成素（LH），进一步促进卵泡发育。

（1）用法用量。常见规格为 50 mg/粒。一般在月经第 3~5 日开始口服，50 mg，每日一次，连服 5 日。根据患者卵巢反映情况可适当调整每日用量，但每日剂量不宜超过 150 mg。

（2）注意事项。

①密切注意不良反应，如面部潮红、恶心、头晕、乏力、卵巢增大、腹胀、乳胀、皮疹、肝功能障碍等，停药后数天或数周可消失。肝、肾功能不全患者，卵巢囊肿及其他妇科肿瘤患者禁用。服药后有严重过敏反应者应停用。治疗 1 年以上者，须进行眼底及裂隙灯检查。用药中若出现视力障碍应立即停药并进行相应检查。

②用药期间须注意 B 超监测并自测基础体温，必要时测定雌激素水平，注意避免发生卵巢过度刺激综合征（OHSS）和多胎妊娠。

③CC 抗雌激素作用，使宫颈黏液稠、子宫内膜薄、卵泡未破裂黄素化等，致高排卵率低妊娠率，可加用雌激素改善。

④避光，密闭保存。

2. 芳香化酶抑制剂（AIs）：来曲唑

来曲唑为第三代非甾体类芳香化酶抑制剂。对中枢，通过抑制芳香化酶降低雌激素水平，解除雌激素对下丘脑和垂体的负反馈作用，增加促性腺激素的分泌，进而促进卵泡发育和排卵；对外周，降低雌激素水平，导致卵泡内雄激素浓度增加，使卵巢暂时呈现可逆的多囊卵巢状态，增强卵泡对卵泡刺激素（FSH）和尿促性腺激素（HMG）的敏感性，从而改善卵泡的发育。

（1）用法用量。每片 2.5 mg。一般从月经第 3~5 天开始，口服 2.5~5.0 mg/d，每天一次，共 5 天。

（2）注意事项。

①不良反应多为轻度或中度，以恶心、头疼、骨痛、潮热和体重增加为主要表现，其他少见还有便秘、腹泻、瘙痒、胸痛、腹痛等。

②原先用于治疗乳腺癌，近年来将其应用于促排卵，取得了良好的结果，但促排卵尚未被列入药物说明书，在使用前应向患者说明，并告知目前随访资料不足，生殖风险不确定。

③芳香化酶抑制剂不减少子宫内膜上雌激素受体（ER）数量，不拮抗雌激素，所以能顺利作用于生殖系统各组织，使宫颈黏液状态良好，利于精子穿行，内膜充分生长，利于胚胎种植。

④密闭、干燥处保存。

3. 促性腺激素

人促性腺激素（Gn）分为卵泡刺激素（FSH）、黄体生成素（LH）、尿促性腺激素（HMG）、人绒毛膜促性腺激素（HCG）。

（1）卵泡刺激素（FSH）。分为尿源性卵泡刺激素（uFSH）和基因重组卵泡刺激素（rFSH）。

①uFSH 的活性成分是 FSH，纯度为 95%，具有促进卵泡募集和发育的作用；rFSH 为基因重组得到的纯度超过 99% 的 FSH 生物制剂，可以高效地刺激排卵，并可促使多个卵泡同时发育。

②用法用量。一般 75 IU/支。用于皮下注射或肌肉注射，若为冻干粉，则应在使用前用所提供的溶剂稀释。

患者常在促性腺激素释放激素激动剂 2 周后开始本药治疗，或在月经周期 2~3 天开始使用 75~225 IU，然后根据患者的反应调整剂量，直至人绒毛膜促性腺激素注射前一日。

③注意事项。

A. 本品是一种强促性腺激素，能够引起中至重度的不良反应，只有充分了解不育症及其治疗的医生才可使用。

B. 对于女性，为了安全有效地使用本药，通常需要超声检查卵巢的反应，最好同时进行血清雌激素水平检测。不同患者对 FSH 治疗的反应有个体差异，某些患者对 FSH 的反应较差。与治疗目的相关的最低有效剂量对所有患者均适用。

C. 开始治疗前，应对夫妇双方进行不育方面的检查，以排除禁忌证，特别要注意甲状腺功能减退、肾上腺皮质功能不全、高催乳素血症和垂体或下丘脑肿瘤。如存在上述情况，应先给予对应特殊治疗。

D. 无论是不排卵不孕症治疗，还是辅助生殖技术，进行卵泡刺激的患者均可能出现卵巢增大或过度刺激。严格按照推荐剂量和方案进行治疗，并进行严密监测，可使这些不良反应的发生率降至最低。卵泡发育和成熟指数需要由有相关经验的医生来评价。

E. 重组人卵泡刺激素 α（FSH-α）于原包装中置于 25℃以下。首次开启并溶解后应立即一次性注射完毕。对于重组卵泡刺激素 β（FSH-β）注射液，为防止注射疼痛及减少注射部位液体渗漏，注射剂应缓慢地做肌肉注射或皮下注射。皮下注射部位应变换以免脂肪萎缩。

F. 不良反应。极少出现注射部位局部的反应、发热、关节痛等。可有胃肠道症状；乳房胀痛、轻中度卵巢增大、卵巢囊肿、OHSS；严重的可有血栓栓塞发生。

（2）注射用重组人促黄体生成素（LH）。

①为颗粒细胞合成雌激素提供底物，支持 FSH 诱导的卵泡发育，在卵泡发育末期启动黄体生成并排卵。适用于严重缺乏 LH 的患者，即内源性的血清 LH 水平<1.2 IU/L 的患者。推荐与卵泡刺激素（FSH）联合使用以刺激卵泡的发育。

②用法用量。人重组制剂一般 75 IU/支，用于皮下注射，用药前即刻将冻干粉溶于所提供的溶剂中，本品的治疗应根据患者对下列指标的反应因人而异：超声检测卵泡的

大小；雌激素反应。推荐的起始剂量为每天 75 IU，联合使用 75～150 IU 的 FSH（1∶2）。

③注意事项。

A. 运动员慎用。

B. 开始治疗前，应对不孕的夫妇进行全面检查，以排除禁忌证。当不能达到有效反应时，也应禁忌，例如，卵巢早衰、生殖器官畸形所致的不孕症，子宫肌瘤所致的不孕症等。

C. 进行卵巢刺激的患者考虑到可能出现雌激素过度反应及多个卵泡发育，卵巢过度刺激的危险性增加。

D. 警惕卵巢过度刺激综合征的出现，尤其是多囊卵巢患者应对卵巢反应进行超声监测。

E. 在临床试验中，本品可提高卵巢对促卵泡激素 α 的敏感度。如果考虑增加 FSH 剂量，其递增量最好为 37. 5～75. 0 IU，且剂量调整最好在 7～14 天的间隔后。

F. 于原包装中置于 25℃以下。置于儿童不能接触之处。

G. 不良反应。可有恶心、腹痛、头痛、嗜睡，注射部位不适，乳房胀痛、卵巢囊肿、OHSS 等。严重者可发生血栓栓塞。

（3）尿促性腺激素（HMG）。

①从绝经期妇女尿中提取，含有等量的 FSH 和 LH，促进卵泡募集和生长，增加雌激素水平和促进子宫内膜增生。与人绒毛膜促性腺激素合用，用于促性腺激素分泌不足所致的原发性或继发性闭经、无排卵所致的不孕症等。

②用法用量。肌肉注射溶于 1～2 mL 灭菌注射用水。起始（或周期第 5 天起）1 次 75～150 U，每日 1 次。7 日后根据患者雌激素水平和卵泡发育情况调整剂量，增加至每日 150～225 U。卵泡成熟后肌肉注射 HCG 6000～10000 U，诱导排卵。对注射 3 周后卵巢无反应者，则停止用药。用于男性性腺功能低下，开始 1 周给予 HCG，每次 2000 U，共 2～3 次，以产生适当的男性特征。然后，肌肉注射本品，每次 75～150 U，每周 3 次，同时给予 HCG，每次 2000 U，每周 2 次。至少治疗 4 个月。

③注意事项。

A. 应在有经验的妇科、生殖科医生指导下用药。用药期间应定期进行全面检查：B 超监测卵泡发育、宫颈黏液检查、雌激素水平测定和每日基础体温测量。

B. 因含有 LH，不适用于 LH 水平高的患者，且在超促排卵过程中容易诱发内源性 LH 峰过早出现。

C. 如有卵巢明显增大，要避免性交，以免增加卵巢囊肿破裂、卵巢扭转的风险。

D. 哮喘、心脏病、癫痫、肾功能不全、垂体肿瘤或肥大、甲状腺或肾上腺皮质功能减退患者慎用。孕妇禁用。

E. 不良反应主要表现为卵巢过度刺激综合征，表现为下腹不适或胀感、腹痛、恶心、呕吐、卵巢增大。严重可致胸闷、气急、尿量减少、胸腔积液、腹腔积液等，如出现重度卵巢过度刺激综合征临床表现，应立即停药。

F. 有血栓栓塞发生的可能性。

G. 可提高多胎率和早产率。

（4）人绒毛膜促性腺激素（HCG）。

①HCG 不但结构与 LH 相似，生物学功能也与 LH 接近。HCG 可协同 FSH 发挥在激素生成中的作用，促进卵泡和卵母细胞的最终成熟、排卵，并促进黄体生成和黄体功能的维持。分为尿源性（500，1000，2000，5000 U）和人重组制剂（250 μg）两种类型。

②用法用量。接受促排卵的妇女，B 超卵泡监测优势卵泡直径在 18～20 mm 以上，或最后一次注射 FSH 或 HMG 制剂 24 小时后，皮下注射或肌肉注射一支，36 小时后取卵，或从当天开始隔日同房。B 超监测卵泡排卵后或胚胎移植后 2000 IU 肌肉注射，每 3 天一次，共 3 次。为保胎使用时，剂量及次数可根据具体情况调整。

③注意事项。

A. 发现卵巢过度刺激综合征及卵巢肿大、胸腔积液、腹腔积液等并发症时应停药或征求医生意见。

B. 使用前应向患者说明有多胎妊娠的可能性。使用中询问不良反应和定期进行有关临床检查。

C. 对妊娠试验可出现伪阳性干扰，应在停药 10 天后进行检查。

D. 有下列情况应慎用：前列腺肥大、哮喘、癫痫、心脏病、偏头痛、肾功能损害等。运动员、高血压患者慎用。

E. 尿源性制剂密闭，在凉暗处（避光并不超过 20 ℃）保存。本品应用前临时配制。人重组制剂于原包装中在 2～8 ℃（冰箱内）贮存。每支预充注射器仅供一次性使用，任何剩余的药品或废弃材料应依照当地的要求处置。

F. 不良反应。注射部位不适、头痛、疲劳、暴躁、易怒、恶心、腹痛、乳房肿胀、OHSS 等。

4. 促性腺激素释放激素类似物

促性腺激素释放激素（GnRH）是由下丘脑促垂体区肽能神经元分泌的十肽激素，从下丘脑以脉冲形式每 60～120 分钟释放一次，进入垂体后与受体结合，刺激垂体前叶细胞分泌 FSH 和 LH，刺激卵泡发育及排卵。促性腺激素释放激素类似物（GnRHa），将 GnRH 十肽结构中某些氨基酸进行置换或去除而得到的一种人工合成的九肽或十肽化合物，根据其与受体的不同作用方式，又分为促性腺激素释放激素激动剂（GnRHa）及促性腺激素释放激素拮抗剂（GnRHA）。

（1）促性腺激素释放激素激动剂（GnRHa）：在天然 GnRH 十肽基础上的第 6、10 位以不同的氨基酸、酰胺取代原来氨基酸的结构，可提高与受体结合的亲和力及耐酶解能力。这些制剂与 GnRH 受体有高度亲和力，其生物效应较天然的 GnRH 增加 25～200 倍。使用 GnRHa 后，由于这是一种激动剂并且作用更强，与垂体细胞的受体结合后同样会促使其分泌 FSH 和 LH，引起用药初期一个短促的血浆促性腺激素高峰即骤发作用。若 GnRHa 持续使用，则垂体细胞表面可结合的 GnRH 受体减少，对进一步 GnRHa

刺激不敏感，即所谓降调节作用，使 FSH，LH 分泌处于低水平，卵泡发育停滞，性激素水平下降，用药 14 天以后达到药物性垂体-卵巢去势，由此作为临床应用的基础。

①用于需要把性激素血清浓度降低至去势水平者，例如治疗子宫内膜异位症、子宫腺肌瘤；在促排卵过程中利用其骤发作用和降调效应，在使用后短时间内刺激内源性 FSH/LH 的分泌，而长期使用后则起到抑制内源性 FSH/LH 的作用。控释剂可用于中枢性早熟。

②用法用量。目前常用的制剂有曲普瑞林、戈舍瑞林、亮丙瑞林等，还有喷鼻用的布舍瑞林、那法瑞林等，包括长效制剂 3.75 mg、短效制剂 0.1 mg 等剂型。

本品可肌肉注射或皮下注射，用药盒内提供的溶剂复溶药物粉末，复溶后立即注射。复溶后得到的悬浮液不得与其他药品混合。

A. 子宫内膜异位症应在月经周期的第 1~5 天开始治疗。一次 1 支，每 4 周注射 1 次。根据发病时严重程度以及治疗过程中临床指标的变化（包括功能和器质性指标）而定。原则上，1 个疗程应至少 4 个月，至多 6 个月。建议不要使用曲普瑞林或其他 GnRH 类似药物进行第 2 个疗程的治疗。疗程超过 3 个月时建议应用雌激素反添加预防骨质疏松，具体用法遵医嘱。

B. 女性不孕症在月经周期第 1~2 天肌肉注射 0.05~1.00 mg。当垂体脱敏后（血浆雌激素<50 pg/mL），一般在注射本品后 15 天开始联合使用促性腺激素治疗。

C. 术前子宫肌瘤、腺肌瘤的治疗。治疗应在月经周期的前 5 天开始，每 4 周注射 1 次，每次 1 支，疗程 3 个月。

D. 性早熟按体重一次 50 μg/kg，每 4 周注射 1 次。

③注意事项。

A. 在医生给患者开药前，应确认患者没有妊娠。在治疗中应使用非激素的避孕方法全程避孕，直到治疗后月经恢复为止，尤其是在末次注射后一个半月内应注意采取避孕措施。

B. 女性不孕症。曲普瑞林与促性腺激素联合用药时，对于那些敏感的患者，会造成取卵数的显著增加，尤其是对于多囊卵巢综合征的患者联合使用曲普瑞林与促性腺激素时，不同患者的卵巢对同一剂量的药物可能有不同的反应。对于某些病例，同一患者在不同的周期其卵巢反应也可能不同。注意事项：诱导排卵应在严格的、定期的生物检测和临床监测下进行，包括空腹血浆雌激素检查和超声检查。当卵巢反应过度时，建议停止注射促性腺激素，以终止刺激周期。

C. 子宫内膜活检证实在使用 GnRHa 后，黄体中期子宫内膜发育落后，腺体细胞发育停滞。因此，GnRHa 促排卵周期黄体支持是必要的。

D. 子宫内膜异位症和术前子宫肌瘤治疗。每 4 周定期使用 1 支，通常引起低促性腺素性闭经。用药 1 个月后出现子宫出血属于异常；应核实血浆雌二醇水平，如果低于 50 pg/mL（应为高于 50 pg/mL），需检查可能伴有的器质性病变。停止治疗后，卵巢功能恢复，最后一次注射后平均为 58 天出现排卵，平均为 70 天后出现第一次月经。在末次注射后的一个半月内应注意采取避孕措施。

E. 可能出现皮疹、偶见注射部位轻度淤血。

F. 患者有潮红、多汗、性欲下降、头痛、抑郁、阴道干燥、出血、乳房大小变化等反应。子宫内膜异位症伴卵巢功能严重减退者用药后可出现不可逆的闭经。

G. 妊娠期妇女、哺乳期妇女禁用。

H. 长期使用可能引起骨质丢失，应注意。

（2）促性腺激素释放激素拮抗剂（GnRHA）。GnRHA 是将天然 GnRHa 的十肽的第 1，2，3，6 和 10 位以不同的氨基酸和酰胺取代原来氨基酸的结构。与 GnRHa 对垂体的降调节机制不同，它与垂体 GnRH 受体竞争性结合，抑制垂体 Gn 的释放，起效快、作用时间短，停药后垂体功能迅速恢复，避免 GnRHa 短时应用增强垂体功能和长方案降调节排卵时间长、Gn 用量大的缺点，也无使用 GnRHa 导致的阴道干燥、潮热等不良反应。应用于辅助生殖临床的有醋酸西曲瑞克和加尼瑞克。醋酸西曲瑞克的有效血药浓度可维持 8 小时，半衰期为 36 小时，而醋酸加尼瑞克的有效血药浓度可维持 4 小时，半衰期为 13 小时。

①在促排卵过程中用于抑制内源性 LH 峰出现。

②用法用量。短效制剂 0. 25 mg/支或长效制剂 3 mg/支。本品用于腹壁皮下注射，最好在脐周。为了减轻局部刺激性，应每天变换注射部位。灵活方案是一般在最大优势卵泡平均直径 12~14 mm 时开始每天注射 0. 25 mg，直至诱发排卵前 12 小时。固定方案是在促排卵的第五天开始每天注射 0. 25 mg，直至诱发排卵。长效制剂一次使用 3 mg，后续根据激素和卵泡情况决定何时开始每天追加短效制剂。

③注意事项。

A. 黄体支持应根据生殖中心的经验进行。至今为止，本品用于重复卵巢刺激的经验有限，因此只有在进行风险/效益评估后，才可用于重复刺激周期。

B. 在使用 GnRHA 周期中，缺乏黄体支持导致黄体期 LH 水平下降，孕酮浓度降低，溶黄体提早发生，妊娠率下降，因此，GnRHA 方案促排卵要加强黄体支持。

C. 错过用药。本品最理想的用法是间隔 24 小时使用，如果错过最佳给药时间，也可以在同一天的其他时间用药。

D. 常见注射部位反应，可有恶心、呕吐、头痛、疲劳等。

E. 冷链运输保存。

5. 生长激素

卵巢也是生长激素（GH）作用的靶器官，GH 可通过 GH 受体介导，或通过胰岛素样生长因子Ⅰ及胰岛素样生长因子Ⅱ介导，对 LH 诱导卵泡膜细胞的雄激素合成和 FSH 诱导颗粒细胞的芳香化酶合成起促进作用，间接加强 Gn 的作用。

6. 注射用重组人生长激素

（1）用于高龄、卵巢低反应患者，在促排卵过程中添加。

（2）用法用量。2~16 U/瓶。目前，GH 用于诱发排卵的最佳剂量和时间仍未完全确定，临床上仍在探索阶段。自 12 U/周期至 144 U/周期的不同剂量均见于文献报道。一般采用 4~24 IU/d，隔天 1 次肌肉注射，共 6 次；也有采用每日 1 次，共 12 次；或在促排卵治疗前隔日使用生长激素一周期，促排卵周期每日 1 次，至 HCG 注射日；各方案疗效尚在探索中，无明显差异。

（3）注意事项。

①在医生指导下用于明确诊断的患者。糖尿病患者可能需要调整抗糖尿病药物的剂量。对由脑瘤造成的生长激素缺乏的患者或有颅内伤病史的患者，必须严密监测其潜在疾病的进展或复发的可能性。同时，使用皮质激素会抑制生长激素的促生长作用，因此，对于生长激素缺乏患者应适当调整其皮质激素的用量，以避免其对生长激素产生抑制作用。少数患者在生长激素治疗过程中可能发生甲状腺功能减退，应及时纠正，以避免影响生长激素的疗效，因此，患者应定期进行甲状腺功能检查，必要时给予甲状腺素的补充。有时生长激素可导致过度胰岛素状态，因此必须注意患者是否出现葡萄糖耐量减低的现象。切忌过量用药，一次注射过量的生长激素可导致低血糖，继之出现高血糖。长期过量注射可能导致肢端肥大症状与体征以及其他与生长激素过量有关的反应。注射部位应常变动，以防脂肪萎缩。

②2~8 ℃避光保存，溶解后的药液可置于冰箱冷藏 48 小时。

7. 多巴胺受体激动剂

（1）非特异的多巴胺增效剂可以使垂体催乳素（PRL）细胞膜上的多巴胺 D_2受体兴奋，也可间接使下丘脑的多巴胺（DA）受体兴奋而增加催乳素释放抑制因子（PRIF）的释放，从而有效地抑制催乳素分泌。对于功能性或肿瘤所引起的 PRL 水平升高，溴隐亭均能抑制。因此，溴隐亭对于由高催乳素引起的不排卵有良好的疗效。

（2）用法用量。每片 2.5 mg。一般使用剂量为 2.5~12.5 mg/d，一般小剂量开始，逐渐加量，每天 2~3 次。服药过程中应定期复查血 PRL 水平，并据此调整药物剂量。

（3）注意事项。

①与大环内酯类抗生素（如红霉素、克拉霉素、醋竹桃霉素、螺旋霉素、交沙霉素等）、唑类抗真菌药（如酮康唑、伊曲康唑）或细胞色素 P450 酶抑制剂（如西咪替丁）合用，可由提高溴隐亭的血药浓度导致增加不良反应发生的危险性。

②与奥曲肽合用可提高溴隐亭的血药浓度，从而增加不良反应发生的危险性。因此，应避免与奥曲肽合用。

③与甲基麦角新碱或其他麦角碱合用可能会增加不良反应发生的危险性，因此应避免合用。对麦角生物碱过敏者、心脏病、周围血管病及妊娠妇女禁用。

④乙醇可降低溴隐亭的耐受性。

⑤口服激素类避孕药可致闭经或溢乳，干扰本品的效应，不宜同时使用。

⑥忌与降压药物、吩噻嗪类或 H_2受体阻滞剂合用。

⑦肢端肥大伴有溃疡病或出血史者忌用。

⑧避光，25 ℃以下保存。

⑨不良反应。可见胃肠道不适和恶心、胃痛、便秘等。

8. 卵巢激素类药物

诱发排卵中使用的卵巢类激素包括雌激素和孕激素。雌激素是由 18 个碳原子组成的甾体激素。改变天然雌激素的化学结构，如置换不同长度的侧链，可产生作用更强的人工合成的雌激素。体内的雌激素有 3 种，即雌二醇（E_2）、雌酮（E_1）和雌三醇（E_3）。在体内，前两者可相互转换，而后者是前两者不可逆的代谢产物。它们的活性强度约为 100∶10∶1。雌激素通过正负反馈机制影响下丘脑的功能，通过负反馈影响垂体的功能。雌激素在下丘脑-垂体-卵巢轴的活动中起关键作用。此外，雌激素可调节卵母细胞胞质成熟，促使颗粒细胞增生和分化，诱导卵泡细胞的促性腺激素受体产生，使卵泡对促性腺激素产生适当的反应。可见，雌激素对于卵泡的生长、发育和排卵是非常重要的。在促排卵中使用雌激素，建议使用天然的雌激素制剂，如戊酸雌二醇片。孕激素是由 21 个碳原子组成的甾体激素。在促排卵中使用孕激素，有加强对下丘脑-垂体-卵巢轴的负反馈抑制和补充或加强黄体功能的作用，多用于黄体支持。在任何有可能妊娠的周期如需要使用黄体酮，均建议使用天然黄体酮。

（1）戊酸雌二醇片。

①适应证。补充内源性雌激素，主要用于促进子宫内膜增生。

②用法用量。片剂，每片 0.5，1，2 mg。常用剂量为雌孕激素序贯周期中每天口服 1~2 mg，共 21 天，如果单纯为促进内膜增生，可以根据需要增加每次使用的剂量。

③注意事项。

A. 可有头痛、乳房胀痛等。肝、肾疾病，乳腺癌及卵巢癌患者禁用。

B. 常见的不良反应有恶心、呕吐、食欲缺乏等，可酌情减少剂量或注射给药。

C. 长期大量服用，可致子宫内膜过度增生及发生出血，子宫有出血倾向及宫内膜炎患者慎用。

D. 长期大量服用，可因水、钠、钙潴留而引起血压升高、水肿或加重心衰，偶尔可致高钙血症，故慎用。

E. 避光，密闭保存。

（2）黄体酮。

①适应证。用于月经失调，如闭经、功能性子宫出血、黄体功能不足、先兆流产和复发性流产（由黄体不足引起者）、试管婴儿超促排卵周期取卵术后的黄体支持等治疗。

②用法用量。常见的剂型有肌肉注射的油剂（1 mL：10 mg；1 mL：20 mg）、口服的片剂（丸剂，50 mg/丸或 100 mg/丸；片剂，10 mg/片）和阴道局部使用的栓剂（缓释凝胶，90 mg/支；丸剂，100 mg/丸）。

（3）油剂。

①用法用量。

A. 先兆流产或有复发性流产史者，一次 10~20 mg，用至疼痛及出血停止，在医生指导下逐渐减量停药。

B. 超促排卵周期取卵术后，从取卵日起每日肌肉注射 40~80 mg，根据是否受孕决定停药时间。

②注意事项。

A. 肾病、心脏病性水肿、高血压的患者慎用。

B. 经前紧张征是否存在黄体酮缺乏尚无定论，故使用黄体酮治疗还有争议。

C. 对早期流产以外的患者用药前应进行全面检查，确定属于黄体功能不全再使用。

D. 偶见恶心、头晕及头痛、倦怠感、荨麻疹、乳房肿胀、长期连续应用可月经减少或闭经、肝功能异常、水肿、体重增加等。

E. 遮光，密闭保存。

(4) 胶丸制剂。

①用法用量。根据适应证、疗效情况遵医嘱调节剂量和用药周期。常规剂量为每日 200~300 mg（2~3 粒），1 次或分 2 次服用。每次剂量不超过 200 mg（2 粒）。服药时间最好远离进餐时间。

②注意事项。

A. 须警惕包括血栓性静脉炎、脑血管病、肺栓塞、视网膜血栓形成等血栓疾病的早期临床表现，如果上述疾病任一症状出现，用药应立即中断。

B. 出现突然或完全视觉丧失，或者突然出现突眼、复视、偏头痛，应暂停用药。如果检查表明视乳头水肿或视黄醛血管损害，应暂停用药。

C. 给药前的体检应包括乳房检查和骨盆检查。

D. 因黄体酮会造成某种程度的体液潴留，对患有癫痫、偏头痛、哮喘、心脏或肾脏功能障碍等的患者，须密切观察。

E. 若出现反复出血、不规则出血，须做明确的诊断。

F. 有些患者会出现短暂的眩晕。在驾驶交通工具或操作机器时应注意，少数患者在最初治疗时会极度头晕和嗜睡，故建议在睡前服药。

G. 长期服用，常见的不良反应为腹痛、头痛、头晕、热潮红、恶心、乳房疼痛、情绪抑郁、肌肉骨骼疼痛、倦怠感、腹部胀气、阴道分泌物增加、月经周期改变、月经终止或月经期间出血等。

H. 遮光，密封保存。

(5) 阴道缓释凝胶。

①用法用量。阴道给药，每天 1 次，1 次 90m g/支。如果妊娠，持续治疗至胎盘具有自主功能为止，达到 10~12 周。

②注意事项。

A. 医生应该留意出现血栓栓塞性疾病最早的症状（血栓静脉炎、脑血管疾病、肺栓塞和视网膜血栓等）。一旦这些症状发生或可疑发生，应立即停止用药。

B. 治疗前体检时应特别注意检查乳腺和盆腔器官，并进行宫颈脱落细胞涂片检查。

C. 发生突破性出血和不规律阴道出血时，应考虑非功能性原因。发生不明原因的阴道出血时，应及时诊断并治疗。

D. 由于黄体酮治疗可能会引起一定程度的体液潴留，应密切观察由此引起的疾病和症状（如癫痫、偏头痛、哮喘、心脏或肾功能不全等）。

E. 在提交相关样本时应告知病理医生关于黄体酮的治疗。在有精神抑郁症病史的患者使用本品治疗时应给予密切观察，如果严重抑郁症复发，应立即停药。

F. 在使用雌激素-黄体酮联合用药的患者中，观察到有一小部分患者出现了葡萄糖耐量降低的现象，发生此现象的机制尚不清楚。当糖尿病患者接受黄体治疗时，应该密切观察。

G. 应警告司机和机械操作者，使用本品可能会引起头晕或嗜睡。

H. 密闭，25 ℃以下保存。

（6）地屈孕酮。

①用法用量。

A. 先兆流产起始剂量为 1 次口服 40 mg（4 片），随后每 8 小时服 10 mg（1 片）至症状消失，以后改为每 12 小时 10 mg（1 片），维持至医生建议逐渐减量停药。

B. 复发性流产每日口服地屈孕酮 10 mg（1 片）2 次，至妊娠 20 周。

C. 超促排卵周期取卵术后自取卵日起口服 10~20 mg（1~2 片），一般和针剂或阴道制剂联合使用，根据是否受孕决定停药时间。

②注意事项。

A. 少数患者可出现突破出血，一般增加剂量可防止。

B. 与雌激素联合使用进行激素补充治疗时应注意雌激素的禁忌和注意事项。长期采用孕激素雌激素联合用药者应每年定期进行全面体检，包括妇科及乳腺 X 线检查。

C. 出现不正常的阴道出血时，应做进一步检查。

D. 应用于复发性流产或先兆性流产时，应确定胎儿是否存活。在治疗过程中，应检查妊娠是否继续和（或）胎儿是否存活。

E. 以孕激素为主要成分的口服避孕药可能会增加抑郁症的机会。有抑郁症史的患者在孕激素治疗过程中，应密切观察。

F. 15~30 ℃，干燥处保存。有效期 5 年。

（二）药物注射环节质量控制

辅助生殖技术运用的方案多样，药物种类繁多，而护士技术和服务水平参差不齐，容易出现安全隐患，应以预防为主。从安全措施、服务质量、技术操作等环节进行质量控制，了解预防措施的落实情况，并对现存的和潜在的不安全因素加以纠正。

1. 制定药物注射相关质量标准

（1）注射室环境质量标准。保持注射室环境清洁、安静、舒适、安全，光线充足，室温应保持在 22~25 ℃，湿度在 50%~60%，每日紫外线消毒，定期空气培养。

（2）护理技术操作质量标准。护士应具备娴熟的操作技能和高尚的道德品格。注射室的护士上岗前要经过严格的培训，熟悉辅助生殖技术中的各种方案和流程，熟知每种药物的使用方法和药物之间的配伍禁忌，保证注射质量。在实施护理技术操作时，对工作认真负责，严格遵守查对制度和无菌技术原则。

2. 落实环节质量控制

（1）严格奉行“慎独”理念，严格遵守制度和无菌技术原则。

(2) 注射室光线充足，符合管理规范，注射者注意力必须高度集中。

(3) 如需注射两种或两种以上药物时，应核对有无配伍禁忌，确保用药安全。

(4) 必须使用指定的溶液稀释，剂量准确、浓度适当。

(5) 正确选择注射部位，准确时间内给药。

(6) 密切观察用药后的反应，注射后休息一段时间后无不适，主诉方可离开，一旦发生意外，应立刻通知医生抢救。

(7) 登记药物批号，以备临床用药质量监控。

(8) 做好注射过程中的心理护理和注射后的健康宣教。

(三) 药物质量控制

目前市场上的辅助生殖药物种类繁多，药物的质量直接影响控制性超促排卵的结局，其中，药物的运输和贮存是非常重要的环节之一。各种药品在购入时，包装上均注明贮存方法，要遵循药物说明书的贮存方法，在有效期内使用。

辅助生殖的药物大多为生物制剂，对运输贮存的温度要求很高，为保证药物质量，从药品生产到使用，每个环节都必须符合规范，其中任何一个环节出现问题，都可能对药品质量产生不利影响，而且，一旦出现问题，药物质量不可逆转。

由于对温度的敏感性，需要药品从“生产—厂商—经销商—医院—患者”全程温度控制，尤其是药物进入医院后，流通环节较多，涉药人员素质不一，如果监管不力，就会造成冷链断链的情况，从而影响药品的品质。这种由冷链断链造成的药品效价降低、失效直至变质，产生不良反应通常比失效更隐蔽。

为确保冷藏药品的质量和患者的用药安全，药房药库从各方面加强了管理，采购、入库时严格检查药品质量，按照发票核对药品名称、规格、数量、外观、形状、批号、有效期等，储存时要按要求摆放整齐，定期检查冷藏设备；发药时，对患者明确指出需要冷藏的药品和储存条件。

药品冷链管理不只是药房库房的职责，每个医务人员都应树立冷链理念，共同参与，这样才能保证药品交至患者后发挥其应有的疗效。

三、控制性卵巢刺激常用方案

不孕症患者中排卵障碍因素占 25%~30%，对于明确诊断排卵障碍患者的助孕治疗，首先需要促排卵治疗，而在辅助生殖技术中，促排卵的效果受患者的年龄、卵巢功能、身高体重、情绪变化、环境因素等影响。将根据患者的年龄、内分泌状态和窦卵泡的数量来选择不同的卵巢刺激方案。在体外受精周期中，常用的控制性超促排卵方案包括激动剂方案、拮抗剂方案和微刺激方案等，在人工授精中通常选用氯米芬或来曲唑方案。

控制性卵巢刺激（COS）目的是使用外源性激素行卵巢刺激，获取多个优质卵子，在移植新鲜胚胎后，多余胚胎冻存备用，以减少刺激周期数而获得最大的妊娠机会。同时，尽可能保持COS周期的子宫内膜与胚胎发育同步，有利于胚胎种植及妊娠成功。IVF周期的促排卵方案直到20世纪80年代后期主要是氯米芬+（或）HMG+HCG，这种方案的最大缺点是内源性LH峰过早发生，影响卵子质量或造成早发排卵。由于GnRHa对垂体具有降调节作用，20世纪80年代中后期被用于控制性超促排卵方案中，抑制内源性LH峰产生，改善卵子质量和子宫内膜的容受性，提高妊娠率，目前已作为常规辅助控制性超促排卵用药。根据GnRHa的生物学特点，IVF超促排卵有长方案（包括改良长方案、超长方案）、短方案（包括超短方案）、拮抗剂方案，对于卵巢低反应性IVF治疗患者，采用微刺激促排卵方案也获得较好的妊娠结局。

（一）激动剂方案

GnRHa降调节超促排卵方案能有效地抑制垂体功能，使H-P-O轴处于全面低下状态，1984年，Porter首先应用于IVF，至今学界一致认为能抑制LH峰过早出现，改善妊娠结局。根据GnRHa开始使用的时间不同可分为长方案（包括改良长方案）、超长方案、短方案和超短方案，现将具体方案介绍如下。

1. 长方案

在卵巢刺激的前一个黄体中期（周期21天左右）开始应用GnRHa，使用长效制剂，仅在周期21天左右注射1次，使用短效制剂，则必须连续注射GnRHa至注射HCG日。也有在月经周期第1~2天开始应用GnRHa，称为改良长方案。在GnRHa给药后2周，垂体处于完全降调节状态时开始应用Gn促排卵。短效制剂较长效制剂使用更为灵活，可在募集期过后减量，一般短效制剂在起始时每天1支（0.1 mg）。GnRHa长方案增加了Gn的使用时间及用量，尤其是使用长效GnRHa。在开始决定超促排卵方案前，对卵巢反应的预测极为重要，对于年轻、卵巢储备正常的患者，通常选用常规长方案超促排卵。

2. 超长方案

在月经第1~2天注射长效GnRHa，间隔28~30天注射1支，连用2~3支，也有在月经第1~2天注射长效GnRHa 1/2支或1/3支，间隔28~30天注射1/3支。末次应用GnRHa第14~16日。根据激素水平和卵巢储备情况开始应用Gn超促排卵。由于大剂量GnRHa可以完全抑制LH的水平，可以选择使用HMG联合FSH促排卵，这能明显地降低患者助孕的治疗费用。对于子宫内膜异位症患者，推荐应用超长方案促排卵，中、重度子宫内膜异位症患者在腹腔镜术后可立即应用GnRHa抑制残余异位病灶，应用超长方案行IVF-ET，在复发前尽快获得妊娠，以解决中、重度子宫内膜异位症患者的生育问题。

3. 短方案

在月经周期第2~3天开始每天短效GnRHa 1支（0.1 mg）肌肉注射，直至HCG日，Gn同时开始注射。由于GnRHa的flare-up作用所产生内源性Gn迅速分泌，特别是FSH骤然上升，和外源性Gn同时作用刺激一批原始卵泡募集，持续刺激卵泡发育至排卵前期，GnRHa抑制垂体功能不致出现内源性LH峰，对于年龄较大、卵巢功能减退患者和前次超促排卵反应不良者也获得较好的妊娠结局。

4. 超短方案

GnRHa 开始于早卵泡期，其 flare-up 作用与短方案相同，使体内 Gn 水平升高，从而减少外源性促性腺激素的用量，而且 GnRHa 使用时间更短，仅 3~7 天，在注射 HCG 前后垂体功能已逐渐恢复，对黄体期内源性 LH 影响较小，而同样能抑制 LH 峰过早出现，尤其适用于卵巢低反应者。

5. 在 COH 治疗周期中使用 GnRHa 的优缺点

（1）优点。

①有效地抑制 LH 峰过早出现，避免早发排卵及卵泡过早黄素化，提高卵子质量和妊娠率。

②控制性刺激一批卵泡同步募集及发育。

③长效制剂可治疗严重子宫内膜异位症，随后进行 COS 方案，有助于提高卵子质量及妊娠率。

④短方案及超短方案的 flare-up 作用能减少 Gn 的使用时间及用量，对于卵巢低反应患者，能够争取更多的获卵机会和降低费用。

（2）缺点。

①长方案增加了 Gn 的用量及使用时间。

②由于 GnRHa 对垂体的抑制作用，存在黄体功能不全，需要常规黄体支持。

③GnRHa 开始应用的 flare-up 作用可以导致卵巢生理性囊肿产生，注射 Gn 前可行 B 超引导下穿刺。

④重度 OHSS，当募集卵泡过多时，尤其是 PCOS 患者，易导致 OHSS 发生。

（二）拮抗剂方案

拮抗剂方案作为一种温和的刺激方案，很大程度地减少了卵巢过度刺激的发生。

1. 拮抗剂方案

月经周期第 2~3 天开始 Gn 促排卵，当有一个主导卵泡直径达到 12~14 mm，或在促性腺激素促排卵的第 5~6 天时，开始应用 GnRH 拮抗剂，每天上午给药，以醋酸西曲瑞克为例，0.25 mg 每日注射，持续整个促性腺激素治疗期，包括 HCG 注射日。

2. 在 COS 治疗周期中使用 GnRH 拮抗剂的优缺点

（1）优点。GnRH 拮抗剂的出现给临床促排卵带来了新的选择，它具有使用天数短（4~6 天）、总费用低、患者易于接受、使用方案灵活等优点，特别是近年来的循证医学证据提示，在使用拮抗剂方案的同时使用 GnRH 激动剂替代 HCG 激发卵子最终成熟，从而显著降低中重度卵巢过度刺激综合征（OHSS）的发生率。

（2）缺点：Cochrane 在 2012 年的一项综述结论指出，尽管移植同样数目的优质胚胎，拮抗剂方案组的临床妊娠率、继续妊娠率仍较长方案组下降，推测妊娠率降低可能与拮抗剂影响内膜容受性有关。

（三）微刺激方案

在辅助生殖技术应用中，常规促排卵方案因具有促进多卵泡发育、降低周期取消率并增加临床可控性等优势，成为促排卵方案中的主要方案，但是在其临床应用中可以观察到卵子胚胎的质量下降及子宫内膜容受性改变，而且 Gn 用量增加改变了体内激素环境，提高了并发症（如 OHSS 及多胎妊娠等）的发生率。如何选择一个安全、经济、高效的卵巢刺激方案，已成为辅助生殖技术临床应用中的首要问题。随着实验室操作技术及临床药物的发展，微刺激促排卵方案应运而生。微刺激方案可减少 OHSS 的发生，单用氯米芬或氯米芬结合小剂量 Gn 方案促排卵，由于内源性 LH 产生，周期取消率较高，结合 GnRH 拮抗剂能有效地防止内源性 LH 产生。目前，微刺激方案主要用于卵巢功能减退、卵巢低反应患者和 PCOS 患者。

卵巢低反应在不孕症患者中的发生率为 9%~24%，卵巢功能减退是其重要原因之一，卵巢功能减退者的卵巢低反应发生率为 30%~50%。卵巢功能减退导致的卵巢低反应获卵数低，可移植胚胎数少，周期取消率高，临床妊娠率低，预后不佳。2022 年发布的《卵巢储备功能减退临床诊治专家共识》指出，对于卵巢储备功能减退（DOR）或卵巢低反应的患者，推荐采取温和刺激方案（如微刺激或自然周期方案），以减少药物使用，降低卵巢负担，改善卵子质量。然而，这些方案的妊娠率相对较低，且需要在多个周期中进行胚胎冷冻和移植。此外，研究还探讨了使用生长激素（GH）、雄激素（如 DHEA）等药物进行预处理，以提高卵巢对促排卵药物的敏感性和卵子质量，但这些方法的效果仍在评估中，尚无统一的临床共识。因此，目前对于卵巢低反应患者的 IVF 治疗方案仍需个体化制定，综合考虑患者的年龄、卵巢储备指标、既往治疗反应等因素，以期获得更好的妊娠结果。由于患者的卵巢储备已经明显降低，即使应用大剂量促性腺激素，其获卵数也难以增加，故有学者认为微刺激方案（自然周期）不失为另一种选择。

PCOS 是 OHSS 的高危人群，由于 PCOS 卵巢高反应在 COH 周期中易发生重度 OHSS。微刺激方案 Gn 用量较少，却能得到与 PCOS 长方案相同的促排卵效果，降低了 PCOS 患者的经济负担，更重要的是减少 OHSS 的发生，因此，对以往促排卵或超促排卵曾发生 OHSS 的 PCOS 患者行 IVF-ET 时，用微刺激方案促排卵可能是另一种选择。

微刺激方案：月经周期第 2~3 天起用氯米芬 50 mg，每日 1 次，连用 5 天后，可以加尿促性腺激素（HMG）或 FSH 75 IU，Gn 和氯米芬刺激同时开始使用，隔日或每日一次。监测卵泡大小和血 E_2，LH 水平，可以适时加用拮抗剂抑制内源性 LH 峰，当平均优势卵泡 E_2超过 1000 pmol/L 或 LH 升高，行 HCG 注射适时取卵。

（四）氯米芬或来曲唑方案

在人工授精周期中通常选用氯米芬或来曲唑方案促排卵，对于单用氯米芬或来曲唑促排效果欠佳患者可以联合使用促性腺激素。

氯米芬是排卵障碍患者首选促排卵药物，它具有较强的抗雌激素作用和较弱的雌激素活性，和中枢雌激素受体结合，反馈性促进垂体前叶分泌促性腺激素，从而诱发排卵，主要适用于体内有一定雌激素水平排卵障碍的患者。

（1）氯米芬方案。氯米芬口服，每日 50 mg，自月经周期的第 3~5 天起，共 5 日。

若患者系闭经，则应先用黄体酮，撤退性出血的第 3~5 天开始服用。若患者在第一个治疗周期后监测无排卵，在下一次的疗程中剂量可增加到每日 100 mg，共 5 日。对于个别患者可以增加到每日 150 mg。对于氯米芬促排效果欠佳常常可以同时加用 HMG 或 FSH，月经周期第 3~5 天开始，隔日 75 IU 注射。

（2）来曲唑方案。来曲唑口服每日 2. 5~5. 0 mg，自月经周期的第 3~5 天起，共 5 日。也可同时加用 HMG 或 FSH，月经周期第 3~5 天开始，隔日 75 IU 注射。对于氯米芬抵抗患者，特别是 PCOS 患者具有较好的促排卵效果。

随着生殖医学的迅速发展，体外受精的胚胎着床率和临床妊娠率已趋稳定。当前辅助生殖技术更多地关注如何降低并发症、获得宫腔内的单胚胎妊娠、分娩一个健康的孩子。对控制性卵巢刺激方案更强调个体化应用、预防并发症。对于超促排卵方案的个体化选择及调整，主要是在个体化应用降调节促排卵方案之前较好地预测卵巢储备功能，将患者分为高、中和低反应，从而选择不同卵巢刺激方案。另外，超促排卵方案的各个环节根据不同的情况可以进行必要的调整。除整个治疗方案使用前的设计外，在同一周期应随时根据情况的变化对药物的使用进行调整。在进行调整时应对以下问题加以考虑，包括各种药物作用的差异、患者对超促排卵的反应性、患者的年龄及其他病理情况等。

四、卵巢刺激过程的监测方案

（一）监测内容

控制性卵巢刺激（COH）又称超排卵，是 IVF-ET 及其衍生技术中获得多个卵泡发育和成熟的关键步骤，只有在充分掌握了不同患者特点的基础上，辅以恰当的 COH 方案，才能获得理想的超排卵效果。

超排卵监测是在超排卵周期中采用一定的技术方法，监测卵泡的数目及其生长发育的动态，观察卵巢对促排卵药物的反应，识别低反应周期和高反应周期，评估卵子的质量，掌握获得成熟卵母细胞的合适时机，以便获得较多的成熟卵子、较多的优质胚胎，供移植时选择；同时，测定内膜厚度、观察内膜形态，判断适宜胚胎移植的内膜环境，提高妊娠率，预防或减少患者并发症的发生。

对拟行 IVF/ICSI 的患者，应在治疗之前进行相关检查，可以评估卵巢及子宫的情况，发现卵巢及子宫的病变如卵巢囊肿、卵巢肿瘤、多囊卵巢（PCO）、子宫内膜异位症、子宫腺肌瘤、子宫内膜异常增生、内膜息肉、子宫肌瘤等疾病，并给予相应治疗处理，尽可能使卵巢及子宫在正常状态下进入超排卵周期，从而获得理想的超排卵效果；评估患者的卵巢储备功能可预测患者对 COS 的反应性，制定个体化的治疗方案。

由于年龄、种族、遗传、营养等个体差异，不同的不孕症患者对外源性促性腺激素的反应不同，卵泡的生长发育情况既是卵巢对外源性促性腺激素反应性的指标，又是指导治疗的重要信息，例如，促性腺激素剂量的调整、下次监测时间等。在 COS 过程中，系统有效地监测卵泡发育动态、正确掌握使用 HCG 的时间，是一个至关重要的问题。适时地给予 HCG 才可能有适时的取卵机会：过早使用，所获得的卵子不成熟；过迟使用，回收的将是老化卵子，已错过了受精的最佳时机，影响受精和种植。应该综合各种监测所得的信息，致力寻找恰当地使用 HCG 的时间。

（二）常用监测方法

1. B 超监测

B 超检查是超排卵过程中监测卵巢对促性腺激素反应性的一个重要手段，可以监测如卵巢体积、窦卵泡数、子宫及卵巢血流指数等参数，阴道超声检查不需要充盈膀胱，超声探头与所要检查的盆腔结构最接近，可以使用高频率阴道探头清晰地显示盆腔结构，精确测量卵泡直径、子宫大小、子宫内膜形态和厚度。超声可直接对卵泡生长发育过程中的形态学变化进行追踪观察。它的特点是方便、省时、无创、可重复，并可即时获得有关信息。因此，在超排卵监测中，B 超对于了解卵巢对超排卵治疗的反应性、指导治疗方案的调整和个体化发挥着重要的作用。B 超是超排卵监测中必备的、最常用的技术手段。

在 COS 开始前，了解双侧卵巢体积和窦卵泡数（AFC）可以帮助了解患者卵巢储备情况及卵巢对促性腺激素可能的反应性。窦卵泡是成熟卵泡的前体，其在 B 超的影像是直径 2~10 mm 的卵泡。窦卵泡的数量反映了卵巢的储备能力，是一项良好的预测卵巢反应性及 IVF 结果的指标。

在自然周期时，只有一个优势卵泡发育成熟，而用药物刺激超排卵时，可同时有多个卵泡发育。随着卵泡发育，其直径增大，内壁逐渐清晰。卵泡形状更接近圆形，向卵巢表面突出，卵泡外形饱满。超排时由于多个卵泡压挤，因此卵泡形状不一。一般从使用 Gn 的第 4~5 天开始进行 B 超监测，根据卵泡的生长速度每日或隔 1~2 日行阴道 B 超连续观察，探测卵巢位置、大小，有无囊性肿物存在及发育的卵泡数；卵巢及卵泡大小的测量取其最大断面相互垂直的最大长、横两经线并取其平均值。刺激周期第 8 天，卵泡直径为 10 mm，以后每日增加 1~3 mm，但也偶有突然增大者。根据卵泡发育到至少 2 个优势卵泡直径达 18~20 mm，给予 HCG 5000~10000 U，34~36 小时后取卵。

B 超还可测量子宫内膜厚度、形态和内膜波形的活动。在通常情况下，控制性卵巢刺激（COS）周期子宫内膜的厚度较自然周期厚，其厚度的变化也较正常月经周期明显。COS 周期中，子宫内膜的厚度和形态在诱发排卵药物的控制下，也呈周期性改变，其声像图在不同阶段表现出不同的特点。COS 起始阶段，内膜回声显示欠清晰，宫腔内可见小片状或条状无回声区。COS 早期，子宫内膜呈细线状，回声稍低，厚度为 1~4 mm，与子宫肌层分界不明显。随后，内膜在诱发排卵药物作用下，厚度逐渐增加，至注射 HCG 前厚度可达 6~12 mm，与子宫肌层分界清晰。其声像图表现为典型的“三线征”即宫腔线和内膜-肌层分界处呈线状强回声，在线状强回声之间，为增宽的内膜层回声，其回声低于肌层或呈团块状回声。注射 HCG 后至取卵、胚胎移植前阶段，是内膜由增生期向分泌期转化的阶段。多数患者内膜的厚度不再增加，而主要表现为内膜回声增强。由低回声向高回声转化，内膜“典型三线征”消失，但宫腔线和内膜-肌层的分界线仍显示清晰。部分患者内膜完全表现为强回声。通过检测子宫内膜厚度及形态类型，可以预测胚胎移植周期的妊娠率。若移植时子宫内膜厚度小于 6 mm，妊娠概率极低；若子宫内膜大于 14 mm，种植率和妊娠率将显著下降，最合适的子宫内膜厚度为 8~14 mm。

B 超也可以了解子宫和卵巢血流，因始基卵泡没有单独的血供，由基质血管传递营养物质和激素，卵巢基质血流与卵巢反应密切相关。在 IVF-ET 周期，监测卵巢血流，可在用药前预测卵巢反应性及卵泡成熟度，选择高质量胚胎进行移植，从而提高辅助生育技术的妊娠率，也可预测卵巢对促排卵的反应情况。通过超声对子宫螺旋动脉和子宫内膜的血流测定，可以预测种植率和妊娠率，阻力指数与胚胎种植和妊娠呈负相关。常用的血流动力学参数有收缩期峰值血流速度（S）、舒张末期血流速度（D）、阻力指数（RI）、搏动指数（PI）。目前，这方面研究不多，尚需要进行前瞻性研究以确定一个适宜的正常值范围，使子宫及卵巢血流情况作为反映卵巢反应和预测妊娠结局较确切的指标之一。

此外，B 超能了解患者是否发生 OHSS，OHSS 患者在 B 超的表现为轻度，即卵巢增大，卵巢直径<5 cm；中度，即卵巢直径为 5~10 cm，可有腹腔积液；重度，即卵巢直径>10 cm，可伴有中、大量腹腔积液或胸腔积液。如发现患者为发生 OHSS 高风险者，适时给予扩容等预防性治疗，必要时全胚冷冻。

2. 性激素监测

性激素测定主要包括雌二醇（E_2）、黄体生成素（LH）、孕酮（P）、卵泡刺激素（FSH）等的测定。激素测定能够提供比较确切的诊疗依据，对于观察卵巢反应、预测妊娠结局等起重要的作用。

（1）雌二醇的监测作用。E_2水平与卵泡数及卵泡液的量，即与卵泡大小呈正相关。E_2的水平反映卵泡的分泌功能，代表卵巢对控制性超排卵的反应程度，能间接了解卵母细胞的质量，是 IVF 促排卵过程中的重要监测指标。

在自然月经周期中，卵泡晚期 E_2首先缓慢上升，然后迅速上升，并于排卵前 24~36 小时达峰值。而在 COS 时由于干扰了正常的下丘脑-垂体-性腺轴，使用了外源性促性腺激素，启动的卵泡个数增加，因此，血清 E_2水平明显超过生理水平。

在 COS 过程中，常常根据卵泡大小、患者用药方案、用药时间等来决定进行雌二醇测定的时间。如发现 E_2水平增长缓慢，卵泡发育速度也慢，应增加 Gn 用量；如 E_2水平增加每日不超过前一日的 1/3 量，卵泡直径每日增加 1~2 mm，说明 Gn 的用量恰当；若 E_2水平每日成倍增加，则 Gn 用量应减量，甚至停用，以免发生卵巢过度刺激综合征。在使用 Gn 期间，E_2上升很慢，或不上升，即使 Gn 用量加大也无法使 E_2上升，说明卵巢对 Gn 的刺激反应差，应取消周期。在 COS 中，HCG 注射日血清 E_2水平往往被视作 E_2峰值浓度，可以看作卵巢反应性良好的指标。如果 HCG 注射日 E_2过低，表示卵巢对药物的反应性不良；如果 HCG 注射日 $E_2 \geqslant 3000$ pg/mL，则表示卵巢的高反应性并有 OHSS 的风险。但 IVF 周期中 E_2水平升高的程度与 IVF 结局并无显著相关性。通常以每直径不小于 14 mm 的卵泡血清 E_2水平来评估卵子是否成熟，是否适合注射 HCG。

（2）促黄体生成素的监测作用。黄体生成素（LH）在卵子的发生过程和卵巢的激素生成中发挥着重要的生物学作用。在卵泡发育过程中，LH 能够维持卵泡的生长和发育；LH 峰触发卵母细胞的减数分裂恢复和卵泡膜细胞及颗粒细胞的黄素化，促进卵子成熟；促使卵泡破裂和排卵发生；LH 在卵泡晚期促进产生微量的黄体酮，从而促进雌激素的正反馈。因此，生理水平的 LH 对卵巢的功能显然是重要的。近年来，有研究者认为体内 LH 存在一个“阈值窗”（最低值与上限值之间），LH 水平必须保持在阈值窗内，才能为雌激素合成提供底物，与 FSH 共同作用来保证卵泡和子宫内膜正常发育，从而获得优质的卵母细胞及满意的妊娠结果。

血清黄体生成素（LH）的监测作用从卵泡发育的早卵泡期开始。在 COS 过程中，LH 水平与卵泡发育密切相关，必须注意血 LH 的变化，根据血清 LH 水平调整用药，以改善 IVF 结局。

（3）孕酮的监测作用。在 COS 过程中，由于外源性激素的使用，周期募集的卵泡数较自然周期多，血清 E_2水平大幅上升，孕酮水平随着卵泡数量的增多略有上升。随着孕酮水平的升高，子宫内膜可能会发生形态学变化，由增生期转化为分泌期，也可能使得子宫内膜种植窗口期提前，而同步发育的子宫内膜是胚胎顺利植入的必备条件之一。在 COS 过程中，应动态监测血清孕酮水平，合理掌握 HCG 注射时机，降低卵子过早黄素化的概率，使 IVF 周期中血清孕酮水平位于合适范围，从而可得到优质的卵子，提高妊娠率。卵泡晚期血清孕酮水平升高是否影响 IVF 结果，一直存在很大争议，多数学者认为孕酮水平升高（$P>8.5$ nmol/L 时），可使子宫内膜提早向分泌期转变，从而移动了种植窗，影响了内膜的容受性，所以当卵泡晚期孕酮水平明显增高时，可以考虑取消新鲜胚胎移植，择期行冷冻胚胎移植。

3. 其他监测手段

宫颈黏液、基础体温测定、阴道液，甚至唾液酶测定均可作为排卵预测的方法。

在 COS 过程中，使用 B 超和激素联合监测的方式是常规手段。选择合理的监测方法及随后的剂量调整、给予 HCG 的时机是保证辅助生殖技术成功率和安全性所不可缺少的。监测时应该注意检查的时机和检查的准确性，也应该考虑个体间对外源性促性腺激素反应性的变异和检测系统本身的变异。每一个 IVF 中心都应根据自身经验和技术水平，建立自己判断卵泡发育和成熟的标准。

经阴道彩色多普勒超声（TVCD）作为一种新的无创性检查方法，在预测辅助生殖技术治疗结果方面具有广阔的应用前景，正日益受到人们的重视。除了一般阴道超声所具有的优点外，TVCD 既能通过彩色多普勒血流显像（CDFI）直观、定性地观察卵巢、子宫等的血流分布状况，判断血流是否丰富；也能应用频谱多普勒流速曲线测量有关血流动力学参数，对卵巢、子宫的血流进行定量分析，反映其功能状态。

卵巢基质血流参数搏动指数（PI）、阻力指数（RI）和子宫内膜血流可作为预测卵巢反应性、子宫内膜容受性和 IVF-ET 妊娠结果较可靠的指标，TVCD 可用于检测 IVF-ET 过程中子宫、卵巢微细的血管变化，在临床和实验研究中具有一定的应用价值。进一步研究可以通过开发改善卵巢基质和子宫内膜血流供应的药物来改善卵巢反应性及子宫内膜容受性，从而提高 IVF-ET 妊娠率。因此，在现阶段应用彩色多普勒超声日趋普及的情况下，有条件的生殖中心可以在年龄、基础 FSH、子宫内膜厚度、内膜类型等常规预测卵巢反应性和子宫内膜容受性指标的基础上，结合卵巢基质血流、子宫内膜血流等参数来更为准确地预测卵巢反应性，帮助制定个体化促排卵方案、在控制性卵巢刺激（COS）过程中首次使用的促性腺激素的剂量，尽量减少卵巢反应不良和 OHSS 的发生；更为准确地预测子宫内膜容受性，帮助确立移植的最佳时间和移植胚胎的合适数目，达到在提高妊娠率的同时减少多胎妊娠发生的目的。

第三节　人工授精术

人工授精（AI）是通过非性交方式将精液人工注入女性生殖道内，达到受孕目的的一种技术。按照其精子的来源，AI 可分为来自丈夫精子的夫精人工授精（AIH）和来自第三方精子的供精人工授精（AID）。

一、人工授精的基本条件、适应证和禁忌证

（一）人工授精的基本条件

（1）通过腹腔镜或子宫输卵管碘油造影检查证实至少一侧输卵管通畅。

（2）卵巢功能正常，自然周期或者通过药物促排卵周期治疗后能正常排卵。

（3）子宫发育正常或虽有异常，但不影响人工授精的操作和胎儿的孕育。

（4）能在体外收集到精液，且夫精经过处理后：活动精子总数$>20\times10^6$，前向运动精子总数$>10\times10^6$。

（二）人工授精的适应证和禁忌证

1. AIH 的适应证和禁忌证

（1）适应证。

①男性轻度或中度少精症［精子浓度为（5~15）$\times10^6$/mL］、弱精症（a+b 级精子 20%~32%）、精液液化异常等。

②宫颈因素不孕。

③生殖道畸形、性功能障碍或心理因素造成的性交障碍。

④免疫性不育。

⑤原因不明不育。

（2）禁忌证。

①女方由输卵管因素造成的精子和卵子结合障碍。

②男女一方患有生殖泌尿系统急性感染或性传播疾病。

③男女一方患有遗传病、严重躯体疾病或精神心理障碍。

④男女一方接触致畸量的射线、毒物、药品并处于作用期。

⑤男女一方有酗酒、吸毒等严重不良嗜好。

2. AID 的适应证和禁忌证

（1）适应证。

①不可逆的无精子症，严重的少精症、弱精症和畸精症。

②输精管复通失败。

③射精障碍。

④适应证①、②、③中，除不可逆的无精子症外，其他需行供精人工授精技术的患者，医务人员必须向其交代清楚：通过卵细胞质内单精子注射技术也可能使其有自己血亲关系的后代，如果患者本人仍坚持放弃通过卵细胞质内单精子注射技术助孕的权益，则必须与其签署知情同意书后，方可采用供精人工授精技术助孕。

⑤男方和（或）家族有不宜生育的严重遗传性疾病。

⑥母儿血型不合，不能得到存活新生儿。

（2）禁忌证。

①女方患有生殖泌尿系统急性感染或性传播疾病。

②女方患有严重的遗传、躯体疾病或精神疾患。

③女方接触致畸量的射线、毒物、药品并处于作用期。

（三）人工授精的规章制度

（1）实施此类技术时，须严格遵守国家相关政策。

（2）必须严格遵守知情自愿的原则，实施授精前与患者夫妇签订知情同意书，尊重患者隐私权。

（3）供精人工授精只能从持有批准证书的精子库获得精源。授精前必须反复核对精源。

（4）禁止实施近亲间的精子和卵子结合。

（5）禁止实施代孕技术。

（6）必须实时做好医疗记录、随访。供精人工授精的对象应向精子库反馈妊娠及子代情况，记录档案应永久保存。严格控制每一位供精者的冷冻精液，最多只能使 5 名妇女受孕。

（7）夫精人工授精可使用新鲜精液，供精人工授精则必须采用冷冻精液。精子必须经过洗涤处理后方可注入宫腔。

二、人工授精前的准备

（一）常规检查项目

（1）女方检查。一般体格检查和妇科检查，性激素六项、甲状腺功能筛查、血常规、梅毒及艾滋病筛查、乙肝两对半、HCV-IgG、肝功能、肾功能、TORCH、生殖免疫、血型、尿常规、白带常规、衣原体、淋球菌、胸部X线片。

（2）男方检查。体格检查和男科检查，精液常规分析（至少2次）、精液功能学分析、乙肝两对半、HCV-IgG、梅毒及艾滋病筛查、TORCH、血常规、尿常规、血糖等。

（二）助孕注意事项

人工授精前，男女双方需进行体格检查和实验室检查，以确定人工授精的适应证、是否适合妊娠；人工授精可以在自然周期或少数在药物促排卵周期进行，但禁止以多胎为目的的使用促排卵药物；要严格掌握供精助孕的指征。

三、人工授精治疗流程

（1）门诊就诊，确定AIH/AID治疗并进行常规检查。

（2）AID患者须预约精子标本，登记确认后方可进入周期治疗。

（3）按照确定的方案，自然周期或诱发排卵周期监测卵泡发育，一般于月经第11天左右开始监测卵泡生长，卵泡直径达14 mm，每日监测尿LH，直至卵泡成熟或出现LH峰，必要时查血性激素水平。

（4）安排人工授精时间，若尿LH未出峰，注射HCG后24小时行人工授精；若已出峰，则当日行人工授精，可不注射HCG。

（5）患者夫妻双方携带证件（身份证、结婚证），查齐检验单，审核证件后建立AIH或AID病历档案，进入治疗周期并签署知情同意书，上级医生签名，若证件不齐全则不予建立档案。

（6）人工授精术后常规行黄体支持。人工授精术后14日验孕，受孕者继续黄体支持至妊娠8~10周。

（7）追踪随访妊娠结局，分娩者须记录产科和新生儿情况。

四、排卵监测

1. 自然周期

（1）适应证。适用于有规律的月经周期、基础体温呈双相患者。

（2）方法。月经第8~10天阴道B超了解子宫、子宫内膜，观察卵泡的数目及大小，若卵泡直径<12 mm，则每2~3天监测1次；卵泡直径≥13~14 mm时，男方排精1次；卵泡直径≥15 mm每日B超监测，早晚两次测尿LH，可配合抽血查血清LH值，直至排卵；有排卵异常史者，卵泡直径≥18 mm，LH>10以上者，注射HCG 6000~10000 IU诱导排卵。在监测过程中，需结合月经周期确定复诊时间，周期短者要缩短监测间隔。

2. 诱导排卵周期

（1）适应证。

①排卵障碍。如 PCOS、低促性腺激素性排卵障碍。

②月经不规律，周期延长，如不小于 35 天。

③卵泡发育异常史。

④未破裂卵泡黄素化综合征。

（2）禁忌证。

①妇科恶性肿瘤。

②卵巢良性肿瘤、子宫肌瘤患者应慎用。

③以多胎妊娠为目的。

（3）常用的药物及用法。

①枸橼酸氯米芬（克罗米芬，CC）。适用于体内有一定内源性雌激素水平的无排卵患者，性腺功能低落者无效。月经第 3~5 天起口服 50~100 mg/d，连续 5 天，最大剂量不超过 150 mg。有卵巢过度刺激倾向或病史者，宜从 50 mg/d 开始。

②来曲唑。适用于克罗米芬抵抗，或使用克罗米芬内膜过薄患者。月经第 5 天开始，口服来曲唑 2.5~5 mg/d，连续 5 天。

③促性腺激素（Gn）。适用于低促性腺激素性闭经及用克罗米芬诱导排卵失败的患者。制剂有尿促性腺激素（HMG）、卵泡刺激素（FSH），月经第 5 天开始。起始剂量为 37.5~75 IU/d。要求用药从小剂量开始，个体化，根据卵巢反应情况及时调整用量，至卵泡成熟注射 HCG 日停药。

④溴隐亭。适用于无排卵伴高催乳素血症患者。2.5 mg/d 开始，1~2 次/天，与饭同服，若无不良反应，1 周后改为 2.5 mg/次，2~3 次/天，一般连续用药 3~4 周 PRL 值降至正常，溴隐亭则逐渐减量至最低有效剂量维持，若仍无排卵，可加用枸橼酸氯米芬促排卵。

⑤促排卵药物联合使用。克罗米芬/来曲唑与 HMG/FSH 联合使用，适用于单一促排卵药物效果不佳患者。

（4）方法。月经周期的第 5 天 B 超观察基础卵泡的数目及大小，排外禁忌证后促排卵。首选 CC，月经第 5 天起口服 50~100 mg/d，用药 5 天复查 B 超，卵泡直径应为 8~10 mm；若卵泡正常发育，则超声监测至排卵；若卵泡两次以上监测不发育，可加用 HMG/FSH 37.5 IU/d 或 75 IU/d。OHSS 高危患者 50 mg/d 开始，减少卵巢过度反应发生的概率，且慎用 HMG/FSH。若 CC 抵抗需用 HMG/FSH 促排者，月经第 5 天予 HMG/FSH 37.5~75.0 IU，用药 5 天开始 B 超监测。监测频次同自然周期。若 1 个卵泡直径≥18 mm，2 个卵泡直径≥17 mm，则停用促排卵药物，注射 HCG 针 6000~10000 IU 诱导排卵；若有 3 个以上卵泡成熟，为避免多胎风险，建议取消周期；若卵泡过多，卵巢过大，周期取消后 OHSS 风险较大的患者，建议改行 IVF，注射 HCG 后取卵。注意监测过程中及时调整药物剂量，尽量避免 OHSS 发生，并要及时向患者交代情况。

3. 未破裂卵泡黄素化综合征（LUFS）的促排卵治疗

未破裂卵泡黄素化综合征的诊断依据是优势化卵泡发育成熟但不排卵，LH 峰出现后 2 天，卵泡仍继续生长，卵泡细胞出现黄素化，血孕酮水平上升，腹腔镜检查卵巢上未呈现排卵口和血体。针对 LUFS 患者，可以采用以下促排卵方法。

（1）自然周期，B 超+尿排卵试纸监测卵泡生长，当卵泡成熟（直径≥18 mm），一次性注射 HCG 6000~10000 IU。

（2）CC+HMG 方案。在促卵泡发育的同时，可以诱导卵泡功能细胞 LH 受体生成，改善 LH 受体的水平，当卵泡成熟（直径≥18 mm），使用 HCG 6000~10000 IU，诱发 LH 峰，促使排卵。

（3）对于有多个卵泡发育，或者为 OHSS 高风险患者，可使用促性腺激素释放激素激动剂（GnRHa）诱导内源性 LH 峰。

使用药物促排卵，理想情况只有 1~2 个主导卵泡形成，查血 E_2水平，E_2≥250 pg/mL（每个成熟卵泡）。

五、实施人工授精时机

1. 自然周期

（1）尿 LH 达峰值或者血 LH 水平上升到大于基础值 2 倍以上，B 超监测未排卵当日行 IUI 一次，术后 B 超明确是否排卵，排卵后给予黄体支持。

（2）若 B 超监测已排卵，排卵当日立即行 IUI 一次，给予黄体支持。

（3）若 IUI 后次日未排卵可注射 HCG 5000 IU，24 小时内排卵不需再次 IUI，给予黄体支持。

2. 诱导排卵周期

B 超监测至卵泡直径≥18 mm，若尿中出现 LH 峰值，当日行 IUI 一次；若无内源性 LH 峰，则注射 HCG 5000 IU，注射后 24 小时及 48 小时各行 IUI 一次，术后 B 超明确是否排卵，排卵后给予黄体支持。

六、精液获取与处理

1. 取精前准备

取精前应该有 2 天以上 7 天以内的禁欲时间，这个时间内不应该有任何遗精、手淫和性交发生。虽然有报道禁欲 3~5 天精液质量较好并且结果较稳定，但认为只有这个时间的精液质量最佳，或者只有这个阶段精液才适合生育的观点尚欠缺足够的证据。人工授精日，取精前应该给予受检者关于精液标本采集清晰的书面和口头指导，应该强调精液标本采集必须完整，以及受检者要报告精液标本任何部分的丢失情况、获取标本遇到的任何困难和标本采集时间。为了取得干净的精液，应嘱咐患者在采精前排尿、清洗双手；采集过程中注意避免尿道、龟头和手上残留的细菌对精液的污染。为了限制精液暴露于温度波动环境的时间过久影响精液质量以及出于伦理监督的原因，人工授精的精液采集应该安排在邻近精液处理室的私密房间内。

2. 手淫法取精

一般采用手淫法采集标本。精液射入一清洁广口的玻璃或者塑料容器内。该批次容器应被验证过对精子无毒性。标本容器应该保持在20～37 ℃的环境中，以避免精子射入容器后，大的温度变化对精子产生影响。容器上必须标记受检者姓名、编码、采集日期和时间。如果标本不完整，尤其是富含精子的初始部分丢失时，要在记录单上注明。如果精液量太少，可以通过分段取精法留取精液。精液液化期间，标本容器放置在实验台上或者孵育箱内（37 ℃）。存储精液标本容器、移液器吸头和混匀用的吸液管必须是无菌的。精液标本可能含有危险的传染性病原体，例如人类免疫缺陷病毒（HIV）、肝炎病毒或者单纯疱疹病毒，因此应视为生物危险品处理。处理标本过程中必须使用无菌物品和无菌技术，严格遵守实验室规范。

3. 精液处理

阴道内人工授精只需将液化的精液注入阴道即可，但IUI是将所有活动精子直接送达宫腔与输卵管，精子所处环境及其跨越的生理通道均与阴道内人工授精有所不同，因此需要采用恰当的处理技术将精子从精浆中分离出来。IUI前精液处理的目的是：①提高精子活力，增加卵子受精的概率，提高妊娠率；②减少精浆因素对精子功能的不良影响以及对受精过程的干扰（如前列腺素、锌）；③防止精浆中致病微生物对女性产生的潜在危害。现有多种技术可用于IUI治疗中的精液处理，如标准洗涤法、精子上游法、精子下游法、密度梯度离心法、玻璃纤维滤过法等。不同方法各有优缺点，实验室技术人员应根据精液的性状、精子浓度、活力等参数，选择适当的精液处理方法。

七、实施人工授精方式

（1）宫腔内人工授精（IUI）。将精液洗涤处理后，取0.3～0.5 mL用人工授精导管通过宫颈注入宫腔内授精，较多采用此种方式。

（2）宫颈管内人工授精（ICI）。将洗涤处理后的精液缓慢注入宫颈管内授精，主要用于宫腔内人工授精操作困难者。

八、人工授精手术操作

（1）术前与实验室工作人员核对标本，在手术记录上签字。

（2）术前排空膀胱，取膀胱截石位，确定子宫位置，铺无菌孔巾暴露宫颈，用消毒棉球拭去宫颈口周围黏液。

（3）术前由术者、助手和患者一起，再次核对患者夫妇姓名及优化处理后的精液标本。

（4）用1 mL无菌注射器连接IUI导管，注射器吸入少许空气后再吸取处理后的精液0.5 mL，若行IUI，将导管插入宫颈内口达宫腔内，以低压缓慢推注精液入宫腔（勿损伤子宫内膜）；若行ICI，将导管以低压缓慢推注入宫颈管内。精液推注完毕后，停留

10秒再退出人工授精管。

（5）如IUI导管进入宫腔困难，可使用宫颈钳牵拉宫颈，调整子宫的位置，便于IUI导管进入宫腔或者B超阴道下插管。术中应避免反复地进入宫腔，避免损伤宫颈或引起感染。

（6）术毕平卧休息5~10分钟。

（7）操作结束后完成手术记录，向患者交代术后注意事项，术后随访。

九、人工授精后排卵监测及黄体支持

1. 排卵监测

对于排卵前行人工授精者，可于人工授精次日行B超检查了解排卵情况，从而判断人工授精时机的选择是否恰当，有无存在未破裂卵泡黄素化综合征等排卵障碍情况，为进一步助孕制定改进方案。排卵的B超影像为：优势卵泡消失，排卵后的卵泡内形成黄体样改变，盆腔出现液性暗区。患者可以无症状或有不同程度的腹痛、腹胀等不适，但均可耐受，很快缓解。如果超声显示优势卵泡未破裂，要怀疑不排卵。有时优势卵泡不破裂，继续增大，孕酮升高，可能卵泡发生黄素化。事实上，B超图像很难区分不排卵的黄素化卵泡囊肿和囊性黄体。前者显微镜下表现为粒层细胞有明显黄素化的卵泡囊肿，如同黄体一样分泌孕激素，而基底层完整未发生破裂；后者则基底层破裂，粒层黄体细胞与卵泡膜黄体细胞间无基膜界限。

2. 黄体支持

自然周期人工授精后是否需要黄体支持存在争议，但是对于促排卵周期、年龄>35岁、黄体功能不全、原因不明不孕等患者术后可考虑行黄体支持。黄体支持方法有：①黄体酮，可采用口服、经阴道或者肌肉注射途径给药，从B超确认排卵日开始，14日后验血或尿HCG，妊娠后继续使用至孕8~10周逐渐减量停药；②HCG，每次2000 IU，从B超确认排卵日开始每2~3天肌肉注射一次，直至确认妊娠。某些患者可考虑联合应用或加用雌激素类药物，OHSS高危患者不用HCG进行黄体支持。

十、术后注意事项

（1）禁性生活、禁盆浴、禁游泳2周。

（2）如有腹痛或阴道流血及时就诊。

（3）人工授精后14~16天验血HCG，确认是否妊娠。术后5周B超确认是否临床妊娠，了解胚胎着床位置和胚胎个数。多胎妊娠推荐到具有选择性减胎术条件的机构行选择性减胎术，实施供精人工授精的机构如不具备选择性减胎术的条件和技术，必须与具备该技术的机构签订减胎技术协议，以确保选择性减胎术的有效实施，避免多胎分娩。

十一、并发症及处理

1. 出血

（1）原因。一般无明显出血，少数患者可有少量出血，一般发生在宫颈外口和宫颈管，多由宫腔放管困难、操作粗暴所致。

（2）预防。在人工授精前应了解子宫的位置，选择导管应柔软适度，动作轻柔，不要损伤宫颈管和子宫内膜，尽量不用宫颈钳，以免刺激子宫收缩。操作要求稳、准、轻，减少放管次数，避免出血和损伤。

（3）处理原则。压迫止血。

2. 腹痛

（1）原因。一般很少有明显腹痛，腹痛多发生在宫颈牵拉和精液注入速度过快时。

（2）预防。术中应控制精子悬液进入宫腔的速度和量，一般不超过 0.5 mL，若注入量过多（大于 1 mL）则有可能经输卵管流入腹腔引起刺激性腹痛；注入宫腔的精液必须经过洗涤处理，未经洗涤的精液严禁注入宫腔；注意精液洗涤的程序，尽量减少前列腺素对子宫的刺激。

（3）处理原则。一般在操作停止后，腹痛会自行缓解；极少数发生剧烈腹痛者，予以阿托品 0.5 mg 肌肉注射。

3. 盆腔感染

少见，常表现为术后腹痛、发热、脓性白带等。

（1）原因。多与操作不慎或生殖道有急性炎症等有关。

（2）预防。在精液采集、精液处理及人工授精过程中均要求注意无菌操作；术前排除患者生殖道炎症；术中尽量避免携带阴道、宫颈分泌物进入宫腔；减少放管的次数，避免生殖道损伤。

（3）处理原则。出现症状者及时应用抗生素。

4. 多胎妊娠

（1）预防措施。尽量避免多卵泡发育，如优势卵泡≥4 个，取消 IUI 或改行 IVF-ET。

（2）处理原则。发生 3 胎及 3 胎以上者，必须减胎，可在妊娠 6~8 周实施。

5. 异位妊娠

在促排卵行 IUI 中，异位妊娠发生率为 2%~8%，一旦确诊，必须住院治疗。

6. 卵巢过度刺激综合征（OHSS）

在促排卵治疗后可发生 OHSS，严重过度刺激症发生率约为 1%。

（1）预防措施。若有多于 3~4 个主导卵泡发育，不予注射 HCG 诱发排卵，酌情应用 GnRHa 0.1~0.2 mg 代替 HCG；不用 HCG 支持黄体；必要时可取消 IUI 周期或改行 IVF 周期。

（2）处理原则。

①轻度。严密观察，鼓励患者多饮水，多进食。

②中、重度。住院治疗。

③每天监测出入量、腹围；观察血细胞比容、水电解质平衡、肝肾功能、血凝状态；卵巢大小、腹腔积液情况。

④鼓励少量多次进食及饮水；补充血容量、清蛋白及电解质；腹腔积液及胸腔积液严重者可抽胸、腹腔积液；在血容量不足和血液浓缩的情况下，不能使用利尿剂；其他对症治疗。

十二、人工授精质量控制标准

（1）严格掌握适应证并排除禁忌证。

（2）人工授精可在自然周期或药物促排卵周期下进行，但禁止以多胎为目的使用促排卵药物。

（3）阴道 B 超结合相关激素水平监测卵泡发育及排卵。

（4）掌握排卵时间，适时人工授精。

（5）处理后的精子前向运动精子总数不低于 10×10^6。

（6）人工授精的周期临床妊娠率不低于 15%（周期临床妊娠率=临床妊娠数/人工授精周期数×100%）。

（7）人工授精的周期随访率不低于 95%。

（8）若 IUI 2~3 次，每次排卵正常、精液达标而仍未孕的高龄、不孕年限超过 5 年者、伴有单侧输卵管通畅、排卵异常、子宫内膜异位症及输卵管手术史者，可改行体外受精-胚胎移植助孕，精液质量差拟改行 ICSI 或可能行部分 ICSI 者，须有夫妇染色体结果。

十三、影响人工授精成功率的因素

（一）年龄

女方年龄是女方因素中人工授精结局最重要的预测因子。这是因为年龄关系到卵巢储备、卵子质量，还可能影响内膜容受性。一项关于 9963 个 IUI 周期的回顾性研究显示，小于 26 岁、26—30 岁、31—35 岁、36—40 岁、41—45 岁以及大于 45 岁的患者 IUI 的妊娠率分别为 18.9%，13.9%，12.4%，11.4%，4.7%及 0.5%，大于 32 岁后临床妊娠率显著下降。许多研究证实了女方年龄的影响。若女方大于 40 岁，不建议选择人工授精，可以考虑直接行 IVF。男方年龄的增加也会影响 IUI 结局，即使男方精液参数正常。

（二）不孕的时间

不孕的时间尤其是原因不明性不孕与人工授精的妊娠率成负相关。不孕时间小于 6

年，IUI 的成功率为 20%，而超过 6 年，则成功率降至 10%。许多研究结果证实了这一点。Iberrico 等的研究结果显示不孕时间小于 3 年的患者有更高的妊娠率。因此，对于不孕年限越长，IUI 的治疗有效性越差，IVF 是更优的选择。

（三）不孕类型

IUI 的结局与不孕类型有关。排卵障碍的患者妊娠率相对较高，相比于子宫内膜异位症或男性因素，不孕患者有更高的妊娠率。在男性因素中，射精障碍者 IUI 后妊娠率最高。其他影响人工授精结局的因素包括子宫内膜异位症及盆腔炎症病史。研究结果显示对于轻微和轻度子宫内膜异位症，术后即行促排卵加 IUI 与原因不明性不孕促排卵加 IUI 的效果相当。随着精子选择技术的发展，人工授精技术已经作为原因不明性不孕和轻度男性因素不孕症的一线治疗手段，然而，夫精人工授精是否对各种适应证都有效仍然是个争论不休的话题。争论的焦点依然是它的效率，尤其相较于 IVF 和 ICSI 而言。2013 年，英国国家卫生与临床优化研究所（NICE）指南指出，对于原因不明性不孕、轻度子宫内膜异位症及轻度男性因素不孕，不常规进行 IUI 治疗，建议他们试孕满 2 年然后考虑行 IVF 治疗。有研究，包括一项大型的前瞻性随机多中心对照试验研究结果表明对于一些预后不佳的原因不明性和轻度男性因素不孕患者，相较于更加激进的技术如 IVF 和 ICSI，AIH 仍不失为一种有用和高性价比的一线治疗手段。现在，越来越多的研究强调了 AIH 的价值，支持夫精人工授精作为一些宫颈性不孕、心理或生理性性交障碍、轻至中度男性因素和一些预后不良的原因不明性不孕夫妇最普遍的常规选择。

（四）卵泡数量

另一影响人工授精结局的重要因素是优势卵泡的数量。研究结果显示增加卵泡数量能够提高 IUI 的妊娠率，1，2，3 个卵泡的妊娠率分别为 6.2%，12.9%，30%。另外，窦卵泡计数及 HCG 日 E_2水平也与临床妊娠率呈正相关。但是，临床妊娠率增加的同时多胎妊娠的概率也随之增加。

（五）子宫内膜

子宫内膜厚度、形态及子宫动脉血流指标对人工授精成功率的影响研究结论不一。有研究结果表明，促排周期中 IUI 当日子宫内膜三线清晰者妊娠率高，子宫内膜厚度和子宫螺旋动脉的相关指标似乎都不是促排卵周期 IUI 结局的有效预测指标。Riad ON 等指出，IUI 成功妊娠者子宫内膜下血流指数和卵泡周围血流阻力指数显著低于未妊娠者，这些患者的内膜厚度也更厚。

（六）精子数量和形态

要界定精液参数是否影响 IUI 结果需要设计良好的随机对照试验，排除所有女方因素，并且采用统一的精液分析和精液处理技术标准，因此，不同的研究中良好妊娠结局所需的活动精子数量不一，最低精子质量标准仍存在争议。

一项对 4056 例鲜精 IUI 患者的早期临床研究显示，要达到 8%的平均周期妊娠率，精液必须满足浓度$>5\times10^6 mL^{-1}$，活动精子总数$>10\times10^6$（其中前向运动精子占 30%以上)，同时精子正常形态率达到5%。若精液质量低于此标准，则成功率将降至2.5%以下。如果精子总数超过 80×10^6，前向运动率高于50%或者活动精子总数超过 40×10^6，则妊娠率将超过50%。与数量和活力指标不同的是，精子正常形态率一旦达到5%将不再增加受孕概率。因此，有学者提出可以将 5×10^6 的活动精子总数、30%的前向运动和5%的正常形态率作为适用于IUI治疗的正常精液标准。之后，一项荟萃分析提出活动精子数截点为（0.8~5.0）$\times10^6$/mL，若处理后活动精子总数小于 1.0×10^6，IUI的成功率非常低。

精子畸形率对IUI成功率的影响研究结果不尽一致。Nikbakht等的研究结果显示，精子畸形率影响IUI结局，正常形态>5%的妊娠率显著高于正常形态<5%者。Lockwood等的研究结果则显示精子畸形率对于IUI结局没有影响。另一项关于412对夫妇及908个IUI周期的研究结果显示，对于精液浓度及活力正常的单纯性畸精症患者，正常形态小于5%、5%~9%、10%~14%及大于14%每周期IUI的妊娠率分别为7.60%，12.67%，13.62%及13.13%，但差异无统计学意义；考虑女方年龄因素，对于女方年龄大于35岁的夫妇，正常形态精子<5%无妊娠病例，研究者提出对于年轻患者，丈夫正常形态精子>5%，IUI是一线治疗方法，而对于女方年龄大于35岁或男方正常形态精子<5%则建议行IVF。

第四节　体外受精与胚胎移植

体外受精与胚胎移植（IVF-ET）技术是将不孕症患者夫妇的卵子与精子取出，在体外培养系统中受精并发育成胚胎后，将胚胎移植入子宫内以实现妊娠的技术。

一、适应证及禁忌证

1. 适应证

（1）女方输卵管因素（具体可参考以下标准）。

①两侧输卵管阻塞、不畅或积水。

②一侧输卵管阻塞、不畅或积水（年龄≥35岁或不孕年限≥2年）。

③一侧输卵管阻塞、不畅或积水（观察1年未孕）。

④输卵管复通整形或盆腔粘连松解术后未孕（小于35岁，1年以上；不小于35岁或卵巢储备功能下降者可适当提前）。

（2）顽固性排卵障碍，不孕年限≥2年（具体可参考以下标准）。

①PCOS患者经6~12个周期促排卵，有排卵未孕。

②PCOS患者经3个周期促排卵IUI，有排卵未孕。

③PCOS患者经6个周期以上促排卵无反应。

④LUFS（1年内6个周期以上）。

（3）子宫内膜异位症（具体可参考以下标准）。

①轻、中度患者不孕年限≥2 年，3 个 IUI 周期未孕。

②重度子宫内膜异位症。

③内膜异位囊肿术后未孕（小于 35 岁超过 1 年；大于 35 岁或卵巢储备功能下降者可适当提前）。

（4）男方少、弱精子症。轻度少弱精者 3 个 IUI 周期未孕。

（5）原因不明的不孕不育与免疫性不孕。

（6）反复经 IUI 或其他常规治疗仍未获妊娠者。

2. 禁忌证

（1）任何一方患有严重的精神疾患、泌尿生殖系统急性感染、性传播疾病。

（2）患有《中华人民共和国母婴保健法》规定的不宜生育的、目前无法进行胚胎植入前遗传学诊断的遗传病。

（3）任何一方具有吸毒等严重不良嗜好。

（4）任何一方接触致畸量的射线、毒物、药品并处于作用期。

（5）女方子宫不具备妊娠功能或严重躯体疾病不能承受妊娠。

二、治疗前检查

1. 女方

一般体格检查和妇科检查、性激素六项、甲功筛查、血常规、梅毒及艾滋病筛查、乙肝两对半、HCV-IgG、肝功、肾功、TORCH、生殖免疫、血型、白带常规、衣原体、淋球菌、胸部 X 线片。

2. 男方

体格检查和男科检查，精液常规分析（至少 2 次）、精液功能学分析、乙肝两对半、HCV-IgG、梅毒及艾滋病筛查、TORCH。

有复发性流产及异常分娩史的患者须查夫妻双方的染色体。

在确认患者没有不能耐受超促排卵及妊娠的内、外科疾病，肿瘤等，具备恰当的适应证和没有禁忌证后，进入治疗程序。

常规检查项目 1 年内有效，感染性指标 6 个月内有效，超过有效期应复查。

三、体外受精-胚胎移植流程

不孕症患者的病因诊断→选择适应证、排除禁忌证→接诊医生建立临床档案、制定治疗方案→向患者夫妇详细讲解治疗过程、成功率、费用、可能出现的异常情况、签署知情同意书→控制性超促排卵、卵泡发育情况监测→适时夜针促卵泡成熟→超声监测下取卵→体外受精、胚胎培养→超声下胚胎移植→移植后 14 天。图 9-1 为体外受精（IVF）过程，胚胎移植后的相关流程。

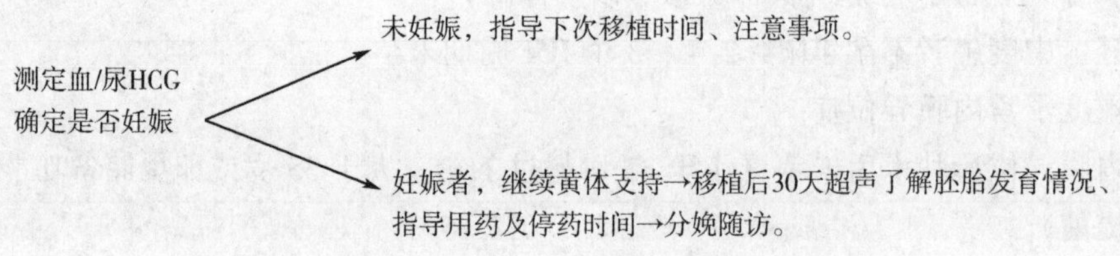

图 9-1　体外受精-胚胎移植流程图

四、IVF 术前准备

首先，妇科和（或）男科医生检查患者夫妇，确定是否可以接受 IVF-ET 治疗，完善相关检查，然后告知一些必要的准备工作。

（1）宫腔情况（月经干净后 2~3 天禁性生活，行超声检查，以下情况需先行宫腔镜检查明确内膜病变）。

①超声提示子宫内膜连续性欠佳、回声欠均匀、宫腔内占位、子宫黏膜下肌瘤。

②子宫形态异常（单角子宫、纵隔子宫等），既往宫腔纵隔切除、宫腔粘连分离术。

③既往反复不良妊娠史（复发性流产等）。

④多年原发不孕、月经量稀少、子宫内膜结核。

（2）卵巢囊肿。

①超声下发现卵巢囊肿，无论大小需首先行相关检查除外卵巢恶性肿瘤。

②卵巢囊肿直径≥5 cm，除生理性囊肿外，需先行手术治疗。

③卵巢囊肿直径<5 cm，但≥3 cm，根据囊肿透声及分隔情况，行超声下囊肿穿刺术。

④卵巢囊肿直径<3 cm，可进入 IVF 周期后再处理。

（3）输卵管积水。

①超声下见输卵管积水直径≥2 cm，建议行手术治疗。

②输卵管积水直径<2 cm，可先进入 IVF 周期后再处理。

③反复移植失败的输卵管积水患者，建议手术先结扎输卵管，超声下积水包块位置表浅患者可于胚胎移植前超声下输卵管积水抽吸。IVF 术前卵巢外囊肿及盆腔包裹性积液处理，可考虑进入 IVF 周期后处理。

（4）月经及内分泌异常。月经 2~5 天测定性激素六项，PCOS 患者建议加测口服葡萄糖耐量试验（OGTT）及胰岛素、血脂及雄激素分类等。发现异常应及时处理，如高催乳素血症，宜先用溴隐停治疗；当 LH/FSH 比值异常、雄激素及 OGTT、胰岛素等升高时，宜先行预治疗。

①肥胖患者应进行减脂增肌运动。

②甲状腺功能异常患者，要求治疗至正常，亚临床甲减患者 TSH≤2. 5 μIU/mL。

③血糖、血脂、催乳素控制在正常范围。

五、促排卵技术

具体详见本章第一节相关内容。

六、超声介导经阴道取卵手术

（一）适应证

同体外受精。

（二）禁忌证

（1）急性生殖道炎症。

（2）突发严重躯体疾病不能耐受手术者。

（三）手术时间

HCG 注射后 34~36 小时取卵。

（四）审核

取卵手术前护士须核对患者及其配偶的证件、双方指纹，男女双方佩戴手腕标识带，在取精杯身、杯盖上均注明夫妇双方姓名，并核对无误后安排男方到取精室取精。取精前严格执行查对制度，经核对身份证及指纹两项均无误后，患者方可进入取精室。取精后，按铃通知。由提供精液的男患者本人、护士及胚胎实验室人员三方共同核对专用精液收集容器上的姓名及手腕带，经核对无误后方可离开。

（五）术前准备

（1）手术日清晨空腹来院，清晨排空大小便。

（2）设备。配套的实时超声显像仪、阴道探头及穿刺适配器、穿刺取卵针，以及一次性试管、控制良好的持续负压吸引器、恒温试管架等。

（3）技术准备。确认患者姓名，核对手腕标识带，再次查看病历，着重了解卵泡数（B 超查看）、术前血 E_2和 P 的水平。按照手术安全核查表进行逐项术前核查，合格后方可取卵。取卵前根据卵泡数准备预热试管、培养皿。

（六）操作程序

（1）向患者说明手术过程，获得最好配合。

（2）术前 30 分钟肌肉注射帕瑞昔布镇痛，磺胺过敏患者口服或肛门塞双氯芬酸镇痛。

（3）术前排空膀胱，取膀胱截石位，调整手术床位置，确保患者和医生均有较舒适的体位。

（4）用碘伏和生理盐水冲洗外阴及阴道。

（5）阴道探头用一次性灭菌探头套保护，探头频率为7.5 MHz，穿刺针17G，穿刺负压为110~130 mmHg，术前检查仪器设备连接正常。

（6）超声检查确认双侧卵巢位置、卵泡数目及大小，注意周围大血管的分布，避免损伤邻近器官和血管。

（7）启动穿刺引导线，沿引导线进针，避开肠管和血管，从近至远依次穿刺卵泡。

（8）转动针头，抽吸卵泡液，随着卵泡塌陷稍微退出针头，以免卵泡壁包裹住针头，依次穿刺卵泡，直到所有大于10 mm卵泡抽吸完毕，再行另一侧卵巢的卵泡穿刺。穿刺完毕检查陶氏腔内有无新增积液，如积液较多，须注意是否盆腔有出血。

（9）退出穿刺针，检查穿刺点有无出血。若有出血，予阴道填塞纱布压迫，2小时后取出，并记录纱布数目。

（10）如卵巢位置在子宫下方，应旋转和改变探头的位置，或让助手按压腹部，或改变体位，尽量使卵巢位置上移，经上述方法仍不能使卵巢位置上移者，可穿过宫颈或部分宫体，不能穿过子宫内膜。

（11）如果输卵管有积液，根据情况决定是否最后穿刺，术后用抗生素以预防感染。

（12）术后观察2小时，无不适方可离院。

（七）注意事项

（1）阴道必须清洗干净，以免感染或污染培养液。

（2）尽量减少穿刺针进入盆腔的次数，以免增加感染的风险。

（3）穿刺针避开阴道血管，注意避免误伤盆腔内血管。

（4）术前排空膀胱和直肠，避免这些脏器的损伤。

（5）术中注意保持抽出的卵泡液在37 ℃。

（6）在取卵抽吸过程中，手术医生和实验室捡卵者应及时沟通，如连续2~3个“空管”应该寻找原因（漏液或负压异常），在排除漏液和负压异常后应检测卵泡液HCG，若HCG为阴性则停止取卵，再次核对HCG或GnRHa的注射剂量和时间以及HCG日次日早晨的血HCG水平，汇报上级医生，待抽血结果回报后再决定下一步处理方案。

（7）若超声下见盆腔积液、输卵管积水或巧克力囊肿，可于取卵后抽吸，抽出的液体常规送病理检查。若在穿刺过程中，吸出异常液体，则应送病理检查，更换或反复冲洗穿刺针及吸管。

（8）术中、术后注意观察患者生命体征，及时发现并发症。

（9）术后注意有无腹胀、腹痛、阴道出血、发热等症状，经医生检查无异常方可离开手术室。

（10）嘱咐患者术后禁止性生活。

（八）手术并发症及其处理

（1）穿刺点出血。首先用纱布压迫止血，绝大多数情况都可止血，极少数出血需要缝合，可用宫颈钳牵引宫颈，暴露出血点，术后压纱布，2 小时后取出。必要时用可吸收肠线缝合止血。

（2）腹腔内出血。穿刺后发现盆腔积液增多，抽吸积液，如为血性，密切观察血压和脉搏，开放静脉，若出血较多，则应收入院观察，备血，根据患者一般情况决定是否输血和开腹或腹腔镜手术止血。

（3）感染。对于输卵管积液和子宫内膜异位囊肿患者，术后静脉用抗生素以预防感染，对于术后体温上升或出现腹痛的患者应严密观察腹痛情况和血液常规检查结果，及时使用有效的抗生素，严重感染者应收入院治疗。

（4）脏器损伤。经阴道穿刺时，炎症会引起盆腔脏器粘连，使脏器解剖位置发生改变，在穿刺过程中引起膀胱、直肠、盆腔大血管、卵巢损伤。最常见的损伤包括以下几种。

①膀胱损伤。膀胱损伤可引起血尿，一般为穿刺针孔出血，可留置尿管，如出血多应立即收入院进行膀胱镜检查，电凝止血。

②肠管损伤。肠管损伤有腹痛症状，但早期症状可能不明显。肠管损伤时收入院，根据损伤情况处理，必要时进行肠管修补术。

③血管损伤。如有大血管损伤，造成大量内出血，须手术止血，术后除需注意生命体征外，也需注意有无盆腔感染征象。

④卵巢损伤。在穿刺过程中可能损伤卵巢，若腹痛不适或者出现腹腔内出血症状，则应在输液或输血的条件下，立即行腹腔镜或剖腹手术治疗，不可延误，应停止本周期治疗。

七、胚胎移植

患者移植当天按照要求到院确认胚胎数量、移植胚胎数、行囊胚培养的胚胎数及冷冻的胚胎数。护士详细告知移植当天注意事项；取卵术后患者移植前完成 B 超及性激素检查，确认可否移植；安排移植手术。

患者取膀胱截石位，膀胱适度充盈，在腹部超声引导下进行胚胎移植；用生理盐水棉球清洁外阴，窥器暴露宫颈，用生理盐水浸湿的消毒棉球拭净阴道内及宫颈周围分泌物，用培养液浸湿的棉签清洁宫颈管分泌物。患者通过显示屏看到自己即将移入的胚胎。置入外管至宫颈内口，用 1 mL 注射器连接移植管，并吸入优质胚胎，将装有胚胎的移植管准确轻柔地在 B 超引导下经宫颈口插入宫腔，距宫底 1.0～2.0 cm 处缓慢注入，静置约 10 秒钟后取出移植管，并将导管送回培养室，以检查胚胎是否已全部移入子宫。若发现有胚胎遗留应立即行第二次移植。

移植术后嘱咐患者卧床休息 15～20 分钟，禁止性生活 2 周。

八、黄体支持

（1）HCG。2000 IU/次，隔天肌肉注射，但需注意有 OHSS 风险者慎用 HCG 支持黄体。

（2）黄体酮针。40～60 mg/次，每天注射。

（3）微粒化黄体酮。200 mg/次，一天两次，阴道塞入或睡前口服。

（4）黄体酮凝胶。90 mg/次，一天一次，阴道塞入。

以上药物根据患者激素水平可单独或联合使用。取卵后当天开始进行黄体支持，常规维持到妊娠 8～10 周。要注意出现少量的阴道流血应继续追踪观察。

九、移植术后处理

（1）移植术后 2 周测尿或血 HCG 以确定有无妊娠。

（2）移植术后 4～5 周 B 超确定宫内有无孕囊及其数目以及有无原始心管搏动。

（3）当取卵超过 10 个、E_2水平>3000 pg/mL 时，不宜使用 HCG 进行黄体支持，并严密监测患者情况，注意 OHSS 的发生，并向患者交代注意事项。

十、IVF 周期取消标准

（1）在治疗过程中，若发现患者夫妇身份可疑，则需要复核患者身份及相关证件，如有不符，应及时取消周期治疗。

（2）在各种方案的超促排卵过程中，若注射 Gn 大于 7 天，双侧卵巢无合适卵泡发育，增加剂量后 5 天卵泡数仍小于 3 个，血清 E_2水平仍小于 1835 pmol/L（500 pg/mL）为反应不良，建议取消本次 IVF-ET 治疗周期。

（3）当患者进行 COS 后，出现明显的 OHSS 倾向：腹部不适，发育卵泡>20 个，血清 E_2>18350 pmol/L（5000 pg/mL），如果卵泡直径<14 mm，应及时取消本周期。

（4）HCG 日血清孕酮过高，超过 6. 4 nmol/L（2. 0 ng/mL），取消新鲜周期移植。

（5）移植日子宫内膜发育不良（如子宫内膜过薄、高度怀疑子宫内膜息肉、宫腔较多积液等）。

（6）无胚胎可供移植。

（7）患者夫妇双方因自身因素主动提出停止治疗。

十一、IVF 周期全胚冷冻

（一）全胚冷冻指征

（1）重度卵巢过度刺激综合征。

（2）子宫内膜回声严重异常（如内膜欠均及宫腔内有光团）。

（3）移植日超声提示宫腔积液。

（4）子宫内膜厚度异常。

（5）HCG 日孕酮≥2.0 ng/mL。

（6）患者突发不宜妊娠的其他疾病或其他突发事件。

（二）处理

（1）卵巢过度刺激患者建议休息 2 个月，待卵巢恢复正常后再行移植。

（2）休息期间月经紊乱患者可口服短效避孕药，但需排除血栓史及血栓高危因素。

（3）子宫内膜异常患者建议月经后 2~3 天禁性生活行宫腔镜检查。

（4）HCG 日高孕酮患者、取卵少的患者月经第十天监测卵泡，可安排移植；取卵多的建议休息 2 个月。

（5）根据患者既往排卵情况安排不同方案的冻胚移植。

第五节　卵细胞质内单精子注射技术

一、适应证

（1）严重少、弱、畸精子症。

（2）不可逆的梗阻性无精子症。

（3）生精功能障碍（排除遗传缺陷引起）。

（4）免疫性不育。

（5）精子顶体异常。

（6）体外受精失败（以往 IVF 不受精或受精率低于 30%）。

（7）卵子冷冻保存后，或不成熟卵子经体外培养成熟后，需要采用 ICSI 辅助受精。

（8）进行种植前诊断技术上要求 ICSI。

二、禁忌证

同常规体外受精与胚胎移植。

三、治疗前检查

（1）女方检查同体外受精与胚胎移植。

（2）男方常规检查同体外受精与胚胎移植。

①无精症者行睾丸或附睾穿刺抽吸检查及病理检查证实有活精子。

②严重的少、弱、畸精子症和无精症者，必须做染色体及性激素五项检查，建议Y染色体微缺失筛查。

③精液常规无活动精子存在的患者，行低渗肿胀试验以鉴别是否存在活精子。

④再次进行睾丸或附睾取精建议距前次手术至少3个月。

四、技术过程和注意事项

（1）同体外受精与胚胎移植。

（2）必要时行附睾、睾丸穿刺取精技术（应有男科医生的参与）。

（3）需要熟练的辅助生育显微操作技术，见实验室操作常规。

（4）再次进行睾丸或附睾取精，进行ICSI，建议在首次睾丸或附睾活检术后3~6个月。

五、ICSI治疗的安全性和存在问题

用正常精液进行IVF与ICSI的妊娠率无显著差异，但ICSI是侵入性治疗，所以仅限于有必要者。ICSI帮助了少、弱、畸精子的受精。但是，已经证实一些基因缺陷可导致少、弱精，本来在自然受精过程中被淘汰的遗传缺陷通过ICSI传递到下一代。此外，注射操作也可能致卵母细胞未知的损伤。因此，对ICSI治疗后的妊娠，应加强妊娠和产后的随诊。

下　篇

儿科疾病

第十章　儿科神经系统疾病

第一节　热性惊厥

年幼儿的任何突发高热的颅外感染均可能引起惊厥，其发病率为2%~8%，这是小儿惊厥最常见的原因。热性惊厥不是“发热”和“惊厥”的简单相加，其定义是婴幼儿时期起病，通常为3个月至5岁，伴有发热但非由颅内感染所引起，惊厥无其他明确原因，若发作前曾有无热惊厥发作，则此次发作不考虑为热性惊厥。

一、诊断

惊厥多发生在发热后24小时内以及病初体温骤升时，多数为全面性强直阵挛或阵挛发作，伴意识丧失。惊厥时间一般小于10分钟，很少超过15分钟，发作后很快清醒，无异常神经系统症状。根据惊厥发作类型、持续时间和发热24小时内惊厥次数，临床可分为单纯性热性惊阙和复杂性热性惊厥。热性惊厥中约80%为单纯性热性惊厥，发作类型为全面性发作，持续时间在15分钟内，24小时内惊厥发作1次；复杂性热性惊厥发作类型为部分性发作，持续时间在15分钟以上，24小时内惊厥发作次数≥2次。复杂性热性惊厥有1%~2%可转变成癫痫，其高危因素包括6个月以内或6岁以后起病、有癫痫家族史、精神运动发育异常、发作后有神经系统异常，如托德瘫痪。脑电图（EEG）在癫痫危险性的预测上的价值尚无定论，故单纯性热性惊厥一般无须做脑电图检查。但对于复杂性热性惊厥患儿，若EEG中出现异常放电，则可能提示癫痫发生的危险性。

二、治疗

热性惊厥是小儿时期最常见的惊厥性疾病，治疗分为发作期急性处理及预防。

（一）发作急性期处理

热性惊厥多短暂且为自限性，发作超过10分钟应送急诊。

1. 一般治疗

患儿发生热性惊厥时，应保持呼吸道通畅，及时吸氧、监护生命体征，建立静脉输液通路。

2. 对症治疗

退热药退热，物理降温，维持内环境稳定。

3. 终止发作

惊厥持续大于 5 分钟，应进行抗惊厥药治疗。地西泮（新生儿至 12 岁儿童 0.3~0.4 mg/kg 静脉注射，单剂量最大不超过 10 mg，必要时 10 分钟重复一次；12~18 岁少年，一次 10~20 mg，必要时 10 分钟重复 1 次）缓慢静脉推注，最大剂量应不大于 10 mg，婴幼儿不大于 2 mg，或 10%水合氯醛 0.5 mL/kg 保留灌肠，若惊厥未能控制或反复发作，按照癫痫持续状态处理。

（二）热性惊厥预防

预防的主要目标是长程热性惊厥或反复多次的热性惊厥。发作次数少、非长程发作无须使用药物预防。使用抗癫痫药预防可选择间歇预防法，在每天发热开始时，使用地西泮 1 mg/（kg·d），分 3 次口服，连服 2~3 天；间歇预防无效者，可采用长期预防法，即丙戊酸 10~20 mg/（kg·d），分 2 次口服，或苯巴比妥 3~5 mg/（kg·d），分 1~2 次口服，使用 1~2 年。已有证据表明卡马西平、苯妥英对热性惊厥预防无效，其他抗癫痫药尚无定论。

第二节　癫痫

癫痫是指由多种原因引起的脑部慢性疾患，其特征为脑部神经元群过度放电导致阵发性大脑功能紊乱，具有反复发作的特点，临床表现为意识、运动、感觉、精神或自主神经功能障碍。癫痫为儿童最常见的神经系统疾病，患病率为 3% ~9%，大多数癫痫患者在儿童时期起病。

一、诊断

1. 全面性发作

（1）强直阵挛发作（TCS）。临床表现为强直相，开始为短暂轴性肌肉屈曲，迅速扩散到四肢，伴随意识丧失，双眼上翻，瞳孔散大，随后出现较长时间强直性伸展。发作开始常因闭嘴咬伤舌头，呼吸肌强烈收缩引起喉中发声，呼吸暂停可引起紫绀。发作伴随心率及血压升高、出汗及支气管分泌物增多等自主神经症状。阵挛相表现为由强直转变为广泛地震颤，频率逐渐变慢，演变为肌肉收缩和放松交替出现，伴随瞳孔收缩和扩大，肌肉放松时间逐渐延长至发作结束。发作一般持续 1~2 分钟。发作结束后呼吸常立刻恢复，肌肉逐渐放松，但也可出现类似于去大脑性强直症状，并导致进一步损伤，患者逐渐清醒或长时间混沌或昏睡状态，伴一些自动症行为，醒后常感头痛和肌肉痛，对发作过程不能回忆。

发作期脑电图强直相开始为波幅突然降低（去同步化电压衰减），持续 1~3 秒，随后为 10~20 Hz 节律性活动（癫痫性募集节律），伴随波幅逐渐增高，频率逐渐减慢，此时因肌肉强烈收缩产生的大量肌电伪差可部分甚至完全遮盖放电；发作开始后 10 秒左右，逐渐有 θ 和 δ 频段的慢波插入募集性节律中，产生类似多棘慢波图形，此时临床对应为阵挛期；阵挛期后转为发作后状态，脑电图上为数秒的低平电位，随后出现不规则 δ 活动，频率逐渐增快为 θ 和 α 频段，持续数十秒至数分钟，转为清醒状态或睡眠状态图形。

（2）阵挛性发作。临床表现为意识丧失伴随突然肌张力降低，或相反为短暂全身强直性痉挛，后者常被认为是一次大的肌阵挛，发作常导致跌倒，随后出现系列的双侧广泛性肌阵挛，常见小对称性及一侧或单个肢体抽搐，有时伴有面部抽动。依据发作持续时间的不同，发作后意识即刻恢复或为混沌，甚至昏睡状态。

发作期脑电图为 10 Hz 以上快节律和慢波混合形成规则或不规则的棘慢波和多棘慢波，波幅逐渐增高，频率逐渐变慢。发作后状态一般短暂。

（3）典型失神发作。临床表现为突然的意识障碍，双目凝视，停止正在进行的动作和语言，发作突发突止。录像脑电图监测发现单纯表现为意识改变的简单失神罕见，常见伴随阵挛、失张力、强直、自动症等各种成分及一些自主神经症状。

发作期脑电图为双侧对称同步 3 Hz 棘慢波节律性阵发，持续数秒至数十秒不等，持续时间短于 5 秒时临床很难观察到发作。过度换气容易诱发。

（4）不典型失神发作。与典型失神一样，均表现为意识障碍，但不典型失神发作常见于有智力低下的患者，发作起止相对缓慢，对其意识改变较难观察，常需在录像脑电图监测下才能判断。

发作期脑电图为广泛性 1.5~2.5 Hz 棘慢波放电，也可为不规则棘慢波、多棘慢波或弥散性慢波，持续数秒至数十秒。

（5）肌阵挛失神发作。临床表现为不同程度的意识丧失，主要累及肩部和上肢的节律性肌阵挛抽搐，偶可累及下肢，可伴头及口周的抽动，伴随眼睑抽动少见，上肢常因伴随有强直成分而上抬，抽搐和强直成分通常为双侧对称性，也可表现为一侧性或不对称性。

发作期脑电图同典型失神一样。两者的鉴别主要依据临床特征。肌阵挛失神发作时伴有以双侧肩部、上肢为主的节律性肌阵挛抽动，在多导图上呈现受累肌群的节律性肌电暴发，与发作期节律性 3 Hz 棘慢波呈一一对应关系。发作累及上肢并伴随强直成分时，可在三角肌上记录到持续强直性肌电活动。

（6）强直发作。临床表现为肌肉持续强力收缩，根据肌肉受累部位可分为三种类型：①轴性强直发作，表现为颈部肌肉持续性强直收缩，使头部保持在竖直或仰伸位置，伴面部和额部肌肉收缩，可见眉眼上抬；②轴肩性强直发作，开始表现类似轴性强直发作，随后出现上肢近端肌肉受累，引起肩部上抬；③全面性强直发作，表现为肌肉的收缩从轴性扩散到四肢肌肉，上肢外展或半屈曲，下肢屈曲，少数情况下为下肢伸展伴随躯干伸展。依据下肢和躯干收缩的方向不同，患者向前或向后跌倒，呼吸肌收缩可引起呼吸暂停。

发作期脑电图为广泛性 10~25 Hz 棘波节律，放电常为不规则，波幅有逐渐增高趋势，最大位于额区，持续 5~10 秒。有时发作期脑电图仅见广泛性低平电位或去同步化活动。

（7）癫痫性痉挛。临床表现为两臂前举，头和躯干向前屈曲（屈曲型），少数病例向背侧呈伸展位（伸展型），成串出现数下，甚至数十下，有时发作仅表现为一些细微的动作如眼偏斜或上视、挤眼、眼球转动、打哈欠、面部怪相等。依据国际抗癫痫联盟（ILAE）2025 年分类标准，癫痫性痉挛现被归为全面性癫痫性发作类型之一（Generalized epileptic spasms），在局灶性或不确定起源的发作中则作为发作症状学的描述词出现，强调其临床和电生理表现。

发作期脑电图至少有 11 种图形，最常见的为以高波幅额区为主的广泛性一过性慢波，随后伴随低波幅快活动及弥散性电压衰减。其他图形按照出现率由高到低依次有广泛性尖慢波、广泛性尖慢波伴随电压衰减、仅为电压衰减、广泛一过性慢波、电压衰减复合快波活动、广泛性慢波伴随电压衰减和复合快波活动、电压衰减伴节律性慢波、仅为快波活动、棘慢波伴随电压衰减和复合快波活动、电压衰减和复合快波活动伴随节律性慢波等。

（8）肌阵挛发作。临床表现为肌肉不自主地快速收缩，可广泛累及轴性肌肉和肢体，导致对称性抽搐，也可不对称或片段性累及身体不同部位。

发作期脑电图特征取决于肌阵挛的类型和癫痫综合征类型。特发性全面性癫痫发作图形为双侧广泛同步多棘慢波阵发，频率常在 2.5 Hz 以上，容易诱发过度换气、睡眠及闪光；Lennox-Gastaut 综合征中肌阵挛发作常为 1.5~2.5 Hz 广泛性棘慢波、多棘慢波阵发；婴儿早期肌阵挛脑病的肌阵挛可对应暴发抑制图形的暴发段；神经系统变性病的肌阵挛发作脑电图上可有或无棘波出现。

（9）眼睑肌阵挛伴或不伴失神发作。临床表现为显著的眼睑抽搐，可伴眼球上翻及头后仰，根据发作持续长短伴或不伴意识改变。

发作期脑电图为广泛性高波幅 3~6 Hz 多棘慢波阵发，前头部波幅最高，持续 1~6 秒，持续时间长时临床伴失神表现，常可诱发合眼、闪光刺激及过度换气。

（10）肌阵挛失张力发作。临床表现为突然跌倒，其前伴随程度不等的面部、躯干或上肢的抽动成分。一般而言，失张力成分突出并导致跌倒，其前的肌阵挛成分常不突出或观察不到，常仅表现为面部肌肉或肢体末端细微的肌阵挛收缩。

发作期脑电图为广泛性 2~3 Hz 棘慢波、多棘慢波阵发，肌阵挛对应棘波成分，失张力对应慢波成分。

（11）失张力发作。临床表现可分为两种：一种为短暂失张力发作，肌张力丧失局限在头部导致头下垂，或累及姿势性肌肉导致跌倒，患者常跌倒后立即站起，发作仅持续数秒；另一种为持续时间较长的失张力发作，表现为意识丧失伴全面性失张力，患者倒地后静止不动，可持续一至数分钟。

发作期脑电图为广泛性多棘慢波阵发，肌肉张力丧失与棘慢波的慢波成分相关，其他发作期图形还包括低或高波幅快波活动、平坦电活动或多棘波阵发伴随广泛性棘慢波活动。

2. 局灶性发作

目前，新的分类不再建议将局灶性发作分为不同类型（如复杂部分性与简单部分性发作），但对意识或知觉损伤应进行描述。

大多数（2/3）发作期图形为局部起始的各种频率的节律性波形，以低波幅快波节律起始多见，少数起始为反复棘波或尖波放电。发作有起始、演变（波幅增高、频率渐慢）及结束的过程。

二、治疗

癫痫治疗的目的是完全控制癫痫发作，并且临床没有明显的不良反应，最大限度地提高患者的生活质量。具体目标包括完全控制癫痫发作或减轻发作的严重程度、避免不良反应、抑制脑电图的癫痫样放电、降低病死率和致残率等。超过 2/3 的癫痫患者能够达到这个目标，正确的癫痫发作及综合征的分类诊断是治疗成功的前提。癫痫的治疗强调以抗癫痫药治疗为主的综合治疗。抗癫痫药治疗对 20% 的癫痫患者效果差或者无效，这部分患者应进一步采取其他治疗手段，包括针对病因治疗、免疫治疗、生酮饮食治疗、神经外科手术治疗、神经调控治疗等。

（一）非抗癫痫药治疗

（1）病因治疗。针对病因进行特异性治疗是癫痫治愈的关键，因此，对各种类型的癫痫都要尽量寻找病因，尤其是继发性癫痫。例如：苯丙酮尿症可给予低苯丙氨酸饮食治疗；吡哆醇依赖症必须补充大剂量维生素 B_6；若代谢异常，则需相应的代谢纠正；脑畸形、瘢痕、肿瘤、囊肿等致痫灶可行手术切除；严重颞叶内侧硬化引起的复杂部分性发作，药物不能控制者也可采用外科疗法等。

（2）激素治疗。皮质激素在癫痫中的应用已有 50 余年的历史。目前，ACTH 作为一线药物被广泛应用于婴儿痉挛，对约 70% 的患儿有效，其中半数以上发作可控制，但易复发。其他适用激素的癫痫综合征有 CSWS 综合征、LKS 综合征、Lennox-Gastaut 综合征、肌阵挛-失张力癫痫等。

（3）生酮饮食（KD）治疗。生酮饮食为高脂肪、适量蛋白质、低糖类的饮食方案，可使机体产生类似于饥饿状态下的生活改变（饥饿状态可明显减少癫痫发作），主要用于治疗难治性癫痫。主要适应证有儿童难治性癫痫如婴儿痉挛、Dravet 综合征、Lennox-Gastaut 综合征、肌阵挛-失张力癫痫、葡萄糖转运体 1 缺陷综合征、丙酮酸脱氢酶缺乏。常见不良反应有酸中毒、恶心、呕吐、体重下降、便秘、腹泻，少见不良反应有高脂血症、加重胃食管反流、肾脏结石、生长减慢。

（4）外科治疗。随着神经结构和功能影像学、脑电图监测技术以及外科技术的快速发展，难治性癫痫的外科治疗变得越来越有价值。计划进行癫痫外科治疗的患者，必须是经过合理地抗癫痫药治疗后仍然难以充分控制发作的药物难治性癫痫、患有适合外科治疗的癫痫（如伴有海马硬化的内侧颞叶癫痫、症状性局灶性癫痫），才有机会从术中获益。癫痫手术可以分为：①治愈性手术，主要是切除性手术，是切除引起发作的脑组织，即切除致痫灶。常见适合切除的手术类型包括内侧颞叶硬化、肿瘤或者血管畸形以及皮层发育不良等，切除手术能够显著控制发作。根据病灶的不同，可选择局灶性切除术或大脑半球切除术。②功能性（姑息性）手术，功能性手术是指通过调节发作产生和传播的神经通路，从而降低某种发作类型的发作频率或者减轻其发作强度。接受功能性手术治疗的患者发作得到完全缓解的很少（3%~5%）。主要手术方式包括胼胝体切开术（对于癫痫性脑病改善失张力发作导致猝倒、脑外伤的主要手段）以及多处软脑膜下横切术（主要适用于LKS）。

（5）迷走神经刺激术（VNS）。VNS为神经调控治疗，主要目的是治疗药物难治性癫痫和（或）不适于外科手术治疗的癫痫。VNS可以减少发作次数，完全控制发作的报道罕见。

（二）抗癫痫药治疗

1. 抗癫痫药的使用原则

（1）尽量早期治疗。癫痫一旦确诊，应尽早使用抗癫痫药控制发作。反复的癫痫发作将导致新的脑损伤，早期规则治疗者成功率高。但对首次发作轻微，且无其他脑损伤等发作易感因素者，也可待第二次发作后再用药。

（2）根据发作类型和癫痫综合征选择药物。

①单用一种抗癫痫药治疗可取得良好效果者不必联合用药。这样不仅减少药物相互作用，而且毒性小。对于难治性癫痫，有时需联合用药。

②用药剂量个体化。长期服用药物应从小剂量开始，根据疗效、患儿依从性和血药浓度监测结果逐渐增加并调整剂量，达最大疗效或最大血药浓度时为止。

③长期规律服药以保证稳定有效的血药浓度。

④疗程要长，停药要慢，一般在停止发作之后继续服药2~4年，复查动态脑电图已正常，然后再经过6~12个月逐渐减量而后停药。不同发作类型疗程也不同。

⑤定期复查，密切观察疗效与药物不良反应。针对所用药物的主要不良反应，定期监测血常规、血小板计数或肝、肾功能。在用药初期、联合用药、病情反复或更换新药时，均应监测血药浓度。

2. 目前临床使用的抗癫痫药（表 10-1）。

表 10-1　目前临床使用的抗癫痫药

发作类型	研究年限	
	传统抗癫痫药	新型抗癫痫药
广谱抗癫痫药	氯硝西泮（CZP） 硝西泮（NZP） 乙琥胺（ESM） 苯妥英钠（PHT） 丙戊酸钠（VPA）	托吡酯（TPM） 拉莫三嗪（LTG） 左乙拉西坦（LEV） 加巴喷丁（GBP） 氨己烯酸（VGB） 唑尼沙胺（ZNS）
窄谱抗癫痫药	卡马西平（CBZ） 苯巴比妥（PB）	奥卡西平

抗癫痫药根据癫痫发作的类型分为广谱抗癫痫药和窄谱抗癫痫药。广谱抗癫痫药，各种类型发作均可选用，多在全面性发作或分类不明时选用；窄谱抗癫痫药多用于局灶性发作或特发性全面强直阵挛发作；特殊药物（如促肾上腺皮质释放激素、氨己烯酸等）用于婴儿痉挛或癫痫性脑病。

抗癫痫药根据研发年限又可分为传统抗癫痫药和新型抗癫痫药。传统抗癫痫药是指 1980 年以前研发的，新型抗癫痫药是指 1980 年以后研发的，两者在抗癫痫药效上大致相同，但在药动学、不良反应、联合用药时药物相互作用等方面后者更具有优势。

3. 抗癫痫药选择

（1）根据发作类型和癫痫综合征选择抗癫痫药，见表 10-2、表 10-3。

表 10-2　根据发作类型选择抗癫痫药

发作类型	一线药物	二线药物	可考虑药物	可加重发作的药物
强直阵挛发作	丙戊酸钠	左乙拉西坦、托吡酯	苯巴比妥	
失神发作	丙戊酸钠、拉莫三嗪	托吡酯		卡马西平、奥卡西平，苯巴比妥、加巴喷丁
肌阵挛发作	丙戊酸钠、托吡酯	左乙拉西坦、氯硝西泮、拉莫三嗪		卡马西平、奥卡西平
失张力发作	丙戊酸钠、拉莫三嗪	左乙拉西坦、托吡酯		加巴喷丁、卡马西平、奥卡西平
婴儿痉挛	类固醇（促肾上腺皮质激素）	氯硝西泮、硝西泮、丙戊酸钠、托吡酯、拉莫三嗪		卡马西平、奥卡西平

表10-2(续)

发作类型	一线药物	二线药物	可考虑药物	可加重发作的药物
部分发作(伴有或不伴有全身强直阵挛发作)	卡马西平、丙戊酸钠、奥卡西平	左乙拉西坦、托吡酯	苯巴比妥	

表10-3 根据癫痫综合征选择抗癫痫药

癫痫综合征	一线药物	二线药物	可以考虑的药物	可能加重发作的药物
儿童失神癫痫	丙戊酸钠、拉莫三嗪	左乙拉西坦、托吡酯		卡马西平、奥卡西平、苯妥英钠
青少年失神癫痫	丙戊酸钠、拉莫三嗪	左乙拉西坦、托吡酯		卡马西平、奥卡西平、苯妥英钠
青少年肌阵挛癫痫	丙戊酸钠、拉莫三嗪	左乙拉西坦、托吡酯、氯硝西泮		卡马西平、奥卡西平、苯妥英钠
仅有全面性强直阵挛发作的癫痫	丙戊酸钠、卡马西平、托吡酯、拉莫三嗪	左乙拉西坦、奥卡西平	氯硝西泮、苯巴比妥	
部分性癫痫(症状性、隐源性)	丙戊酸钠、卡马西平、托吡酯、拉莫三嗪、奥卡西平	左乙拉西坦、加巴喷丁、苯妥英钠	苯巴比妥	
Lennox-Gastaut 综合征	丙戊酸钠、托吡酯、拉莫三嗪	左乙拉西坦、氯硝西泮		卡马西平、奥卡西平
伴中央颞区棘波的儿童良性癫痫	丙戊酸钠、卡马西平、拉莫三嗪、奥卡西平	左乙拉西坦、托吡酯		
伴枕部暴发活动的儿童良性癫痫	丙戊酸钠、卡马西平、拉莫三嗪、奥卡西平	左乙拉西坦、托吡酯		
婴儿期严重肌阵挛癫痫	丙戊酸钠、托吡酯、氯硝西泮	左乙拉西坦		卡马西平、奥卡西平
慢波睡眠中持续棘慢波	丙戊酸钠、类固醇、拉莫三嗪、氯硝西泮	左乙拉西坦、托吡酯		卡马西平、奥卡西平

表10-3(续)

癫痫综合征	一线药物	二线药物	可以考虑的药物	可能加重发作的药物
Landau-Kleffner 综合征（获得性癫痫性失语）	丙戊酸钠、类固醇、拉莫三嗪	左乙拉西坦、托吡酯		卡马西平、奥卡西平
肌阵挛站立不能癫痫	丙戊酸钠、托吡酯、氯硝西泮	左乙拉西坦、拉莫三嗪		卡马西平、奥卡西平

70%~80%新诊断的癫痫患儿可以通过单一抗癫痫药使发作得以控制，所以初始治疗的药物选择非常重要，选药正确可以提高治疗的成功率。根据发作类型和综合征分类选择药物是癫痫治疗的基本原则。同时，需要考虑以下因素：禁忌证、可能的不良反应、达到治疗剂量的时间、服药次数及恰当的剂型、特殊人群治疗（如儿童）的需要，药物之间的相互作用以及药物来源和费用等。

（2）根据发作类型和综合征的选药原则。

①卡马西平、丙戊酸钠、奥卡西平、左乙拉西坦、托吡酯、苯巴比妥可用于部分性发作的单药治疗。

②丙戊酸钠、托吡酯、拉莫三嗪、左乙拉西坦可用于各种类型的全面性发作的单药治疗，卡马西平、苯巴比妥、奥卡西平可用于全面性强直阵挛发作的单药治疗。

③丙戊酸钠、托吡酯、拉莫三嗪、左乙拉西坦是广谱的抗癫痫药，对部分性发作和全面性发作均有效，可作为发作分类不确定时的选择。

④所有的新型抗癫痫药物都可以作为部分性癫痫的添加治疗。

（3）注意事项。

①有一些抗癫痫药可使发作加重，在某些情况下应避免使用。

②苯巴比妥是最早用于临床的抗癫痫药，作用谱较广，疗效确切，价格低廉，使用方便，世界卫生组织（WHO）推荐在发展中国家，特别是经济欠发达的农村地区使用苯巴比妥治疗癫痫（主要用于强直阵挛性发作的控制）。

③氯硝西泮目前仍较多地用于肌阵挛发作和一部分难治性癫痫的治疗，但其镇静作用比较明显，并且有耐受性和成瘾性，增减剂量均应缓慢进行。

4. 单药治疗与联合用药

（1）单药治疗。

①单药治疗有诸多优点：方案简单，依从性好；药物不良反应相对较少；致畸性较联合用药小；方便对于疗效和不良反应的判断；无药物之间的相互作用；减轻经济负担。

②目前对于癫痫的治疗强调单药治疗的原则。

③如果一种一线药物已达到最大可耐受剂量却仍然不能控制发作，可加用另一种一线或二线药物，至发作控制或最大可耐受量后逐渐减掉原有的药物，转换为另一种单药。

④如果单药治疗无效，再选第三种单药治疗获益的可能性很小，预示属于难治性癫痫的可能性较大，可以考虑合理的多药治疗。

(2) 联合用药：合用两种或两种以上药物。

①合用的药物种类越多，相互作用越复杂，对于不良反应的判断越困难。因此，建议最多不要超过三种抗癫痫药联合使用。

②多药治疗前应该对药物的作用机制、药动学特点以及与其他药物的相互作用有所了解，这是合理的多药联合治疗的基础。应该避免同一作用机制、相同不良反应的抗癫痫药联合应用，也应避免有明显药动学方面相互作用的药物联合应用。

③选择不同作用机制的药物。如γ-氨基丁酸（GABA）样作用的药物与钠通道阻滞剂合用，可能有更好的临床效果；卡马西平、拉莫三嗪或苯妥英钠与丙戊酸钠、托吡酯、加巴喷丁、左乙拉西坦的联合使用。应避免两种钠通道阻滞剂或两种具有 GABA 样作用的药物合用。

④避免有相同不良反应、复杂相互作用和肝药酶诱导剂的药物合用。加巴喷丁、左乙拉西坦很少与其他药物产生相互作用，适合与其他药物合用。丙戊酸钠与拉莫三嗪合用可能产生对疗效有益处的相互作用（丙戊酸钠延长拉莫三嗪的半衰期，使其血浆浓度升高，但须适当调整起始剂量，以避免特性体质的不良反应）。

⑤如果联合治疗仍不能获得更好的疗效，建议转换为患儿能耐受的治疗（继续联合治疗或转化为单药治疗），即选择疗效和不良反应之间的最佳平衡点，不必一味地追求发作的完全控制而导致患儿不能耐受。

5. 抗癫痫药调整

抗癫痫药对中枢神经系统的不良反应在治疗开始的最初几周明显，以后逐渐消退。减少治疗初始阶段的不良反应可以提高患儿的依从性，使治疗能够继续。应该从较小的剂量开始，缓慢地增加剂量直至发作控制或最大可耐受剂量。儿童一般按体重计算药量，但最大剂量不应超过成人剂量（抗癫痫药的使用方法见表 10-4）。

表 10-4 儿童常用抗癫痫药的使用方法及有效血药浓度

药物名称	年龄	起始剂量	增加剂量	维持剂量	最大剂量	有效浓度	服药次数（次·日$^{-1}$）
卡马西平	成人	100~200 mg/d	逐渐增加	400~1200 mg/d	1600 mg/d	4~12 mg/L	2~3
	儿童	5~10 mg/（kg·d）	每 3~5 天增加 5~10 mg/kg	10~30 mg/（kg·d）		4~12 mg/L	2~3
乙琥胺	成人/大于 6 岁的儿童	0.25 g/d	0.25 g/（4~7 天）	至控制发作	1.5 g/d		2
	小于 6 岁的儿童	5 mg/kd（小于 125 mg）	逐渐加量	10~20 mg/kg	500 g		2

表10-4(续)

药物名称	年龄	起始剂量	增加剂量	维持剂量	最大剂量	有效浓度	服药次数（次·日$^{-1}$）
苯巴比妥	成人	100 mg		250～300 mg/d	极量 300 mg/次，500 mg/d	15 ～ 40 mg/L	2～3
	儿童	1～1.5 mg/kg （1个月至12岁）	按需调整	2.5～4 mg（kg·d）（1个月至12岁）、60～180 mg（12—18岁）	5 mg/（kg·d）		1～2
丙戊酸钠	成人	5～10 mg（kg·d）	逐渐增加	600 ～ 1200 mg/d 或15 mg/kg	30 mg/kg 或1.8～2.4 g/d	50 ～ 100 mg/L	2～3
	儿童	15 mg/（kg·d）	每隔1周增加5～10 mg/kg	20 ～ 30 mg/（kg·d）	60 mg/kg 或总量不超过2000 mg		2～3
苯妥英钠	成人	5 ～ 10 mg/（kg·d）	1～3周增至250～300 mg/d	250～300 mg/d	500 mg/d		2
	儿童	5 mg/kg	按需调整	4～8 mg/kg 或 250 mg/m^2	250 mg/d		2～3
拉莫三嗪（单药治疗）	成人	25 mg/d	25 mg/w	100～200 mg/d	500 g/d		1～2
	儿童	0.3 mg/（kg·d）	0.6 mg（kg·d）	1 ～ 10 mg/（kg·d）	15 mg/kg		1～2

表10-4(续)

药物名称	年龄	起始剂量	增加剂量	维持剂量	最大剂量	有效浓度	服药次数（次·日$^{-1}$）
拉莫三嗪（与肝药酶诱导剂类的抗癫痫药合用	成人	50 mg/d	50 mg/2w	100～200 mg/d			2
	儿童	2—12 岁 0.6 mg/(kg·d)；12—18 岁 50 mg/次，一日 1 次	2—12 岁每 1～2 周 1.2 mg (kg·d)；12—18 岁 50 mg/次，一日 2 次	2—12 岁 5～15 mg (kg·d)；12—18 岁 100～200 mg	2—12 岁 100 mg/d		2
拉莫三嗪（与丙戊酸类药物合用）	成人	25 mg/次，隔日一次	25～50 mg/（1～2 周）	100～200 mg/d			2
	儿童	2—12 岁 0.15 mg/(kg·d)；12—18 岁 25 mg/次一日 1 次	2—12 岁每 1～2 周 0.3 mg/(kg·d)；12—18 岁 25 mg/次，一日 2 次	2—12 岁 1～5 mg (kg·d)；12—18 岁 100～200 mg			2
左乙拉西坦	成人	1000 mg/d	500～1000 mg/2w	1000～4000 mg/d			2
	1～6 个月龄婴儿	7 mg/kg，一日 1 次	逐渐加量		21 mg/kg		2
	6 个月龄以上儿童和青少年（体重 BW≤50 kg）	5～10 mg/kg，一日 2 次	每 2 周 10 mg/kg	10～20 mg/kg，一日 2 次	30 mg/kg		2
	12～18 岁或体重 BW≥50 kg	250 mg/次，一日 2 次	每 2 周增加至 500 mg/次，一日两次		1500 mg/次，一日 2 次		2

表10-4(续)

药物名称	年龄	起始剂量	增加剂量	维持剂量	最大剂量	有效浓度	服药次数（次·日$^{-1}$）
奥卡西平	成人	600 mg/d	不大于 600 mg/w	600~1200 mg/d	1200~2400 mg/d		2
	儿童	8~10 mg/（kg·d）	10 mg/（kg·w）	20 ~ 30 mg/（kg·d）	46 mg/（kg·d）		2
托吡酯	成人	50 mg/d	25 mg/w	100~200 mg/d			2
	儿童	0.5~1 mg/（kg·d）	0.5~1 mg/（kg·w）	3~6 mg/（kg·d）			2
唑尼沙胺	成人	100~200 mg/d	100 mg/1~2w	200~400 mg/d	600 mg/d		1~3
	儿童	2~4 mg/（kg·d）	2~4 mg/（kg·d）	4~8 mg/（kg·d）	12 mg/kg		1~3

第三节　化脓性脑膜炎

化脓性脑膜炎是由脑膜炎双球菌、肺炎双球菌、流行性感冒嗜血杆菌B型、金黄色葡萄球菌、链球菌、大肠埃希菌等引起的较严重的颅内感染。脑膜炎双球菌最常侵犯儿童，又称流行性脑脊髓膜炎，简称流脑。肺炎球菌脑膜炎呈散发，多见于冬春季，以2岁以下婴儿及老年患者为多，但成人也不少见，本病常继发于肺炎、中耳炎、乳突炎等疾病，少数患者继发于颅脑外伤或脑外科手术后，约20%的病例无原发病灶可寻。由金黄色葡萄球菌引起的化脓性脑膜炎发病率低于脑膜炎球菌、肺炎球菌和流感杆菌所致的脑膜炎，在各种化脓性脑膜炎中仅占1%~2%，较多见于新生儿，常于产后2周以后发病，糖尿病等患者在免疫力低下时也易发生。主要由金黄色葡萄球菌引起，偶见为表皮葡萄球菌。脑脓肿穿破引起者，除葡萄球菌外常有厌氧菌混合感染。各季节均有发病，但以7月、8月、9月比较多见。大肠埃希菌是新生儿脑膜炎最常见的致病菌。

一、诊断

凡继肺炎、中耳炎、鼻旁窦炎及颅脑外伤后，出现高热不退、神志改变、颅内高压及脑膜刺激征者，均应考虑肺炎球菌脑膜炎的可能，及早检查脑脊液以明确诊断。在冬春季节发生的脑膜炎，无以上诱因而皮肤没有瘀点者，也应考虑本病的可能。化脓性脑膜炎患者如发现身体其他部位有局限性化脓灶，脑脊液沉淀涂片检查可找到多量簇状排列的革兰阳性球菌，则葡萄球菌脑膜炎的诊断可基本成立，脑脊液培养得到葡萄球菌可进一步与其他化脓性脑膜炎区别。

二、治疗

（一）治疗原则

化脓性脑膜炎的治疗原则为抗菌治疗、抗脑水肿、降低颅内压及一般对症和支持治疗。金黄色葡萄球菌脑膜炎的病死率很高，可达50%以上，应立即采用积极的抗菌治疗。应用原则为早期、足量、长疗程，且选用对金黄色葡萄球菌敏感、易透过血-脑屏障的杀菌药，选择抗脑水肿、降低颅内压及一般对症和支持治疗。葡萄球菌脑膜炎容易复发，故疗程宜较长，应在体温正常后继续用药2周，或在脑脊液正常后继续用药1周，疗程常在3周以上。

（二）治疗计划

1. 抗生素应用

早期治疗可减轻病情，减少并发症和降低病死率。

（1）肺炎球菌脑膜炎。

①青霉素G。首选药物，剂量宜大，成人每天2000×10^4 U，小儿为20×10^4~40×10^4 U/kg，分次静脉滴注。待症状好转、脑脊液接近正常后，成人量可改为800×10^4 U/d，持续用药至体温和脑脊液正常为止，疗程不应少于2周。青霉素G鞘内给药可能导致惊厥、发热、蛛网膜下隙粘连、脊髓炎及神经根炎等不良反应，故不宜采用。

②其他抗生素。若对青霉素过敏，可选用头孢菌素，常选用头孢噻肟或头孢曲松。前者6~10 g/d，后者2~4 g/d。这两种药脑脊液浓度高，抗菌活力强。也可选用头孢唑肟，6~10 g/d。在青霉素过敏患者中，有10%~20%可对头孢菌素发生交叉过敏，用药中应注意观察。其他可供选择的药物有：红霉素1.6~2.0 g/d，静脉滴注；氯霉素1.5~2.0 g/d，静脉滴注。

（2）金黄色葡萄球菌脑膜炎。

①苯唑青霉素。成人每日6~12 g，儿童每日150~200 mg/kg，静脉滴注，同时口服丙磺舒，若对青霉素过敏或治疗效果不好，可改用万古霉素，头孢他啶或头孢曲松等，也可选用磷霉素或利福平。

②其他抗生素。万古霉素每日2 g，儿童每日50 mg/kg，分次静脉滴注。利福平的成人剂量为600 mg/d，儿童剂量为15 mg/（kg·d），分2次口服，用药期固定期监测肝肾功能。万古霉素与利福平联合应用可提高疗效。磷霉素的毒性小，成人剂量为16 g/d，分2次静脉滴注。治疗期间最好配合庆大霉素鞘内注射，庆大霉素鞘内注射成人每次5000~10000 U（5~10 mg），儿童每次1000~2000 U（1~2 mg）。

2. 一般治疗

颅高压者应卧床休息。可给予高营养、易消化的流质或半流质饮食。若不能进食则需鼻饲，注意供给足够能量。适当吸氧，保持呼吸道通畅，防治压疮、肺部和泌尿道感染等并发症。

3. 对症治疗

（1）发热。发热时用冰敷、冰毯、乙醇擦浴等物理降温，必要时用药物乙酰水杨酸（阿司匹林）或亚冬眠疗法降温。

（2）惊厥、精神异常。如有惊厥或精神异常应首选地西泮，10~20 mg 肌肉注射或缓慢静脉推注，也可应用氯硝西泮、硝甲西泮。

（3）脑水肿。颅内压增高者须脱水治疗，除严格控制液体入量外，主要应用20%甘露醇125~250 mL，每8~12 h一次，静脉滴注呋塞米20~40 mg，每8~12 h一次，静脉推注。细菌被抗菌药物杀死及溶解后，常引起脑膜炎症状暂时加重，可用地塞米松10~15 mg/d，一般2~3天可抑制炎症反应，减轻脑水肿，降低颅内压。有条件者可适量应用20%清蛋白50 mL，静脉滴注。若有肾功能减退者，可选用甘油果糖注射液，以减轻肾功能损害。

（4）呼吸衰竭。主要用呼吸兴奋剂如洛贝林、可拉明、利他林等，也可用东莨菪碱、山莨菪碱等，必要时气管插管、气管切开接呼吸机辅助呼吸。

第四节 病毒性脑炎

病毒性脑炎是指病毒直接侵犯脑实质而引起的原发性脑炎，大多情况下同时累及脑膜，则称为脑膜脑炎。本病一年四季均有发生，称为散发性脑炎，也可具有明显的流行性特征，称流行性脑炎。由于病毒侵犯的部位和范围不同，病情可轻重不一，形式也多样，多数患儿病程自限，预后良好；少数患儿病情危重，可导致死亡或留有严重的神经系统后遗症。病毒与机体免疫相互作用决定了疾病的转归和预后，除少数病毒外，多缺乏特效治疗。

一、诊断

根据病史、急性起病和神经系统症状体征，结合周围血常规和脑脊液检查可做出临床诊断。外周血常规白细胞计数一般正常，淋巴细胞比例升高。脑脊液检查可以正常，也可呈无菌性脑膜炎改变，多数患儿脑脊液压力增高，外观清亮，白细胞总数轻度增加，以淋巴细胞为主，蛋白轻度升高，糖含量正常，涂片无细菌发现，单纯疱疹病毒性脑炎脑脊液早期以中性粒细胞为主并可伴红细胞增加，还可通过脑脊液病毒分离或血清学检查检测病原体。脑电图检查无特异性，头颅影像学检查除脑水肿外，多无明显改变，单纯疱疹病毒性脑炎可在额叶或颞叶发现出血梗死病灶。本病主要应与中枢神经系统感染性疾病区别，包括化脓性脑膜炎、结核性脑膜炎和新型隐球菌性脑膜炎，其他还须与热性惊厥、中毒性脑病等疾病相区别。

二、治疗

病毒性脑炎由于病程的自限性，在急性期给予正确的支持与对症治疗是促进病情顺利恢复、降低病死率和致残率的关键。主要治疗原则应考虑营养供给、降颅压治疗、控制惊厥发作与抗病毒治疗。

（一）营养供给

维持水、电解质平衡和适当的营养。对营养状况不良者可使用静脉营养剂或清蛋白。对昏迷不能进食的患儿需采用鼻饲喂养或肠道外营养支持。患儿鼻饲前应先翻身、叩背、吸痰，确定胃管在胃内方可喂食。进食时应抬高床头，喂食后床头抬高 1 小时，以防止胃内容物反流。

（二）降颅压治疗

可采取以下措施控制脑水肿和颅内压增高。

①严格限制液体入量，避免过多、过快从静脉输入低张溶液。

②过度通气，控制 CO_2 分压在 20~25 kPa。

③一旦发生颅内压增高征象（如血压升高、脉搏减缓、肌张力增加或呼吸节律、瞳孔改变等），需给予脱水药治疗，可静脉注射 20% 甘露醇 0.5~2 g/kg。

（三）控制惊厥发作

如患儿并发惊厥，可使用止惊剂如地西泮、苯妥英钠等以控制惊厥发作。详见惊厥相关内容。如止惊无效，可在控制性机械通气下给予肌肉松弛剂治疗。

（四）抗病毒治疗

1. 药物选择

单纯疱疹病毒（HSV）感染患儿在病程早期使用阿昔洛韦最为有效，可降低发病率和病死率。用法为 30 mg/（kg · d），分三次静脉输注，每次输注时间大于 1 小时，疗程 14 天。对于新生儿的单纯疱疹病毒性脑炎（HSE），剂量为 60 mg/（kg · d）。先前有肾损害的患儿应降低剂量。对于阿昔洛韦抵抗的 HSE 患儿，欧洲神经科学协会联合会大会（FENS）2010 年颁布的病毒性脑膜炎指南推荐静脉输注膦甲酸钠（60 mg/kg，每 8 小时一次，每次输注时间大于 1 小时，疗程 3 周）治疗。

若为水痘带状疱疹病毒（VZV）感染，推荐选用阿昔洛韦治疗，剂量同前，疗程 3 周。

巨细胞病毒（CMV）感染患儿可采用更昔洛韦［静脉滴注，10 mg/（kg · d），2 次/日，疗程约 14 天］和膦甲酸钠［180 mg/（kg · d），q8 小时，疗程 14~21 天］作为诱导治疗，采用更昔洛韦［5 mg/（kg · d），疗程 6 周］或膦甲酸钠 90 mg/（kg · d）作为维持治疗。

针对肠道病毒感染，2011 年，英国神经病医师协会/英国儿童过敏、免疫传染病学组（ABN/BPAIIG）发布的《儿童疑似病毒性脑炎的管理》指南对于重症患儿建议使用普来可那利或静脉注射免疫球蛋白（IVIG）治疗。普来可那利在浓度小于 0.1μg/mL 时即对多数肠道病毒有作用，且口服生物利用度高，但还未有试验结果证实其在肠道病毒性脑炎中的作用。静脉注射免疫球蛋白可用于慢性肠道病毒性脑炎，对严重的肠道病毒 71 型感染也有效，但其作用也未被随机对照试验结果证实。

2. *药学监护*

（1）疗效评估。观察患儿的临床症状、体征是否消失，脑脊液及脑电图检查是否恢复正常，如有条件，可行脑脊液聚合酶链反应检查和病毒核酸的定量监测，以评估药物疗效。

（2）不良反应监护。

①阿昔洛韦常见不良反应有静脉炎、药疹、头痛、胃肠道反应、肝功异常、肾功异常等，较少见的不良反应有造血功能异常和中毒性脑病等。其中，继发于结晶尿和梗阻性肾病的肾功能异常是较为严重且常见的不良反应，常在静脉给药 4 天后出现，呈可逆性，可通过充分水化和监测肾功能来减少发生肾损害的风险。另外，用药时还需监测肝功能及全血细胞计数，阿昔洛韦用量为 60 mg/（kg・d）的新生儿每周至少检查 2 次中性粒细胞计数。

②更昔洛韦主要不良反应为中性粒细胞减少症、贫血、血小板减少症，并易引起出血和感染。偶见血肌酐升高、定向障碍、嗜酸性粒细胞增多、皮疹、恶心、食欲缺乏、注射部位静脉炎、寒战、发热、神经病变等。用药时应定期监测全血细胞计数和血小板计数、肾功能、肝功能、血压等。

③膦甲酸钠的不良反应有发热、寒战、脓毒症、皮疹、局部刺激、肾功能损害、电解质紊乱、惊厥、胃肠道反应、代谢及营养失调、中枢及周围神经系统症状、精神失调、肝功能异常、心功能异常、血常规异常等。用药时注意密切监测肝肾功能、电解质（钙、磷、钾、镁等）、血常规，并观察患儿的精神状态。

（3）注意事项。阿昔洛韦静脉滴注时宜缓慢（每次滴注时间在 1 小时以上），否则可发生肾小管内药物结晶沉淀；滴注时勿使之漏至血管外，以免引起疼痛及静脉炎；肥胖患儿的剂量应按照标准体重计算；该药呈碱性，与其他药物混合易引起 pH 值改变，应尽量避免配伍使用。

膦甲酸钠静脉滴注速度不得大于 1 mg/（kg・min）；为降低该药的肾毒性，使用前及使用期间应进行水化；静脉输液（5%葡萄糖或生理盐水）量为 2.5 L/d，并可适当使用噻嗪类利尿药。

（4）用药教育。阿昔洛韦滴注后 2 小时尿药浓度最高，嘱咐患儿家长此时让患儿充分进水，防止药物沉积于肾小管内；因更昔洛韦易引起出血和感染，故嘱咐患儿家长在患儿用药期间加强防护，密切关注患儿有无出血征象，同时告知患儿家长接受血细胞计数检查的重要性。另外，更昔洛韦有长期潜在的致癌性，应嘱咐家长防止患儿吸入或直接接触该药物或配置好的药物溶液，如不慎接触，立即用清水洗净；避免膦甲酸钠与皮肤、眼睛接触，若不慎接触，应立即用清水洗净。

（五）激素治疗

近年来对 HSV 脑炎激素治疗的作用尚无明确结论。2023 年，指南仍建议不常规使用激素，但在出现严重脑水肿时，在神经感染专科团队监护下可个体化应用激素（B/C 级建议）。其安全性与有效性正接受 DexEnceph 随机对照试验评估。相比之下，对 VZV 脑炎，短程激素联合抗病毒治疗已被多项儿童指南支持，尤其在合并小血管炎症候时可获益，现实案例亦显示其安全且有效。阿昔洛韦与激素的联合治疗可以用于患有严重 VZV 脑炎的免疫功能健全患儿或是在疾病早期经 CT/MRI 证实有进行性脑水肿，致使病情复杂化的急性病毒性脑炎患儿（此建议缺少证据，但已达成共识）。可选择大剂量地塞米松或冲击甲泼尼龙治疗，为减少不良反应，应将疗程缩短至 3～5 天。2011 年，ABN/BPAIIG 的指南意见为激素不应作为 HSV 脑炎患儿的常规治疗；HSV 脑炎患儿或许可以在医生监护下使用激素治疗，但此做法仍需更多数据和随机对照试验结果来提供证据。

第十一章　儿科循环系统疾病

第一节　病毒性心肌炎

新生儿心肌炎是由多种病因引起的心肌损害，其中以病毒感染多见。其病理变化以心肌血管周围炎性细胞浸润和心肌纤维细胞溶解、坏死为特征。本病易致流行。因临床表现不典型，又无特殊检查手段，病死率较高。如果及早诊断，积极治疗，预后可有所改善。

一、临床表现

病毒性心肌炎的临床表现轻重不一，有无任何临床表现隐性发病者，也有重症暴发起病者，还有猝死者，取决于病变的范围和严重程度。起病前常有呼吸道感染或消化道感染等前驱病毒感染史。

症状轻重相差悬殊。轻型可无自觉症状或表现为心悸、胸痛、胸闷、心前区不适、乏力、多汗、气短、头晕、面色苍白、腹痛、恶心、呕吐等。体检心脏大小正常或轻微扩大，常有窦性心动过速、第一心音低钝，时有奔马律或各种心律失常（以期前收缩多见）。

重型起病较急，可表现为：①心力衰竭，即呼吸急促，呼吸困难，肺底部可闻及细湿啰音，肝脏增大，水肿。②心源性休克，即四肢发冷，脉搏细弱，血压下降，面色青灰。③严重心律失常，即听诊心动过缓（完全性房室传导阻滞或病态窦房结综合征）或心动过速（室上性心动过速或室性心动过速）。临床常表现为突然昏厥，重者意识完全丧失，面色苍白，常伴有抽搐及大、小便失禁，阿-斯综合征发作。也可发生猝死。

部分患儿呈慢性过程，演变为扩张型心肌病，临床表现为心脏扩大、心力衰竭和心功能减退等。

新生儿病毒性心肌炎病情严重，进展迅猛，病死率高，预后差，易有流行倾向。多在出生后 10 天内发病，部分患儿起病前可先有发热、腹泻、呕吐和拒食等前驱症状。临床表现多为非特异症状，病情进展很快发展为心力衰竭和心源性休克，并累及多个脏器，累及神经系统引起惊厥和昏迷，累及肝引起肝增大、肝功能损害和黄疸，累及肺引起肺炎和呼吸衰竭。还可出现类似重症败血症的表现。新生儿心肌炎易有流行倾向，多个国家报道过柯萨奇病毒 B 引起新生儿心肌炎的流行。

二、辅助检查

（1）心电图。心电图具有多样性，需要动态观察。心律失常包括各种期前收缩、室上性心动过速和室性心动过速、心房颤动和心室颤动、Ⅱ度或Ⅲ度房室传导阻滞等。心肌受累明显时T波降低ST-T段改变和异常Q波。

（2）血液检查。肌钙蛋白T、肌钙蛋白Ⅰ心脏生物学标志物异常。恢复期血清抗体滴度比急性期有4倍以上的增高，病程早期特异性IgM抗体滴度在1/128以上。相关病毒呈阳性结果。

（3）胸部X线。心影扩大，左室增大明显，心脏搏动减弱。肺淤血，肺水肿。

（4）超声心动图。非特异性，主要表现左室功能受损，多为轻微受损，室壁局部运动障碍，少数表现右室功能障碍。对于新生儿和婴儿，可以排除心脏先天性异常。

（5）心血管MR。心血管MR是病毒性心肌炎新的诊断手段。对于心肌炎症和心肌受损诊断有意义，它能提供心肌解剖和功能信息。

（6）心肌活检。心肌活检是诊断心肌炎的“金标准”。由于取样部位的局限性，患儿依从性不高，应用有限。组织学可见心肌组织炎性细胞侵入，心肌细胞变性和坏死。此外还可结合免疫组织化学染色和病毒PCR检测，以提高诊断的准确性。

三、治疗

（一）一般治疗

（1）卧床休息。对于病毒性心肌炎的患儿，卧床休息可减轻心脏负担及减少耗氧量，对疾病的治疗有至关重要的作用，急性期至少应卧床休息至热退后3~4周，有心功能不全、心脏扩大或并发心力衰竭者更应注意休息，卧床休息的时间可延长至3~6个月，待病情好转或心脏缩小后方可逐步开始活动，但恢复期的活动仍应受到限制，随病情的好转活动量逐渐增加，时间至少3个月。

（2）防治诱因。应严防各种诱因，尤其是细菌感染，一旦发生，必须及时治疗。一般情况下，常规应用青霉素1~2周，若耐药可选用氨苄西林或头孢菌素类抗生素，以防治链球菌感染，如青霉素过敏，可用红霉素或阿奇霉素等代替。

（二）药物治疗

1. 抗病毒治疗

在疾病的早期可应用抗病毒药物。

（1）利巴韦林。剂量为10~15 mg/（kg·d），静脉滴注，也可口服、滴鼻或经雾化吸入，5~7天为1个疗程。

（2）干扰素。具有广谱的抗病毒能力，可抑制病毒繁殖。用法为每日1支，肌肉注射，5~10天为1个疗程，若病情需要可再重复应用1~2个疗程。

（3）双嘧达莫。剂量为3~5 mg/（kg·d），分2~3次口服，3天为1个疗程。

2. 抗氧化剂治疗

（1）维生素C。快速静脉滴入大剂量维生素C，可有效消除氧自由基，具体用法为维生素C每次100~200 mg/kg，快速静脉滴入，每日1次；重症患者还可将同等药量的维生素C加入20~50 mL葡萄糖溶液中缓慢静脉推注，3~4周为1个疗程。病情好转后，可改维生素C口服，并加用维生素E同服，每次50 mg，每日1~3次。

（2）维生素E。维生素E可与细胞内的线粒体、内质网等处的酶结合，保护膜的结构，防止脂质过氧化，有明显的抗自由基氧化的作用。剂量为每日200~300 mg/kg，口服。

（3）辅酶。辅酶对感染的心肌细胞有保护作用，常用剂量为5~10 mg/（kg·d），肌肉注射，每日1次，连用10~14天；之后口服20 mg/（kg·d），每日2次，维持治疗2~3个月。

（4）丹参。有研究发现，丹参能降低氧自由基的产生，具有抗氧化作用。常用丹参注射液，每日2~4 mL加入10%葡萄糖液50~100 mL中静脉滴注，每日1次，连用15日，休息3天，此为1个疗程。若病情未恢复者，可继续再重复用药2~3个疗程。

（5）卡托普利。新近发现卡托普利也具有直接清除氧自由基的作用，可使用小儿剂量1~6 mg/（kg·d），分3次服用。

3. 营养心肌治疗

（1）果糖。1，6-二磷酸果糖可改善心肌代谢，有保护心肌、减轻组织损伤程度的作用。剂量为每日100~250 mg/kg，以每分钟10 mL的速度静脉快速滴入，每日1次，连用2周。轻者可口服二磷酸果糖（瑞安吉），剂量为每次5~10 kg，每日2~3次。

（2）能量合剂。提供心肌细胞代谢的能量，常用的为三磷酸腺苷20 mg、辅酶A 50~100 U，静脉滴注，也可同时加用10%氯化钾6~8 mL，胰岛素4~6 U联合静脉滴入，每日1次。

（3）环磷腺苷。2.0~3.0 mg/（kg·d），加入10%葡萄糖液50~100 mL中静脉滴注，每日1次，疗程10~14天。

（4）中药治疗。黄芪有抗病毒和保护心肌的作用，可较长期口服或肌肉注射。另外，麦冬、五味子、党参等中药对心肌也有营养作用，并且可抑制病毒、调节免疫，也可作为临床辅助用药。

4. 免疫制剂治疗

（1）免疫调节剂。免疫球蛋白是一种免疫调节剂，近些年来开始用于急性重症病毒性心肌炎治疗。常用剂量为重症患儿每次2 g/kg，单剂在24小时内缓慢静脉注射；或400 m/（kg·d）静脉滴注，连用3~5天，因静脉输入大剂量免疫球蛋白可增加心室前负荷，故输入速度宜慢，有心力衰竭患儿应慎用，必要应用时应密切观察心力衰竭症状是否恶化，并注意有无过敏反应。

（2）免疫抑制剂。一直以来，应用免疫抑制药治疗病毒性心肌炎是有争议的，免疫抑制药对于心肌炎的疗效还没有定论。免疫抑制药既可以抑制病毒诱导的对心肌组织造成损伤的自身免疫反应，但又会抑制机体对病毒的免疫反应，导致机体免疫力下降及病毒扩散，不恰当使用有可能会加剧病情。因此，应把握好时间和剂量，不可滥用。

一般病例不宜常规应用，主要用于暴发起病而有心力衰竭、心源性休克或高度房室传导阻滞、室性心动过速、心室颤动等严重心律失常的危重患者，或者慢性持续性心功能不全、心肌活检证实慢性心肌炎伴免疫激活而病毒检测阴性的患者。

免疫抑制药常用甲泼尼龙或泼尼松，少数病例加用硫唑嘌呤。泼尼松开始剂量为1~2 mg/（kg·d），分3次口服，2~4周后逐渐减量，至8周左右减至0.3 mg/（kg·d），维持2~3个月后再逐渐减量停药，总疗程根据患者具体情况确定，约半年。硫唑嘌呤2 mg/（kg·d），分2次口服，疗程同前。对于危重病例可采用冲击疗法，甲泼尼龙10~30 mg/（kg·d），于1~2小时内静脉滴注，连用3天，然后逐渐减量改为口服泼尼松。

5. 对症治疗

（1）镇静及镇痛治疗。部分病毒性心肌炎患儿可出现烦躁不安、心前区痛、腹痛及肌痛等不适，应选用解痛镇静剂及时处理，常用药物有苯巴比妥、阿司匹林、可待因等，必要时可注射吗啡。

（2）抗心源性休克治疗。在常规镇静、吸氧及扩容治疗的同时，及时应用血管活性药物和升压药多巴胺和间羟胺各20 mg，加入200~300 mL维持液中静脉滴注，应用输液泵，速度初控制在1~5 μg/（kg·min），之后根据血压调整滴速，待病情稳定后逐渐减量停药。激素的用法同上，可选用地塞米松或氢化可的松。大剂量维生素C具有维持血压的作用，多采用静脉推注，每次100~200 mg/kg，如应用后血压仍低，可在0.5~1小时内重复1次；待血压稳定后，以同剂量每6~8小时继续应用1次，即在头24小时内应用4~6次，后改为每日1次，可连用1个月。

（3）抗心律失常治疗。对期前收缩次数多，有自觉症状或心电图上呈多源性改变的心律失常，应予以积极治疗。室上性期前收缩及心动过速，可使用普萘洛尔、洋地黄或普罗帕酮；室性期前收缩及部分室上性期前收缩，可使用胺碘酮、普罗帕酮、利多卡因、美西律等，少数可2种药物联用；严重房室传导阻滞，除使用肾腺皮质激素外，还可使用异丙肾上腺素0.5~1.0 mg加入250 mL葡萄糖溶液中静脉滴注；有阿-斯综合征发作者，可安置心脏起搏器。

（4）抗心力衰竭治疗。心肌炎患者对洋地黄耐受性差，易出现中毒而发生心律失常，一般心力衰竭不重、发展不快者用地高辛口服，用饱和量的2/3即可，每日口服维持重症者先用毛花苷C，用饱和量的1/2~2/3即可。根据病情用地高辛口服维持，可加用利尿剂，烦躁不安者使用予苯巴比妥、地西泮等镇静剂。

第二节　川崎病冠状动脉病变

川崎病（KD）于1967年1月由日本学者川崎富木首先报道，是小儿冠状动脉病变的主要原因。该病好发于儿童，是以全身血管炎性病变为主要病理改变的急性发热性疾病，多侵犯冠状动脉。目前，川崎病所致的心血管损害在发达国家或者地区已成为儿童最常见的后天性心脏病之一，并且是成年后缺血性心脏病的危险因素。川崎病的心脏和冠状动脉受累多发生在起病 1～6 周。心血管病变主要涉及全身中小动脉及心脏，尤其是冠状动脉多被侵犯，部分患儿可形成冠状动脉瘤，如冠状动脉瘤发生钙化、狭窄及血栓，可导致心肌梗死，甚至猝死。

一、诊断

至今无确诊的实验室方法，诊断只能根据临床表现综合分析。川崎病的诊断主要依赖临床诊断标准。其主要症状如下：①发热持续 5 天以上。②四肢末端变化。在急性期有手足硬性水肿，掌跖及指趾端有红斑；在恢复期，甲床皮肤移行处有膜样脱皮。③皮疹。多形性红斑样，躯干不多，不发生水疱及痂皮。④双眼球结膜充血。⑤口腔黏膜。口唇潮红、皲裂，杨梅舌，口、咽部黏膜弥散性充血。⑥非化脓性颈部淋巴结肿大，直径>1.5 cm。符合上述 6 项主要症状的 5 项即可诊断，如只有 4 项或 3 项，但在病程中超声心动图或血管造影证明有冠状动脉瘤者（多见于小于 6 个月的婴儿或大于 8 岁的年长儿），也可诊断本病，但应排除其他感染性疾病（病毒性感染、葡萄球菌感染、溶血性链球菌感染、耶尔森菌感染等）。

二、治疗

（一）一般治疗

川崎病是以全身血管炎性病变为主要病理改变的急性发热性疾病，因此，及时补充水分对降低患儿体温、防止脱水、纠正血液高凝状态有一定的积极作用。同时，随着介入、外科手术技术的发展，冠状动脉瘤等心脏病变可经外科选择手术进行治疗。

（二）药物治疗

川崎病急性期的治疗主要使用阿司匹林联合大剂量静脉注射免疫球蛋白（IVIG）。阿司匹林（ASA）为治疗本病首选药物，它具有抗炎、抗血小板作用。大剂量静脉注射免疫球蛋白主张早期使用，一般发病 10 天内使用，可降低冠状动脉扩张的发生率。急性期后在患儿热退后 48～72 小时之后，停用大剂量阿司匹林，然后开始使用小剂量阿司匹林治疗［3～5 mg/（kg·d）］，若无证据表明有冠状动脉病变，则要维持小剂量阿司匹林至起病后 6～8 周。若患儿存在冠状动脉病变，则要持续应用阿司匹林。冠状动脉瘤较大者应并用其他抗血栓药物，如双嘧达莫或氯吡格雷。但当发生巨大血管瘤时，患儿最常用的抗血栓治疗方案是小剂量阿司匹林加华法林，维持国际标准化比值（INR）为 2.0～2.5。也有一些中心以低分子肝素代替华法林治疗。

1. 抗栓药物

抗栓药对血小板的聚集、释放等过程进行抑制，其常见的作用机制包括对血栓素

(花生四烯酸)、腺苷二磷酸、糖蛋白ⅡbⅢa受体，以及凝血酶原、凝血酶等凝血因子发挥抑制作用。其中，在儿童中应用较广的药物主要是以阿司匹林为代表的非甾体抗炎药（NSAIDs)，其他药物尚未有儿童使用经验。阿司匹林为冠脉粥样硬化病中抗血小板治疗的核心药物，其抗血小板作用早已得到公认，而且在儿童川崎病等心脏病中也有广泛应用。能抑制血小板的环加氧酶，减少前列腺素的生成，可抑制血小板凝集；此外，阿司匹林因其具有解热、镇痛、抗炎作用而被广泛应用。

（1）阿司匹林（ASA)。开始一日80~100 mg/kg，分3~4次服用；退热2~3日后改为一日30 mg/kg，分3~4次服用；症状解除后减量至一日3~5 mg/kg，一日1次，连服2个月或更久；血小板增多、血液呈高凝状态期间，一日5~10 mg/kg，顿服。

（2）双嘧达莫。双嘧达莫是抗血小板聚集药及冠状动脉扩张药，可抑制血小板第一相和第二相聚集。高浓度时可抑制胶原、肾上腺素和凝血酶所致的血小板释放反应，主要用于口服抗凝药合用阿司匹林不能耐受或有出血倾向者，以增强抗血小板疗效。其儿童用法用量为3~6 mg/（kg·d)，分3~4次服用。

（3）华法林。华法林是间接作用的香豆素类口服抗凝药，通过抑制维生素K在肝脏细胞内合成凝血因子Ⅱ，Ⅳ，Ⅸ，Ⅹ，从而发挥抗凝作用。肝脏微粒体内的羧基化酶能将上述凝血因子的谷氨酸转变为7-羧基谷氨酸，后者再与钙离子结合，才能发挥其凝血活性。华法林主要适用于巨大血管瘤患儿，最常用抗血栓治疗方案是小剂量华法林与阿司匹林合用，国外资料通常建议维持INR为1.8~2.3。

（4）氯吡格雷。氯吡格雷是一种前体药物，其代谢产物之一是血小板聚集抑制剂。氯吡格雷必须通过细胞色素P450（CYP450）代谢，生成能抑制血小板聚集的活性代谢物。氯吡格雷的活性代谢产物选择性地抑制腺苷二磷酸（ADP）与其血小板P2Y12受体的结合及继发的ADP介导的糖蛋白GPⅡ/Ⅲa复合物的活化，因此抑制血小板聚集。由于结合不可逆，暴露于氯吡格雷的血小板的剩余寿命受到影响，而血小板正常功能的恢复速率同血小板的更新一致。由于儿童使用华法林的剂量难以精确掌握，因此氯吡格雷作为替代方案，已开始在儿童中应用。氯吡格雷的儿童参考剂量为1 mg/（kg·d）[范围1~6 mg/（kg·d）]，口服。

2. 免疫调节疗法

由于川崎病的病因目前尚不大清楚，可能与感染和免疫因素有关，因此循证医学的研究结果表明，及时给予免疫调节治疗对患者的预后改善有积极作用。

静脉注射免疫球蛋白（IVIG）发病10日内应用，一次输注2 g/kg，2~4小时输入完毕，同时加口服阿司匹林50~100 mg/（kg·d)，分3~4次，连续4天，以后减至5 mg/（kg·d)，顿服。

第十二章　儿科呼吸系统疾病

第一节　慢性咳嗽

慢性咳嗽病程大于4周，胸部X线片无明显异常，以咳嗽为主要或唯一症状者，即通常所说的不明原因慢性咳嗽，简称慢性咳嗽。由于其病因复杂，且临床表现缺乏特征性，常造成误诊、漏诊。咳嗽的患病率高达33%，不明原因慢性咳嗽以咳嗽为唯一症状或主要症状，由于缺乏明显的伴随症状，胸部X线检查无明显异常，此类慢性咳嗽患者在内科门诊极为常见，但常被临床医生忽视，故误诊率较高。赖克方等对558例慢性咳嗽患者的既往诊断进行统计发现，高达81%慢性咳嗽患者既往被误诊为“慢性支气管炎/支气管炎、慢性咽炎。

一、诊断

1. 病史询问

详细询问病史，包括患儿年龄、咳嗽持续时间、咳嗽性质（如犬吠样、雁鸣样、断续性或阵发性、干咳或有痰咳嗽、夜间咳嗽或运动后加重等）、有无打鼾、有无异物或可疑异物吸入史、服用药物史（尤其是较长时间服用血管紧张素转换酶抑制剂）、既往有无喘息史、有无过敏性疾病或过敏性疾病阳性家族史等，要注意患儿暴露的环境因素（如被动吸烟、环境污染、大气污染等）。

2. 体格检查

注意评估患儿生长发育情况、呼吸频率、胸廓有无畸形、腭扁桃体和（或）增生体有无肥大/肿大、咽后壁有无滤泡增生、有无分泌物黏附、有无发绀、杵状指等，尤其要注意检查肺部及心脏。

3. 辅助检查

（1）影像学检查。慢性咳嗽患儿应常规做胸部X线检查，依据胸部X线片有无异常决定下一步的诊断性治疗或检查。如果胸部X线片仍不能明确诊断或病情复杂的患儿，可以行胸部CT检查以明确诊断。对怀疑增生体肥大/肿大的患儿，可以摄头颈部侧位片，了解增生体增大的情况。若鼻窦部CT片显示鼻窦黏膜增厚4 mm以上或窦腔内有气液平面或模糊不透明，则其是鼻旁窦炎的特征性改变。考虑到放射线对儿童可能的损害，鼻窦部CT不宜列为常规检查，而对其结果的解释尤其是1岁以下小儿也须慎重，因为儿童鼻窦发育尚不完善（上颌窦、筛窦在出生时虽存在但很小，额窦、蝶窦5—6岁才出现）、骨结构不清晰，单凭影像学容易造成“鼻旁窦炎”的过多诊断。

（2）肺功能。5岁以上患儿应常规行肺通气功能检查，并可根据第1秒用力呼气量进一步做支气管舒张试验或支气管激发试验，以助咳嗽变异性哮喘（CVA）、非哮喘性嗜酸性支气管炎（NAEB）和嗜喘性支气管炎（AC）的诊断与鉴别诊断。

（3）鼻咽喉镜检查。对怀疑有鼻炎、鼻旁窦炎、鼻息肉、增生体肥大/肿大的患儿，可以做鼻咽喉内镜检查明确诊断。

（4）支气管镜检查。对怀疑气道发育畸形、气道异物（包括气道内生异物、痰栓）等引起的慢性咳嗽可以做支气管镜检查及灌洗。

（5）诱导痰或支气管肺泡灌洗液细胞学检查和病原微生物分离培养，可以明确或提示呼吸道感染病原，也可根据嗜酸性粒细胞百分率明确NAEB的诊断。

（6）血清总IgE、特异性IgE和皮肤点刺试验。对怀疑与过敏相关的慢性咳嗽、了解患儿有无特异性体质等有一定参考价值。

（7）24小时食管下端pH值监测。确诊胃食管反流性咳嗽（GERC）的“金标准”。对怀疑GERC患儿，应进行此项检查。

（8）呼出气NO（eNO）测定。eNO的升高与嗜酸性粒细胞相关性气道炎症有关，测定eNO可作为辅助诊断CVA、嗜酸性支气管炎（EB）的非侵入性检查方法。

（9）咳嗽感受器敏感性检测。怀疑AC时可行此项检测，在儿童期，该技术尚需在开展中积累经验。

二、治疗

1. CVA治疗

可以口服B_2受体激动剂（如丙卡特罗、特布他林、沙丁胺醇等）做诊断性治疗1~2周，也可以使用透皮吸收型B_2受体激动剂（妥洛特罗），咳嗽症状缓解者则有助诊断。一旦明确诊断CVA，则按哮喘长期规范治疗，选择吸入糖皮质激素或口服白三烯受体拮抗剂或两者联合治疗，疗程至少8周。

2. 上气道咳嗽综合征（UACS）治疗

根据引起患儿慢性咳嗽的上气道不同疾病，采取不同的治疗方案。

（1）过敏性（变应性）鼻炎。用抗组胺药物、鼻喷糖皮质激素治疗，或联合鼻黏膜减充血剂、白三烯受体拮抗剂治疗。

（2）鼻旁窦炎。用抗菌药物治疗，可选择阿莫西林或阿莫西林+克拉维酸钾或阿奇霉素等口服，疗程至少2周，辅以鼻腔灌洗，选用鼻腔局部减充血剂或祛痰药物治疗。

（3）增生体肥大。根据增生体肥大程度，轻中度者可鼻喷糖皮质激素联合用白三烯受体拮抗剂，治疗1~3个月并观察等待，若无效则可采取手术治疗。

3. 感染后咳嗽（PIC）治疗

PIC通常具有自限性，症状严重者可考虑口服白三烯受体拮抗剂或吸入糖皮质激素等治疗。

4. GERC 治疗

主张使用 H_2受体拮抗剂西咪替丁和促胃动力药多潘立酮，年长儿也可以使用质子泵抑制剂。改变体位，取半卧位或俯卧前倾 30°，改变食物性状，少量多餐等对 GERC 有效。

5. NAEB 治疗

支气管舒张剂治疗无效，吸入或口服糖皮质激素治疗有效。

6. AC 治疗

主张使用抗组胺药物、糖皮质激素治疗。

7. 药物诱发的咳嗽

最好的治疗方法是停药观察。

8. 心理治疗

心因性咳嗽可使用心理疗法。

9. 迁延性细菌性支气管炎（PBB）治疗

抗菌药物口服，可优先选择 7∶1 阿莫西林克拉维酸制剂或第 2 代以上头孢菌素或阿奇霉素等口服，通常疗程为 2~4 周。

第二节　急性上呼吸道感染

急性上呼吸道感染是鼻腔、咽或喉部急性炎症的总称，也常用“感冒”“鼻炎”“急性鼻咽炎”“急性咽炎”“急性扁桃体炎”等名词诊断，它们统称为上呼吸道感染，简称“上感”。该病是小儿最常见的急性感染性疾病。

鼻咽部感染常出现并发症，可累及邻近器官如喉、气管、支气管、肺、口腔、鼻窦、中耳、眼以及颈部淋巴结等，有时鼻咽部症状已经好转或消失，而其并发症可以迁延或加重。对上呼吸道感染及其并发症的临床特点应做全面观察和分析，早诊断、早治疗，提高疗效，避免贻误病情。

一、诊断

1. 流行情况

了解当地疾病的流行情况对诊断及鉴别诊断均有帮助。患某种急性上呼吸道感染时，不但患儿症状相似，其并发症也大致相同。有些常见的急性传染病如幼儿急疹、麻疹、猩红热、流行性脑脊髓膜炎、百日咳、脊髓灰质炎等，起病时症状与急性上呼吸道感染相似，故应注意当地流行情况、病情的发展变化以及相关疾病的特殊症状及体征，以便鉴别。

2. 体格检查

全面体格检查以排除其他疾病。观察咽部包括扁桃体、软腭和咽后壁，若扁桃体及咽部黏膜红肿较重，则细菌和病毒感染都有可能；当扁桃体上有脓性分泌物时，应考虑链球菌感染。若扁桃体上有较大的膜性渗出物或超出扁桃体范围，则需认真排除白喉。一般通过咽拭子进行细菌学检查，必要时送检细菌培养，以明确是否为特定病原体感染。如果在急性炎症期出现出血性皮疹，需要高度警惕及时排查是否为败血症或脑膜炎所致。

3. 与流感区别

流感有明显的流行病史，多有全身症状（如高热、四肢酸痛、头痛等），全身中毒症状明显，一般出现鼻咽部症状如鼻分泌物多和咳嗽等症状。

4. 与消化系统疾病区别

婴幼儿时期的急性上呼吸道感染往往有消化道症状（如呕吐、腹痛、腹泻等），容易误诊为原发性胃肠病，尤其是要注意与急性阑尾炎区别。

5. 与过敏性鼻炎区别

有些“感冒”患儿的全身症状不重，常为喷嚏、流涕、鼻黏膜苍白水肿，病程较长且反复发作，要考虑过敏性鼻炎的可能。行变应原等检测以资鉴别。此病在学龄前和学龄儿多见。

6. 从血常规鉴别

发热较高，白细胞较低时应考虑常见的急性病毒性上呼吸道感染，并根据当地流行情况和患儿的接触史排除流感、麻疹、疟疾、伤寒、结核病等。白细胞持续增高时，一般考虑细菌感染，但在病毒感染早期也可以高达 $15\times10^9\,L^{-1}$，但中性粒细胞很少超过75%。白细胞特别高时，要注意细菌性肺炎、传染性单核细胞增多症和百日咳等。急性咽炎伴有皮疹、全身淋巴结肿大及肝脾大者应检查血分片中异形淋巴细胞以排除传染性单核细胞增多症。

二、治疗

以充分休息、护理和支持对症疗法、预防并发症为主。

（一）对因治疗

上呼吸道感染多为病毒感染，除部分流感病毒外，多无特效药。细菌性感染则用青霉素和其他抗生素。

（1）大多数急性上呼吸道感染为病毒感染，单纯病毒性上呼吸道感染属于自限性疾病，主要是注意休息，观察病情变化。临床上常用的抗病毒药物如下。

①利巴韦林。有广谱抗病毒作用，每日 10 mg/kg，疗程为 3~5 天；目前由于对呼吸道病毒感染疗效有限，不良反应较多，儿童不主张常规使用。

②奥司他韦。奥司他韦系神经氨酸酶抑制剂，为对甲、乙型流感病毒均有效的口服

抗病毒药，1 岁以上的儿童推荐按照下列体重-剂量表服用。体重≤15 kg，推荐剂量（服用5天）30 mg，每日2次；体重为16~23 kg，推荐剂量（服用5天）45 mg，每日2次；体重为24~40 kg，推荐剂量（服用5天）60 mg，每日2次；体重>40 kg，推荐剂量（服用5天）75 mg，每日2次。

（2）抗菌药物对病毒性的急性上呼吸道感染非但无效，还可引起机体菌群失调，必须避免滥用。当病情重、合并细菌感染或有并发症时，可加用抗菌药物，常用青霉素类、头孢菌素类、大环内酯类，疗程为3~5天。如2~3天后无效，应考虑其他病原体感染。

（二）对症治疗

高热时先用冷毛巾湿敷前额和整个头部，每10分钟更换一次，往往可控制高热惊厥。此外，可用一般退热药（如对乙酰氨基酚或布洛芬），根据病情可每4~6小时重复一次，但避免用量过大以免体温骤降、多汗，甚至虚脱。对轻症咳嗽小儿，尤其是小婴儿，不宜用大量止咳的中西药物。高热惊厥者可予镇静、止惊等处理。局部治疗：如有鼻炎，为了使呼吸道通畅，保证休息，应在进食和睡前酌情用滴鼻药，婴儿忌用油剂滴鼻，恐吸入下呼吸道而致类脂性肺炎。年长儿患咽喉炎或扁桃体炎时，可用淡盐水或复方硼酸溶液漱口。

第三节　支气管哮喘

支气管哮喘是由多种炎性细胞（包括嗜酸性粒细胞、肥大细胞、中性粒细胞、T细胞、气道上皮细胞等）和细胞组分参与的气道慢性炎症。这种气道炎症使易感者对各种激发因子具有气道高反应性，并可引起气道狭窄。临床上表现为反复发作性喘息、呼吸困难、胸闷和咳嗽等症状，常在清晨或夜间发作或加重。目前认为，气道慢性炎症、气道高反应性以及可逆性气道阻塞构成了哮喘的三大病理生理特点。其中，气道慢性炎症是气道高反应性的原因，而气道高反应性是哮喘最基本的特点。

支气管哮喘（以下简称哮喘）是儿童期最常见的非感染性慢性呼吸道疾病，发达国家学龄儿童中哮喘的患病率为5% ~20%，是全球性儿童期主要公共健康问题之一。最新的全国性统计分析显示，我国0—14岁儿童哮喘累积患病率约为2. 20%，城市地区略高（6—14岁）达到近2. 98%。尽管较2010年的3. 02%略有下降，但整体仍处于上升高位，且区域差异显著——部分省市的儿童患病率可达6~9%，如上海等大城市患病率特别高。

一、诊断

1. 儿童哮喘诊断标准

（1）反复发作喘息、咳嗽、气促、胸闷，多与接触变应原、冷空气，物理性刺激、化学性刺激、呼吸道感染以及运动等有关，常在夜间和（或）清晨发作或加剧。

（2）发作时在双肺可闻及散在或弥散性以呼气相为主的哮鸣音，呼气相延长。

（3）上述症状和体征经抗哮喘治疗有效或自行缓解。

（4）排除其他疾病引起的喘息、咳嗽、气促和胸闷。

（5）临床表现不典型者（如无明显喘息或哮鸣音），应至少具备以下几项。

①支气管激发试验或运动激发试验阳性。

②证实存在可逆性气流受限。

A. 支气管舒张试验阳性。吸入短效 β_2受体激动剂（如沙丁胺醇）15 分钟后第 1 秒用力呼气量增加（FEVI）不小于 12%且绝对值增加预计值的 10%。

B. 抗哮喘治疗有效。使用支气管舒张剂和口服（或吸入）糖皮质激素治疗 1~2 周后，FEV1 增加不小于 12%。

③呼气流量峰值（PEF）每天变异率（连续监测 1~2 周）≥20%。

符合（1）~（4）条或（4）、（5）条者，可以诊断为哮喘。

此诊断标准体现了哮喘是一种临床综合征的现代观念，强调了哮喘症状的反复性和可逆性，但不再限定以发作次数为诊断依据，这更有利于临床实际操作。当临床出现复发性喘息时，经抗哮喘治疗有效，或可自然缓解，在可能的条件下排除其他疾病即可做出哮喘的临床诊断，有利于疾病的早期干预。当然，年龄适宜的患者都应定期进行肺功能检测，检测结果可以作为诊断和评估疾病严重度的客观指标。

2. 咳嗽变异性哮喘诊断

部分儿童临床以咳嗽为唯一或主要表现，不伴有明显喘息，需考虑咳嗽变异性哮喘（CVA）的可能。CVA 诊断依据如下。

（1）咳嗽持续大于 4 周，常在夜间和（或）清晨发作或加重，以干咳为主。

（2）临床上无感染征象，或经较长时间抗生素治疗无效。

（3）抗哮喘药物诊断性治疗有效。

（4）排除其他原因引起的慢性咳嗽。

（5）支气管激发试验阳性和（或）PEF 每天变异率（连续监测 1~2 周）≥20%。

（6）个人或一、二级亲属特应性疾病史，或变应原检测阳性。

符合以上（1）~（4）项为诊断基本条件。若不进行适当的干预，则约有 30% CVA 患者将发展为典型哮喘。

我国研究结果显示，CVA 是儿童慢性咳嗽的首位病因。由于缺乏客观指标，目前临床上存在 CVA 诊断不足和诊断过度两方面的问题，应引起临床医生的重视。CVA 诊断标准中强调了诊断性治疗的重要性，如果经规范抗哮喘治疗临床症状改善不明显，那么不应一味提高治疗强度，而应该重新审核 CVA 诊断的准确性，以避免临床误诊。

3. 幼龄儿童哮喘诊断

有 40%~50%的儿童在 3 岁前出现过至少 1 次喘息和呼吸困难等哮喘样症状，但是仅有约 30%反复喘息的学龄前儿童到 6 岁时仍有哮喘症状。事实上，发生喘息的幼龄儿童中半数仅发生过 1 次喘息。同时，80%儿童持续哮喘患者的喘息症状出现在 6 岁以前，半数以上的喘息症状发生在 3 岁以前。而且幼龄儿童喘息的疾病负担远高于年长儿，与学龄儿童相比，小于 3 岁儿童的哮喘控制情况逊于学龄期儿童，临床上有更多的睡眠障碍和活动受限，以及更高的门急诊就诊率和住院率。

由于年龄特点和疾病特征，幼龄儿童的哮喘诊断缺乏明确的客观指标，基本上是依据临床特征和对药物的治疗反应而定。虽然临床上可以根据导致喘息发生的触发因素和临床表现将婴幼儿喘息进行临床分型，如根据喘息发生和持续的时间分成早期一过性喘息、早期持续性喘息和迟发性喘息/哮喘；或者根据触发喘息的原因分成发作（病毒）性喘息和多因性喘息等不同表型。但是这些分型都有一定的局限性，如根据症状出现和持续的时间分型，前两种表型的确定只能是回顾性分析。而根据触发原因的分型虽然对现症喘息有一定帮助，但是两种表型间常有交叉，也可能随时间迁延而发生相互转变。

若将哮喘视为一种临床综合征，在幼龄儿童中诊断哮喘就不会感到困难。只要临床上符合反复喘息的特点，抗哮喘治疗有效，排除其他疾病，临床上即可诊断为哮喘。我国和国际关于儿童哮喘诊治的各种指南性文件中提出了幼龄儿童喘息患者中可能提示哮喘诊断的临床特征：①多于每月 1 次的频繁发作性喘息；②活动诱发的咳嗽或喘息；③非病毒感染导致的间歇性夜间咳嗽；④喘息症状持续至 3 岁以后。在临床实践中更重要的是如何能在幼龄儿童中早期识别发生持续哮喘的危险因素，以利制定合理的治疗方案。

目前临床常用的儿童哮喘预测指数（API），对于预测幼龄儿童喘息的远期预后有一定帮助。经过多年实践，目前推出了修订版 API（mAPI），具体内容包括 3 项主要指标（父母有哮喘史、医生诊断的湿疹和吸入变应原致敏）和 3 项次要指标（食物变应原致敏、外周血中嗜酸性粒细胞≥4%和非感冒性喘息）。如果儿童在出生后 3 年内发生反复喘息，同时有 3 项主要指标中的 1 项，或 3 项次要指标中的 2 项，即 mAPI 阳性。mAPI 预测学龄期儿童持续哮喘的特异性较高，但是灵敏度较低，阴性预测值的实际临床意义强于阳性预测值，即如果 mAPI 阴性，虽然在 3 岁内有频繁喘息，但是其学龄期发生持续哮喘的机会仅为 5%，与我国部分大城市普通人群中学龄儿童的哮喘患病率相似。必须指出，mAPI 是预测幼龄喘息儿童发生持续性哮喘的指标，并非幼龄儿童哮喘的诊断标准，不能据此诊断哮喘。近年又陆续推出一些类似的儿童哮喘预测参数，分析这些参数可以得出，生命早期过敏状态、喘息严重度、触发因素和性别等与儿童持续喘息的关联度较大。如幼龄儿童早期发生特应症，特别是对气源性吸入变应原致敏是儿童发生持续性喘息的一个重要危险因素，因此，建议对所有年幼喘息儿童进行过敏状态检测，但是不能将变应原检测结果作为哮喘诊断的必备条件。就性别而言，虽然发生早期喘息的儿童中，男童占优，但是女童发生持续喘息的可能性远高于男童，危险度是男童的1倍。

二、治疗

1. 治疗目标

哮喘是一种慢性炎症性疾病，迄今为止尚无任何一种药物可以治愈，或改善儿童哮喘的进程，目前的治疗目标是达到和维持哮喘控制，预防气道发生重塑，减少疾病的远期风险。具体目标为：①达到并维持症状控制；②维持正常活动，包括运动能力；③维持肺功能水平尽量接近正常；④预防哮喘急性发作；⑤避免由哮喘药物治疗导致的不良反应；⑥预防哮喘导致的死亡。

2. 防治原则

儿童哮喘控制治疗应越早越好。要坚持长期、持续、规范、个体化治疗原则。

（1）急性发作期。快速缓解症状，如平喘、抗炎治疗。

（2）慢性持续期和临床缓解期。防止症状加重和预防复发，如避免触发因素、抗炎、降低气道高反应性、防止气道重塑，并做好自我管理。

注重药物治疗和非药物治疗相结合，不可忽视非药物治疗如哮喘防治教育、变应原回避、患儿心理问题的处理、生命质量的提高、药物经济学等诸方面在哮喘长期管理中的作用。

3. 长期治疗方案

对于儿童持续哮喘，不论年龄大小都应考虑进行一定时间的控制治疗，具体根据年龄分为5岁及以上和5岁以下哮喘的长期治疗方案。吸入性糖皮质激素（ICS）是儿童哮喘首选长期控制药物，对于无法使用ICS或对使用ICS有顾虑者可以使用白三烯受体拮抗剂。ICS治疗的量效关系相对平坦，使用低中剂量ICS时即可达到显著的临床疗效，对于大多数患儿而言，加大ICS剂量并不能进一步获益。而且长期规律使用ICS可能会对儿童的生长发育造成一定的不良影响，目前趋向于使用小剂量ICS作为儿童哮喘控制治疗的起始推荐剂量，若无效则考虑联合治疗或ICS剂量加倍。

初始控制治疗方案根据哮喘病情严重程度而定。在开始控制后的2~4周必须随访评估疗效，如果病情控制不佳，及时调整控制治疗方案。以后每1~3个月审核一次治疗方案，如哮喘控制良好，并维持至少3个月，可考虑治疗方案降级，直至确定维持哮喘控制的最小剂量。如部分控制，可考虑升级治疗以达到控制。但考虑升级治疗之前首先要检查患儿吸药技术、遵循用药方案的情况、变应原和其他触发因素回避等情况。如未控制，升级或越级治疗直至达到控制。

在儿童哮喘的长期治疗方案中，除每天规则地使用控制治疗药物外，根据病情按需使用缓解药物。吸入型速效$β_2$受体激动剂是目前最有效的缓解药物，是所有年龄儿童哮喘急性发作的首选治疗药物，通常情况下1天内不应超过3~4次。也可以选择联合吸入抗胆碱能药物作为缓解治疗药物。

（1）5岁及以上儿童哮喘的长期治疗方案（表12-1）。

表 12-1　5 岁及以上儿童哮喘的长期治疗方案

<table>
<tr><th>治疗分级</th><th>第 1 级</th><th>第 2 级</th><th>第 3 级</th><th>第 4 级</th><th>第 5 级</th></tr>
<tr><td>非药物干预</td><td colspan="5">哮喘防治教育、环境控制</td></tr>
<tr><td>应急药物</td><td colspan="5">按需使用速效 β_2 受体激动剂</td></tr>
<tr><td rowspan="4">控制药物</td><td rowspan="4">一般不需要</td><td>低剂量 ICS</td><td>低剂量 ICS 加 β_2 受体激动剂（LABA）</td><td>中高剂量 ICS 加 LABA</td><td>中高剂量 ICS/LABA 加 LTRA 和（或）缓释茶碱加口服最小剂量的糖皮质激素</td></tr>
<tr><td rowspan="3">白三烯受体拮抗剂</td><td>中高剂量 ICS</td><td>中高剂量 ICS 加 LTRA 或缓释茶碱</td><td rowspan="3">中高剂量 ICS/LABA 加 LTRA 和（或）缓释茶碱加抗 IgE 治疗</td></tr>
<tr><td>低剂量 ICS 加 LTRA</td><td rowspan="2">中高剂量 ICS/LABA 加 LTRA 或缓释茶碱</td></tr>
<tr><td>低剂量 ICS 加缓释茶碱</td></tr>
</table>

（2）5 岁以下儿童哮喘的长期治疗方案（表 12-2）。

表 12-2　5 岁以下儿童哮喘的长期治疗方案

<table>
<tr><th>治疗分级</th><th>第 1 级</th><th>第 2 级</th><th>第 3 级</th><th>第 4 级</th><th>第 5 级</th></tr>
<tr><td>非药物干预</td><td colspan="5">哮喘防治教育、环境控制</td></tr>
<tr><td>应急药物</td><td colspan="5">按需使用速效 β_2 受体激动剂</td></tr>
<tr><td rowspan="3">控制药物</td><td rowspan="3">一般不需要</td><td>低剂量 ICS</td><td>中剂量 ICS</td><td>中高剂量 ICS 加 LTRA</td><td>高剂量 ICS 加 LTRA 与口服最小剂量的糖皮质激素</td></tr>
<tr><td rowspan="2">LTRA</td><td rowspan="2">低剂量 ICS 加 LTRA</td><td>中高剂量 ICS 加缓释茶碱</td><td rowspan="2">高剂量 ICS 联合 LABA 与口服最小剂量的糖皮质激素</td></tr>
<tr><td>中高剂量 ICS/LABA 加 LTRA 或缓释茶碱</td></tr>
</table>

（3）控制治疗的剂量调整和疗程。对于单用中高剂量 ICS 者，尝试在达到并维持哮喘控制 3 个月后剂量减少 25%～50%。单用低剂量 ICS 能达到控制时，可改用每天 1 次给药。联合使用 ICS 和 LABA 者，先减少 ICS 约 50%，直至达到低剂量 ICS 才考虑停用 LABA。如使用最低剂量 ICS 的患者的哮喘能维持控制，并且 1 年内无症状反复，可考

虑停药观察。

有相当比例的5岁以下幼龄儿童哮喘患者的症状会随年龄增长而自然缓解，而且从某种意义上讲，因缺乏客观指标，可以认为此年龄儿童的任何哮喘治疗都是“试验”性的，因此控制治疗方案的调整有别于年长儿。指南建议每3~6个月进行疗效评估，以决定是否需要继续控制治疗。换言之，部分患者仅需要数月控制治疗就可以考虑停药观察，无须长达数年的控制治疗。有研究结果显示，对于明确为急性呼吸道病毒感染相关的轻症反复喘息儿童可以考虑早期停用持续控制治疗，改为依据症状驱动的间歇性高剂量ICS/β_2受体激动剂治疗方案，高剂量ICS的单次疗程一般不超过2周。此方案可以明显减轻ICS的负担，而维持同样的临床疗效。

（4）变应原特异性免疫治疗（SIT）。从理论上讲，SIT是目前唯一可能改变过敏性疾病进程的治疗方法，是通过逐渐增加提纯的变应原剂量以使机体对致敏原产生耐受性而收获临床疗效。SIT是变应原特异性的治疗，因此，在开始SIT前必须识别和确定触发哮喘的变应原。对于已证明对变应原致敏的哮喘患者，在无法避免接触变应原和药物治疗症状控制不理想时，可以考虑采用针对变应原的特异性免疫治疗，如应用尘螨变应原提取物治疗尘螨过敏性哮喘。如果患者对多种变应原致敏，用单一变应原制剂进行SIT的疗效多不理想。

目前可以通过皮下注射免疫治疗（SCIT）或舌下含服免疫治疗（SLIT）两种方法进行治疗。SCIT在临床已应用多年，疗效确切，适用于5岁以上儿童。近年开始应用于临床的SLIT使用方便，相对安全性好，适用年龄更广，但是对于5岁以下儿童的有效性和安全性尚未完全确立。

进行SIT治疗时应遵循指南行事。哮喘症状必须得到控制，治疗前要查验近期变应原接触情况，检测肺功能。若患者有过敏性症状或近期感染，或肺功能指标不达标，则不能进行SCIT。如出现明显的局部反应，应该考虑调整剂量。注射SCIT后要留院观察至少30分钟，如出现任何全身反应，如咳嗽、打喷嚏、瘙痒和急性全身过敏反应的征象，应立即注射肾上腺素。局部不良反应一般可以用抗组胺药物治疗或预防。任何实施SCIT治疗的单位都必须有经过急救训练的专业人员当班，以便及时实施救急治疗。虽然SLIT可以在家庭中实施，但首次治疗时必须在医院内进行，同样需要留院观察30分钟以上。

4. 急性发作期治疗

主要根据急性发作的严重程度及对初始治疗措施的反应，在原有药物基础上进行个体化治疗。

哮喘急性发作经合理应用支气管舒张剂和糖皮质激素等哮喘缓解药物治疗后，仍有严重或进行性呼吸困难者，称为哮喘危重状态（哮喘持续状态）。如此时支气管阻塞未能及时得到缓解，可迅速发展为呼吸衰竭，直接威胁生命。应将哮喘急性发作的患者置于良好医疗环境中，以相对高流量的方法供氧以维持血氧饱和度在92%以上，同时进行心肺监护，监测血气分析和通气功能，对未行气管插管者，禁用镇静剂。

儿童哮喘急性发作时的治疗目标是避免病情在短时间内进行性加重，尽可能减少并发症，避免哮喘死亡，并通过治疗教育患者掌握进行自我管理方法。一般需用联合治疗的方法，通过多途径控制哮喘的发病环节，最大限度地缓解气道痉挛，提高疗效，减少不良反应。

（1）吸入速效 β_2受体激动剂。使用氧驱动（氧流量 6~8 L/min）或空气压缩泵雾化吸入，第 1 小时可每 20 分钟 1 次，以后根据病情可每 1~4 小时重复吸入。药物剂量：每次吸入沙丁胺醇 2.5~5 mg 或特布他林 5~10 mg。如无雾化吸入器，可使用压力定量气雾剂经储雾罐吸药，每次单剂喷药，连用 4~10 喷，用药间隔与雾化吸入方法相同。

肾上腺素皮下注射仅限用于无条件使用速效 β_2受体激动剂吸入治疗者，应在严密观察下使用。药物剂量：每次皮下注射 1∶1000 肾上腺素 0.01 mL/kg。必要时可每 20 分钟 1 次，但不可超过 3 次。

经吸入速效 β_2受体激动剂治疗无效者，可能需要静脉应用 β_2受体激动剂。药物剂量：沙丁胺醇 15 μg/kg 缓慢静脉注射，持续 10 分钟以上；病情严重需静脉维持滴注时剂量为 1~2 μg/（kg·min）。静脉用药容易出现心律失常和低钾血症等严重不良反应，要严格掌握指征及剂量，并作必要的心电图、血气及电解质等监护。

（2）糖皮质激素。全身应用糖皮质激素是治疗儿童重症哮喘发作的一线药物，早期使用可以减轻疾病的严重度，给药后 3~4 小时即可收获明显的疗效。药物剂量：口服泼尼松 1~2 mg/kg。也可静脉给药，琥珀酸氢化可的松 5~10 mg/kg，或甲泼尼龙 1~2 mg/kg，根据病情可间隔 4~8 小时重复使用。

大剂量 ICS 对儿童哮喘发作的治疗有一定帮助，选用雾化吸入布地奈德悬液每次 1 mg，每 6~8 小时一次。但病情严重时不能以吸入治疗替代全身糖皮质激素治疗，以免延误病情。

（3）抗胆碱药。儿童危重哮喘联合治疗的组成部分，其临床安全性和有效性已确立，对 β_2受体激动剂治疗反应不佳的重症者应尽早联合使用。药物剂量：异丙托溴铵每次 125~500 μg，间隔时间同吸入 β_2受体激动剂。

（4）氨茶碱。静脉滴注氨茶碱可作为儿童危重哮喘附加治疗的选择。药物剂量：负荷量 4~6 mg/kg，缓慢静脉滴注 20~30 分钟，继之根据年龄持续滴注维持剂量 0.7~1.0 mg/（kg·h），已用口服氨茶碱者，直接使用维持剂量持续静脉滴注。也可采用间歇给药方法，每 6~8 小时缓慢静脉滴注 4~6 mg/kg。

（5）硫酸镁。有助于危重哮喘症状的缓解，安全性良好。药物剂量：25~40 mg/（kg·d），分 1~2 次，加入 10%葡萄糖溶液 20 mL 缓慢静脉滴注（20 分钟以上），酌情使用 1~3 天。不良反应包括一过性面色潮红、恶心等，通常在药物输注时发生。如过量可静脉注射 10%葡萄糖酸钙拮抗。

儿童哮喘危重状态经氧疗、全身应用糖皮质激素、β_2受体激动剂等联合治疗后病情继续恶化者，应及时给予辅助机械通气治疗。

第四节　支气管肺炎

支气管肺炎是婴幼儿最常见的肺炎。营养不良、先天性心脏病、低出生体重、免疫缺陷者更易发生。

一、诊断

典型支气管肺炎一般有发热、咳嗽、气促或呼吸困难，肺部有固定的中细湿啰音，据此可诊断。胸部 X 线片有肺炎改变可确诊。确诊后，须判断病情轻重、有无并发症，有条件的做病原学检查，以指导治疗。

二、治疗

应采取综合措施，积极控制炎症，改善肺的通气功能，防治并发症。

1. *一般治疗*

保持室内空气流通，以室温 18～20 ℃，相对湿度 60%为宜。勤翻身，多叩背，以利于痰液排出。

2. *病原治疗*

根据不同病原体选择药物。

（1）抗生素。明确由细菌感染或在病毒感染的基础上合并细菌感染者需用抗生素治疗。

①使用原则。根据病原菌选用敏感药物，早期治疗，联合用药，选用渗入下呼吸道浓度高的药物，足量、足疗程。

②根据病原选择抗生素。

A. 肺炎链球菌。青霉素敏感者首选青霉素或阿莫西林（羟氨苄西林）；青霉素低中度敏感者仍首选青霉素，但要加大剂量。

B. 金黄色葡萄球菌。甲氧西林敏感者首选苯唑西林或氯唑西林，耐药者选用万古霉素。

C. 流感嗜血杆菌。首选阿莫西林加 β-内酰胺酶抑制药。

D. 大肠埃希菌和肺炎杆菌首选头孢曲松，铜绿假单胞菌首选头孢哌酮加 β-内酰胺酶抑制药。

E. 肺炎支原体和衣原体。首选大环内酯类，如红霉素、罗红霉素、阿奇霉素等。

③用药时间。疗程应持续至体温正常后 5～7 天，临床症状基本消失后 3 天。支原体肺炎至少用药 2～3 周，以免复发。葡萄球菌肺炎易复发及产生并发症，疗程宜长，体温正常后继续用药 2 周，一般总疗程大于 6 周。

（2）抗病毒治疗。目前尚无理想的抗病毒药物，常用于临床的有以下两种。

①利巴韦林。10~15 mg/（kg·d），肌肉注射或静脉滴注，也可超声雾化吸入，对呼吸道合胞病毒、腺病毒有效。

②α-干扰素。治疗病毒性肺炎有效，雾化吸入较肌肉注射疗效更佳，疗程 3~5 天。

3. 对症治疗

（1）氧疗。凡有呼吸困难、喘憋、口唇发绀、面色苍灰应立即给氧。鼻前庭给氧流量为 0.5~1 L/min，氧浓度不超过 40%。缺氧明显者可用面罩或头罩给氧，氧流量为 2~4 L/min，氧浓度 50%~60%，若出现呼吸衰竭，则应使用机械通气。氧气应湿化，以免损伤气道上皮细胞纤毛。

（2）保持呼吸道通畅。使用去痰药、雾化吸入，喘憋严重者可选用支气管舒张药，保证液体摄入量，有利于痰液排出。

（3）治疗心力衰竭。除镇静、给氧外，要增强心肌收缩力，减慢心率，增加心搏出量；减轻体内水钠潴留，减轻心脏负荷。

（4）腹胀治疗。伴低钾血症者及时补钾。如系中毒性肠麻痹，应禁食、胃肠减压，也可使用酚妥拉明每次 0.3~0.5 mg/kg，加 20 mL 5%葡萄糖液静脉滴注。

（5）感染性休克、脑水肿、呼吸衰竭的治疗。

（6）纠正水、电解质与酸碱平衡。

4. 糖皮质激素应用

糖皮质激素适用于中毒症状明显、严重喘憋、胸膜腔有渗出、伴中毒性脑病、感染性休克、呼吸衰竭者。常用琥珀酸氢化可的松 4~10 mg/（kg·d）或用地塞米松 0.2~0.3 mg/（kg·d），疗程 3~5 天。

5. 并存症和并发症治疗

对并存佝偻病、营养不良者，应给予相应治疗。并发脓胸、脓气胸应及时进行穿刺引流。若脓液黏稠，经反复穿刺抽脓不畅者或张力性气胸者，考虑胸腔闭式引流。

6. 其他

静脉注射丙种球蛋白可用于重症肺炎患儿。

第十三章　儿科消化系统疾病

第一节　胃食管反流

胃食管反流（GER）是指胃内容物包括从十二指肠流入胃的胆盐和胰酶反流入食管。可分为病理性和生理性。生理性反流可发生在正常的儿童，多见6个月以下婴儿，出生后1~4个月为多发年龄，表现主要为溢乳，常发生在日间餐时和餐后，空腹及睡眠时基本不发生，生长发育不受影响，症状随年龄增长逐渐减轻，至12~18个月时会自行好转，常不需治疗。病理性反流是指反流频繁或持续发作，引起一系列症状及并发症，如食管炎、吸入性肺炎、窒息等，称为胃食管反流病（GERD）。参照成年人GERD的分类，根据食管内镜下食管黏膜的表现，GERD可分为非糜烂性反流病（NERD）、反流性食管炎（RE）、巴雷特食管（BE）。

一、诊断

GER临床表现复杂且缺乏特异性，但GER诊断的关键是区分是生理性还是病理性，前者无须特殊处理，后者则要根据病情进行治疗；临床上仅凭临床症状和体征难以区分生理性或病理性GER，根据辅助检查综合判断，诊断依据如下。

（1）有反流症状。

（2）24小时食管pH值监测，Boix-Ochoa综合评分≥11.99。

（3）胃食管放射性核素闪烁扫描。①阅片法发现食管部位有放射性积聚；②胃食管反流指数（RI）≥3.5%。

（4）食管内镜，黏膜充血、糜烂、溃疡，活检组织病理检查有嗜酸性粒细胞浸润。

（5）食管钡剂造影，5分钟内有3次以上反流。

（6）食管动力功能检查，食管下括约肌（LES）压力低下、长度短缩，短暂性LES松弛。

（7）超声检查，腹段食管长度缩短、黏膜纹理紊乱。

（8）伴食管炎症状、食管外症状或全身症状。

功能性GER诊断标准：符合（1），Boix-Ochoa综合评分<11.99。病理性GER诊断标准：符合（1），并符合（2）、（3）②中任何1条。病理性GER疑诊标准：符合（1），并符合（3）①、（5）、（6）、（7）中任何1条。GERD诊断标准：在病理性GER

诊断基础上，符合（4）或（8）。

二、治疗

凡诊断为GERD的患儿，均需及时进行治疗。治疗目的是缓解症状，预防复发。治疗方法包括一般治疗、内科药物和外科手术治疗。

1. 生活方式调整

（1）体位。经过多种体位的对比研究，婴幼儿最佳体位是俯卧位，这种体位能够减少反流，促进胃排空，减少能量消耗，减少反流吸入，对呼吸系统疾病有较好的作用，但俯卧位能明显增加发生婴儿猝死综合征的概率。因此，轻度GERD一般不用此体位，减少婴幼儿哭闹，减少可能增加腹部压力的动作和行为，增加睡眠时间，对减少反流有益。年长患儿清醒时最好的体位是站立和坐位，睡眠时取俯卧位，如果保持头高脚低俯卧位则效果会更好（床头抬高10~15 cm）。

（2）食物。将米粉加入牛奶，提高食物黏稠度（以能通过橡胶奶嘴吸出为宜）。另外，少量多次喂养，尽量减小胃的容量，进食的间隔不少于1小时。营养状况正常的儿童，睡前2~3小时应禁食，应避免食用高脂肪、高酸性的食物及酸性饮料（如橘子汁、番茄汁等）、刺激性强的饮料（咖啡、含乙醇饮料、辛辣饮料），因为酸性饮料可以降低LES的张力和促进胃酸的分泌，低渗透压的食物可以减少反流。适当控制体重，肥胖者应进行减肥治疗。

（3）其他治疗。尽可能穿宽松衣服，减慢进食速度，避免被动吸烟，非必要情况下禁用增加反流的药物。

2. 药物治疗

药物治疗包括制酸和抗酸药、黏膜保护药和促动力药。各种药物的应用根据诊断结果而定，对成年人的研究结果表明，质子泵抑制剂（PPIs）对缓解胃灼热和食管炎的其他症状明显优于组胺H_2受体拮抗剂（H_2RAs）、抗酸药和黏膜保护药，这在年长患儿的研究中也得到相同的结果。“升级”或“降级”策略用药：“升级”是先用H_2RAs，后升用到PPIs；“降级”则相反，研究结果表明“降级”能较好地控制症状。部分患儿观察到白天用PPIs，晚上用H_2RAs，1周后出现了对H_2RAs的耐药；部分患儿用PPIs不能缓解症状，要考虑以下原因：①诊断是否正确；②用药方式是否正确；③个体基因变异，肝脏细胞色素C（P-450-2C19）能快速代谢肝脏细胞色素酶（PHs）。儿童不应用PPIs的胶囊而用微粒剂，这样可到达肠道溶解吸收。

（1）制酸药和抗酸药。

①制酸药：疗程4~8周，常用的药物有两类：一类是PPIs。奥美拉唑，0.8~1.0 mg/（kg·d），早餐前半小时顿服；兰索拉唑，0.5~1.0 mg/（kg·d），顿服。另一类为H_2RAs。西咪替丁，剂量为20~40 mg/（kg·d），分4次口服，餐前服用；法莫替丁，1.0~1.2 mg/（kg·d），每12小时1次或睡前1次服用，每日最大剂量为40 mg；雷尼替丁，5小时10 mg/（kg·d），每12小时1次或睡前1次服用。

②抗酸药。疗程 2~4 周。铝碳酸镁，6 岁以下每次 0.25 片，6 岁以上每次 0.5，每日 3 次，饭后 1 小时嚼服；碳酸钙混悬液，体重 11~22 kg，每次 5 mL，体重>22 kg，每次 10 mL，每日 3 次，饭后 1 小时口服。

（2）胃肠动力药。常用胃肠动力药分别有多潘立酮，即吗丁啉、红霉素。吗丁啉，0.6~0.9 mg/（kg·d），分 3 次于饭前 15~30 分钟服用，1 岁以下婴儿需慎用，吗丁啉是一种外周多巴胺受体阻滞药，在儿童中可引起血清催乳素升高。红霉素能与胃动素受体结合，刺激胃窦部收缩而促进胃排空，剂量 3~6 mg/（kg·d），分 3 次，餐前 30 分钟口服，但易产生耐药的细菌。

（3）黏膜保护。硫糖铝是一种常用的黏膜保护药，40~80 mg/（kg·d），分 3 次于餐前和睡前服；谷氨酰胺，3 岁以下，0.67 g，分 2 次口服，3 岁以上，每次 0.67 g，每日 2 次。

3. 外科治疗

早期诊断，及时采取非药物手段，必要时加用药物治疗，大多数 GERD 患儿症状能明显改善，一般不需手术治疗。3 岁以下婴幼儿尽量避免手术治疗。抗反流手术的适应证如下。

（1）反流症状严重，合并食管狭窄、溃疡、出血或严重影响生长发育，药物治疗 2~3 个疗程难以治愈；巴雷特综合征。

（2）GERD 伴有严重的反复呼吸道感染者，如吸入性肺炎、难治性哮喘，甚至窒息（经药物治疗未缓解）。

（3）解剖异常，如食管裂孔疝伴反复呕吐、上消化道出血。

（4）神经系统功能障碍 GERD，由于处于仰卧位，躯干痉挛等，腹压增加，出现顽固性反流者，神经系统障碍伴咽部反射功能失调 GERD 者。胃底折叠术目前国内开展尚少，经验不多，国外报道术后 90%患儿减少或消除反流。近年来，国内外学者利用腹腔镜进行该手术，吴晔明等用腹腔镜下 Rosetti's 和 Thai's 胃底折叠术治疗 8 例儿童胃食管反流性病获得较好的临床效果，且创伤小，但尚需积累经验。

第二节　胃炎

胃炎是指由各种物理性、化学性或生物性有害因素引起的胃黏膜或胃壁炎性病变。根据病程分为急性和慢性两种，后者发病率高。

一、诊断

1. 胃炎诊断和鉴别诊断

根据病史、体格检查、临床表现、胃镜和病理学检查可以确诊。由于儿童腹痛的病因很多，因此急性发作的腹痛必须注意与外科急腹症、肝、胆、胰、脾、肠等腹内脏器的器质性疾病以及腹型过敏性紫癜相区别，慢性反复发作的腹痛应与肠道寄生虫、肠痉挛等疾病相区别。

（1）肠蛔虫病。常有不固定的腹痛、偏食、异食癖、恶心、呕吐等消化功能紊乱症状，有时出现全身过敏症状，驱虫治疗有效等可协助诊断。患者在病程中曾出现呕吐或排便时排出蛔虫，在粪便查找虫卵可以确诊。我国随着卫生条件的改善，儿童蛔虫感染率明显下降。

（2）肠痉挛。婴儿多见，可出现反复发作的阵发性腹痛，腹部无异常体征，排气、排便可以缓解。

（3）功能性腹痛。功能性腹痛是一种常见的儿童期身心疾病，与情绪改变、生活紧张、家庭成员过度焦虑等有关。表现为发作性腹痛，持续数十分钟或数小时而自行缓解，可伴恶心呕吐等症状。临床与辅助检查没有阳性发现。

2. 幽门螺杆菌感染诊断

（1）幽门螺杆菌感染的临床诊断标准。

①细菌培养阳性。

②组织切片染色见大量细菌。

③组织切片染色（未见大量细菌）、尿素酶、呼气试验、血清学、PCR任意两项阳性。

符合以上一项即可临床诊断为幽门螺杆菌感染。

（2）幽门螺杆菌感染的科研诊断标准。

①细菌培养阳性。

②细菌培养阴性、组织切片染色见大量典型细菌。

③细菌培养阴性、组织切片染色见少量典型细菌或大量不典型的细菌，合并呼气试验、尿素酶、PCR及血清学任意一项阳性。

④呼气试验、尿素酶、PCR、血清任两项阳性。

⑤原位杂交技术任意一项阳性，合并组织切片染色、尿素酶、血清学、PCR任意一项阳性。符合以上一项即可作为幽门螺杆菌感染的科研诊断。

二、治疗

1. 急性胃炎

祛除病因，积极治疗原发病，避免服用一切刺激性食物和药物，及时纠正水、电解质紊乱，有上消化道出血者应卧床休息，保持安静，监测生命体征及呕吐与黑便情况，静脉滴注β受体拮抗药或质子泵抑制药，口服胃黏膜保护药，可用局部黏膜止血方法，细菌感染者应用抗生素。

2. 慢性胃炎

（1）祛除病因，积极治疗原发病。

（2）养成良好的饮食习惯和生活规律，饮食定时定量，避免服用刺激性食品和对胃黏膜有损害的药物。

3. 药物治疗

（1）黏膜保护药。如复方谷氨酰胺、硫糖铝、蒙脱石散等。

（2）H_2受体拮抗药。常用西咪替丁、雷尼替丁、法莫替丁。

（3）质子泵抑制药。奥美拉唑等。

（4）胃动力药。腹胀、呕吐或胆汁反流者加多潘立酮、红霉素。

（5）幽门螺杆菌根除治疗。儿童常用药物有克拉霉素［15~20 mg/（kg·d）］、阿莫西林克拉维酸［30~50 mg/（kg·d）］、甲硝唑［15~20 mg/（kg·d）］、质子泵抑制药［0.8~1.0 mg/（kg·d）］，均分2次口服；多选用克拉霉素、阿莫西林克拉维酸、质子泵抑制药联合用药，根据疗程分为7天、10天和14天，由于幽门螺杆菌对克拉霉素、阿莫西林克拉维酸和甲硝唑的耐药性增加，7天和10天疗法根除率<80%，14天疗法因用药时间长，儿童中顺应性低。近年来，10天序贯疗法根除率与14天三联疗法相近，约为90%，其顺应性和经济性优于14天三联疗法；10天序贯疗法前5天使用阿莫西林克拉维酸和质子泵抑制药，后5天使用克拉霉素、甲硝唑、质子泵抑制药。

第三节　消化性溃疡

消化性溃疡是指病变侵犯胃及十二指肠黏膜及其深层组织所导致的一种局部缺损，分别称为胃溃疡或十二指肠溃疡。也可发生于与酸性胃液相接触的其他胃肠道部位，如食管下段、胃空肠吻合口附近及Meckel憩室等。儿童任何年龄均可发病，学龄儿童多见。婴幼儿多为继发性溃疡，常有明确的原发疾病，胃溃疡和十二指肠溃疡发病率相近；学龄前和学龄儿童多为原发性溃疡，以十二肠溃疡多见，男孩多于女孩。

一、诊断

由于儿童消化性溃疡的症状和体征不如成年人典型，常易误诊和漏诊。如果出现剑突下烧灼感或饥饿痛；反复发作、进食后缓解的上腹痛，夜间及清晨症状明显，而无寄生虫感染者；与饮食有关的呕吐；粪便隐血试验阳性的贫血患儿；反复胃肠不适，且有胃溃疡尤其是十二指肠溃疡的家族史者；原因不明的呕血、便血、穿孔等，均应警惕消化性溃疡的可能性，应及时进行胃镜检查，尽早明确诊断，应与以下疾病进行区别。

1. 腹痛

应与肠痉挛、蛔虫病、腹腔内脏器感染、结石等进行区别。

2. 呕血

新生儿与小婴儿呕血可见于新生儿自然出血症、食管裂孔疝、败血症等；年长儿需与肝硬化所致食管静脉曲张破裂及全身出血性疾病进行区别。

3. 便血

消化性溃疡出血多为柏油样便；鲜血便仅见于大量出血者；均应与肠套叠、憩室、息肉、腹型过敏性紫癜及血液病所致的出血进行区别。

二、治疗

治疗目的是缓解症状，促进溃疡愈合，预防复发，防止并发症。对合并幽门螺杆菌感染者给予根除幽门螺杆菌治疗。

1. 一般治疗

培养良好的生活习惯，避免过度疲劳及精神紧张。改变睡前进食习惯，饮食规律，定时适当，避免过硬、过冷、过酸、粗糙食物和对胃黏膜有损害的药物。

2. 药物治疗

消化性溃疡的药物治疗包括三方面：抑制胃酸分泌；强化黏膜防御能力；根除幽门螺杆菌治疗。

（1）抑制胃酸分泌。抑制胃酸治疗是消除侵袭因素的主要途径。

①H_2受体阻滞药。阻断组胺与壁细胞膜上 H_2受体结合，抑制基础胃酸和食物刺激的胃酸分泌，是治疗消化性溃疡的基础用药。目前，该类药有西咪替丁［10～15 mg/（kg·d）］，12 小时 1 次或睡前一次服用，疗程 4～8 周。雷尼替丁［3～5 mg/（kg·d）］，12 小时 1 次或睡前一次服用，疗程 4～8 周。法莫替丁［0. 9 mg/（kg·d）］，睡前一次服用，疗程 2~4 周。尼扎替丁［3 mg/（kg·d）］，分 2 次口服，疗程 6～8 周。药物抑制胃酸效果各不相同，上述 3 种药中雷尼替丁最好，此类药物在儿童中应用较为安全，常见不良反应有腹泻、便秘、头痛、头晕、嗜睡、疲劳、肌痛、皮疹，少见男性乳房发育、中性粒细胞减少、贫血、血小板减少，肝肾功能受损及心动过缓。

②质子泵抑制药。目前用于临床的质子泵抑制药有奥美拉唑、埃索拉唑、兰索拉唑、雷贝拉唑和泮托拉唑等，主要抑制壁细胞分泌膜内质子泵 K^+/Na^+-ATP 酶活性，从而阻止胃酸分泌。它们的共同特点有以下几个。

A. 在酸性胃液中很不稳定，与胃酸接触易于破坏，故口服制剂必须外裹保护膜后方可服用。

B. 均从肠道中吸收，与食物同服会影响药物吸收速度。

C. 小肠吸收后在肝内代谢，由尿中排泄。

D. 对幽门螺杆菌有抑制作用，可能与其改变了幽门螺杆菌生存的内环境而增强了抗菌药物的杀菌作用有关。

奥美拉唑，首个儿科质子泵抑制药，适用于 1 个月到 16 岁人群，剂量为 0. 6～0. 8 mg/（kg·d），清晨顿服，疗程 4~6 周。不良反应有头晕、口干、恶心、腹胀。

③中和胃酸的药物。抗酸药比较常用的是氢氧化铝凝胶、复方氢氧化铝片、铝碳酸镁、复方碳酸钙等，饭后 1 小时服用。起缓解症状和促进溃疡愈合的作用。片剂嚼（或研）碎后服用。

④前列腺素。前列腺素具有细胞保护作用，其抗溃疡作用主要是抑制胃酸分泌，增强胃黏膜防御功能。此类药不良反应多，不作常规使用。临床上应用前列腺素拟似品米索前列醇，几乎未见小儿应用的报道。

（2）增强胃黏膜防御功能。对于低胃酸者主要选择黏膜保护药。

①硫糖铝。硫糖铝是硫酸化二糖和氢氧化铝的复合物，在酸性胃液的溃疡表面形成保护膜以阻止胃酸、胃蛋白酶对溃疡面的侵袭，对胃溃疡有较好的疗效，剂量为10~25 mg/（kg·d)，分4次口服，疗程4~8周。不良反应有恶心、便秘，长期服用对肾功能不全者会引起铝中毒。

②胶体铋剂。胶体铋剂起隔离作用，保护黏膜，促进前列腺素分泌，与表皮生长因子形成复合物，促进上皮再生和溃疡愈合。在众多胃药中，它是唯一能杀灭幽门螺杆菌的药物，剂量为6~8 mg/（kg·d)，分2~3次口服，疗程4~6周。其主要优点是能减少溃疡复发率。该药常规剂量是安全的，主要不良反应是药物过量可引起急性肾衰竭及神经系统不可逆损害。因此，用此药时必须做血铋浓度监测。

（3）其他药物。如复方谷氨酰胺颗粒、硅酸铝盐等通过增加黏液厚度及加强黏膜屏障功能，作为消化性溃疡的辅助用药，促进溃疡愈合。

（4）抗幽门螺杆菌治疗。见本章第二节。

3. 手术治疗

消化性溃疡合并严重的并发症时考虑手术治疗，手术指征有以下几种。

（1）溃疡合并大出血经内科治疗无效或难以控制。

（2）溃疡穿孔或瘢痕缩窄所致的持续性梗阻。

（3）经内科治疗后疼痛仍持续无好转，影响小儿生活和营养发育的慢性溃疡者（该条指征应严格掌握)。

第四节 吸收不良综合征

摄入的食物吸收不良原因很多。小肠缩短（通常因为手术切除）和黏膜损伤（乳糜泻）均可使肠表面积减少。蠕动受损影响正常的推进运动，也影响食物与胰腺和胆管的分泌物混合。蠕动障碍使厌氧菌得以增生，随后细菌过度生长，糖类发酵增多，导致酸性腹泻。在肠道假性梗阻和术后盲袢综合征情况下，细菌过度生长可导致结合胆汁酸降解及随后的脂肪吸收不良。肠淋巴管损伤（先天性淋巴管扩张）或静脉引流受损也会引起吸收不良。减弱胰腺外分泌功能、减少胆汁合成与排泄（慢性肝疾病）的疾病可导致营养吸收不良。特殊营养素吸收不良可能是由遗传决定的（双糖酶缺乏症、葡萄糖-半乳糖吸收不良和无β脂蛋白血症)。

腹泻、呕吐、食欲缺乏、腹痛、腹胀和发育迟滞很常见。脂肪吸收不良时大便特征是大块状、恶臭、油亮、苍白；相反，渗透性腹泻时的大便的特征是松软、水样和酸臭。显微镜检查粪便中的中性脂肪（如囊性纤维化中的胰腺功能不全）和脂肪酸（如黏膜损伤、肝疾病）可能有用。评定脂肪吸收不良需要定时收集粪便，比较摄入和排出的脂肪比重。在婴儿期，摄入脂肪的10%~15%经粪便丢失是正常的，对于1~10岁儿童丢失5%为正常。脂溶性维生素缺乏发生于长期脂肪吸收不良者，表现为凝血酶原时间延长和血清胡萝卜素（维生素A）、维生素E和维生素D水平低下。粪便α_1-抗胰蛋白酶水平升高表明血清蛋白通过肠道丢失。由于便中乳酸和还原糖的存在，双糖或单糖吸收不良的特征是大便pH值<5.5。特定的酶缺陷可通过摄入特异的糖类后行氢呼气试验进行评估，也可检测肠道活检标本中特定的双糖酶活性。其他特异性诊断的筛查试验包括汗液氯化物浓度检测（囊性纤维化）、肠黏膜活检（乳糜泻、淋巴管扩张、炎性肠病）、肝和胆囊功能检测，以及用促胰液素和胆囊收缩素刺激后胰腺分泌测定。一些与吸收不良有关的最常见的疾病详细介绍如下。

一、蛋白丢失性肠病

血浆蛋白进入胃肠道而丢失可发生于以下一些情况：肠道炎症、肠道移植物抗宿主病、急慢性肠道感染、静脉和淋巴管阻塞或畸形、肠道或其淋巴系统及脉管系统恶性细胞浸润。Fontan手术后静脉压缓慢升高及右心压力升高也可导致蛋白丢失性肠病。

（一）临床表现

症状和体征包括水肿、腹腔积液、体重增加缓慢、特定的维生素（脂溶性维生素A、维生素D、维生素E、维生素K）和矿物质缺乏，这些主要是由低蛋白血症（某些情况下由脂肪吸收不良）引起。血清清蛋白及球蛋白水平可能会降低。粪便中α_1-抗胰蛋白酶升高（在每克粪便干重中>3 mg；母乳喂养的婴儿略增高）。在存在肠道出血的情况下，粪便中α_1-抗胰蛋白酶的测定结果会出现假性升高。

（二）鉴别诊断

低蛋白血症可能由分解代谢增加、蛋白吸收少、肝蛋白质合成受影响或胃肠道以外的淋巴系统先天性畸形引起。肾炎和肾病综合征时蛋白经尿液丢失也可能导致低蛋白血症。

（三）治疗

输注清蛋白、应用利尿药及低脂高蛋白饮食可以控制症状，应当纠正营养缺乏。治疗原则是识别和治疗基础病因。

二、乳糜泻（麸质肠病）

（一）诊断要点和典型特征

（1）乳糜泻的临床特征包括腹泻、脂肪便、发育迟滞、易怒、低蛋白血症和水肿。

（2）存在血清抗组织谷氨酰转氨酶IgA抗体或抗肌内膜抗体。

（3）十二指肠活检显示绒毛萎缩和上皮内淋巴细胞增多。

（4）无麸质饮食可改善临床症状。

乳糜泻（CD）是一种免疫介导的肠病，诱发因素为麸质。麸质是存在于小麦、黑麦、大麦和燕麦（可能）中的一种蛋白质。乳糜泻可发生于摄入含麸质饮食后的任何时间，症状包括腹痛、腹泻、呕吐、腹胀，有时可出现便秘。其他症状包括痒疹（疱疹样皮炎）、生长发育迟缓和青春期延迟、缺铁性贫血、骨矿化抑制和关节炎。西方人的发病频率接近 1%。相关疾病包括 1 型糖尿病（4%～10%）、21-三体综合征（5%～12%）、特纳综合征（4%～8%）、IgA 缺乏症（2%～8%）、自身免疫性甲状腺炎（8%）和乳糜泻家族史（5%～10%）。几乎所有乳糜泻患者均表达 HLA-DQ2 或 DQ8 组织抗原。脱酰胺基麦胶蛋白肽与 DQ2 分子中特定的口袋结构结合，导致 $CD4^+T$ 细胞表达改变，这被认为是乳糜泻重要的发病机制。有较好的筛查试验（组织谷氨酰转氨酶或肌内膜抗体）可以辅助诊断；也可测定脱酰胺基麦胶蛋白肽抗体。

（二）临床表现

1. 症状和体征

（1）胃肠道表现。乳糜泻的经典形式是在摄入麸质食物后迅速出现胃肠道症状，通常发生于 6～24 个月龄的婴幼儿。典型表现是慢性腹泻、腹胀、易怒、食欲缺乏、呕吐和体重增长缓慢。乳糜危象，如脱水、低血压、低血钾及喷射性腹泻比较罕见。年龄较大的儿童可能有慢性腹痛、慢性便秘、腹胀和腹泻，这些症状类似于乳糖不耐受、功能性腹痛或肠易激综合征。

（2）非胃肠道表现。青少年可能出现青春期延迟或身材矮小，女性可能出现月经初潮延迟。有以下情况应考虑乳糜泻：不明原因的缺铁性贫血、骨矿物质密度降低、肝功能酶升高、关节炎或伴脑钙化的癫痫。许多无症状的儿童通过筛查试验确定乳糜泻，尤其是当他们患有 1 型糖尿病或有家族史（如亲戚患有糖尿病或乳糜泻）等危险因素时。对有家族史的无症状的儿童进行筛查以早期诊断和治疗的益处暂不明确。

2. 实验室检查

（1）血清学和遗传学检测。对于 IgA 含量正常的乳糜泻患者，敏感性和特异性最高的筛查试验是抗组织谷氨酰转氨酶抗体试验和抗肌内膜 IgA 抗体试验；在 IgA 缺乏的情况下，这些试验可能出现假阴性，此时可检测 IgG。检测抗脱酰胺基麦胶蛋白肽的 IgA 和 IgG 抗体都有效，在监测无麸质饮食治疗的依从性时可能更有用。

遗传学检测，如 HLA-DQ2 和 DQ8 具有较高的阴性预测值，而且适用于评估家族成员中患乳糜泻的风险，但不用于乳糜泻的筛查。

（2）粪便。大便中部分消化的脂肪水平会升高，也可由继发性乳糖不耐受导致大便呈酸性。

（3）低蛋白血症。低蛋白血症足以导致水肿。有证据表明，肠腔内蛋白丢失增加和肝合成减少继发于营养不良。

（4）贫血。平均红细胞体积偏低的贫血和缺铁性贫血常见。

3. 活检所见

乳糜泻诊断首选小肠内镜活检。在活检前患者应保持含麸质饮食。十二指肠活检的光镜特点是绒毛萎缩和内皮淋巴细胞数量增加。病变可能呈斑片状，故需要多点取材活检，并由经验丰富的病理学专家审查。

（三）鉴别诊断

鉴别诊断包括引起吸收不良和绒毛萎缩的疾病，主要包括食物过敏、克罗恩病、感染后腹泻、免疫缺陷和高胃泌素血症。

（四）治疗

1. 饮食

治疗上需终身限制麸质饮食。任何含小麦、黑麦和大麦成分的食物均应剔除。大多数患者仅能接受燕麦，但燕麦产品往往在碾磨过程中混有小麦、黑麦或大麦麸质。肠黏膜的正常化需要 6~12 个月，而乳糖不耐受在数周之内即可恢复。只有在急性期才需要补充热量、维生素和矿物质。无麸质饮食时，组织谷氨酰转氨酶抗体滴度可能会下降，但通常不会消失。

2. 糖皮质激素

仅当患者出现乳糜危象时有糖皮质激素的应用指征，表现为严重食欲缺乏、营养不良、腹泻、水肿、腹胀和低钾血症。

（五）预后

小肠肠病相关性 T 细胞淋巴瘤在长期未治疗的乳糜泻成年人患者中发生率增加。乳糜泻治疗不当也有发生骨质疏松和不孕的风险。

三、双糖酶缺乏症

淀粉、双糖蔗糖和乳糖是最重要的膳食糖类。膳食双糖和经胰淀粉酶消化淀粉后的低聚糖产物在被吸收前需经肠刷状缘上的双糖酶水解。空肠和近端回肠的双糖酶含量比远端回肠和十二指肠要高。原发性双糖酶缺乏症的几个主要特征包括单个酶受影响、持续双糖不耐受、肠道组织学检查正常，阳性家族史比较常见。由于双糖酶位于肠上皮的腔面，故对黏膜损伤很敏感。在许多情况下，尤其是病毒性肠炎，可引起继发性双糖酶缺乏，其中，乳糖酶缺乏通常最严重。

（一）乳糖酶缺乏症

先天性乳糖酶缺乏症极为罕见。人类所有种族群体在出生时均有足够的乳糖酶。5 岁以后出现遗传或家族性乳糖酶缺乏症。在亚洲人、阿拉斯加土著人和美洲土著人中，乳糖酶缺乏症几乎 100%遗传。在非洲，大多数部落的发病率为 80%以上，非裔美国人的发生率约为 70%，美国白种人的发生率是 30%~60%。由肠道损伤、病毒感染、炎性疾病、辐射及药物等引起的获得性或继发性乳糖酶缺乏非常常见，在急性疾病恢复后可自行恢复。

乳糖酶缺乏个体乳糖摄入可导致不同程度的腹泻、腹胀、肛门排气和腹痛，程度轻重取决于残余酶的活性和摄入的乳糖量。粪便呈水样，有泡沫；有机酸的存在使 pH 值

<5.5。新鲜粪便中存在还原性物质。诊断试验包括基因检测、乳糖呼吸试验（正常结肠菌群使未消化的乳糖发酵导致呼气时氢含量增加）及乳糖耐量试验（在摄入 1 g/kg 乳糖后，血糖未能升高 10 mg/dl）。当限制乳糖膳食、在牛奶或饮食中添加乳糖酶以增加乳糖水解时，症状可能消失。

（二）蔗糖酶-异麦芽糖酶缺乏

该病是一种常染色体隐性遗传病，在格陵兰岛、冰岛和阿拉斯加土著人中最常见，在其他种族中比较罕见。腹胀、发育迟滞和水样腹泻是主要症状。通常大便呈水样、酸性。由于蔗糖不是还原糖，大便还原性物质检测可能呈阴性，除非蔗糖由结肠细菌水解。通过口服蔗糖耐量试验（1 g/kg）时呼气氢含量升高，或冰冻肠标本活检以测定酶活性而做出诊断。有酶部分缺乏的患者。治疗需避免蔗糖和富含支链淀粉的淀粉质食品，或使用蔗糖酶替代酶补充剂。

四、葡萄糖-半乳糖吸收不良

葡萄糖-半乳糖吸收不良是一种罕见的疾病，其钠-葡萄糖转运蛋白缺乏。肠上皮和肾小管糖运输受影响。喂食即出现腹泻，伴大便中出现还原糖及酸中毒。小肠组织学检查正常。可能出现糖尿和氨基酸尿症。糖耐量试验无变化，果糖耐受良好。剔除饮食中的葡萄糖和半乳糖后腹泻迅速消失。继发性葡萄糖-半乳糖吸收不良主要发生于6个月以下的婴儿，通常发生于急性病毒性或细菌性肠炎之后。

对于先天性的病例，必须剔除饮食中的葡萄糖和半乳糖。符合要求的配方应是在不含糖的基本配方上添加果糖。该病若早期诊断则预后良好，因为葡萄糖和半乳糖的耐受性随着年龄增长而改善。对继发性单糖不耐受患者，可能需要延长胃肠外营养的时间，直到肠道单糖转运机制恢复。

五、肠淋巴管扩张症

原发性肠淋巴管扩张症形式的蛋白丢失性肠病是由先天性肠淋巴管扩张所致，通常伴有四肢淋巴管畸形。肠道淋巴回流受阻导致肠乳糜管破裂，淋巴溢入肠腔。粪便中脂肪丢失比较明显。淋巴细胞和免疫球蛋白慢性丢失增加了感染的易感性。

（一）临床表现

外周性水肿、腹泻、腹胀、乳糜积液和反复感染较常见。实验室检查显示血清清蛋白下降、免疫球蛋白水平降低、淋巴细胞减少和贫血。钙和镁血清水平降低通常是因为这些阳离子因与未吸收的脂肪酸结合而丢失。粪便涂片可见淋巴细胞，粪便 α_1-抗胰蛋白酶升高，放射学检查显示小肠黏膜水肿，活检显示绒毛和固有层内乳糜管扩张。如果只有肠道深层淋巴管或肠系膜受累，有必要通过剖腹术明确诊断。胶囊内镜（带摄像机）显示乳糜管充满脂肪后出现有诊断价值的亮点。

（二）鉴别诊断

尽管相关的四肢淋巴水肿已强烈支持这一诊断，但也必须考虑蛋白丢失性肠病的其他原因。

（三）治疗及预后

肠黏膜淋巴管扩张的患者应高蛋白饮食［可能需要6~7 g/（kg·d）］，并增加中链三酰甘油（MCT）摄入作为脂肪来源以满足营养和生长需要。血清清蛋白水平可能不正常。应使用维生素和钙补充药，可能需要暂时肠外营养供应。如果病变局限于肠道的一个小区域，或在缩窄性心包炎或有肿瘤造成梗阻的病例，手术可能治愈。也可通过静脉输注清蛋白和免疫球蛋白控制症状，但通常不需要长期使用。但尽管随着年龄增长病情可能有所减轻，但预后不佳。异常淋巴管可能发生恶性变，肠道B细胞型淋巴瘤可能是一个远期并发症。

六、牛乳蛋白不耐受

牛乳蛋白不耐受在男性比在女性中更常见，在伴有过敏家族史的婴幼儿中也更常见。估计的患病率是0.5%~1%。最常见的形式是健康的婴儿大便中带血丝。婴儿可能表现为泄泻松软的黏液便，带有血丝，而其他方面表现良好。通常这些症状的出现是由于配方奶或母乳中存在牛乳蛋白。家族过敏史在这些婴儿中很常见。皮肤测试并不可靠，也无应用指征。治疗包括剔除蛋白质来源；对母乳喂养的婴儿，母亲禁食牛乳蛋白食物通常可减轻结肠炎体征。用蛋白水解配方代替以牛乳蛋白为基础的配方，可能可以减轻症状。小婴儿的过敏性结肠炎是自限性的，通常在8~12个月龄时消失。由于还未发现该病的长期不良后果，因此一些人建议，如果症状较轻且婴儿发育良好，则可能不需要治疗。不需要行直肠镜检查，但假如行该检查，结果显示淋巴结轻度增生、黏膜水肿和嗜酸性粒细胞增多。

对于年长儿，牛乳蛋白敏感可诱发嗜酸细胞性胃肠炎，可伴有蛋白丢失性肠病、铁缺乏、低蛋白血症和低丙种球蛋白血症。可发生乳糜泻样综合征，表现为绒毛萎缩、吸收不良、低蛋白血症、大便隐血和贫血。

七、胰腺功能不全

儿童期胰腺外分泌功能不全最常见的原因是囊性纤维化。稠厚的分泌物阻塞了外分泌腺管，导致胰腺消化酶分泌减少，使胰腺腺泡细胞破坏。腺泡细胞破坏可能发生在产前。囊性纤维化的一些基因型其胰腺外分泌功能部分保留或全部保留。

第五节　贲门失弛缓症

贲门失弛缓症是一种食管动力障碍性疾病，也称巨食管症或贲门痉挛。其特点是食管缺乏正常蠕动性收缩，食物吞咽后食管下括约肌（LES）松弛障碍，食物排空入胃受阻，造成吞咽困难、呕吐、餐后反流，夜间呛咳、胸骨后不适或疼痛等症状。

一、诊断

根据临床表现疑诊贲门失弛缓症时，食管 X 线钡剂造影、食管测压、内镜检查是进行鉴别和诊断的关键手段。对贲门或 LES 部位环形增厚的病例进行超声内镜、病理等检查有重要的鉴别意义。

1. 放射学检查

对于吞咽困难的患者，首选的检查方法是食管钡剂及 X 线检查。早期患者钡剂尚能通过食管，但减慢，食管无扩张。失代偿期患者，LES 间断开放，但 LES 的松弛与吞咽动作无时序关系。当吞下足够多的钡剂后，可见到贲门失弛缓症的典型放射学表现，食管扩张，远端扩张显著，钡柱末端逐渐变细，其尖端即紧闭的食管下括约肌处呈“鸟喙”征。直立位时，若见到食管内钡剂潴留的液气平面，则有助于明确诊断。

2. 食管测压

正常人吞咽后 LES 可完全松弛，吞咽后松弛障碍是贲门失弛缓症的特征性改变。食管动力学检查显示：①LES 基础压力增高，食管内压力高于正常，正常食管下括约肌压力<2. 6 kPa（20 mmHg），而贲门失弛缓症患者多为 5. 3～8. 0 kPa（40～60 mmHg）；②食管体部的静息压高于胃内的静息压；③吞咽时 LES 松弛障碍，吞咽动作也不能使压力下降。吞咽时食管蠕动收缩消失，整个食管可出现微弱的同时发生的重复收缩波，无正常的蠕动波，食管各部的压力微弱升高，食管下括约肌无松弛反射。部分患儿表现为食管弥散性痉挛，即在吞咽动作后出现有力、重复而非蠕动性的食管收缩，此种表现称为有力的食管贲门失弛缓。

3. 内镜检查

对于贲门失弛缓症患者，内镜检查是必需的。主要目的是排除器质性狭窄、某些临床及 X 线表现与本病相似，评估治疗前的食管黏膜。内镜下表现为食管扩张、食管体部张力降低、食管下端缩拢或关闭，对关闭的贲门稍用力推进镜身即可通过、进入胃腔。由于食管内长期存留食物及液体，部分病例的食管黏膜水肿、糜烂或溃疡，也可发生白色念珠菌食管炎。超声内镜检查可以获得消化道壁及邻近脏器的高分辨率图像，对鉴别由肿瘤导致的假性贲门失弛缓症和原发性贲门失弛缓症具有实用价值。

二、治疗

目前对于本症尚无可以逆转受损的 LES 的方法，使之恢复松弛和蠕动。治疗的目的是降低 LES 压力，增强廓清能力，减少食管张力，预防并发症。目前，治疗方法主要包括药物治疗、括约肌内肉毒杆菌毒素局部注射、内镜下球囊扩张术和食管支架置入术、外科食管下段肌层切开术等。

1. 药物治疗

早期食管尚无明显扩张的轻症患者，可给予内科治疗，包括心理治疗、调整饮食成分、减慢进食速度、增加饮水量等。如症状明显可适当选用镇静药、解痉药或钙离子拮抗药等药物，如地西泮、阿托品、颠茄类、硝苯地平、硫氮唑酮等，这些药物在短期内对缓解症状有帮助。经食管镜行贲门括约肌内肉毒杆菌毒素注射治疗，有一定疗效，但其疗效维持时间短，其远期疗效及安全性尚不确切，故仅作为手术禁忌证患者的一种治疗选择。

2. 内镜下球囊扩张术及食管支架置入术

国内外研究结果证实，内镜下球囊扩张术是 6 岁以上儿童贲门失弛缓症的首选治疗方法之一，该方法在胃镜直视下进行，强行用外力扩张失弛缓的括约肌，使部分平滑肌松弛失去张力或使其部分肌纤维断裂，以达到治疗目的。步骤：①胃镜检查了解食管贲门的紧张度；②经内镜活检孔道置入导丝；③在导丝引导下插入球囊扩张器；④调整球囊位置使球囊中部位于贲门，胃镜直视下监测扩张过程，其有效率为 80%～90%，疗效确切、操作较容易、患者痛苦小、并发症少、复发率低。并发症有食管穿孔、血肿、反流性食管炎、发热等。

食管支架置入术是治疗难治性食管狭窄的方法之一。早在 1996 年，DePalma 就尝试用可取出自扩张金属支架治疗贲门失弛缓症，但当时的金属支架没有可取出结构的设计，导致取出困难，且支架具有较大的扩张力、质硬、柔韧性差、容易对消化道管壁造成过度压迫，引发局部组织缺血坏死、穿孔或组织增生再狭窄。因此，该方法在治疗食管良性狭窄方面受到限制。近年来，国内外学者采用可取出式全覆膜抗反流金属支架，通过个体化设计策略，成功地避免了支架长期置入后严重并发症（如穿孔、瘘及组织增生再狭窄等）的发生，取出方便，已成功用于难治性食管良性狭窄的治疗。其近期疗效好，远期疗效有待进一步观察，疗效和安全性尚待大样本的临床研究加以评估。

3. 外科手术

食管下段贲门肌层切开术，改良 Heller 手术是目前治疗贲门失弛缓较为成功的手术方式，即在食管下端前壁纵行切开环形肌层至黏膜下，使黏膜膨出。其优点是食管下端暴露充分，尤适用于病变重、合并食管炎及食管周围炎者，修补食管裂孔也较方便。经腹途径适用于年龄较小患者、病史短、无食管硬化或食管周围炎者，手术主要并发症是食管穿破、胃食管反流、切开不彻底症状复发和食管裂孔疝等。内镜下行食管肌层切开术，包括腹腔镜和胸腔镜，但尚有待积累经验。

第十四章　儿科内分泌系统疾病

第一节　生长激素缺乏症

生长激素缺乏症（GHD）又称垂体性侏儒症或垂体性矮小，是指在青春期以前，由下丘脑-垂体先天性或获得性病变引起的生长激素（GH）分泌不足或周围组织对生长激素不敏感所致的生长发育障碍。生长激素缺乏有两方面含义，即生长激素合成分泌量减少但活性正常和生长激素含量正常但生物活性降低或缺乏。病因复杂，临床表现为生长发育缓慢，身材矮小，特发性患者比例匀称。

一、诊断

1. 身材矮小诊断

首先正确测量儿童实际身高，测量从头顶至足底的长度。参照同年龄、同性别和同一地区正常儿童正常身高值，低于 2 个标准差（2SD）或在第 3 百分位数以下时考虑为身材矮小。同时，要测量身体各部分比例，测量患儿的上部量与下部量。头顶至耻骨联合上缘为上部量，代表头颈部及脊椎部骨骼的生长；自耻骨联合上缘至足底为下部量，代表下肢长骨的生长。至 12 岁时，上、下部量的比例应为 1∶1，可根据上部量与下部量的结果确定为均称性矮小、短肢性矮小或躯干缩短性矮小。均称性矮小以体质性矮小和体质性生长延迟为多见，其次为各种重症慢性疾病及营养缺乏性疾病；肢短性矮小者的下部量明显缩短，且不随着年龄而增长，以甲状腺功能减低为多见；躯干短缩性矮小多提示为黏多糖病；性功能减退者的下部量超过上部量。身长增长速度动态观察绘制成曲线并与正常同龄儿比较，判断生长速度有无加快或落后。

2. 垂体性矮小诊断

国际生长激素协会垂体性矮小的诊断要点：①身高低于同年龄、同性别正常儿童身高的两个标准差（SD）并排除特纳综合征、甲状腺功能减退、慢性系统性疾病等其他影响生长发育疾病；②基因诊断；③骨龄检查、中枢神经系统 MRI 和 CT 检查；④生长激素激发试验血 GH 峰值小于 10 μg/L，伴有或不伴有血 IGF-1 及 IGFBP-3 降低（低于同年龄、同性别正常儿童 2 个标准差）。

国内常用垂体性矮小的诊断要点：①身高低于同年龄、同性别正常人一 2SD 或第 3 百分位；②生长速率小于每年 4 cm；③典型临床表现为面容体态幼稚，第二性征发育延迟或缺乏；④X 线片骨龄落后于同年龄、同性别正常均值 2 年以上；⑤两种 GH 激发试验血 GH 峰值均小于 10 μg/L；⑥排除其他造成生长迟滞的因素（肝及肾功能异常、染色体和内分泌疾病等）。

3. 垂体性矮小的病因诊断

临床特征结合基因分析有助于生长激素缺乏性矮小的病因诊断。特殊临床类型和非典型性矮小症的鉴别有时较困难。垂体柄阻断综合征（PSIS）的标志是垂体后叶异位、垂体柄中断和前叶发育不良。临床上出现 GH 缺乏合并至少一种垂体前叶激素缺乏，而垂体后叶功能正常。因此，临床表现结合 MRI 结果即可诊断，但临床有不典型病例，异位的后叶不能清楚地显示。测定 GH 的生物活性和 IGF-1 水平、活性或受体等有助于拉伦侏儒小症和 Pygmies 矮小症的诊断。拉伦侏儒小症患者的血清 GH 免疫活性测定正常或升高，但 IGF-1 低下（由于 GH 受体缺陷）。GH 抵抗综合征患者血清 GH 正常或增高，受体结合活性明显降低，血清 IGF-1 水平低于正常，但应用外源性 GH 治疗后生长加速。先天性 IGF-1 抵抗患者的血清 GH 基础值及兴奋试验均为正常反应，血清 IGF-1 水平升高，IGF-1 的活性正常，但存在 IGF-1 受体或受体后缺陷。Pygmies 矮小症血清 GH 正常（或增高），IGF-1 降低，IGF-2 正常，外源性 GH 不能改善生长状况。

4. 与其他矮小性疾病的区别诊断

对确诊为身材矮小的患儿，应根据生长曲线、体格发育、骨龄、激素水平、遗传因素及相关检查结果，进行系统评估，并与生长激素缺乏、特发性矮小、甲状腺功能减退、染色体异常（如特纳综合征）、慢性系统性疾病等引起的矮小进行区别诊断。并与临床上其他可能造成矮小的疾病相区别。

（1）全身性疾病所致的矮小症。患者在儿童时期患有心、肝、肾、胃、肠等慢性疾病或各种慢性感染，如结核病、血吸虫病、钩虫病等均可因生长发育障碍而致身材矮小。

（2）呆小病（克汀病）。甲状腺功能减退症发生于胎儿或新生儿可引起明显生长发育障碍，称为呆小病。患者除身材矮小外，体重常大于 4 kg，常伴有甲状腺功能减退症的其他表现，如面部水肿、腹胀、便秘、面容丑陋、鼻梁塌陷、四肢短小和智力低下等。

（3）先天性卵巢发育不全综合征（特纳综合征）。此综合征是由缺失一个 X 染色体而引起的先天性性分化异常疾病，常见的性染色体核型常为 45，XO，患者表型为女性，除身材矮小外，伴有生殖器官发育不全，常有原发性闭经，同时有颈蹼、肘外翻、盾形胸等先天性肢体发育畸形。血清 GH 水平正常。

（4）特发性身材矮小（ISS）。包括家族性矮小（FSS）和体质性生长与青春期延迟（CDGP），身高低于同性别、同年龄、同种族儿童正常均值低于平均值 2 个标准差以上，生长速率正常或偏慢，一般生长速率小于每年 5 cm，GH 激发试验提示 GH 峰值>10 μg/L，骨龄正常或稍落后，出生时身长、体重正常，身材匀称，无慢性器质性疾病（肝、肾、心、肺和骨骼畸形），无心理疾病或严重情感障碍，摄食正常。

（5）小于胎龄儿（SGA）。又称宫内发育迟缓（IUGR）或小样儿，出生体重低于同胎龄婴儿平均体重的第 10 百分位以下或低于平均体重 2SD 以上；或出生身长在标准化生长表中对应胎龄的第 3~10 百分位，出生后 2 年内没有实现生长追赶，身高低于同性别、同年龄、同种族儿童正常均值 2SD 以上，GH 激发试验提示 GH 峰浓度>10 μg/L，染色体检查排除特纳综合征等。

二、治疗

1. 治疗目的和原则

GH 缺乏性身材矮小的治疗目的是使患儿尽量达到正常身高，减少心理自卑，树立信心。GHD 的理想治疗手段是使用 GH 替代治疗。对于合并有其他垂体前叶功能减退的患者需要纠正相应的垂体前叶功能。继发性垂体性矮小需要进行病因治疗。

2. GH 治疗

（1）生长激素的治疗历史。对 GHD 最初使用动物垂体组织提取生长激素治疗，但后来发现其能引起致命性的慢性脑部海绵样变性，故被禁止使用。1985 年，美国食品药品监督管理局（FDA）首先批准重组人生长激素（rhGH）在 GHD 患者中应用。第一代 rhGH 由大肠埃希菌合成蛋氨酸 GH，它是在人的 GH 的氨基末端附有一额外的蛋氨酸残基，在一定程度上影响了 GH 三级结构，且有抗原性。第二代 rhGH 无蛋氨酸的 GH 单体，其一级和二级结构均与天然 22kDGH 相同，与蛋氨酸 GH 相比抗原性降低，但提纯步骤复杂，价格昂贵。第三代 rhGH 采用分泌型技术，产生的 rhGH 结构与天然 GH 完全相同。

（2）治疗剂量和使用方法。rhGH 治疗剂量为每周 0.5~0.7 U/kg，分 6~7 次，或 0.1 U/（kg·d），于睡前 30~60 分钟皮下注射。增加剂量会提高生长反应，但两者不呈线性关系，剂量增倍，生长反应只增加 1/3。多数认为每日给药比每周注射 2~3 次的疗效高 25%。间歇治疗（治疗 6 个月停药 3~6 个月）治疗效果不如连续治疗好。正常入睡后 1 小时生长激素出现分泌高峰，临睡前注射 rhGH 可模拟生理状态，因而采用夜晚睡前注射效果更佳。肌肉注射和皮下注射的效果相同。

（3）疗效观察指标。

①身高和生长速度是监测治疗效果的直接指标。用 rhGH 治疗 GHD 患儿，第 1 年生长速度可达每年 8~15 cm，第 2 年仍稍高于正常生长速度，但第 3~4 年则降到正常的生长速度。有人总结 4 个多中心临床验证的 194 例 GHD 患者用 genotropin 治疗 1 年的效果，青春前期患儿的生长速度由每年（3.3±1.4）cm 升至每年（9.3±2.6）cm，18 例青春期患者则由每年（4.0±1.2）cm 升至每年（8.4±1.4）cm。解放军总医院用 rhGH 治疗 38 例特发性 GH 缺乏性矮小症患儿 1 年，生长速度由每年（3.1±1.8）cm 增至每年（11.2±2.7）cm，骨龄无明显增加，rhGH 用量为平均每天每千克体重 0.11 U。

②血液循环中 IGF-1，IGFBP-3 被认为是评估生长反应的重要指标。IGFBP-3 水平优于 IGF-1，因无年龄因素的影响而更适合于年幼儿童。

（4）疗效的影响因素。

①治疗前生长速度。相同年龄或骨龄的 GHD 患儿在治疗第 1 年中对 rhGH 的促生长反应特点是治疗前身材越矮小及生长速度越慢者，生长反应越好。

②rhGH 治疗开始时患儿的年龄和骨龄。

③GHD 患儿青春期发育的时间和青春期发育获得的身高增加幅度。

④rhGH 的剂量和注射频率。

⑤rhGH 治疗持续的时间。

⑥治疗第一年身高的增幅。

⑦遗传靶身高的影响。

⑧合并垂体多种激素缺乏时对治疗反应的影响。

⑨rhGH 抗体产生。

（5）不良反应。注射 rhGH 的局部及全身不良反应较少。常见的不良反应：①注射局部出现红肿和皮疹，一般数日可消失；②rhGH 治疗可能使已有糖尿病倾向的患者的糖耐量降低或演变为 2 型糖尿病；③使部分亚临床甲状腺功能减退的患儿出现临床甲状腺功能减退；④rhGH 治疗后骨骺迅速生长，偶可引起股骨头滑脱而致跛行或髋部及膝部疼痛；⑤良性颅内压增高，可出现头痛、恶心、呕吐等；⑥其他，外源使用 rhGH 促进细胞的有丝分裂，应警惕肿瘤复发、肿瘤诱发和白血病患病率增加的潜在风险。

在下列情况下生长激素慎用或禁用：骨骺已闭合的矮小患者、进展或复发的颅内肿瘤患者、白血病、肥胖患儿、糖代谢紊乱或糖尿病等。

3. 生长激素释放激素（GHRH）治疗

GHRH 适用于下丘脑异常所导致的生长激素缺乏性矮小，此类患者垂体具有 GH 分泌潜能。GHRH 治疗仅应用于 GH 分泌障碍较轻的下丘脑性 GHD 患儿，但其剂量、用药途径，包括鼻吸用药及注射频率尚未确定，严重的 GHD 儿童仍用 rhGH 治疗。有学者采用微量泵每 3 小时皮内注射，共 4 次，夜间 9：30 开始，头 3 个月每次 1 pg/kg，后 3 个月加量为每次 2 μg/kg，生长速度由每年 3. 7 cm 增为每年 7. 2 cm。

4. IGF-1 治疗

IGF-1 对 GH 不敏感综合征的患者有效。目前，IGF-1 仅限于ⅠA 型单纯生长激素缺乏伴有生长激素抗体和对生长激素不敏感的患儿。IGF-1 有类胰岛素作用，有发生低血糖的可能。

5. GHD 的神经递质治疗

目前试用于临床治疗 GHD 身材矮小的神经递质有多巴胺及可乐定。可乐定是中枢性 α_2受体激动药，其主要作用是促进 GHRH 释放，适用于垂体具有 GH 分泌潜能的下丘脑异常所导致的生长激素缺乏性矮小。Pintor 等用可乐定治疗 22 例体质性生长迟缓的儿童，12 例生长加速在前 6 个月治疗作用最大，随着服药时间的延长，生长速度减慢。有些患者停药后仍有生长加速；另一些患者停药后再次用药的生长速度减慢。

6. 其他下丘脑垂体激素治疗

部分 GHD 患者可伴有多发性垂体激素缺乏，单纯应用 GH 治疗不仅可使潜在的下丘脑性甲状腺功能减退病情加重，而且患儿对 GH 的治疗反应不理想。因此，垂体前叶有肾上腺皮质功能减退者应长期补充可的松，有甲状腺功能减退的患者需加用甲状腺激素，性腺功能减退者青春期后必要时可给小剂量的促性腺激素或性激素以诱发青春发育，但年龄较小、以增加身高为主要目的或骨骺接近闭合时使用性激素药需谨慎，因为有增快骨骺闭合的风险。

第二节　先天性甲状腺功能减退症

先天性甲状腺功能减退症（CH）是由先天性原因引起甲状腺激素合成不足造成的一类疾病，简称先天性甲减。根据病因分为两类：散发性先天性甲减和地方性甲减。散发性先天性甲减由甲状腺发育不良、异位或甲状腺合成途径中酶的缺陷造成。地方性甲减多见于甲状腺肿流行的地区，由缺碘所致，发病率约为 1/2050。由于 CH 患儿在新生儿期可无特异性临床症状或症状轻微，故新生儿筛查是早期发现先天性甲减的主要方法。新生儿筛查阳性者确诊后即开始正规治疗的患儿预后良好；出生 3 个月内开始治疗的患儿预后尚可，大多数智能可达到正常水平；出生 6 个月后才开始治疗的患儿智能会受到严重损害，甲状腺素治疗只能改善体格发育。

一、诊断

根据典型临床表现和甲状腺功能检查确诊。新生儿筛查已在 1995 年 6 月列入《中华人民共和国母婴保健法》。

（1）新生儿筛查。足月新生儿在出生 72 小时～7 天、充分哺乳下，足跟采血，滴于专用滤纸片上测定干血滤纸片 TSH 值。TSH 浓度>20 mU/L 为阳性（应参照各实验室正常值），进一步进行甲状腺功能检查，T_4减低、TSH 明显增高可确诊。

（2）确诊性检查。血清 T_4，T_3，TSH 测定。任何新生儿筛查结果异常或临床表现可疑的患儿都应进行血清 T_4，TSH 检测。T_4降低、TSH 明显升高即可确诊。T_3浓度可降低或正常。

（3）促甲状腺激素释放激素（TRH）刺激试验。若血清 T_4，TSH 浓度均低，则怀疑 TRH，TSH 分泌不足，需要进一步做 TRH 刺激试验，静脉注射 TRH 7 μg/kg，在注射 20～30 分钟内出现 TSH 峰值，90 分钟后回到基础值为正常；如未出现高峰，应考虑垂体病变；如 TSH 峰值升高或出现时间延长，提示下丘脑病变。随着 TSH 第三代高敏化学发光检测技术的应用，一般不需再进行 TRH 刺激试验。

（4）X 线检查。患儿骨龄明显落后于实际年龄。

（5）核素检查。在静脉注射^{99m}Tc 后用单光子发射计算机体层摄影（SPECT）检测患儿甲状腺发育情况及甲状腺的大小、形状和位置。

二、治疗

本病应早期确诊、尽早治疗、甲状腺制剂终身服用。

（一）常用药物及剂量

常用的甲状腺制剂如下。

（1）左甲状腺素钠。含 T_4，半衰期 1 周，每日晨起服用一次。起始以小剂量开始，每 1~2 周增加一次剂量，直至临床症状改善、血清 T_4 和 TSH 水平正常，替代治疗参考剂量见表 14-1。

（2）甲状腺片。40 mg/片，含 T_3，T_4，长期服用增高血清 T_3，临床上少用。

表 14-1　使用左甲状腺素钠进行甲状腺替代治疗的参考剂量

年龄	参考剂量 μg/d	参考剂量 μg/（kg・d）
0~6 个月	25~50	8~10
6~12 个月	50~100	5~8
1~5 岁	75~150	5~6
6~12 岁	100~150	4~5
12 岁到成人	100~200	2~3

（二）药学监护

（1）治疗终点。

①TSH 浓度恢复正常，血清 T_4 正常或偏高，以备 T_4 转变为 T_3。

②新生儿甲减在治疗的第 2~4 周内使血清 T_4 水平上升至正常高限，在第 6~9 周内使血清 TSH 水平降至正常范围。

③临床表现恢复，食欲好转，腹胀消失，大便性状及次数正常，心率维持在正常范围内，智能及体格发育改善。

（2）不良反应及注意事项。左甲状腺素钠可与食物和药物中的多种物质在胃肠道中产生相互作用，降低口服生物利用度。因此，应嘱咐患儿服药前后 1 小时勿进食或服用其他药物。此外，左甲状腺素钠在服用初期常可致兴奋、失眠、多汗、心搏加速、腹泻等不良反应，因此多建议在早餐前 1 小时服用。年纪较小患儿可将片剂研磨后置于少量清水中吞服，但忌与牛奶或含钙果汁、酸奶同服，以免影响药物的吸收。

（3）随访。在治疗过程中加强随访，监测血清 TSH，T_4 水平，及时调整药物剂量，并监测智能和体格发育状况。在开始时每 2 周随访一次，在血清 TSH，T_4 正常后，每 3 个月随访一次，服药 1~2 年后每 6 个月随访一次。

第三节　中枢性性早熟

性早熟是指女孩 8 岁前、男孩 9 岁前出现性发育征象。按照下丘脑-垂体-性腺轴是否提前发动分为中枢性性早熟（CPP，又称 GnRH 依赖性、真性、完全性性早熟）和外周性性早熟（PPP，又称非 GnRH 依赖性、假性性早熟）。中枢性性早熟在青春期前的各个年龄阶段均可以发病。

一、诊断

根据临床表现和实验室依据确诊。

（1）第二性征提前出现，性腺发育过程中呈现身高突然加速，促性腺激素升高至青春期水平。

（2）GnRH 刺激试验。GnRH 刺激试验是诊断 CPP 的“金标准”。一般使用戈那瑞林 2.5 μg/kg 或 100 μg/m^2静脉注射，用药后 20~40 分钟检测显示 FSH 水平高于黄体生成素（LH）。用化学发光法测定，激发峰值 LH>3.3~5.0 IU/L 是判断真性发育界点，同时 LH/FSH>0.6，诊断为中枢性性早熟。目前，认为 30~60 分钟后的单次激发值达到以上标准也可诊断。如激发峰值以 FSH 升高为主，LH/FSH 比值低下，结合临床可考虑为单纯性乳房早发育或中枢性性早熟的早期，须定期随访。

（3）子宫卵巢 B 超。单侧卵巢容积≥1~3 mL，并有多个直径≥4 mm 的卵泡，认为卵巢进入青春发育状态。子宫>3.4~4 cm 认为进入青春期发育状态，可见子宫内膜影提示雌激素呈有意义地升高。单凭 B 超结果不能作为 CPP 诊断依据。

（4）骨龄。骨龄是预测成年身高的重要依据，但对鉴别中枢性和外周性无特异性。

确诊为 CPP 后应进行脑 CT 或 MRI 检查（重点为蝶鞍区）进行病因学诊断，尤其是对确诊为 CPP 的所有男孩、6 岁以下发病的女孩以及在性成熟过程中速度过快者，以排除颅内肿瘤及其他中枢神经系统病变。

二、治疗

CPP 治疗目标为抑制过早或过快的性发育，改善成年身高因骨龄提前而减损，防止或减缓患儿或家长由此所致的社会或心理问题。但并非所有 CPP 都需要治疗。为改善成年身高的治疗，疗程至少 2 年并需个体化。开始治疗早者（小于 6 岁）成年身高改善显著。

（一）CPP 的治疗指征

（1）以改善成年身高为目的的应用指征。

①骨龄大于年龄 2 岁或 2 岁以上，但女孩骨龄需≤11.5 岁，男孩骨龄≤12.5 岁。

②预测成年身高，即女孩<150 cm，男孩<160 cm。

③骨龄判断身高 SDS<-2SD（按照正常人群参考值或遗传靶身高判断）。

④发育进程迅速，骨龄增长/年龄增长>1。

（2）不需要治疗的指征。

①性成熟进程缓慢，即骨龄进展不超过年龄进展，对成年身高影响不显著者。

②骨龄虽然提前，但身高生长速度快，对预测成年身高不受影响。

（二）常用药物及剂量

目前治疗 CPP 最有效的药物是 GnRH 类似物/激动剂（GnRHa），它除能有效抑制下丘脑-垂体-性腺轴的功能外，还能有效延缓骨龄的进展和骨骺的闭合，达到改善患儿成年后最终身高的治疗目的。国内上市药品主要有曲普瑞林和亮丙瑞林缓释剂，其中，曲普瑞林是在第 6 位上以色氨酸置换了天然的 L-甘氨酸，其他位点未改变，保持了天然 GnRH 10 肽的结构，是迄今最接近天然 GnRH 的结构，具有最高的相对生物效价，而亮丙瑞林在将第 6 位上左旋的甘氨酸残基取代的同时，还将第 10 位的甘氨酰胺去掉，成为 9 肽化合物。这两种人工修饰使 GnRHa 比天然的 GnRH 对受体具有更高的亲和力，同时在体内不易被迅速降解，具有更长的半衰期。GnRHa 可牢固、持续地与受体结合，使受体不能与自身分泌的 GnRH 结合，最终使垂体对下丘脑释放的 GnRH 失去敏感性。

GnRHa 首次剂量为 80～100 μg/kg，最大量为 3.75 mg，以后每 4 周皮下注射一次。体重>30 kg 时，曲普瑞林每 4 周注射 3.00～3.75 mg。已有初潮者首剂后 2 周宜强化一次。维持治疗剂量应个体化，男孩可偏大。

GnRHa 治疗过程中部分患儿生长速度减慢，有研究结果显示联合应用重组人生长激素（rhGH）可改善生长速率或成年身高。因为目前尚缺乏大样本随机对照试验研究资料，故不推荐常可联合应用。

（三）药学监护

（1）药物治疗效果。首剂治疗 3～6 个月末复查 GnRH 激发试验，LH 峰值恢复到青春前期提示剂量合适。女孩需定期复查基础血清雌二醇（E_2）和子宫、卵巢 B 超，男孩需复查基础血清睾酮浓度以判断性腺轴功能抑制状况。在治疗过程中每 3～6 个月需进行身高和性征发育状况监测，每半年复查骨龄一次。对疗效不佳者需重新评估，寻找原因，调整治疗方案。

（2）不良反应及注意事项。治疗初期，由于大剂量给药，会先出现一个短暂的促性腺激素升高的现象，临床上称为“点火效应”，此时可能出现阴道流血，但一般仅 1～2 次。当药物达到有效治疗浓度时，才会出现垂体脱敏和降调节作用。如果继续注射后仍有出血，应认真评估。个别患者经 GnRHa 治疗后可出现热疹、头痛、情绪变化、失眠、肌痛、水肿、体重增加或多囊卵巢等不良反应。

单纯性乳房早发育多呈自限病程，一般不需要药物治疗。但是定期随访是必需的，部分患儿可能转化为 CPP，尤其是在 4 岁以后起病者。

（3）治疗终点。为改善成年期身高，使用 GnRHa 的疗程一般为 2 年或 2 年以上。建议在年龄 11 岁，或骨龄 12 岁时停药，可望达最大成年身高。小于 6 岁开始治疗者成年身高改善显著。但骨龄并不是单个最佳依据，仍有个体差异。

第四节　单纯性肥胖

肥胖是指身体的能量摄入超过消耗，多余的能量以脂肪的形式储存在组织中，造成体内脂肪堆积过多，体重超常。超重指身体肌肉、骨、脂肪和（或）水过多。95%的儿童肥胖症为生活行为及环境因素造成的肥胖，这是最常见的公共健康问题之一。

一、诊断

1. 体格发育指标判断

（1）体重/身高（W/H）评价。用于小于 2 岁的儿童，体重/身高>$P97^{th}$（表示一个孩子的体重和身高比高于该年龄段的 97%儿童）为肥胖。W/H 和 BMI/age 不能相互转换，也没有等效的结果。W/H 的百分比值低于 BMI/age 的百分数值。

（2）体质指数/年龄（BMI/age）评价。国际上推荐 BMI 作为评价儿童和青少年肥胖首选指标。BMI/age>$P95^{th}$，肥胖；$P85^{th}$<BMI/age≤$P95^{th}$，超重；BMI/age<$P85^{th}$，低体重。当儿童在生长过程中 BMI 增加时，脂肪组织和非脂肪组织都会增加，因此儿童的 BMI 值与年龄、性别和成熟状态有关。BMI/age 给年长儿和青少年提供超重的参数。采用 BMI 可跟踪 2 岁到成人期整个生命周期的身体变化。BMI/age 是超重的健康危险预测因素。对伴有超重的疾病，BMI/age 是很强的临床危险因子。BMI 与身体脂肪直接测量以及皮下脂肪测量显著相关。BMI 用于 2 岁以上儿童和青少年筛查超重。BMI 被推荐用于筛查儿童和青少年超重。

婴儿的 BMI 增长迅速，学龄前下降，4—6 岁时最低，然后逐渐达到成人水平。从最低点或下降再向上的趋势，称之为脂肪重聚。脂肪重聚年龄提前的儿童以后发生肥胖的危险性增加。定期测量则能显示 BMI 的真实意义，如 BMI 向上跨过百分位线提示有发生肥胖的危险。BMI/age 可以有效筛查有异常脂肪的儿童。然而，BMI/age 不是一种诊断工具，可以作为进一步评估、转诊和治疗的线索，而不是简单地将儿童标记为“肥胖”。确定儿童 BMI 的增加是否为肥胖需要皮下脂肪测量、共患病、家族史以及近年来健康史等更多信息。

2. 病史资料

（1）家族史。询问家庭中三代人肥胖、高血压、动脉粥样硬化、高血脂、2 型糖尿病以及癌症等发生情况。

（2）生活习惯与行为。家庭成员与儿童进食习惯；参加户外活动与体力活动情况。

（3）膳食评价。记录三日进食量，计算总能量摄入，了解儿童过多能量的食物来源。

3. 体格检查

除常规体格检查外，测定血压。选择汞柱式标准袖带血压计（血压带宽度为上臂的2/3），休息10分钟后测右上臂血压，连续三次，误差小于4 mmHg（1 mmHg = 0.133 kPa），取第2、第3次数据的平均值。

4. 实验室检查

建议筛查2型糖尿病和糖调节异常，推荐的实验室检查有空腹血糖（或空腹指末梢血糖，FCBG）、血脂，肝、肾功能，肝脏B超。

二、治疗

应将控制超重/肥胖视为慢性病来管理，而不应期待获得“治愈”的效果。干预的基本目标是改变生活方式，包括健康饮食、增加日常锻炼、减少饮食动机。

1. 常规筛查

因缺乏有效的预防措施，儿童肥胖的常规筛查很重要，应该成为儿科健康工作的一部分。如果怀疑儿童超重且BMI/age>$P85^{th}$，有肥胖复杂症；或BMI/age≥$P95^{th}$，肥胖并发症和非肥胖并发症都应做遗传或者内分泌检查。

2. 控制儿童体重

脂肪组织对血管的直接损害作用引起内皮细胞功能障碍，是动脉粥样硬化的早期改变。成年人的动脉粥样硬化在出现临床表现前有一段很长的临床前期，在儿童期和青年时期已发生动脉病理改变。因此，控制儿童期体重可改善胰岛素敏感性、脂质水平及血管健康状况。膳食评价的结果可有效帮助儿童恢复平衡膳食，控制儿童体重的增加。7岁以上超重、患有高脂血症或高血压的儿童应减肥或保持体重不增。按照平均体重/身高计算能量摄入，采用低热量、低脂肪、低糖和高蛋白的饮食来改善提供适量的维生素和微量元素，以确保儿童的生长发育需求。

3. 运动疗法

增加能量消耗，使脂肪细胞释放游离脂肪酸，脂肪细胞体积变小；增强肌肉，使身体强壮。运动疗法主要包括综合有氧运动、力量训练、日常活动增加。综合有氧运动（3次/周，50分钟/次）作为传统的运动疗法，能较好地控制运动强度和运动时间。增加日常活动，如长期低强度体力活动（散步、做家务、上学步行等），或中等强度的体育活动（爬楼梯、游泳、玩球类等），养成经常运动的习惯以维持控制体重的治疗效果。

4. 行为矫治

需让儿童与家庭认识超重/肥胖影响健康，配合治疗是儿童肥胖干预成功的关键，包括饮食行为和生活行为调整。帮助儿童建立减肥日记可逐步让儿童认识自己行为的问题，如记录所有食物的摄入时间、种类、数量，以及每天的活动时间、活动类型，定期测量体重，学习计算 BMI，进行自我监督。

5. 药物治疗

一般儿童肥胖不采用药物控制体重。

第十五章　儿科营养性疾病

第一节　蛋白质-能量营养不良

蛋白质-能量营养不良（PEM）是由膳食中蛋白质和能量摄入不足、吸收不良或消耗增加导致的机体生长发育和功能障碍。往往也伴随着其他营养素的缺乏。全球范围内，儿童营养不良的患病率虽较20世纪末有所下降，但依然较高。根据2023年联合国儿童基金会（UNICEF）和世界卫生组织最新报告，全球5岁以下儿童中约有13.6%生长迟缓，7.5%存在体重不足，5.6%表现为消瘦。营养不良依然是导致5岁以下儿童发病和死亡的重要因素，尤其在撒哈拉以南的非洲和南亚地区最为严重。在发达国家，儿童营养不良多因慢性疾病或社会心理因素引起，食物摄入不足较少见。我国儿童蛋白质-能量营养不良的发病率有所下降，但城乡差异明显，热能缺乏为主要类型，蛋白质与能量混合型次之。营养不良不仅影响儿童的当前健康，还增加成年期慢性疾病的风险，强调早期预防和干预的重要性。

一、诊断

1. 病史

根据病史、喂养史、体格检查以及上述临床表现，蛋白质-能量营养不良的诊断并不困难。然而，对轻症的患儿要注意早期识别，尽早干预治疗；同时，要注意原发性营养不良和继发性营养不良的鉴别，寻找原发疾病并积极治疗。

2. 体格测量

测量患儿身高（长）、体重，然后根据参照人群（WHO标准或中国九省市标准）的年龄别（按……分类）体重、年龄别身高和身高别体重进行营养状况（低体重、生长迟缓、消瘦）评估。

3. 实验室检查

（1）血浆蛋白浓度降低。血浆总蛋白量大都在50 g/L以下，血浆清蛋白大都在30 g/L以下。至水肿完全消失时，血浆总蛋白大都达55 g/L，血浆清蛋白大都在35 g/L左右，可称为水肿的“临界水平”。虽然血浆总蛋白和清蛋白的检测方法简单、费用便宜，然而其半衰期较长（18～20天），并且在低蛋白摄入情况下其代谢随之变缓。因此，清蛋白不能及时反映机体的营养状况，不能作为早期识别营养不良的指标。转铁蛋白、前清蛋白、视黄醇结合蛋白等血浆蛋白的半衰期相对较短，分别为 8~9 天、2~3 天和 12 小时，可以及时、灵敏地反映机体营养状况的变化。

氮平衡是指人体氮摄入量与排出量之间的关系，其计算公式为氮平衡=摄入氮（食物氮）-尿、囊和皮肤排出的总氮。营养不良状态下为负氮平衡。

（2）血浆胰岛素生长因子 1（IGF-1）降低。IGF-1 在介导生长激素促进生长发育中具有重要作用。营养不良患者在其身长（高）、体重等体格发育指标尚未改变之前已下降，且不受肝功能的影响，该指标被认为蛋白质营养不良早期诊断灵敏可靠的指标。

（3）血浆必需氨基酸与非必需氨基酸的比值下降。可出现氨基酸尿，血浆牛磺酸含量明显降低，也可作为早期诊断指标。

（4）多种血清酶活性降低。如淀粉酶、胆碱酯酶、转氨酶、碱性磷酸酶、胰酶和黄嘌呤氧化酶等的活性降低，治疗后又很快恢复正常。

（5）血糖水平降低。呈糖尿病型耐量曲线，血清胆固醇水平降低。

（6）微量元素含量降低。如血清铁、锌、硒、铜、镁等均低，尤以血锌在重度营养不良时降低显著。

（7）免疫指标评价。常用的指标有 T 淋巴细胞、迟发型超敏反应、迟发皮肤超敏反应、调理功能、唾液 IgA 以及总淋巴细胞计数（TLC）。通常，TLC 低于 $1500/mm^3$ 时可能存在营养不良；对于 3 个月以内的婴儿，TLC 低于 $250\ mm^{-3}$ 时为异常。

（8）严密监测肝肾功能、血酸碱度和电解质的变化。这对于严重营养不良特别是夸希奥科（蛋白质营养不良）尤为重要。

二、治疗

蛋白质-能量营养不良治疗包括加强营养支持，调节消化道功能，治疗原发性疾病、合并症及并发症。其中，营养支持主要是补充蛋白质和能量，同时纠正维生素和矿物质的缺乏。根据患儿机体情况选择实施口服、鼻胃管饲喂或者静脉营养支持的途径。

1. 重症处理

夸希奥科和干瘦型严重营养不良的治疗方案通常可分为 3 个不同阶段，即初始期（1~7 天）、恢复期（2~6 周）和随访期（7~26 周）。

在初始期，首先纠正水、电解质紊乱，维持体液平衡，可采用口服补液或静脉输注补液，在开始治疗时期特别是 24~72 小时内，应严密观察水、电解质和酸碱平衡的变化。营养不良患儿体内往往存在钾、镁丢失而导致钠潴留，同时大多还存在钙、锌、铁以及维生素缺乏，应给予补充纠正。但是铁除外，铁剂补充应至少在进入恢复期后开始，因为过早补铁不仅会干扰蛋白的防御机制，而且会加剧组织细胞的氧化损伤。另外，由于患儿大多合并感染，因此应积极进行抗感染治疗。

初始阶段的能量供给，在患儿近期摄入能量的基础上增加 20%左右，应该是安全的。如果无法对患儿近期饮食摄入量进行判断，那么能量供给控制在推荐摄入量的 50%~75%较为安全。经消化道供给时应少量多次。WHO 推荐两种不同的能量配方，即 F75

和 F100，配料为脱脂奶粉、面粉、糖、植物油、维生素和矿物质混合物，其能量分别为 75 kJ/100 mL 和 100 kJ/mL。对于血浆蛋白过低的患儿，可给清蛋白或血浆输注。在此时期的治疗过程中，应注意避免再喂养综合征的发生，其特征是在营养治疗开始 1 周内，蛋白质合成增强的同时糖类摄入引发胰岛素分泌释放，使得血浆磷、钾、镁大量进入细胞内而出现低磷、低镁、低钾血症，表现溶血性贫血、肌肉无力、呼吸循环衰竭、心律失常、低血压、休克、谵妄、幻觉、昏迷，甚至死亡等。

经过初始阶段的治疗，在严密监测电解质、心脏功能以及喂养耐受性的基础上，能量供给可以每天 10%~20%的速度增加。如果不出现上述不良反应，在患儿体重开始增加和追赶生长之前，能量供给应稳定在一个合适水平，不能无限制地增加。对于 3 岁以内的婴幼儿，能量供给应为标准身高体重需要能量的 100%~120%。在治疗的恢复阶段，增强的合成代谢要求蛋白质供给增加，具体的量与能量供给相匹配；患儿对维生素和矿物质的需求也增加，需要量要高于相应的日推荐摄入量。营养支持途径尽量采用口服或管喂的肠道内支持。

经过初始期和恢复期历时 7 周的治疗，患儿水肿和合并感染往往均已被控制和好转，食欲增强，精神状态和情绪也有了好转。此时可以实施随访期的治疗措施，患儿可以自由进食，逐渐进行正常的体力活动，通常情况下，6 个月可基本追赶上正常儿童，完全恢复。

追赶生长是指对于生长迟缓或停滞患儿，能量供给超过了推荐膳食摄入量所引起的快速生长时期。为了实现儿童追赶生长，所需能量一般要高出推荐摄入量的 20%~30%，蛋白质需求量也要增加。身高的追赶生长往往在体重增加后的几个月才开始。判断营养不良婴幼儿（小于 3 岁）追赶生长能量需要的计算方法如下。

追赶生长所需能量［kcal/（kg·d）］=推荐的能量摄入量［kcal/（kg·d）］×理想的身高别体重（kg）+患儿的实际体重（kg）。举例说明：一个 12 个月男孩，体重 7 kg，身长 72 cm；这个年龄的膳食推荐量为 98 kcal/（kg·d）；理想的身长别体重为 9 kg（身长别体重的 50 百分位）。此男孩追赶生长所需的能量为 98 kcal/（kg·d）×（9 kg/7 kg）= 126 kcal/（kg·d）。

2. 调整饮食，补充营养

可根据营养不良的程度、消化功能和对食物的耐受力逐步调整营养。调整的原则：由少到多，由稀到干，由单一到多样化，直到小儿恢复到正常进食，营养改善为止；开始时应给予少渣食物。

3. 促进消化，改善代谢

使用各种消化酶以助消化；口服各种维生素或使用蛋白同化类固醇如苯丙酸诺龙，每次肌肉注射 0.5~1.0 mg/kg，每周 1~2 次，连续 2~3 周。对食欲差者可用正规胰岛素 2~3 单位肌肉注射，每日 1 次，注射前口服 20~30 g 葡萄糖，每 1~2 周为 1 个疗程。同时，注意补充锌、铁、钙等矿物质。当血浆及肠道酶的活性逐步恢复后，肠道吸收脂肪及蛋白质的功能得以改善。

4. 积极治疗并发症

当合并细菌感染时，应积极查明病灶并给予相应的抗生素治疗。寄生虫感染可于恢复期治疗。

5. 精心护理

营养不良患儿精神多抑郁、少言寡欢。病室应创造良好的气氛，医护人员态度应和蔼、亲切、多给患儿抚爱。居室宜阳光充足，空气新鲜，干净整洁。卧床患儿尤应精心护理及喂养，防止呕吐及呛咳。对食欲差者不可强迫喂养。长期卧床者应勤翻身，以免发生压疮。低体温者应注意保暖。治疗期间每周测体重一次，每月测身高一次。

第二节　维生素 A 缺乏症

维生素 A 是人体重要的微营养素，影响正常的视觉功能、生长发育、铁代谢、免疫功能和生殖功能；维持上皮细胞完整；参与合成糖蛋白和黏蛋白。

血清视黄醇含量是目前评估维生素 A 营养状况最常用的血液生化指标。血清视黄醇含量低于 0. 35μmol/L（100μg/L）在临床上被定义为维生素 A 缺乏；血清视黄醇含量低于 0. 7μmol/L（200μg/L）被视为维生素 A 缺乏高风险；血清视黄醇含量在 0. 7 ~ 1. 05μmol/L（200 ~300μg/L），没有任何临床表现，为亚临床或边缘性维生素 A 缺乏。

一、诊断

1. 临床诊断

根据维生素 A 摄入不足以及消化道疾病如慢性腹泻、肝胆疾病或慢性消耗性疾病史，结合临床表现诊断。根据当地条件进行实验室检查，有助于早期诊断。

2. 实验室诊断

（1）血浆维生素 A 含量测定。维生素 A 营养正常，血清视黄醇含量为 1. 05 ~ 1. 75μmol/L（300 ~ 500μg/L）；亚临床或边缘性维生素 A 缺乏，血清视黄醇含量为 0. 70 ~ 1. 05μmol/L（200 ~ 300μg/L）；维生素 A 缺乏高风险，血清视黄醇 $<$ 0. 7μmol/L（小于 200μg/L）；维生素 A 缺乏，血清视黄醇 $<$ 0. 35μmol/L（小于 100μg/L）。

（2）肝脏维生素 A 贮存的间接评估。体内维生素 A 缺乏时肝脏游离的视黄醉结合蛋白（RBP）不能释放入血。补充维生素 A 后肝脏游离的 RBP 与视黄醇结合释放入血，可间接反映肝脏维生素 A 贮存状况。测定空腹血清的视黄醇水平（A_0），口服视黄醇制剂 450/μg，5 小时后测定血清视黄醇水平（A_5），按照公式视黄醛转化率（RDR）% = （A_5-A_0）×100/A_5 计算 RDR 值，如 RDR 值大于 20% 为阳性，提示体内维生素 A 贮存缺乏。

（3）血浆视黄醇结合蛋白（RBP）测定。能比较敏感地反映体内维生素 A 的营养状态，正常血浆 RBP 水平为 23. 1μg/L，低于此值有维生素 A 缺乏的可能。感染、蛋白质能量营养不良、寄生虫病时 RBP 也可降低。

（4）暗适应检查。对能够合作的儿童采用暗适应计测定暗视觉能力。根据在黑暗中引起光感的最低阈值，判断人体维生素 A 的缺乏状况。

二、治疗

1. 祛除病因

积极治疗原发疾病；提供富含维生素 A 的动物性食物或含胡萝卜素较多的深色蔬菜，有条件的地方可采用维生素 A 强化的食品，如婴儿的配方奶粉和食物，以保证患儿机体需要。

2. 维生素 A 制剂治疗

轻症维生素 A 缺乏病可每日口服维生素 A 制剂 7500～15000μg（相当于 2.5×10^4～5×10^4 U），浓鱼肝油丸（相当于含 2.5×10^4 IU/丸）。病情严重者如有角膜病变或有慢性腹泻或肠道吸收障碍，可采用深部肌肉注射维生素 AD 注射剂（每支含维生素 A 7500μg 和维生素 D 62.5μg）0.5～1.0 mL，每日一次，连用 3～5 天。病情好转即改口服。

维生素 A 治疗后临床症状迅速好转，夜盲常于 2～3 天后明显改善，干眼症 3～5 天消失，结膜干燥、比奥斑 1～2 周后消失，角膜病变逐渐好转，皮肤过度角化需 1～2 个月痊愈。症状消失后服预防量维生素 A 制剂。

3. 眼局部治疗

为防止继发感染，严重维生素 A 缺乏患者眼部的局部治疗可采用抗生素眼药水（如 0.25%氯霉素）或眼膏（如 0.5%红霉素或金霉素），一日 3～4 次，可减轻结膜和角膜干燥不适。角膜出现软化或出现溃疡时，可采用抗生素眼药水与消毒鱼肝油交替滴眼，约 1 小时 1 次，每日不少于 20 次。治疗时动作要轻柔，勿压迫眼球，以免角膜穿孔，虹膜、晶状体脱出。另外可用 1%阿托品扩瞳，防止虹膜粘连。

第三节　维生素 D 缺乏症

维生素 D 属脂溶性维生素，可由阳光照射产生，通过日照，太阳的紫外线（波长 290～315 mm）可穿透皮肤，将 7-脱氢胆固醇转化为前维生素 D_3，前维生素 D_3 通过人体体温异构为维生素 D_3。多数人可通过光照来获得一部分维生素 D，另一部分人可通过膳食来补充。在动物性食物，特别是鱼类食物中，维生素 D 的水平相对较高。维生素 D 经吸收进入血液，在肝脏形成 25-羟维生素 D_3［25（OH）D_3］；再经血至肾脏，转化成生物活性很强的 1,25-二羟维生素 D_3［1，25（OH）$_2D_3$］。在某些情况下，肾外其他部位组织细胞也能合成 1,25（OH）$_2D_3$，其化学结构、生物学作用方式均似类固醇激素。1,25（OH）D_3 生物效应由细胞内特异的维生素 D 受体（VDR）介导。维生素 D

与 VDR 结合，在体内发挥多方面活性。由于儿童获得的日照时间短，食物中维生素 D 含量的严重不足导致了维生素 D 的普遍缺乏。目前，大多数研究将 25（OH）D_3作为衡量体内维生素 D 水平的检测指标。维生素 D 缺乏症是指血清 25（OH）D_3水平降低，具体分级如下：①轻度（25~50 nmol/L）；②中度（12.5~25.0 nmol/L）；③重度（小于 12.5 nmol/L）；④50~75 nmol/L 被认为是维生素 D 相对不足。维生素 D 对人类免疫功能有非常重要的调节作用，维生素 D 缺乏容易使婴幼儿发生各种感染，特别是呼吸道感染的常见原因。

营养性维生素 D 缺乏性佝偻病是体内维生素 D 不足使钙、磷代谢紊乱，从而产生的一种以骨骼病变为特征的全身慢性营养性疾病。典型的表现是生长着的长骨干骺端和骨组织矿化不全，维生素 D 不足使成熟骨矿化不全，则表现为骨质软化症。佝偻病也同时有骨质软化症，长骨与生长板同时受损。

一、诊断

维生素 D 缺乏症主要表现为生长最快部位的骨骼改变，可影响肌肉发育及神经兴奋性的改变。年龄不同，临床表现不同。佝偻病的骨骼改变常在维生素 D 缺乏后数月出现，围生期维生素 D 不足的婴儿佝偻病出现较早。重症佝偻病患儿可有消化和心肺功能障碍，并可影响行为发育和免疫功能。临床上佝偻病可分初期、活动期、恢复期、后遗症期。

（1）初期（早期）。多见 6 个月以内，特别是 3 个月以内小婴儿。主要为神经兴奋性增高的表现，如易激惹、烦闹、多汗刺激头皮致婴儿常摇头、擦枕，出现枕秃。但这些非特异症状仅作为临床早期诊断佝偻病的参考依据。此期常无骨骼病变，骨骼 X 线可正常，或钙化带稍模糊；血清 25（OH）D_3下降，甲状旁腺激素（PTH）升高，血钙下降，血磷降低，碱性磷酸酶正常或稍高。

（2）活动期（激期）。早期维生素 D 缺乏的婴儿未经治疗，继续加重，出现 PTH 功能亢进，钙、磷代谢失常的典型骨骼改变。

①颅骨。6 个月龄以内婴儿的佝偻病以颅骨改变为主，前囟边较软，颅骨薄。检查者用双手固定婴儿头部，指尖稍用力压迫枕骨或顶骨的后部，可有压乒乓球样的感觉。7 个月龄以上婴儿患佝偻病的无颅骨软化体征。7~8 个月龄婴儿可出现额骨和顶骨中心部分由骨样组织增生致额骨及顶骨双侧呈对称性隆起，或称“方颅”，重者可呈鞍状、十字状颅形；头围也较正常增大，前囟边软。

②胸廓。1 岁左右婴儿沿肋骨方向于肋骨与肋软骨交界处可及圆形隆起，从上至下如串珠样突起，以第 7~10 肋骨最明显，称佝偻病串珠；膈肌附着处的肋骨受膈肌牵拉而内陷，胸廓的下缘形成一水平凹陷，即肋膈沟或哈里森沟。如肋骨骺部内陷，卧位时可见胸骨下 1/3 向前突出畸形，称“鸡胸”。

③四肢畸形。多见于 6 个月以上婴幼儿，手腕、足踝部可形成钝圆形环状隆起，称佝偻病“手镯”“足镯”。由于骨质软化与肌肉关节松弛，婴儿站立与行走后双下肢负

重，可出现股骨、胫骨、腓骨弯曲，形成膝内翻（“O”型膝）或膝外翻（“X”型膝）（膝间距或踝关节间距小于 3 cm 为轻度，大于 3 cm 为重度），偶见“K”型样下肢畸形。正常儿童可有生理性弯曲和正常的姿势变化，如足尖向内或向外等，注意鉴别。

④其他婴儿会坐与站立后，由韧带松弛可致脊柱畸形，包括脊柱后弯或侧弯；重症者骨盆前后径变短形成扁平骨盆。严重低血磷使肌肉糖代谢障碍，使全身肌肉松弛，肌张力降低和肌力减弱，如竖颈无力、蛙腹。

活动期维生素 D 缺乏性佝偻病特征性血生化改变是血磷、25（OH）D_3明显下降，碱性磷酸酶、PTH 增高，血清钙稍低或正常低限。X 线检查显示长骨干骺端临时钙化带模糊或消失，呈毛刷样、杯口状改变；骨骺软骨盘增宽（大于 2 mm）；骨质稀疏，骨皮质变薄；可有骨干弯曲畸形或骨折。

（3）恢复期。维生素 D 缺乏佝偻病的早期或活动期儿童经日光照射或治疗后，临床症状和体征应逐渐减轻或消失，血生化改变逐渐恢复正常。1 个月后血钙、磷水平接近正常，碱性磷酸酶需 1~2 个月降至正常水平。治疗 2~3 周后骨骼 X 线改变有所改善，出现不规则的钙化线，以后钙化带致密增厚，骨骺软骨盘<2 mm，逐渐恢复正常。

（4）后遗症期。多见于 2 岁以上的儿童。因婴幼儿期严重佝偻病，残留不同程度的骨骼畸形。无任何临床症状，血生化正常，X 线检查骨骼干骺端病变消失。

根据维生素 D 缺乏的高危因素、临床表现，结合血生化及骨骼 X 线检查可做出正确诊断。应注意早期的神经兴奋性增高症状无特异性，如多汗、烦躁、夜惊等，因此，仅据临床表现的诊断准确率较低。以血清 25（OH）D 水平测定为最可靠的诊断标准，血清 25（OH）D 在早期明显降低。血生化与骨骼 X 线的检查是诊断的“金标准”。

二、治疗

治疗目的为控制活动期，防止骨骼畸形。治疗原则应以口服为主，一般维生素 D 剂量为 50~100 μg/d（2000~4000 IU），或 1，25-$(OH)_2D_3$（骨化三醇）0.5~2.0 μg/d，1 个月后改预防量 10μg/d（400 IU/d）。大剂量维生素 D 与治疗效果无正比例关系，不缩短疗程，与临床分期无关；且采用大剂量治疗佝偻病的方法缺乏可靠的指标来评价血中维生素 D 代谢产物浓度、维生素 D 的毒性、高血钙症的发生率以及远期后果。因此，大剂量治疗应有严格的适应证。当重症佝偻病有并发症或无法口服者可大剂量肌肉注射维生素 D 5000~7500 μg［（20×10^4~30×10^4）IU］一次，3 个月后改预防量。治疗 1 个月后应复查效果，如临床表现、血生化与骨骼 X 线改变无恢复征象，应与抗维生素 D 佝偻病区别。不可过多使用维生素 D，以防中毒。

除采用维生素 D 治疗外，注意加强营养，坚持每日户外活动。口服或肌肉注射维生素 D 一般不需要先服钙剂。

第四节　锌缺乏症

锌缺乏症是指由体内长期缺乏微量元素锌所引起的以食欲减退、生长发育迟缓、异食癖以及皮炎为主的临床表现。

锌缺乏在全球各地的婴儿和儿童中均有发生。估计全世界有25%的人群存在锌缺乏的高危因素。

一、诊断

主要据膳食调查、临床表现、血清锌浓度测定以及补锌后的反应进行综合判断。

1. 确诊（具备下列5项中的3项）

（1）膳食调查（连续3天记录法）每日锌摄入量小于推荐摄入量（RNI）的60%。

（2）典型临床表现纳呆、生长发育迟缓、皮炎、反复感染、免疫功能低下、异嗜症等2项以上。

（3）空腹血清锌浓度<11.47 mmol/L（原子吸收法）。

（4）餐后血清锌浓度反应试验进餐后2小时血清锌浓度较餐前下降15%。

（5）单独用锌治疗1个月有效者。

2. 可疑（具备下列项中的2项）

（1）空腹血清锌浓度在3.74~11.47 mmol/L（原子吸收法）。

（2）~（5）与上同。

二、治疗

疑诊锌缺乏需考虑高危因素，如能量摄入不足、素食者、消化系统疾病、影响生长的疾病。

1. 祛除病因

寻找病因，治疗原发病。

2. 腹泻儿童的补锌措施

研究结果证实儿童急性腹泻时与腹泻后补锌可减少腹泻病程和缓解病情，2~3个月内儿童再发生腹泻概率降低。治疗儿童腹泻的同时采用含锌糖浆（10 mg/5 mL，20 mg/5 mL）或锌片剂［硫酸锌、葡萄糖酸锌含元素锌0.5~1.5 mg/（kg·d）］，小于6个月龄婴儿10 mg/d，年长儿20 mg/d，10~14天。

3. 避免医源性锌缺乏

如儿童因病情需要使用利尿剂、类固醇等药物，或接受青霉胺、组氨酸等螯合剂，或长期接受肠外营养或腹膜透析，应及时补充锌元素。正确使用钙、铁制剂，避免相互之间发生拮抗作用。

4. 科学喂养

给儿童提供充足的富含锌的动物性食物。

第五节　碘缺乏症

碘是一种具有氧化剂作用的非金属元素，在自然界中以碘化物的形式存在，居地壳含量第47位。碘缺乏症（IDD）是由自然环境中的碘缺乏引起的，导致身体缺碘，以营养不良为特征的一组相关疾病的总称，包括地方性甲状腺肿、甲状腺功能减退、亚临床性甲状腺功能减退症、单纯性聋哑、胎儿流产、早产、死产和先天畸形等。

铁、维生素A和碘缺乏被WHO和联合国儿童基金会（UNICEF）列为三个由单一微量营养素缺乏所产生的全球性营养性疾病。碘缺乏主要是食物中和饮水中缺碘所致。

一、诊断

先天性甲状腺功能减退症状不典型，需做筛查确定。典型甲状腺功能减低症临床不难诊断。长期轻度碘缺乏致亚临床甲状腺功能减低症状可不典型，诊断要点应具备以下几点。

1. 必备条件

（1）高危因素。出生或居住于缺碘地区。

（2）发育水平。轻度精神运动障碍。

2. 辅助条件（具备其中1项以上者）

（1）神经系统障碍。

①轻度听力障碍。

②极轻语言障碍。

③精神运动障碍。

（2）临床表现。

①轻度体格发育障碍。

②轻度骨骼发育落后。

③甲状腺功能减退。

3. 实验室检查

（1）尿碘。碘缺乏的主要指定指标，20.1～37.32 μg/g肌酐或50～100 μg/24h尿是个体碘缺乏的佐证。

（2）甲状腺功能。血清总T_3，T_4及游离T_3，T_4明显降低，TSH升高。

（3）骨X线片。骨龄延迟。

（4）脑电图。轻度缺碘可出现阵发性同步波增多，重者可出现异常脑电图波形。

二、治疗

1. 健康教育

普及碘缺乏相关的科普知识以及正确的碘盐使用方法。

2. 新生儿筛查

新生儿出生时足跟采血筛查先天性甲状腺功能减退症。

3. 碘的补充

人类不可能改变环境中的缺碘状况，只有通过强化食物，如碘盐等措施来补充碘，从而满足儿童生长发育需要。儿童碘的 RNI：0~3 岁为 50 μg/d，4~10 岁为 90 μg/d，11~13 岁为 120 μg/d，14~18 岁为 150 μg/d。胎儿和小婴儿从母体或人乳中获得碘营养，因此，妊娠期与哺乳期妇女应常食用富含碘或强化碘的食物。妊娠期与哺乳期妇女碘的 RNI 为 200 μg/d。居住在缺碘地区的妇女应注意定期尿碘筛查。年长儿和成人一样常食用富含碘或强化碘的食物，不可用碘剂做常规补碘。近年 WHO 的资料显示目前全世界通过食用碘盐成功地在全世界控制碘缺乏，中国已有 90%的人群食用碘盐。甲状腺功能亢进与结节性甲状腺肿的患者用无碘盐，避免食用含碘丰富食物。

注：碘剂使用不当可致碘中毒，出现畏食、恶心、呕吐、反应迟钝、精神萎靡、吞咽困难等症状；严重时出现中枢神经系统损害。

4. 碘剂治疗

碘剂治疗用于缺碘所致弥散性Ⅲ度甲状腺肿且病程短者。复方碘溶液每日 1~2 滴（约含碘 3.5 mg），或碘化钾每日 10~15 mg，连服 2 周为 1 个疗程，2 个疗程之间停药 3 个月，反复治疗一年。

5. 甲状腺制剂

出现甲状腺肿或甲状腺功能减退，应转专业医生诊治。

第十六章　新生儿脑病

第一节　新生儿缺血缺氧性脑病

缺血缺氧性脑病（HIE）是指围生期窒息引起的部分或完全缺氧、脑血流减少或暂停而导致胎儿或新生儿脑损伤。多见于足月儿，是儿童神经系统伤残的常见原因之一。部分患儿可留有不同程度的神经系统后遗症，如智力低下、癫痫、大脑性瘫痪、共济失调等。

估计有0.2%~0.4%的足月儿和60%的早产儿或小于胎龄儿遭遇围生期窒息，其中，10%~60%可在新生儿期死亡。我国每年出生的新生儿中，则有7%~10%（140万~200万）的新生儿发生窒息，其中，约33%的窒息儿死亡，30万左右的窒息儿出现不同程度的残疾，后果十分严重。

一、临床表现

主要临床表现为意识障碍、肌张力低下、中枢性呼吸衰竭。病情轻重不一，可分为轻、中、重三度。轻度患儿24小时内症状明显，以兴奋症状为主，以后逐渐减轻，无意识障碍。中度患儿有嗜睡及肌张力低下，约50%的患儿出现惊厥。重度患儿以抑制症状为主，表现为昏迷、肌张力低下、呼吸暂停，出生后12小时以内出现惊厥。重度患儿病死率高，存活者多留有严重的后遗症。

患儿有严重的宫内窘迫或出生时严重窒息史，出生后12~24小时内出现神经系统症状，意识、肌张力改变、原始反射异常、惊厥和脑干受损等表现。

（1）轻度。主要表现为兴奋，易激惹，肌张力正常，拥抱反射活跃，吸吮反射正常，呼吸平稳，无惊厥。症状多在3天内逐渐消失，预后良好。

（2）中度。表现为嗜睡或抑制，肌张力降低，吸吮反射和拥抱反射减弱，约半数病例出现惊厥。足月儿上肢肌张力降低比下肢严重，提示病变累及矢状窦旁区。早产儿如表现为下肢肌张力降低比上肢重，则提示病变为脑室周围白质软化。如症状持续7~10天以上，可能遗留后遗症。

（3）重度。患儿处于昏迷状态，肌张力极度低下，松软，拥抱反射、腱反射消失，瞳孔不等大，对光反应差，前囟隆起，惊厥频繁，呼吸不规则或暂停，甚至出现呼吸衰竭。重度患儿病死率高，存活者常留后遗症。

若缺血缺氧事件发生在出生前几周或几个月时，患儿在出生时可无窒息，也无神经系统症状，但在数天或数周后出现亚急性或慢性脑病的表现，临床上较难与先天性脑畸形或宫内病毒感染相区别。

二、辅助检查

早期的超声、CT 扫描提示正常的脑沟回减少、脑室受压等非特异性改变。脑水肿表现不能预测结局，但是可支持 HIE 的临床诊断。在急性重度损伤中，丘脑、豆状核的深层灰质损伤是典型表现，在 MR 成像中可见异常信号。超声可发现基底核严重病变，且往往提示预后很差，相比于超声，MR 发现这类异常更加敏感。脑电图的背景活动有诊断及预测预后的价值：HIE 的脑电图背景活动异常，常有多种形态的多灶性惊厥表现。

（一）病史

（1）有明确的可导致胎儿宫内窘迫的异常产科病史，以及严重的胎儿宫内窘迫表现［胎心<100 次/分钟，持续 5 分钟以上；和（或）羊水Ⅲ度污染］或者在分娩过程中有明显窒息史。

（2）出生时有重度窒息，指 Apgar 评分 1 分钟时小于 3 分，并延续至 5 分钟时仍小于 5 分；和（或）出生时脐动脉血气 pH 值<7。

（二）体格检查

出生后不久出现神经系统症状，并持续至 24 小时以上。如出现意识改变（过度兴奋、嗜睡、昏迷）、肌张力改变（增高或减弱）、原始反射异常（吸吮、拥抱反射减弱或消失）。病重时可有惊厥、脑干症状（呼吸节律改变、瞳孔改变、对光反应迟钝或消失）和前囟张力增高。

（三）超声检查

可在 HIE 病程早期（72 小时内）开始检查，有助于了解脑水肿、脑室内出血、基底核、丘脑损伤和脑动脉梗死等 HIE 的病变类型。脑水肿时可见脑实质不同程度的回声增强，结构模糊，脑室变窄或消失，严重时脑动脉搏动减弱；基底核和丘脑损伤时显示为双侧对称性强回声；脑梗死早期表现为相应动脉供血区呈强回声，数周后梗死部位可出现脑萎缩及低回声囊腔。B 超具有可床旁动态检查、无放射线损害、费用低廉等优点。但需有经验者操作。

1. 检查部位

建议经前囟检查。观察大脑中动脉的血流动力学变化时可经颞窗检测。

2. 探头选择

经前囟检查时，足月儿通常选用 5 MHz 探头，早产及极低出生体重儿选择 7.5 MHz 探头，检查蛛网膜下隙时需用 7.5 MHz 以上的高频率探头。多普勒频谱超声检查时，要求取样容积为 2 mm、校正角度<30°。

3. 二维超声诊断

根据 HIE 的主要病理改变予以诊断。

（1）脑水肿超声表现。

①弥漫性或局限性脑实质回声增强。

②侧脑室明显变窄、呈裂隙状或消失。

③脑结构模糊，沟回界线不清、半球裂隙或脑沟消失。

④脑动脉搏动减弱。

脑水肿是 HIE 的主要病理改变，多可在 1 周内消退；脑实质强回声持续不消退（如超过 7~10 天）则提示可能存在广泛的不可逆神经元坏死，继续发展则可形成囊性脑软化。

（2）脑室周围白质损伤。

①可以是水肿、出血或（和）梗死。

②超声表现为病变部位回声增强，回声应不低于脉络丛。

③常见部位是侧脑室前角和体部外上方，也可见于侧脑室的颞侧及后方。

④随病程进展，原回声增强区可转为相对正常或形成大小不等的囊腔，甚至脑穿通畸形。

（3）丘脑和基底节损伤。可以是水肿、出血和梗死，超声表现为丘脑和基底节部位的对称性高回声区。

（4）脑梗死。

①在急性阶段，脑实质呈单侧或双侧、非对称性回声增强区及脑水肿形成的肿块效应，并逐渐过渡到非病变区。

②进一步发展，病变区可呈边界清楚、较为典型的“球形”“三角扇形”或“楔形”强回声，尖端指向颅脑中心部位。

③病变区脑动脉搏动消失，但在病变区周围脑动脉则搏动增强。

④脑沟变浅、消失，大脑外侧裂不对称、病变侧侧脑室受压变形。

⑤随着病程进展，病变区可形成大小不等的囊腔，甚至脑穿通畸形。

（5）颅内出血。

①室管膜下出血超声表现为室管膜下区域的中高度强回声光团。

②脑室内出血超声表现为侧脑室内的强回声团块，可以占据侧脑室的一部分或充满整个侧脑室；也可表现为脉络丛显著增粗增厚、延长、表面粗糙、分叉或呈球状膨大。

③脑实质出血超声表现为脑实质内的局灶性、团块状强回声或混合性回声增强区，形态规则或不规则，边界清晰，单个或多发；出血量较大时可引起脑中线结构移位，吸收后可形成囊腔或空洞。

4. 彩色多普勒超声诊断

使用彩色多普勒超声诊断仪检测脑血流动力学变化（建议检测大脑前动脉或大脑中动脉），可以及时获得患儿的脑血流信息，对 HIE 的早期诊断病情判断、指导治疗和预后评估等均具有重要参考价值。首次多普勒超声检测宜在出生后 12 小时内进行，动态监测更具有临床意义。

（1）脑血流速度减慢。脑血流速度减慢是轻中度 HIE 的常见表现，以舒张期血流速度减慢更为明显。血流速度低于正常对照 2.0 个标准差时为减慢，当低于正常对照 3.0 个标准差时常为重度 HIE。

（2）舒张期无血流灌注。舒张期血流频谱消失、血流速度下降至零，此时阻力指数（RI）为 1，为脑血流速度减慢的严重类型，常见于中重度 HIE。

（3）脑血流过度灌注。脑血流速度高于正常对照 2.0 个标准差提示脑血流过度灌注，表现为收缩期峰值流速、舒张末血流速度与时间平均流速均显著增快，常见于中度以上 HIE。脑血流过度灌注出现越早、程度越重、持续时间越长，预后越差。

（4）阻力指数增大（RI≥0.80）或减小（RI≤0.55）。

（5）脑死亡。以下表现常提示脑死亡。

①舒张期逆灌注。舒张期血流频谱呈反向。

②无效脑血流。收缩期峰值血流速度极低、频谱几近消失、存在时限极短，舒张期则缺乏血供。

③脑血流信号消失。

5. 注意

（1）颅脑超声检查可为 HIE 的诊断提供有重要参考价值的影像学及脑血流信息，但对蛛网膜下隙出血、小脑出血等不敏感。

（2）新生儿脑血流动力学的变化受多种因素影响。HIE 的多普勒超声特点，如舒张期逆灌注，除见于 HIE 时的严重脑水肿、脑死亡外，也可见于脑积水、严重动脉导管未闭、其他原因的重度休克或临终状态等，因此，需结合病史和临床表现进行综合判断。

（3）RI 增大与脑组织缺氧酸中毒及脑血管痉挛、脑血流阻力增大有关。但是，RI 减小可以有不同的病理意义，需结合脑血流速度进行判断。如 RI≤0.50，血流速度也明显减低则提示低灌注；如 RI≤0.50，而血流速度显著增大则提示高灌注。

（4）正常足月新生儿大脑前、中、后动脉和基底动脉的血流速度可有所差异，且随日龄的增加而增大；但 RI 的变化相对较小，正常足月新生儿在 0.60 左右或低于 0.73，而 HIE 患儿多在 0.75 以上；推荐 RI 增大以 0.80 为界值。

（四）神经影像学

影像学检查的目的不是诊断 HIE，而是明确 HIE 的神经病理类型及病变的部位和范围。对于足月儿来说，MRI 是识别 HIE 的最好方法，而超声则主要适用于早产儿脑损伤如脑室内出血、脑室旁白质软化的监测。由于 MRI 扫描需要时间较长，对镇静的要求较高，以及医院资源有限、价格昂贵等，在我国，CT 扫描在 HIE 的辅助诊断中仍然有一定的地位。但是，由于 HIE 是由缺血缺氧事件所引起并在缺血缺氧后继续发展和演变的病理过程，不同病程阶段 CT 检查所见会有所不同。仅就出生后早期进行的 CT 扫描有局灶性低密度就确定 HIE 的诊断显然并不恰当，必须连续跟踪随访才有价值。

尽管神经病理学的损伤区域可有重叠，足月儿 HIE 的 MRI 表现基本上也可被归纳为两种主要类型：①以基底核、丘脑损伤为主。这种类型的损伤最常见于急性缺血缺氧事件之后，也被归类于急性近完全性窒息后的损伤类型。②以分水岭区域损伤为主。这种类型的损伤多见于“长期不完全性窒息”之后，也可见于低血压、感染和低血糖之后。以基底核/丘脑损伤为主的患儿有最差的运动和认知结局，特别是伴内囊后肢信号异常者以后多数发生脑瘫；以分水岭区域的白质/皮质损害占优势者则主要表现为认知缺陷。

1. CT

待患儿生命体征稳定后检查，一般以出生后 4～7 天为宜。脑水肿时，可见脑实质呈弥漫性低密度影伴脑室变窄；基底核和丘脑损伤时呈双侧对称性高密度影；脑梗死表现为相应供血区呈低密度影。有病变者 3～4 周后宜复查。要排除与新生儿脑发育过程有关的正常低密度现象。CT 图像清晰，价格适中，但不能做床旁检查，且有一定量的放射线。

2. MRI

对 HIE 病变性质与程度评价方面优于 CT，对矢状旁区和基底核损伤的诊断尤为敏感，有条件时可进行检查。常规采用 T_1WI，脑水肿时可见脑实质呈弥漫性高信号伴脑室变窄；基底核和丘脑损伤时呈双侧对称性高信号；脑梗死表现为相应动脉供血区呈低信号；矢状旁区损伤时皮质呈高信号、皮质下白质呈低信号。弥散成像所需时间短，对缺血脑组织的诊断更敏感，病灶在生后第 1 日即可显示为高信号。MRI 可多轴面成像、分辨率高、无放射线损害，但检查所需时间长、噪声大、检查费用高。

（五）脑电图

脑电图在患儿出生后 1 周内检查。表现为脑电活动延迟（落后于实际胎龄），异常放电，缺乏变异，背景活动异常（以低电压和暴发抑制为主）等。有条件时，可在出生早期进行振幅整合脑电图（aEEG）连续监测，与常规脑电图相比，aEEG 具有经济、简便、有效和可连续监测等优点。

在早期识别中重度 HIE 和预后评估中的价值：HIE 的治疗时间窗很短，仅 6 小时左右，因此，尽早识别处于中重度 HIE 危险的患儿十分重要。HIE 患儿生后 1 周内脑电图异常程度基本与临床分度一致，主要表现为背景活动异常，如低电压、等电位和暴发抑制等，后两者往往是预后不佳的预兆。然而，要在危重新生儿早期床旁进行脑电图连续监测并不现实，振幅整合脑电图（aEEG，又称为脑功能监测仪）是脑电图连续记录的简化形式，aEEG 操作方便，图形直观，容易分析，尤其适用于新生儿重症监护治疗病房（NICU）中危重新生儿的床旁脑功能监护。文献显示，在窒息后 6 小时甚至 3 小时以内，用 aEEG 监测即可早期发现处于发生中重度 HIE 危险的患儿，为早期干预提供客观依据，为治疗赢得宝贵时间。另外，出生后早期连续监测 aEEG 48～72 小时对 HIE 患儿的远期结局也有重要预测价值。aEEG 的背景活动重度异常、背景波恢复正常的时间和睡眠-觉醒周期重新出现的时间均是预测 HIE 足月儿神经发育结局的敏感指标。荟萃分析显示：aEEG 预测足月新生儿 HIE 神经发育不良的总敏感性为 86%（95%CI：81%

~89%）、特异性为 90%（95%CI：86%~93%）。

（六）实验室检查

（1）缺氧、酸中毒程度。出生时可通过脐动脉血进行血气分析，了解宫内缺氧状况。通过生化方法测定酸中毒程度。

（2）代谢紊乱及多脏器损害。缺氧后的脑损害往往与全身代谢紊乱及其他脏器损害并存，可定时测定血糖、血钠、血钙等，缺氧、酸中毒后上述指标多降低。心肌酶谱及肌钙蛋白、肌酐、尿素氮水平升高。

（3）脑损伤的严重程度。现已公认，脑组织损伤后，磷酸肌酸激酶脑型同工酶（CK-BB）在血及脑脊液中均可敏感反应。神经元特异性烯醇化酶（NSE，定位于神经元）、S-100 蛋白（S-100，定位于胶质细胞）、髓鞘碱性蛋白（MBP，定位于髓鞘）存在于神经组织的不同部位，HIE 后 6~72 小时它们在血液和脑脊液中的升高和脑损害程度呈正相关，能敏感地作为 HIE 早期诊断和评估预后的标志物。血红细胞中脂质过氧化物（LPO）的浓度、超氧化物歧化酶（SOD）的活性，可在一定程度上反映脑自由基损伤情况。

三、临床治疗

（一）综合治疗

（1）保持呼吸道通畅，维持适度通气与氧疗。新生儿脑循环系统对于血液循环中二氧化碳水平的变化极为敏感，不论是导致血管收缩的低碳酸血症，还是导致血管扩张的高碳酸血症。有文献报道，在新生猪模型中，严重低碳酸血症引起大脑皮质神经元凋亡及线粒体膜脂质过氧化，高碳酸血症则会改变神经元能量代谢和凋亡蛋白在大脑皮质中的表达。Hansen 等对 23 名用亚低温治疗的 HIE 患儿进行回顾分析发现，较差的神经发育预后与发病时超过 72 小时的血液内高二氧化碳分压水平密切相关。因此，在 HIE 治疗过程中，高碳酸血症与低碳酸血症同样值得关注。新生儿的脑组织对于缺氧条件很敏感，持续缺氧将引发不可逆的损伤。因此，适度的氧疗对于 HIE 患儿十分重要。然而，过度氧疗导致的高氧血症对新生儿缺血缺氧性脑病也存在不利影响，特别是在再灌注阶段，它加剧了氧化应激和自由基的产生。此外，高氧与新生儿缺血缺氧性脑病的病死率和较差的长期预后相关联。

因此，在新生儿复苏过程中，维持正常氧合和正常碳酸水平对于防治继发性脑损伤有至关重要的意义。

（2）维持心率、血压在正常范围。低血压会导致继发性缺血性脑损伤，因此必须将血压维持在正常水平。由于 HIE 后脑血管自动调节能力受损，故受到血压影响波动较大，有资料显示新生儿的脑血流量只在较窄的血压范围内保持稳定，但对于足月 HIE 患儿的平均动脉血压维持的确切值并未见报道。目前，专家建议严格维持平均动脉压在 40~60 mmHg 临界范围。

（3）体液、电解质平衡的维持及营养对症支持治疗。适当控制补液量，防治脑水肿，维持电解质平衡，密切监测与调控血糖。

目前，尚无最佳补液量和其长期预后情况的相关报道。为改善 HIE 预后，专家建议谨慎补液以避免液体超负荷和脑水肿。根据成人及幼儿脑水肿的补液量的临床经验，当前建议 HIE 患儿前期补液量为 40~70 mL/（kg·d）。

正常情况下，人脑几乎完全依赖于葡萄糖提供代谢所需的能量，新生儿大脑所消耗的葡萄糖占总葡萄糖量的 70%。尽管新生儿大脑可以利用其他底物作为能量来源，如乳酸和酮，但这些替代底物不能完全代偿可用葡萄糖的减少。当发生 HIE 时，无氧糖酵解耗尽了所储备的肝糖原，而肝糖原的生成不能满足大脑代谢的需要。因此，严格监测血糖水平是防治低血糖的必要条件。

（二）药物治疗

目前，国内外用于治疗 HIE 的药物种类繁多，但有确切疗效、安全可靠的药物不多，对 HIE 长期预后的影响仍有待进一步研究观察。HIE 药物治疗强调早期用药的原则。

（1）抗癫痫药物。HIE 是新生儿发生癫痫的主要原因。最常用的抗癫痫药物是苯巴比妥和苯妥英钠，单独使用时，只有 50% 的患儿病情得到控制。Forcelli 等指出，苯巴比妥与苯妥英钠会阻碍神经元发育，在新生鼠的大脑边缘中引起细胞死亡。目前，尚无公认的治疗 HIE 继发癫痫的最佳药物。近年来，托吡酯作为一种有潜力的抗癫痫药物开始被临床医生关注。有文献提示，在动物模型和一例临床试验中，托吡酯与亚低温治疗有协同作用，但尚未应用于新生儿，故其长期效果仍是未知数。左乙拉西坦可以减少兴奋性细胞毒性，且不会诱导神经元凋亡，但仍未投入大规模临床试验。

（2）促红细胞生成素。促红细胞生成素（EPO）是一种被证实对大脑有显著神经保护与神经再生作用的细胞因子。在美国、英国等国家，EPO 联合亚低温治疗已经加入 HIE 治疗的规范，我国也有相关报道。在一项二期多中心双盲临床试验中，Wu 等根据新生儿 MRI 证据得到结论：对于中重度 HIE 患儿，用 EPO 联合亚低温治疗是可靠、安全的，有更好的神经保护作用，且改善了短期运动功能的预后。其长期预后有待三期临床试验考证。

（3）神经营养因子。在大脑中海马及前额皮质等的记忆功能分区中，神经营养因子，尤其是脑源性神经营养因子（BDNF）是促进突触可塑性的重要因子。此外，BDNF 在 HIE 损伤后支持细胞存活和组织修复中也起到关键作用。目前，国内外大量文献证实缺血缺氧性脑损伤会导致内源性 BDNF 水平增高，但尚无应用 BDNF 治疗 HIE 的基础及临床试验的报道。

（4）保护能量代谢药物。急性缺血缺氧发生后，导致脑血流和脑供氧减少，引起葡萄糖氧化磷酸化障碍，直接导致 ATP 耗竭，影响脑细胞能量代谢的正常进行。目前，研究较多的保护能量代谢药物是精胺。既往文献提示，精胺作为一种内源性神经递质和神经调节剂，是一氧化氮合酶抑制剂和 N-甲基-D-天冬氨酸受体拮抗剂，具有神经保护作用。Feng 等通过新生 SD 大鼠 HIE 模型予精胺给药，证明了精胺是一种治疗 HIE 的有潜力的神经保护剂，并提出抑制 NO 生成可能是其神经保护作用的一个重要机制。

（5）抗凋亡药物。细胞凋亡是 HIE 继发性脑损伤的一个重要机制。Hua 等在成年鼠脑损伤的模型中发现，脑细胞的线粒体功能障碍致使细胞能量代谢衰竭，细胞色素 C 从线粒体释放到细胞质，蛋白裂解酶 Caspases 的级联反应被激活，促发细胞凋亡。急性缺血缺氧激活了脑组织内免疫炎症反应，使炎症因子过度释放，进一步加重脑损伤。在新生大鼠缺血缺氧脑组织中，许多区域中凋亡细胞占所有变性细胞的 50% 以上，而成年脑缺血模型显示凋亡和坏死细胞的比例小于 1∶6，这些结果显示细胞凋亡机制在新生儿缺血缺氧性脑损伤中占关键地位。

（6）兴奋性毒性抑制剂。谷氨酸盐是大脑中典型的兴奋性毒性物质，当发生缺血缺氧损伤时，通过激活 N-甲基-D-天冬氨酸受体（NMDAR）、α-氨基-3-羟基-5-甲基-4-异噁唑丙酸受体（AMPAR）等神经递质受体造成脑细胞的损伤和破坏。NMDAR 过度激活引起胞外钙离子缓慢内流入神经细胞引起钙超载，刺激生成大量降解酶，如脂酶、蛋白酶、磷酸酯酶、内切酶以及黄嘌呤氧化酶和氮氧合酶。后两者促进了活性氧种（ROS）和一氧化氮（NO）的产生。毒性化合物最终破坏了胞内正常抗氧化系统，造成胞膜脂质过氧化，改变蛋白结构和功能，直接破坏 DNA 并影响了线粒体功能。电子传递链中，线粒体内促凋亡因子和 ROS 造成了永久氧化损伤。最后，生长因子的释放和产生阻止了早期损伤的继续发展。Ma 等通过大鼠皮质神经元经过缺氧缺糖复氧（OGD/R）处理模拟体外 HIE 模型并暴露在高浓度 NMDA 环境中，发现 NMDA 受体阻滞剂 MK-801 通过阻碍 TPA 介导的急性神经元兴奋性毒性减轻 OGD/R 所致的脑损伤。Fan 等利用 SD 大鼠的 HIE 模型验证了 MK-801 能够减轻侧脑室神经元死亡，具有一定的脑保护作用。

（7）黄体酮。黄体酮（PR）不仅仅是传统意义上生殖系统的激素，还是一种多效神经类固醇激素。大量文献提示，其在成年鼠缺血性及外伤性脑损伤模型中表现出神经保护作用，主要是通过稳定细胞膜、清除自由基、抑制炎症反应、抗细胞凋亡等环节实现的。有关文献报道提示黄体酮对于 HIE 也是一种有潜力的神经保护剂，对于其作用机制展开了大量的研究并取得一定成果。Peterson 等利用 SD 大鼠 HIE 模型，应用低剂量黄体酮治疗（8 mg/kg），发现黄体酮对于 HIE 的神经保护作用具有性别差异，但其差异存在的具体机制尚未展开研究。目前，关于黄体酮治疗 HIE 的最佳剂量、最佳用药时间窗尚未见报道。

（三）亚低温治疗

1. 亚低温治疗的作用机制

有研究结果表明，亚低温可通过阻断级联反应抑制细胞凋亡，从而减少颅脑损伤的范围，具体来说可能与下述机制有关。

（1）低温可降低脑对葡萄糖和氧的代谢速率，减少缺血期三磷酸腺苷（ATP）的消耗和乳酸的堆积，降低氧需与氧耗，改善脑组织的供氧关系，减少脑血流量，降低颅内压。

（2）低温抑制花生四烯酸经环氧化酶途径代谢及血栓素的产生，调整脑内前列腺素及血栓素 A_2间的平衡，从而改善大脑微循环的再灌注，阻断或延迟继发性能量衰竭。

（3）低温可抑制脑内谷氨酸、天冬氨酸、甘氨酸等兴奋性神经递质的释放及其对神经元受体介导的兴奋性毒性作用，并可缓解钙离子等异常转移，抑制钙离子超载及其激活的破坏性酶反应。

（4）大量动物实验结果表明低温疗法能减少丙二醛的产生，防止脂质过氧化。同时，低温可减少可溶性细胞间黏液分子-1（SICAM）、黏附因子及趋化因子的表达，从而减轻炎症反应，减少组织损伤；但也有报告表明亚低温疗法的神经保护作用与增加TNF-α、IL-1 浓度有关。亚低温还可通过调控 p53、bcl2、bax 以及天冬氨酸蛋白酶等凋亡相关基因的表达，抑制细胞凋亡达到神经保护作用。

（5）其他。亚低温还可保护血-脑屏障，减轻脑水肿；改变遗传信息的传递，促进蛋白质合成恢复；减少脑细胞结构蛋白的破坏，促进脑细胞结构和功能恢复；减轻弥散性轴索损伤。

传统的亚低温治疗观念认为低温的主要机制是低温导致代谢抑制，然而近年来的研究发现脑低温的保护效果并非与脑温呈线性关系，轻度的低温可获得超出预料的脑保护作用。因此，亚低温治疗成为现代低温治疗被普遍接受的观点。国内外实验室和临床研究证明 33 ℃是缺血损伤保护效果最佳的温度。国际复苏联络委员会（ILCOR）推荐临床低温治疗，中心体温维持 32~34 ℃。

2. 亚低温治疗新生儿 HIE 的入选标准

临床多中心研究提示，亚低温治疗可以显著改善中度和重度 HIE 患儿的预后，治疗的时间窗为出生后 6 小时。振幅整合脑电图（aEEG）在早期评价新生儿 HIE 的严重度和预后方面具有较大的价值，有研究者将异常 aEEG 作为入选标准之一，此外，临床表现（SAMAT 分度）、组织病理学异常、影像学表现等作为 HIE 的诊断依据也不同程度地入选参考，但 aEEG 对监测环境要求较高，临床表现的非特异性造成较多漏诊，组织活检的接受程度低。因此，诊断标准在临床普及方面均未达到满意效果，动物实验及大规模临床研究表明，影像学显示出的病理改变准确性高且在及时性方面优势明显。

我国 2011 年制定的《亚低温治疗新生儿缺氧缺血性脑病方案》指出：亚低温治疗新生儿 HIE 的选择标准如下。胎龄≥36 周和出生体重≥2500 g，并且同时存在下列情况：①有胎儿宫内窘迫的证据；②有新生儿窒息的证据；③有新生儿 HIE 或 aEEG 脑功能监测异常的证据。

（1）胎儿宫内窘迫的证据至少包括以下 1 项：①急性围生期事件，如胎盘早剥或脐带脱垂或严重胎心异常变异或迟发减速；②脐血 pH 值<7.0 或碱缺乏（BD）>16 mmol/L。

（2）新生儿窒息的证据满足以下 3 项中的任意 1 项：①5 分钟 Apgar 评分<5 分；②脐带血或生后 1 小时内动脉血气分析 pH 值<7.0 或 BD>16 mmol/L；③需正压通气至少 10 分钟。

（3）新生儿 HIE 诊断。依据中华医学会儿科学分会新生儿学组制定的新生儿 HIE 诊断标准。

（4）aEEG 脑功能监测异常的证据。脑电图描计至少 20 分钟并存在以下任意 1 项。①严重异常：上边界电压≤10 μV。②中度异常：上边界电压>10μV 和下边界电压<5 μV。③惊厥。

3. 降温方法选择

新生儿亚低温治疗主要有全身降温、选择性头部降温联合全身轻度降温两种方式。荟萃分析已经证实了亚低温在治疗新生儿 HIE 方面具有神经保护作用，但没有证据表明哪种降温方式临床效果更好。降温的措施包括专业的亚低温治疗仪和简易降温方法如风扇、冰袋、降温垫和自然降温等，目前已经完成的多中心临床研究中用于亚低温治疗的设备非常昂贵。许多发展中国家开展了一些低成本的简易降温方法研究。如选择性头部亚低温所用的冰帽设备已于 2007 年通过美国 FDA 认证，并应用于新生儿 HIE 的治疗，这为开展大样本的随机对照试验（RCT）研究提供了可能。从中国的国情来看，新生儿 HIE 的发生率较高，病例资源较为丰富，亚低温治疗方法经济且方便，在很多地区都已具备开展条件。凝胶冰袋能反复冷冻，在实施过程中通过每小时更换一次凝胶冰袋，使其温度在 7~10 ℃（通过冰箱冷冻），维持直肠温度在 33~34 ℃，具有成本低廉、操作方便等优点。Ice 试验表明简易、实用的凝胶冰袋能安全有效地实施全身降温至亚低温治疗的温度。Bharadwaj 等用凝胶冰袋实施亚低温治疗，对患儿随访至 6 个月发现亚低温治疗组的病死率和神经发育情况优于对照组。Horn 等人在南非用冰帽、风扇和凝胶冰帽诱导降温，能快速达到并能稳定维持目标温度，在实施亚低温治疗的过程中没有观察到严重的不良反应。Kendall 等研究发现缺乏专业降温设施时，在监测直肠温度的情况下进行被动降温是一种方便有效地实施亚低温治疗的技术。但这些简易降温方式的降温效果、温度维持情况和疗效仍需要进一步临床评估。

4. 亚低温治疗的时间窗

（1）转运途中亚低温治疗。为了最大限度地发挥亚低温的神经保护作用，在基层医院及转运途中实施亚低温治疗显得尤为重要。加拿大 Cpqcc 和 Cpets 数据库显示在接受亚低温治疗的 HIE 患儿中，在转运途中对 69%的患儿进行降温处理，与其他 RCT 研究相比，患儿的病死率有所降低。Johnston 等的研究结果表明，运用伺服温度控制系统在转运途中能安全有效地控制核心温度达到 33. 5 ℃，到达治疗中心时患者的体温在 33. 4~33. 8 ℃。Hallberg 等和 Anderson 等通过关闭保育箱或移走所有保温设施在转运途中实施被动降温，到达治疗中心时患者的体温已经接近目标温度。Toby 试验、Ice 试验的部分患儿在转运途中也给予了低温治疗。Kendall 等的研究结果表明转运之前单独运用被动降温能使 89%的患儿体温降低。Fairchild 等对 50 名接受亚低温治疗的 HIE 患儿进行分析（大部分患儿首先由基层医生实施被动降温，救护人员到达后应用凝胶冰袋实施主动降温），34%的患儿体温小于 32 ℃，虽然入院时基本生命指征和实验室指标与适当降温者相比并没有显著差异，但在转运途中，需要持续监测直肠温度，避免出现过度降温。Zanelli 等报道了 2 名患儿转运途中未检测直肠温度，导致过度降温。

（2）出生6小时后开始亚低温治疗。目前开始亚低温治疗的时间为出生后6小时内，但部分HIE患儿可能错过了最佳治疗时间窗，如果亚低温治疗的时间延至出生6小时后，将会使更多的患儿受益。Li等将出生41小时之内的中重度HIE患儿随机分为全身亚低温组（$n=46$）和对照组（$n=47$），结果显示亚低温组病死率或中重度残疾率显著低于对照组；进一步分组分析结果表明出生后6~10小时之内实施亚低温治疗，患儿的病死率或18个月龄时中重度残疾发生率与生后6小时之内接受亚低温治疗并无差别，该研究结果显示延迟的亚低温治疗对HIE患儿同样有效，但仍需要进一步的临床研究结果支持。

5. 亚低温治疗持续时间

缺血缺氧损伤后6小时内开始亚低温治疗，并持续至继发性能量损伤的全过程，具有有效且持久的神经保护作用。由于新生儿脑损伤的时间难以确定，有关治疗持续的时间至少48小时。6个临床试验治疗持续时间为72小时。Gunn等进行的持续时间为48~72小时。长时间降温具有神经保护作用，但同时也会增加凝血功能障碍和全身性感染等不良反应的发生率。现阶段，针对新生儿HIE的低温治疗仍以72小时为标准方案——既能显著改善预后，又避免了额外风险。目前，并没有新的研究或数据支持延长疗程是更优选择。

6. 亚低温治疗的目标温度

轻中度低温疗法在临床上已经得到广泛的应用，一些试验组已经开始探讨深度低温的神经保护效果。Compagnoni等进行的一项回顾性研究将患儿分为对照组（$n=11$）、轻度低温组（降温温度维持在32~34 ℃，$n=10$）及深度低温组（降温温度维持在30~33 ℃，$n=18$），对照组脑组织MRI异常和神经发育异常率显著高于轻度和深度组，而轻度和深度组之间无明显差异，且未观察到严重的不良反应。目前，没有临床证据支持将温度进一步降低对患儿有益，因此，临床应用过程中应尽量避免过度降温，治疗过程中维持体温在33~34 ℃。

《亚低温治疗新生儿缺氧缺血性脑病方案》指出：选择性头部亚低温使鼻咽部温度维持在33.5~34 ℃（目标温度），可接受温度为33~34.5 ℃，同时直肠温度维持在34.5~35 ℃。全身亚低温使直肠温度维持在33~34 ℃（目标温度），可接受温度为33~34.5 ℃。

7. 亚低温治疗的复温

目前，临床上仍以0.5 ℃/h为标准复温速度。在某些情况下，适当延缓为不大于0.5 ℃/h可能更为稳妥，但无明确证据显示复温应统一转向更慢复温。最有效、安全的复温策略仍在探索中。避免快速复温引起的低血容量性休克、反跳性高血钾、凝血功能障碍等。Battin等报道1例新生儿在复温过程中出现反跳性惊厥。因此，复温过程仍须监测肛温，体温恢复正常后每4 h测一次体温。

8. 亚低温与早产儿HIE

目前还不清楚亚低温能否早期干预早产儿脑损伤。Nichd试验、Coolcap试验、Toby试验以及欧洲协作组患儿的纳入标准为胎龄≥36周，Ice试验和Eicher等进行的试验胎龄≥35 周。Laura 等和 Azzopardi 等对 34 周的 HIE 早产儿实施全身亚低温治疗并随访至 18 个月龄时未发现异常，提示晚期早产儿脑损伤给予亚低温治疗是安全的。Hall 等对 15 名伴有坏死性小肠结肠炎和多器官衰竭的早产儿（胎龄 27 周）给予轻度亚低温治疗，结果表明亚低温治疗未增加患儿出血、感染及病死率，提示轻度亚低温治疗对于伴有重度坏死性小肠结肠炎和多器官衰竭的更小胎龄的 HIE 患儿也是安全可行的。现有的资料还不足以支持对早产儿 HIE 进行亚低温治疗，必须进一步评估其安全性和有效性。

（四）神经干细胞移植

神经干细胞是具有自我更新能力的不成熟细胞，能产生神经细胞、星形胶质细胞和少突胶质细胞。动物实验研究结果表明，神经干细胞移植入缺血缺氧性脑损伤区能改善其学习能力和记忆能力，为临床治疗新生儿 HIE 带来了希望。

（五）快速复苏

任何在出生时呼吸停止的患儿都必须立即复苏，因为是原发呼吸暂停还是继发呼吸暂停是难以判断的。

（1）维持足够的通气。用辅助通气频率来维持二氧化碳的生理水平。高碳酸血症可以进一步加重脑细胞内的酸中毒并使脑血流的自主调节功能丧失，而早产儿低碳酸血症往往与脑室周围白质软化有关，足月儿与晚发的感觉性听力丧失有关。

（2）维持足够的氧合。避免低氧引起脑血流下降和血管闭塞改变而导致进一步脑损伤。

（3）维持足够的灌注。维持相应妊娠时间和体重的正常血压，往往使用扩容剂和增加心肌收缩力的药物。随着脑血管自主调节能力的丧失，避免血压过高或过低是非常重要的。

（4）纠正代谢性酸中毒，慎用扩容剂。首先要维持组织的灌注。当心肺复苏时间较长而效果不佳时可以使用碳酸氢钠，但它可以引起高碳酸血症、细胞内酸中毒和乳酸增加。

（5）维持正常的血糖水平（4~6 mmol/L）可以为脑代谢提供足够的能量。为了不引起高渗和脑内乳酸水平增高要避免高血糖。

（6）控制惊厥发作。

①药物治疗可选苯巴比妥，通常用到脑电图正常。预防性使用仍有争议。

②如果治疗剂量的苯巴比妥、地西泮和劳拉西泮使用后惊厥持续，可以使用苯妥英钠。

（7）防止脑水肿。避免严重脑水肿的关键是控制液体量。少量到中量的限制补液（60 mL/kg）即可。如果脑水肿非常严重，可进一步限制补液到 40 mL/kg。注意观察有无抗利尿激素分泌失调。糖皮质激素和高渗剂不建议使用。

（六）进一步治疗

（1）出生后 3 天内的治疗可见如下方案。

①维持良好的呼吸功能和稳定的内环境，窒息复苏后吸氧，遇呼吸困难、缺氧明显

者，适当加大氧浓度和延长吸氧时间，使血氧分压（PaO_2）维持在 6.67～9.33 kPa（50～70 mmHg）；重度呼吸性酸中毒者，可行呼吸机辅助呼吸并拍摄胸部 X 线片了解肺部病变性质；小剂量碳酸氢钠纠正酸中毒，保持正常 pH 值。

②维持良好的循环，保持心率和血压在正常范围：当心率<120 次/分、心音低钝，或皮肤苍白、肢端发凉（上肢达肘关节，下肢达膝关节），前臂内侧皮肤毛细血管充盈时间延长不小于 3 秒时，应考虑缺血缺氧性心肌损害存在，可给予小至中剂量多巴胺 2.5～5.0μg/（kg・min）静脉滴注，根据病情还可加用多巴酚丁胺和果糖。

③维持血糖的适当水平，为保证神经细胞代谢水平，降低脑损伤程度，HIE 患儿的血糖应控制在正常值的高限（5.0 mmol/L），可通过调整葡萄糖输入调节血糖，速度以 6～8 mg/（kg・min）为宜。若患儿一般症状无明显颅压增高、呕吐、腹胀和频繁惊厥等表现，应尽早经口或鼻饲糖水或奶，以防白天血糖过高，夜间血糖过低。

④限制液量和降低颅内压。出生后 3 天内，新生儿脑水肿较明显，静脉输液量应限制在 60～80 mL/（kg・d），速度控制在 3 mL/（kg・h）左右，并保证所有液体在 24 小时内匀速滴入；颅压增高多于出生后 4 小时出现，在 24 小时左右表现最明显，若患儿出生后第 1 日即表现前囟张力增加，可应用小剂量 20%甘露醇 0.25～0.5 g/kg，每 4～6 小时可重复给药 1 次，必要时还可加用速尿 0.5～1.0 mg/kg 静脉注射，力争使颅压在 2～3 天内明显降低。甘露醇应在症状改善后逐渐延长用药间隔时间，逐渐停药。对于有肾功能损害者，甘露醇应慎用。对于颅压增高同时合并 $PaCO_2$增高［大于 9.33 kPa（70 mmHg）］者，可应用机械通气减轻脑水肿。

⑤控制惊厥。HIE 惊厥常在 12 小时内发生，止痉药首选苯巴比妥，负荷量为 15～20 mg/kg，缓慢静脉推注或肌肉注射，12 小时后改为 5 mg/（kg・d）维持量，分 2 次应用，若惊厥未能控制，也可在首次给药间隔 15～20 分钟后追加用药，每次 5 mg/kg，直至最大负荷量达 30 mg/kg；反复出现惊厥时可加用短效镇静剂，如水合氯醛 10～15 mg/kg（即 10%水合氯醛 0.1～0.15 mL/kg）灌肠；必要时也可缓慢静脉推注地西泮，每次 0.1～0.3 mg/kg。对呈现兴奋、易激惹的重度窒息患儿，也可早期即应用苯巴比妥，每次 10～20 mg/kg。

⑥脑干功能障碍体征。重度 HIE 患儿可出现深度昏迷、呼吸节律不齐或呼吸暂停等呼吸中枢受抑制表现；皮肤苍白、肢端发凉、心音低钝，皮肤毛细血管充盈时间延长；瞳孔缩小或扩大，对光反射消失；眼球固定或有震颤；惊厥频繁发作且用药物难以控制，此时可考虑应用纳洛酮，剂量为 0.05～0.10 mg/kg 静脉注射，随后改为 0.03～0.05 mg/（kg・h）静脉滴注，持续 4～6 小时，连用 2～3 天或直至症状明显好转。

⑦其他。出生后 24 小时后即可开始应用促进神经细胞代谢的药物；合并颅内出血者，可静脉注射或肌肉注射维生素 K_1，每日 5 mg，连用 2～3 天；为有效清除氧自由基，可静脉滴注维生素 C，每日 0.5 g，或口服维生素 E，每日 10～50 mg。

（2）出生后 4～10 天的治疗可见如下方案。

①促进神经细胞代谢的药物。出生后 24 小时即可开始应用胞二磷胆碱，每日 100～125 mg，或丽珠赛乐（国产脑活素），每日 2～5 mL，加入 50 mL 液体内静脉滴注，10

~14 天为 1 个疗程，上述 2 药可任选 1 种或合用。

②复方丹参注射液。复方丹参注射液每日 6 mL 分 2 次静脉滴注，能有效调节微循环，改善脑缺血区血液的供应，出生后 24 小时即可开始应用，连用 10~14 天为 1 个疗程。

(3) 出生 10 天后的治疗主要是针对重度 HIE 患儿并经上述治疗效果不满意者，需继续治疗以防止或减轻神经系统后遗症。注意感官、智力和运动功能等方面的动态监测，遇有异常者，应尽量在专业医生指导下进行康复训练。

（七）高压氧治疗

1. 适应证

中华医学会高压氧分会推荐的高压氧治疗的适应证为：新生儿破伤风、新生儿肺透明膜病、新生儿胆红素脑病、新生儿窒息、新生儿肺炎、新生儿坏死性小肠结肠炎、新生儿颅内出血、脑性瘫痪、羊水吸入综合征、新生儿缺血缺氧性脑病。

2. 禁忌证

中华医学会高压氧医学分会制定的禁忌证如下。

(1) 绝对禁忌证。早产儿、未经处理的气胸、纵隔气肿、活动性内出血、氧中毒、视网膜剥离。

(2) 相对禁忌证。重症上呼吸道感染、难以控制的高热、重度肺气肿、肺大疱、支气管扩张症、重度鼻窦炎、高碳酸血症、Ⅱ度以上心脏传导阻滞、惊厥性疾病、脑血管畸形、病毒感染、视神经炎、恶性疾病。

3. 患者及环境准备

(1) 衣物准备。做高压氧的患儿必须穿着纯棉衣物入舱，根据季节和治疗室温度增减患儿的衣物，舱内使用纯棉被褥。双手不外露，避免抓伤皮肤或把头皮留置针抓掉。

(2) 饮食。一般不宜在饱食后进舱，可在入舱前 30 分钟进行哺乳，喂至八成饱的程度，以免入舱后由压力升高或患儿哭闹造成溢奶而发生意外。

(3) 入舱时间选择。尽量选择患儿在睡眠的时间进行高压氧疗法（HBO）治疗，以保证治疗顺利进行。

(4) 室内温度调节。婴儿舱内无空调系统，舱内温度依赖环境室温，因此，在 HBO 治疗时应预先调节好室内温度，以免患儿体温波动造成损伤。如夏天温度过高引起大汗甚至虚脱，冬天温度过低引起感冒、肺炎等。

(5) 镇静。对有惊厥史或哭闹的患儿，治疗前适当使用镇静剂（10% 水合氯醛 0.5 mL/kg 稀释后口服），以保证治疗期间安静，防止意外或躁动摩擦后产生静电。

4. 婴儿高压氧舱操作方法

(1) 准备工作。使用前要检查氧气量储备是否充足，确认湿化瓶已连接在供氧管道上。开启氧气瓶瓶头阀，逐渐增加减压器的输出压力，输出压力不得大丁 0.15 MPa。供婴儿氧舱加压的氧气应先经过加湿后才能进入舱内，以防止舱内产生静电。室温调节至26 ℃左右。

（2）测氧仪定标。在室外大气条件下进行，打开测氧仪电源开关，待测氧仪显示值稳定后，用吸气球的孔对准测氧仪传感器任一接口，捏动吸球2~3次，用螺丝刀旋动测氧仪面板上的调节旋钮，使仪器的显示值调定在20.9~21.0。

（3）洗舱。将婴儿放入氧舱后，开始洗舱。将舱门虚掩仅留1 mm缝隙，加压时让舱中空气从此缝隙中溢出。开启供氧阀，向舱内输入氧气，氧流量为10~15 L/min，压力不超过0.025 MPa。换气10~15 min，使舱内氧浓度达70%以上。关紧舱门。

（4）升压。打开供氧阀，以0.0025 MPa/min的升压速率向舱内供氧，当舱压达到预定的目标舱压（0.05~0.08 MPa）时关闭供氧阀。此时微微打开一点排气阀，用测氧仪在排气软管出口处测量舱内氧浓度，浮球读数在1 L/min以下（小于1小格），持续1分钟后记录氧浓度。测氧结束后即关闭排气阀。

（5）稳压。稳压氧浓度应达到90%以上。稳压治疗时间为30分钟。在稳压期间采用持续换气方式稳压，即同时打开进气和排气阀门，两个阀门的流量均取4~5 L/min，要求保持舱压不变。如果舱内压力有所下降，可将排气阀门的流量适当调低。稳压结束后用上述同样方法从排气软管出口测得舱内氧浓度。根据稳压前后两次测得的氧浓度数据计算出治疗压力下的舱内平均氧浓度。

（6）降压。稳压治疗结束后开始降压。降压速率控制在0.0025 MPa/min左右。由于降压后期舱压较低，影响降压速率，可通过调节排气阀流量来控制。

（7）控温。婴儿氧舱控制板上数字温度仪显示舱内温度，舱内温度过高时可用洗舱方式降温。观察舱温记录后即关闭开关。

5. 高压氧治疗中的监护

（1）婴儿高压氧治疗前要认真查体，完善必要的辅助检查。严格掌握适应证及禁忌证。病情危重的婴儿需要在生命体征平稳后才能入舱。

（2）加压和稳压过程中，要密切观察患儿面部表情，如发现有烦躁不安、面色苍白或发绀、呕吐、出冷汗和抽搐等氧中毒症状时应立即停止升压，并报告医生。然后将舱内压力减至1/2，稳定2~3分钟后，再将压力逐渐降至0点，将舱门缓慢打开，然后立即给予组织抢救。如因减压太快而出现空气栓塞可在抢救脱离危险后，再入舱重新加压治疗。在治疗的过程中应定时、定位、定人进行高压氧治疗，使患儿能尽快适应治疗环境。

（3）减压时婴儿哭吵屏气可导致肺的气压伤，故在减压过程中发现婴儿哭吵时应暂停减压，待患儿安静后再继续减压。减压速度过快可导致减压病，必须严格按照操作规程减压。

（4）婴儿舱中一旦发生火灾，应立即关闭进氧阀，并尽快减压出舱。随后及时报告上级有关部门。

6. 高压氧治疗管理

（1）患者管理。进舱前应了解每位患儿的病情、临床检查结果与诊断、有无禁忌证。凡需高压氧治疗的患儿必须经医生检查确无禁忌证，并经家长签署高压氧治疗知情同意书后方可进舱治疗。患儿进舱前应换上全棉衣服，在治疗前30分钟喂奶，换上干洁全棉尿布，抹干净油脂物品。进舱后侧卧位，固定好体位，面向操作人员。

（2）安全管理。严格遵守国务院颁发的《特种设备安全监察条例》和有关部委颁发的《医用氧舱安全管理规定》，氧舱设备必须符合国家规定标准；加强技术人员的培训，持证上岗。

（3）工作人员的要求。高压氧治疗是在高压氧的环境下进行的，存在易燃易爆的危险。因此，对高压氧操作人员应有如下要求。

①操作人员必须经过培训，考核取得培训合格证方可持证上岗。

②熟练掌握高压氧舱的使用与操作，准确认识常见故障，果断采取应急措施。

③基本熟悉高压氧医学的基础理论知识，如高压氧适应证与禁忌证、治疗过程可能发生的并发症及预防措施、意外事故的防范措施。

④严格执行治疗方案，不得擅自改动。

⑤操作时应集中精神，严密观察，不许擅自离岗。

⑥及时填写各项护理、治疗、操作记录表。

7. 高压氧治疗的不良反应及其处理

高压氧治疗的并发症主要包括气压伤、减压病和氧中毒。另外，高压氧具有缩血管作用及对酶的抑制作用，均可导致机体损伤。

（1）气压伤。气压伤是在高压氧治疗的加压过程中，体内某些含气腔窦的器官因受力不匀而导致的机械伤。主要发生在高压氧治疗的加压过程中，因此应掌握好加压速度，升压速度不宜过快。气压伤中以中耳气压伤相对多见，由咽鼓管开放不良所致，鼓膜穿刺可以防治，并可用0.25%氯霉素滴耳；鼻旁窦气压伤时，有血性分泌物从鼻腔流出，此时应暂时停止高压氧治疗，并用抗生素和呋可麻滴鼻。

（2）减压病。减压病是高压氧治疗的减压速度超过气体本身脱饱和速度，使气体以气泡的形式停留在血管或组织内所致的病理损伤。环境压力下降幅度过大，速度过快，导致机体组织和血液内形成气栓，阻塞心、肺、脑和其他脏器的血管或压迫组织从而引起机体损伤。此外，伴有心力衰竭、肺水肿、休克、急性呼吸窘迫综合征（ARDS）、肺炎的患儿，如果减压过快，可诱发和加重肺水肿。因此，减压速度不宜过快，不得随意缩短时间或改变减压方案。高压氧治疗除非紧急减压，一般不会发生减压病。加压治疗是减压病首选和唯一有效的治疗方法，若万一发生减压病，应立即重新入舱加压治疗。

（3）氧中毒。氧中毒是指长时间处于高氧分压的环境下，机体某些组织器官发生功能或器质性损害。包括脑型、肺型、眼型和溶血型氧中毒等。机体在较长时间内吸入高浓度氧一定时间后可能导致某些器官功能和结构损伤。氧中毒的机制可能与高压氧下机体发生超氧自由基增多以及酶活动改变等因素有关。一般只要严格掌握高压氧治疗的指征，杜绝禁忌证进舱，严格执行治疗规程，就很少会发生氧中毒。

脑型氧中毒又称为氧惊厥，类似癫痫大发作，主要在0.2 MPa以上氧压下稳压吸氧的过程中发生。肺型氧中毒表现为咳嗽、肺功能减退，甚至呼吸衰竭。眼型氧中毒是指在某些情况下高压氧可能引起晶状体混浊、近视、视网膜损害，造成视力降低甚至失明。

（4）其他。

①高压氧具有缩血管作用及对酶的抑制作用，均可导致机体损伤。部分婴儿在接受HBO治疗的初期可出现发热，一般为低热至中度发热。

②哭闹是婴儿进行高压氧治疗时最常见的问题之一，经常哭闹腹压增高可导致或加重脐疝、腹股沟疝形成，影响高压氧的治疗效果。在HBO治疗前可适当使用镇静剂使患儿在治疗过程中保持安静，预防不良反应发生。

③新生儿及小婴儿容易由溢乳或呕吐导致窒息或吸入性肺炎，在高压氧治疗过程中应尽量避免发生食管反流、溢乳、呕吐。注意喂养时间及奶量，这是保证高压氧治疗顺利进行的重要因素。进舱后取右侧卧位，面向操作舱人员，以便观察，防止呕吐物吸入。

④婴儿舱内温度依赖环境室温，若没有预先调节室温，夏天患儿在舱内哭闹易大汗淋漓甚至虚脱，冬天包裹不够，易使患儿受凉感冒，并发肺炎。因此应通过室内空调及衣被共同调节患儿所需温度，夏天注意散热，冬天注意保暖。

HBO治疗的安全性是一个热门话题，绝大部分学者认为高浓度氧而非高压氧可对新生儿造成损害。张雪华等对60例经过HBO治疗的HIE患儿生后3个月时进行眼底及裂隙灯检查，在治疗组和对照组中各发现1例晶状体后纤维组织增生，其中，治疗组的1例还合并有小头畸形，提示有可能与其本身先天发育不全有关。刘于嫣等对30例HIE后经过HBO治疗的患儿在5～7岁时进行随访，未发现有视力、听力和其他系统的缺损。刘志刚等给予HIE患儿不同疗程的HBO治疗，3个月后检查均未发现眼睛或其他系统的不良反应。提示新生儿HBO治疗是比较安全的。

8. 氧舱的日常维护

（1）婴儿氧舱的使用环境室温为20～28 ℃，安置位置不能够靠近热源（火炉、暖气片等），并避免日光的直接照射。婴儿舱禁火，舱内不能有任何热元件、可导致电火花或产生静电的材料。

（2）舱体内外表面每天用清洁水和清洁柔软的全棉毛巾擦洗，不得用力摩擦，不得使用乙醇等有机溶剂擦洗。舱体禁油，不能用含有油脂的压缩空气加压，接头、螺纹等处可用抗氧化类润滑脂，舱门外的螺杆可用少量硅胶或甘油使之润滑，各部位均不能加油润滑。

（3）氧舱筒体不得随意敲击或划痕。排气管必须引至室外并远离火种。有机玻璃筒体最长使用年限为5年，最多加压次数为5000次。

（4）环境要求。氧舱应放置在避光的房间内，阳光不要直接照射在舱面上。远离火源，避免热源烘烤的位置。治疗室内要通风良好，室内温度控制在18～22 ℃，室内装修材料应防燃、防爆。电源插座配有安全防护装置。室内配有灭火装置和醒目的禁烟火标志。废氧排气管引至室外，离地面3 m。

第二节　新生儿颅内出血

新生儿颅内出血是新生儿期发病率较高的疾病，临床以中枢神经系统兴奋或抑制为主要特征，共分四种类型：室管膜下出血-脑室内出血、硬膜下出血、原发性蛛网膜下隙出血及脑实质出血。

一、诊断

1. 病因

主要由缺氧、产伤引起，少数由维生素 K 缺乏引起。

（1）窒息。窒息常引起脑室内出血和蛛网膜下隙出血，主要见于早产儿及极低出生体重儿。出血起源于室管膜下的胚胎生发层组织，继而穿破室管膜进入脑室腔，甚至进入大脑实质，还可进入蛛网膜下隙，导致继发性蛛网膜下隙出血。

（2）产伤。产伤多见于足月儿，常引起硬膜下出血及蛛网膜下隙出血。由损伤性分娩引起的大脑静脉、静脉窦及脑幕撕裂所致。其中硬膜下出血可分以下三种。

①由大脑表浅静脉撕裂引起大脑表面硬膜下出血。

②由上矢状窦撕裂引起幕上中线部位的硬膜下出血。

③由因脑幕大脑大静脉、直窦及横窦等撕裂引起天幕孔周围或后颅窝的硬膜下出血。

（3）维生素 K 缺乏。此病在新生儿期引起颅内出血，不多见。

2. 临床表现

（1）以兴奋症状为主的常见于足月儿，表现为烦躁、激惹、凝视、尖叫、四肢肌张力增高、拥抱反射亢进、角弓反张、前囟饱满、呼吸不规则或暂停。

（2）以抑制症状为主的对刺激无反应，肌张力低下，呼吸暂停，昏迷。严重脑室内出血的早产儿临终前可出现强直性抽搐，出血量多者可出现贫血及黄疸。

（3）胎龄<32 周，体重<1500 g 的早产儿在发生脑室管膜下出血时，有时可无症状，易被忽视。

（4）拒食、呕吐、呻吟、体温波动或不升及体重不增加，当颅内出血由兴奋转为抑制时常提示病情严重。

3. 头颅 CT 检查

可早期诊断各种类型的颅内出血。颅内出血 CT 可分成以下四级。

（1）Ⅰ级。室管膜下胚胎生发层组织出血。

（2）Ⅱ级。室管膜下出血伴脑室内出血。

（3）Ⅲ级。脑室内出血伴侧脑室扩张。

（4）Ⅳ级。脑室内出血伴脑实质出血。

4. 头颅 B 超检查

对室管膜下-脑室内出血及颅内较中央部位的出血能明确诊断。但对蛛网膜下隙出血、硬膜下出血及后颅窝出血尚不能明确诊断。

5. 脑脊液检查

对诊断蛛网膜下隙出血、脑室内出血或排除化脓性脑膜炎有帮助，但不作为常规检查。阴性不能否定颅内出血诊断。

二、治疗

（一）基质-脑室内出血（GMH-IVH）

1. GMH-IVH 的急诊处理

（1）维持脑的灌流和预防脑血流动力学障碍。大量脑室内出血时，由于动脉压降低和颅内压增高，脑的灌流减少，因此必须将血压维持在足够的水平上，同时应避免血压过度波动和脑血流速度突然升高，过分积极治疗反而可能加重已经存在的脑损伤。

（2）其他支持疗法。包括维持正常的通气、循环、体温、代谢等。

（3）连续随访颅脑超声。若患儿能够存活，应通过颅脑超声连续评估脑室大小，间隔时间根据病程而定，病情越重，间隔时间越短，一般不要超过 5~10 天。头围迅速增加、前囟饱满和颅缝分离等脑积水的临床体征往往在脑室扩张发生后几天到几周才出现。

2. 进行性出血后脑室扩张处理

出血后脑室扩张的处理目的是降低或减少由出血引起的颅压升高和继发氧自由基及炎症因子升高导致的脑实质损伤；减少各种针对脑室出血后进行性脑室扩张（PHVD）的有创干预措施导致的医源性损伤和减少脑室腹腔分流的需求。根据连续超声测定脑室扩张的进展速率和严重程度，同时监测头围生长速率，可将出血后脑室扩张分为下列 4 种情况。

（1）缓慢进展脑室扩张处理。最合适的处理方案就是严密观察，连续颅脑超声随访脑室大小和 RI/ΔARI 值，同时密切观察头围增长速率、前囟张力及临床情况。因为有相当部分的患儿脑室扩张可以自发停止，过早干预并不能改善其远期结局。

（2）持续缓慢进展脑室扩张处理。一般来说，脑室扩张自发停止多在 4 周之内发生，只要患儿没有头围迅速生长，没有颅内压增高或 RI/ΔRI 异常，就可再继续观察 2 周。但在任何时候出现脑室扩张迅速进展的迹象或持续进展超过 4 周时，即应开始进行干预。

连续腰穿的目的是通过移出血性脑脊液使脑室间歇性缩小和允许脑脊液产生和吸收之间的平衡得以修复，从而最终达到有效终止脑积水过程的进展。成功的关键在于侧脑室和蛛网膜下隙之间存在交通和能够放出足够量的脑脊液（每次 10 mL/kg）。并发症包括低钠血症、脑膜炎、硬膜下脓肿、脊柱骨髓炎和迟发性脊柱表皮肿瘤等。尽管对照研究未能证明腰穿对减少脑积水分流手术和远期伤残明显有效，但是该技术至少可以暂时减缓病情的进展。

酸酐酶抑制剂（乙酰唑胺）或渗透性药物（甘油）可以减少脑脊液的产生，但因碳酸酐酶对神经胶质细胞分化和髓鞘形成有明显的重要性，渗透性药物有高渗的危险，故不推荐此两类药物在临床应用。

（3）快速进展脑室扩张处理。此组患儿可在短期内发生明显颅内压增高，应该积极治疗。

①连续腰穿防止脑室迅速扩大，但若病情已达此阶段，连续腰穿往往效果不佳。

②埋置皮下脑脊液存储器。埋置皮下脑脊液存储器是目前 PHVD 治疗中的主流且标准的方法，操作较为成熟，且并发症相对较少，依然广泛应用于临床。

③脑室外引流。当腰穿无效而又不适于进行脑室腹腔分流术时（如体重太小或病情太重不能耐受手术、脑脊液血性或蛋白含量高易致分流管堵塞等），可考虑暂时直接早期脑室外引流。少数患儿也可能由于脑脊液吸收旁路重建而得以恢复。

④永久性脑室-腹腔分流术（V-P 分流术）。此法为 PHVD 后脑积水的最终治疗手段。手术适应证为体重>2.5 kg、没有感染、脑脊液蛋白<1.5 g/L。V-P 分流术只是疏通脑脊液，并不能根本解决脑脊液的来源问题，因此，患儿必须长期依赖 V-P 分流术存活。

⑤脑室内冲洗引流疗法（DRIFT）综合治疗。引流、灌洗和纤溶综合治疗方法，也称脑室灌洗法。此法的目的是尽可能多地去除脑室内血液成分、减轻 IVH 后氧自由基/炎症反应并尽早减轻对脑室的压力。随机对照试验证实，尽管病死率没有降低，但 DRIFT 治疗降低了最终使用 V-P 分流术的数量和 2 岁时智能伤残的发生率。

（4）脑室扩张停止进展的处理。60%的缓慢进展脑室扩张可自发性或经治疗后部分或完全停止，但有 5%的患儿以后可能再发，因此，对于脑室扩张停止进展的患儿均应随访一年。

3. 预防

产前干预包括预防早产、宫内转运、产前供给母亲糖皮质激素以及最佳的分娩处理等。出生后的干预包括正确的复苏措施，预防血压波动和血流动力学障碍，纠正凝血异常等。应用苯巴比妥、吲哚美辛、酚磺乙胺和维生素 E 等药物目前尚未证实能降低 IVH 发生率或严重性，因此均不推荐临床应用。

（二）硬膜下出血

随着产科实践的改进，近年来产伤所致的硬膜下出血发生率明显下降，但因其临床后果严重，早期识别和及时干预十分重要。严重小脑幕和大脑镰撕裂者预后极差，即使存活也常发生脑积水和其他后遗症。轻度损害若能早期诊断和及时治疗，预后较好。外科手术指征取决于出血病灶的大小、颅压增高的体征和是否存在脑疝。大脑表面硬膜下出血伴中线移位，特别是临床症状恶化伴小脑幕切迹疝时，均是急诊硬膜下穿刺或切开引流的指征。位于后颅凹的大量硬膜下出血也须外科手术。对于无明显症状的硬膜下出血患儿，外科手术并不能改善其远期预后，但需临床严密观察，若患儿病情稳定，无须手术。

（三）原发性蛛网膜下隙出血

一般来说，新生儿原发性蛛网膜下隙出血预后较好，90%随访正常。大量蛛网膜下隙出血的主要后遗症是出血后脑积水，但并不多见，即使发生其演变也比 IVH 后脑积水者缓慢，预后比 IVH 好。蛛网膜下隙出血后脑积水的处理同 IVH，若有惊厥可采用抗惊厥治疗。

（四）小脑出血

早产儿严重小脑出血预后极差，即使存活也都有明显的运动和认知障碍。足月儿的预后比早产儿好，但半数患儿可发生出血后脑积水。小脑出血的治疗取决于损害的大小和患儿的临床状态，若临床情况稳定，无颅压增高的体征，以保守治疗为主；若有快速神经系统恶化则须急诊手术。

第三节　新生儿窒息与复苏

新生儿窒息是指婴儿出生时自主呼吸不能建立或呼吸抑制者，出生时无窒息，而数分钟后出现呼吸抑制者也属窒息，是围生期死亡和导致儿童伤残的重要原因之一。国内报道的发病率差异较大。严重的窒息可导致呼吸衰竭，氧和二氧化碳交换能力丧失，引起低氧血症、高碳酸血症及代谢性酸中毒。

由于诊断标准未完全统一，国内文献报道的发病率差异很大。根据国外资料：若把出生后 5 分钟 Apgar 评分≤3 作为标准，则发病率为 0. 3%~0. 9%。根据国内资料：根据 1 分钟和 5 分钟 Apgar 评分，并结合脐动脉血 pH 值、脏器损伤等临床指标，发病率为 1. 128%。

一、诊断

（一）关于我国新生儿窒息诊断的专家共识

为与国际接轨，提出一个符合我国国情且确实可行的新生儿窒息的诊断标准，2015 年，中华医学会围产医学分会新生儿复苏学组组织相关专家讨论，提出了“关于我国新生儿窒息诊断的几点专家共识”。

（1）关于 Apgar 评分的应用。Apgar 评分在国际上已用了半个多世纪，目前我国也还在应用，尽管有不少问题和缺陷，但仍不失为新生儿出生时最简捷实用的初筛评估方法，但是要注意如下问题。

①由于 Apgar 评分的缺陷，单纯用 Apgar 评分诊断新生儿窒息有一定局限性，不能将 Apgar 评分作为诊断窒息的唯一标准

②Apgar 评分可作为评价窒息严重程度和复苏效果的部分手段，但不能完全指导复苏，因为它不能决定何时应开始复苏，也不能为复苏过程提供决策。复苏程序要按照新生儿复苏指南流程图的要求进行。由于复苏措施是改变 Apgar 评分的要素，因此，在评分时应用的复苏措施也应同时记录。建议在产房内复苏后填写 Apgar 评分的辅助表格。

（2）关于脐动脉血气分析。

Apgar 评分敏感性较高而特异性较低，脐动脉血气（pH 和碱剩余）特异性较高而敏感性较低，两者结合可增加准确性。因此，建议在二级及以上或有条件的医院，对出生后怀疑有窒息的新生儿，应常规做脐动脉血 pH 检查，Apgar 评分要结合脐动脉血 pH 的结果做出窒息的诊断。单纯 Apgar 评分低但 pH 正常，不诊断新生儿窒息，可诊断“低 Apgar 评分”。在无条件做脐动脉血气分析的医院，仅 Apgar 评分异常，也可称之为“低 Apgar 评分”。但考虑到目前国际、国内的疾病诊断编码的现状，对于“低 Apgar 评分”，目前仍可列入新生儿窒息的诊断。

关于脐动脉血气诊断窒息的标准值，国内外都做了不少研究，国外将脐动脉血 pH<7.0 作为新生儿窒息不良预后最高危因素。窒息缺氧新生儿需心肺复苏者若脐血 pH<7.0，83.3%预后不良；若脐血 pH>7.0，10.8%预后不良，诊断新生儿窒息的敏感度为 86%，特异度为 92%，阳性预测值为 89%。2008 年 3 月至 2009 年 9 月，我国新生儿脐动脉血气指标研究协作组组织 5 省 6 家医院进行脐动脉血气指标诊断新生儿窒息的多中心临床研究，结论认为，新生儿窒息的脐动脉血 pH 临床校正值分布范围为 7.00~7.20，碱剩余分布范围为-18~-10 mmol/L，诊断新生儿窒息的血气指标可在上述范围内灵活掌握；pH<7.15 诊断新生儿窒息的敏感性、特异性分别为 96.1%和 69.9%，而 pH<7.0 为 49.1%及 99.9%。碱剩余<-12 mmol/L 诊断的敏感度、特异度分别为 91.4%和 74.8%，而碱剩余<-16 mmol/L 分别为 54.0%和 89.6%，显然 pH<7.0 及碱剩余的特异性为好。

（3）关于国际新生儿窒息的诊断标准。关于国际上应用的必须同时具备前述 2 条的诊断标准，对于目前我国情况来说太过苛刻，全部符合此 4 项标准者，实际已是 HIE（应属于重度窒息）。如严格按此 2 条诊断，会造成部分漏诊，故结合目前国情在我国尚不能推广。

（二）我国新生儿窒息的诊断方案

中华医学会围产医学分会新生儿复苏学组组织相关专家讨论，提出关于结合 Apgar 评分及脐动脉血气 pH 诊断新生儿窒息的具体方案如下。

（1）新生儿出生后仍做 Apgar 评分，在二级及以上或有条件的医院生后应即刻做脐动脉血气分析，Apgar 评分要结合血气结果做出窒息的诊断。

①轻度窒息。Apgar 评分在 1 分钟或 5 分钟低于 7 分，伴有脐动脉血 pH 值低于

7.2。

②重度窒息。Apgar 评分在 1 分钟低于 3 分或 5 分钟低于 5 分，伴有脐动脉血 pH 值低于 7.0。

（2）未取得脐动脉血气分析结果的，Apgar 评分异常，可称为“低 Apgar 评分”。考虑到目前国际、国内的疾病诊断编码的现状，对于“低 Apgar 评分”的病例，Apgar 评分<3 分列入严重（severe，ICD-9 code 768.5/ICD10 code21.0），Apgar 评分<7 分列入轻度或中度（mild or moderate ICD-9 code 768.6/ICD10 code 21.1）新生儿窒息的诊断。

需要说明的是本共识推荐的新生儿窒息诊断方案为双轨制，“低 Apgar 评分”并未取得相关的国内外编码。因此，建议在具体实行过程中，具体病例的诊断包括病历封面仍应该采用轻或重度窒息，以避免病例诊断和统计的困难。

“低 Apgar 评分”在做临床流行病学和比较研究时可以应用，以方便国际交流和科研论文发表。

（3）应重视围生期缺氧病史，尤其是强调宫内窘迫及胎心率异常，在有条件的医院常规定时做胎心监护，呈现不同程度胎心减慢，可变减速、晚期减速、胎心变异消失等，可作为新生儿窒息的辅助诊断标准，尤其是对于没有条件做脐动脉血气的单位，可作为诊断的辅助条件。

二、治疗

尽快完成对患儿及时、有效的复苏抢救，尽可能缩短机体缺氧的时间，监测体温、呼吸、心率、尿量等多项指标，了解各脏器受损程度并及时处理。

（一）一般治疗

加强护理，复苏前后均需注意保暖，防止并发症的发生。轻度窒息患儿复苏后数小时可以试喂糖水，若无呕吐、腹泻，可喂奶。

（二）复苏治疗

新生儿窒息是新生儿伤残和死亡的首要因素，是指新生儿受到产前和产时及产后等多种因素的影响，造成新生儿因缺氧而发生宫内窘迫或娩出过程中发生呼吸系统和循环系统障碍，进而导致新生儿娩出 1 分钟内仅有心搏却无自主性呼吸或未能建立规律性呼吸，并出现以低氧血症和混合性酸中毒为主要病理生理改变的临床病证。大量文献资料显示，凡能使血氧浓度降低的任何因素都可以引起窒息现象，新生儿窒息与胎儿在子宫内环境及分娩过程密切相关，如果缺氧发生在产程中，胎儿血液中的二氧化碳刺激呼吸中枢，以致早期发生强烈的呼吸动作，喉括约肌失去屏障功能而吸入大量羊水，从而致使产时窒息或转为娩出后的新生儿窒息。随着新生儿医学诊疗水平的逐步改善和提高，新生儿窒息的复苏技术也得到不断改进和提升，但是，往往新生儿窒息的程度各不相同，一部分新生儿经复苏处理后的存活能力仍然较差，故在此特殊时期仍需要继续做好新生儿病情的密切观察和科学护理，以有效防止各种相关并发症的发生和发展。因此，如何及时采取系统性的应对与治疗措施已成为降低围生期新生儿的病死率，并提高新生儿存活质量的有力保障和重中之重。

目前，新生儿窒息的发病人数不断增加，并呈现出逐年上升的迅猛趋势，在某种程度上极大地影响了新生儿的生命健康和生活质量。新生儿复苏技术作为新生儿窒息的主要治疗方法，在一定程度上极大地改进和推动了新生儿窒息的临床治疗水平，及时挽救了众多患者及其整个家庭。据相关文献资料证实，通过优质的复苏技术和与之相匹配的护理干预措施，能够最大限度阻止由新生儿窒息导致的一系列不良后果，特别是快速、稳妥、准确的复苏措施及其复苏后全面细致的护理干预更能有效降低新生儿的病死率和伤残率，从根本上提升新生儿的生存率。该研究对新生儿窒息患者进行了系统化的复苏与护理干预措施，结果显示，严格执行规范化新型复苏与护理干预患者痊愈出院的人数显著增加，而转院和死亡的人数则明显减少。由此可见，系统性新生儿复苏和复苏后护理能够全面提升新生儿的成活率，并进一步改善新生儿窒息的临床治疗效果，适于临床推广和应用。

1. 新生儿复苏的一般原则

每次分娩时应有一名熟悉新生儿复苏技术的人员在场。所有高危婴儿分娩时都应有熟练的专职新生儿科医生在场。

对复苏者有如下高标准要求：①掌握围生期生理知识及复苏原则；②掌握所需技术；③明确了解团队其他成员的职责，以便精确预测每个人在特定情况下做出的反应。

美国儿科学会/美国心脏协会的新生儿复苏项目对每位实施复苏的医护人员进行培训，以确保每个人能够正确熟练地进行复苏操作。新生儿复苏项目提供了达到极高复苏成功率的途径，并且能够帮助临床医师更快地辨别那些需要特殊处理的特殊病例。

2. 新生儿需要进行复苏的相关危险因素

（1）产前因素。产妇有糖尿病，妊娠高血压或先兆子痫，肾性高血压，孕妇心、肾、肺、甲状腺或神经疾病，妊娠中后期出血，孕妇感染，孕妇用药，孕妇吸毒，羊水过多或过少，胎膜早破，胎儿水肿，过期妊娠，多胎妊娠，胎儿贫血或同种免疫疾病，既往死胎或新生儿死亡史，胎儿大小与孕期不符，胎儿畸形或异常，胎动减弱，无产前检查，年龄>35 岁。

（2）产时因素。早产，急产，羊膜炎，胎膜早破（>18 h），滞产（>24 h），臀先露或其他先露，2 或 3 类胎儿心率图形，子宫强直性收缩伴胎儿心率改变，羊水胎粪污染，脐带脱垂，胎盘早剥，前置胎盘，明显的产时出血，急诊剖宫产，产钳或胎吸助产，巨大胎儿，产妇使用全身麻醉剂，产前 4 小时内用过麻醉药。

（三）复苏准备

1. 医务人员

（1）每次分娩时有 1 名熟练掌握新生儿复苏技术的医护人员在场，其职责是照料新生儿。

（2）复苏 1 名严重窒息儿需要组成 3~4 人的复苏团队，复苏团队每个成员须有明确的分工，均应具备熟练的复苏技能。

（3）多胎分娩的每名新生儿都应由专人负责。

2. 器械和用品

产房内应备有整个复苏过程所必需的、功能良好的全部器械。预计新生儿高危时，应将器械打开备用。

常用的器械和用品如下。

（1）吸引器械。吸引球囊、吸引器和管道、吸管（5F 或 6F，8F，10F，12F）、胃管（8F），胎粪吸引管。

（2）正压人工通气器械。新生儿复苏气囊（气流充气式或自动充气式气囊，常用自动充气式气囊）或 T-组合复苏器、不同型号的面罩（最好边缘有软垫）、配有气流表和导管的氧源，有条件者准备脉搏血氧饱和度仪、空氧混合仪。

（3）气管内插管器械。带直镜片的喉镜（0 号，早产儿用；1 号，足月儿用）、喉镜的备用灯泡和电池、不同型号的气管导管、金属芯、剪刀、气管导管的胶带或固定装置、乙醇棉球。有条件者准备喉罩气道、二氧化碳监测器。

（4）其他。辐射保暖台或其他保暖设备、温暖的毛巾、肩垫、氧气导管、无菌手套、时钟、听诊器（最好新生儿专用）、胶布等。

3. 药品和给药

肾上腺素（浓度 1∶1000，用前配成 1∶10000），等渗晶体液（生理盐水或乳酸林格液），注射用水，纳洛酮 4 mg/mL（每安瓿 1 mL）或（每安瓿 2 mL），脐静脉插管用品需消毒手套、解剖刀或剪刀、碘酒溶液、脐带胶布、脐静脉导管（3. 5F、5F）、三通管，注射器（1，3，5，10，20，50 mL）、针头。

（四）复苏方案

新生儿窒息目前采用的复苏方案为 ABCD 方案。

（1）A（Airway）。建立通畅的气道。

（2）B（Breathing）。建立呼吸，进行正压人工通气。

（3）C（Circulation）。进行胸外心脏按压，维持循环。

（4）D（Drug）。药物治疗。

约 90%的新生儿可以毫无困难地完成宫内到宫外环境的过渡，他们需要少许帮助或根本无须帮助就能开始自主且规则地呼吸；约有 10%的新生儿在出生时需要一些帮助才能开始呼吸；约有 1%需要使用各种复苏措施才能存活。

以下复苏步骤的倒三角图形显示了复苏步骤和需要复苏的新生儿之间的关系。顶端的是所有新生儿都需要的步骤，而底部的是少数新生儿需要的步骤（图 16-1）。

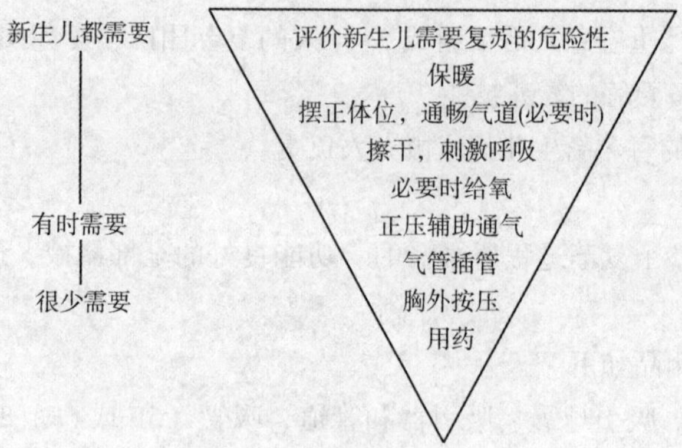

图 16-1　复苏步骤的倒三角

此评估-决策-措施的程序在整个复苏中不断重复（图 16-2）。

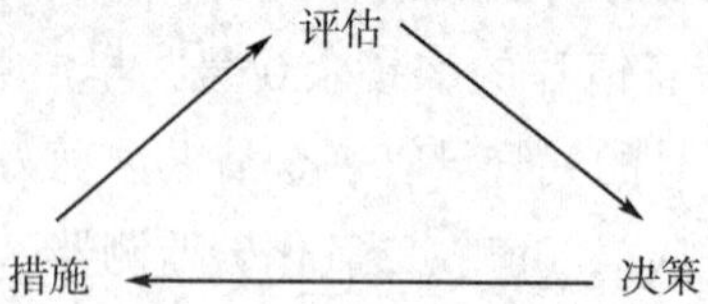

图 16-2　复苏实施

评估主要基于以下 3 个体征——呼吸、心率、血氧饱和度。通过评估这 3 个体征中的每一项来确定每一步骤是否有效，其中，心率对于决定进入下一步骤是最重要的。

中国新生儿复苏流程图见图 16-3。

（五）复苏实施

1. 快速评估

出生后立即用几秒钟的时间快速评估以下 4 项指标。

（1）是否足月儿。早产儿常常由于肺发育不成熟、肌肉无力而不能进行有效的呼吸，而且生后不能很好地保持体温。因此，应当将早产儿放在辐射保暖台上进行评估和初步复苏。

（2）羊水是否清亮。羊水正常是清亮的，如羊水有胎粪污染则不清亮，常是宫内缺氧的结果。

（3）是否有哭声或呼吸。哭声或呼吸是判断新生儿有无窒息的最重要指标，观察新生儿胸部就可以看出是否有呼吸，有力的哭声也说明有呼吸。喘息是在缺氧或缺血时发生的一系列单次或多次深吸气，说明有严重的呼吸抑制。

（4）肌张力是否好。肌张力是判断新生儿有无窒息的重要指标，健康足月新生儿应四肢屈曲且活动很好。

如以上任何一项为否，则需要进行以下初步复苏。

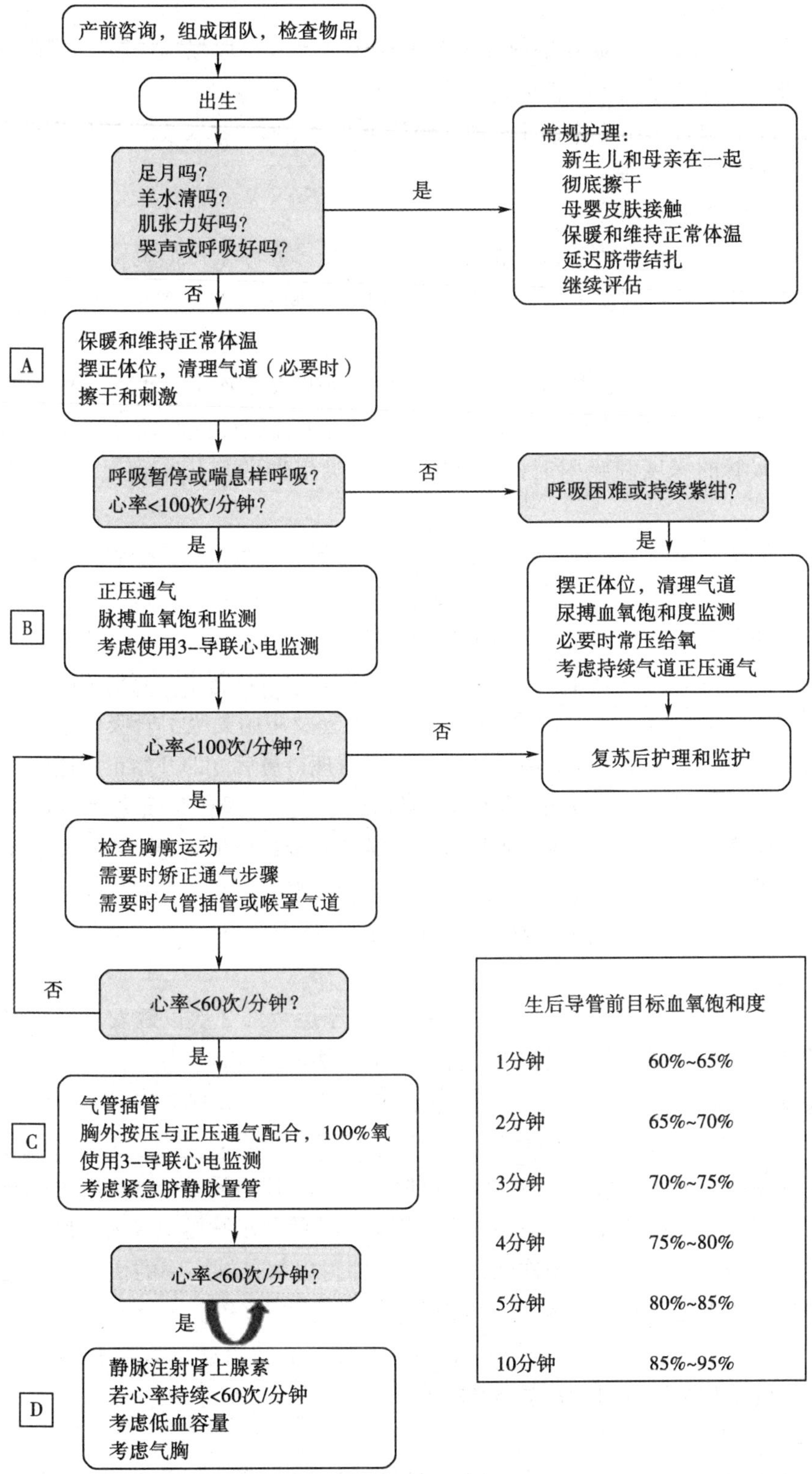

图 16–3　中国新生儿复苏流程图

2. 初步复苏

（1）保暖。将新生儿放在辐射保暖台上或因地制宜采取保温措施，如用预热的毯子裹住婴儿以减少热量散失、将床垫预热、提高环境温度等。

早产儿尤其是极低出生体重儿，即使用传统的措施减少热丢失，仍会发生低温。因此，推荐塑料膜保温措施。

（2）建立通畅的呼吸道。

①摆正体位。新生儿应仰卧，颈部轻度仰伸到“鼻吸气”位置，使咽后壁、喉和气管呈直线，可以让空气自由出入。应注意勿使颈部伸展过度或不足，这两种情况都会阻碍气体进入。

②吸引。胎儿娩出后，如口咽部有分泌物，用吸球或吸管（8F 或 10F）先口咽后鼻清理分泌物。过度用力吸引可能导致喉痉挛和迷走神经性的心动过缓和延迟自主呼吸。应限制吸管的深度和吸引时间（<10 秒），吸引器的负压不超过 13.3 kPa（100 mmHg）。

③羊水胎粪污染时的处理。对羊水胎粪污染的新生儿是否气管插管吸胎粪，一直是个有争议的问题。2015 年，美国新生儿复苏指南不再推荐羊水胎粪污染时常规气管内吸引胎粪（无论有无活力）。根据我国国情和实践经验，中国新生儿复苏项目专家组作如下推荐。当羊水胎粪污染时，首先评估新生儿有无活力：新生儿有活力时，继续初步复苏；新生儿无活力时，应在 20 秒内完成气管插管及用胎粪吸引管吸引胎粪。如果不具备气管插管条件，而新生儿无活力时，应快速清理口鼻后立即开始正压通气。

④气管插管吸引胎粪的方法。将气管导管插入气管（操作步骤见“气管插管”），连接胎粪吸引管和吸引器，用右手示指将气管导管固定在新生儿的上腭，左手示指按压胎粪吸引管的手控口使其产生负压，边退气管导管边吸引，3~5 秒将气管导管撤出气管外并随手快速吸引一次口腔内分泌物。全部操作 20 秒内完成。

（3）擦干。快速擦干全身。

（4）刺激。用手拍打或手指弹患儿的足底或摩擦背部 2 次以诱发自主呼吸，如无效，表明新生儿处于继发性呼吸暂停，应按以下步骤继续进行复苏。

初步复苏需时 30 秒。

3. 评价新生儿及继续复苏步骤

初步复苏后评估新生儿的 2 项指标：呼吸、心率。评估呼吸可观察新生儿有无正常的胸廓起伏及听诊双呼吸音。评估心率可触摸新生儿的脐动脉搏动或用听诊器听诊新生儿的心搏，数新生儿 6 秒的心搏次数，乘以 10 即得出每分钟心率的快速估计值。近年来脉搏氧饱和度仪用于新生儿复苏，可以测量心率和氧饱和度。为了更准确地评估心率，2015 年国际指南推荐应用 3 导心电图（3-leadECG）测量心率，考虑到我国国情，建议有条件的单位可以试用，并总结经验。

4. 正压通气

（1）正压通气的指征。呼吸暂停或喘息样呼吸和（或）心率<100 次/分钟，给正压通气。正压通气是复苏流程中最重要的部分。对有以上指征者，要求在黄金一分钟内

实施有效的正压通气。

如果新生儿有呼吸，心率>100 次/分钟，但有呼吸困难或持续发绀，给清理气道、脉搏血氧饱和度监测，可常压给氧或持续气道正压通气（CPAP），特别是早产儿。

（2）有关正压通气用氧的推荐。建议县级以上医疗单位创造条件在产房添置空气-氧混合仪以及脉搏血氧饱和度仪。无论足月儿或早产儿，正压通气均要在血氧饱和度仪的监测指导下进行。足月儿开始用空气进行复苏，早产儿开始给 21%~40%的氧，用空气-氧混合仪根据血氧饱和度调整给氧浓度，使氧饱和度达到目标值。在我国，有一些医院没有配备脉搏血氧饱和度仪或空气-氧混合仪或两者皆无。编者建议，如果没有以上两种仪器，利用自动充气式气囊复苏时，有 3 种氧浓度可用：自动充气式气囊不连接氧源，氧浓度 21%（空气）；连接氧源，不加储氧器，可得到约 40%浓度的氧；连接氧源，加储氧器得 100%（袋状）、90%（管状）氧。

脉搏氧饱和度仪的传感器应放在导管前位置（右上肢，通常是手腕或手掌的中间表面）。在传感器与仪器连接前，先将传感器与婴儿连接有助于最迅速地获得信号。

（3）正压人工通气的频率和压力。正压人工通气的呼吸频率为 40~60 次/分钟。使足月新生儿肺开始膨胀所需要的吸气峰压是 30~40 cmH_2O，以后维持 20~25 cmH_2O（1 cmH_2O=0. 098 kPa）。有效的正压通气应显示心率迅速增快，胸廓起伏及两侧呼吸音良好。高的肺容量和气道压力可引起肺损伤，若婴儿表现很深的呼吸，则肺过度膨胀，说明操作者用的压力过高，有产生气胸的危险。最好有压力监测。

研究结果证明，较大的吸气峰压容易引起早产儿肺损伤。因此，提出早产儿可用的吸气峰压为 20 cmH_2O 或更低，应有压力监护。早产儿应用正压通气时保持呼气末正压（PEEP）能增加功能残气量，改善肺顺应性和气体交换，对抗肺损伤。对复苏后有自主呼吸的早产儿保持持续的 PEEP 也有益。因此，早产儿复苏最好应用 T-组合复苏器。

（4）矫正通气步骤。如达不到有效通气（胸廓无起伏），须做矫正通气，包括检查面罩和面部之间是否密闭，再次通畅气道（可调整头位为鼻吸气位，清除分泌物，使新生儿的口张开）及增加气道压力。矫正通气后，如心率<100 次/分钟，可进行气管插管或使用喉罩气道。

（5）评估及处理。经 30 秒有效正压通气后，如有自主呼吸且心率>100 次/分钟，可逐步减少并停止正压通气，根据脉搏血氧饱和度值决定是否常压给氧，如心率<60 次/分钟，气管插管正压通气并开始胸外按压。

（6）插胃管。持续气囊面罩正压通气（>2 分钟）可产生胃充盈，应常规经口插入 8F 胃管，用注射器抽气并保持胃管远端处于开放状态。

（7）正压人工呼吸复苏装置应用。

①自动充气式气囊。自动充气式气囊是目前最常用的复苏装置，如名称所指，在无压缩气源的情况下，可自动充气，如不挤压，一直处于膨胀状态。它的吸气峰压（PIP）取决于挤压气囊的力量，它不能提供 PEEP。结构上有如下特点。

A. 氧与空气混合气体的出口为单向，有单向阀门，加压、吸气时打开，呼气时关闭。不能做常压给氧用。

B. 储氧器功用。不用储氧器，供 40%氧；用密闭式储氧器，供 100%氧；管状储氧器，供 90%氧。

C. 安全装置为减压阀，当压力>3. 43 kPa（35 cmH_2O）时，阀门被顶开，防止过高的压力进入肺脏。

②气流充气式气囊。气流充气式气囊又称麻醉气囊，靠压缩气源来的气流充盈，不用时处于塌陷状态，当气源将气体压入气囊，且面罩紧贴面部时气囊才能充盈。PIP 由进入气体的流速、气流控制阀的调节和挤压气囊的力量决定。可提供 PEEP，PEEP 由一个可调节的气流控制阀控制。可做常压给氧。

③T-组合复苏器（T-PIEXE）。是近年来国际上应用比较多的一种正压通气装置，由一个调节压力的装置和一个手控的 T 形管道构成。与气流充气式气囊一样，也需要压缩气源。是单手操作，操作者用拇指或其他手指堵塞或打开 T 形管的开口，使气体交替进出新生儿体内，给予间断的 PIP。主要优点是可提供 PEEP，预设 PIP 和 PEEP，并使 PIP 和 PEEP 保持恒定，更适于早产儿应用。

④面罩的特点和有效应用。面罩有不同的形状、大小，可以用不同的材料制成。新生儿面罩的选择取决于是否适合新生儿的面部。应使面罩与新生儿的面部形成密封。面罩的周围可有或无缓冲垫。缓冲垫可使面罩与婴儿面部的形状一致，更容易形成密封，并减少对新生儿面部的损伤。

面罩分为 2 种形状，圆形和解剖形。解剖形面罩适合面部的轮廓，当放在面部时，它的尖端部分恰罩在鼻上。面罩有不同的大小，适于足月儿或早产儿。面罩边缘应能覆盖下颌的尖端和口鼻，但勿覆盖眼睛。面罩过大可损伤眼睛，且密封不好。面罩过小不能覆盖口鼻，且可堵塞鼻孔。

5. 胸外按压

（1）胸外按压的指征。30 秒有效的正压通气后，心率持续<60 次/分钟，应在继续正压通气的同时开始胸外按压。

在胸外按压前为保证正压通气有效地进行，应用气管插管正压通气，配合胸外按压。胸外按压时给氧浓度要提高到 100%。

（2）胸外按压的手法。

①拇指法，双手拇指端压胸骨，根据新生儿体型不同，双拇指重叠或并列，双手环抱胸廓支撑背部。

②双指法，右手食、中两个手指尖放在胸骨上进行按压，左手支撑背部。

因为拇指法能产生更高的血压和冠状动脉灌注压，操作者不易疲劳，加之采用气管插管正压通气后，拇指法可以在床头做，不影响在脐部做脐静脉插管，拇指法成为大家喜欢应用的方法。

（3）胸外按压的位置和深度。给新生儿施行胸外按压时，对胸骨下 1/3 用力，位置在剑突和乳头连线下方。注意避免直接对剑突用力。摆好手与手指的位置后，要用足够的压力使胸骨下陷约前后胸直径 1/3 的深度，然后放松令心脏充盈。1 次按压包括 1 次下压与 1 次放松的动作。实际下压的距离取决于新生儿的体型大小。

（4）胸外按压操作。胸外按压的下压时间应稍短于放松时间，使心脏输出量达到最大。胸外按压时拇指或其他手指的指尖（根据使用按压方法的不同）在按压和放松的过程中，应始终不离开胸骨的压迫区。两次压迫之间，拇指或其他手指不得离开胸部。

（5）胸外按压与呼吸配合。胸外按压要两人合作完成，一人进行正压通气，一人做胸外按压。胸外按压要与呼吸很好地配合，在按压放松的时候要保证胸廓能很好地扩张，但按压者的拇指不能离开胸壁。按压与呼吸的比例为 3∶1，即每分钟按压 90 次，人工呼吸 30 次，共 120 次，每 1 循环（按压 3 次通气 1 次）需时 2 秒。每次人工呼吸后第 1 次按压时呼气。按压 45~60 秒后评估心率，如心率>60 次/分钟，停止胸外按压继续人工通气，如心率仍<60 次/分钟，加用药物肾上腺素。

6. 气管插管

（1）气管插管的指征。

①新生儿羊水胎粪污染且无活力时需气管插管吸引胎粪。

②正压人工呼吸不能充分改善临床症状，无良好的胸廓起伏，或需要正压人工呼吸持续超过数分钟时，可考虑气管插管，以改善正压通气的效果。

③如需胸外按压，气管插管有利于正压通气和胸外按压更好地配合，并使每次正压通气取得最大效率。

④如需要用肾上腺素刺激心脏，在建立静脉途径前常用的途径是直接注入气管，需要气管插管。

⑤疑有膈疝，不用面罩而用气管插管，可防止空气进入胃肠道，妨碍肺扩张。

（2）气管插管实施。

①选择喉镜。足月儿使用的喉镜镜片型号为 1 号，早产儿为 0 号。

②根据体重选择合适内径的气管导管（表 16-1）。

表 16-1　气管导管内径

导管内径/mm	新生儿体重/g	妊娠周数/周
2.5	<1000	<28
3.0	1000~2000	28~34
3.5	2001~3000	35~38
3.5~4.0	>3000	>38

③确定气管插管深度。按体重计算管端至口唇的长度（cm），可按出生体重（kg）加 5~6 计算（表 16-2）。

表 16-2　气管导管的插入深度

新生儿体重/kg	导管至口唇的长度/cm
1	6~7
2	7~8
3	8~9
4	9~10

④气管插管的步骤。

A. 操作者左手持握喉镜;

B. 保持新生儿的头部呈“鼻吸气”位置;整个过程中,应常压给氧;

C. 喉镜应沿着舌面右侧滑入,将舌推至口腔左侧,推进镜片直至尖端到达会厌软骨谷;

D. 轻轻提起镜片,提升整个镜片而非镜片尖端;

E. 寻找解剖标记,声带看起来像反向的字母“V”。必要时,吸引分泌物改善视野。

F. 如声门关闭,等待其开放。插入气管导管管端直到声带线达到声门水平。

G. 撤出喉镜时,将导管紧贴患儿上腭。如有金属芯,握住导管,将金属芯从管中撤出。

以上步骤需要在30秒内快速完成。如无法暴露声门并在30秒内插入导管,则撤出喉镜,用气囊面罩给新生儿做正压人工呼吸使新生儿稳定,然后重试。

⑤气管插管位置的判断。如导管已在正确位置,应观察到:心率增加,心率迅速增加是插管位置正确和正压通气有效的重要指征;每次呼吸时胸廓对称扩张,有双肺呼吸音,但胃区无声音;呼气时,管内壁有雾气凝结;CO_2检测器可确定呼出CO_2的存在;胸部X线片显示导管管端在锁骨或稍下水平。

⑥气管插管的替代装置-喉罩气道。在面罩-气囊正压人工通气失败以及气管插管不可能或不成功的情况下,可用喉罩气道。喉罩气道是一个用于正压人工通气的气道装置,为一个带有边圈可扩张的软椭圆形喉罩与弯曲的气道导管连接而成的装置。操作者用示指将此装置插入新生儿的口腔并沿其硬腭直到顶端接近食管。当喉罩完全插入,打气使边圈扩张,扩张的喉罩覆盖喉口并使边圈与咽下区的轮廓一致,用低压封堵住食管。该气道导管有一个15 mm的连接管,可连接复苏囊或呼吸器。施行正压人工通气时,压力通过气道导管传送到喉罩,进入新生儿的气管。

喉罩气道是气管插管的替代装置,随机对照试验研究发现,当气囊面罩人工通气不成功时,应用喉罩气道和气管内插管无明显的区别。但有以下情况,如需吸引胎粪污染的羊水、胸外按压、极低出生体重儿或需要气管内给药时,应用气管内插管而不应用喉罩气道。

7. 药物

在新生儿复苏时,很少需要用药。新生儿心动过缓通常是因为肺部充盈不充分或严重缺氧,而纠正心动过缓的最重要步骤是充分的正压人工呼吸。但是在足够的100%氧正压人工呼吸和胸外按压45~60秒后心率仍<60次/分钟,应给肾上腺素或扩容或二者皆给。少数情况下,复苏后可用碱性液、麻醉药对抗剂或血管加压剂。

(1)肾上腺素。

①给药指征。在30秒正压通气和45~60秒胸外按压配合正压通气后,心率仍小于60次/分钟,需要使用心脏兴奋剂肾上腺素。

②剂量和给药途径。过去推荐首剂量肾上腺素通过气管内导管给药,因为建立静脉

给药途径需要时间，气管内给药迅速。但近年来研究结果显示，气管内给药如发挥作用所需剂量远大于通常的推荐剂量。因此，推荐一旦脐静脉途径建立，应尽可能脐静脉给药。推荐剂量是每次 0.01~0.03 mg/kg（1：10000 溶液 0.1~0.3 mL/kg），不推荐大剂量静脉给药，因为动物和人的研究发现，如大剂量静脉给药可引起高血压、心肌和神经功能的损害。在脐静脉通道未建立或正在建立时可先气管内给药，剂量大于静脉剂量，为 0.05~0.1 mg/kg（1：10000 溶液 0.5~1.0 mL/kg），最大量不得超过 0.1 mg/kg，因其安全性尚未得出最后的结论。不论何种途径给药，肾上腺素的浓度应为 1：10000（mg/mL）。

（2）扩容剂。

①扩容剂的应用指征。有低血容量的新生儿、已怀疑失血或新生儿休克（苍白、脉搏微弱、毛细血管再充盈时间>3 秒）且对其他复苏措施无反应时考虑扩充血容量。

②扩容剂选择。可选择等渗晶体溶液，推荐生理盐水或乳酸林格液，不选择胶体液如清蛋白。大量失血则需要输入与患儿交叉配血阴性的同型血或 O 型红细胞悬液。

③使用方法。生理盐水首次剂量为 10 mL/kg，经脐静脉缓慢推入（超过 5 分钟，少于或等于 10 分钟）。在进一步的临床评估和观察反应后可重复注入。给窒息新生儿和早产儿不恰当的扩容会导致血容量超负荷或发生并发症，如颅内出血。

（3）纳洛酮。新生儿复苏使用纳洛酮应有严格的适应证，具备如下条件可使用纳洛酮。

①正压通气使心率和肤色恢复正常后出现严重呼吸抑制。

②母亲在分娩前 4 小时以内有应用麻醉、镇痛药历史。

应用时要注意：①必须先完成建立通畅的气道和正压通气；②母亲吸毒者或使用美沙酮者不能使用纳洛酮，否则导致新生儿惊厥。纳洛酮剂量为 0.1 mg/kg，静脉或肌肉注射。

（4）新生儿复苏时不推荐使用碳酸氢钠。

（六）复苏中常见并发症处理

1. 新生儿气胸

医源性气胸是新生儿气胸的主要原因，绝大部分与复苏操作及正压通气应用不当有关，临床表现多较严重。抢救此类患者的关键在于及时摄床边胸部 X 线片，发现气胸后先行胸腔穿刺抽气减压，改善呼吸、循环功能，随后尽快行胸腔闭式引流术，才能确保持续排除胸腔积气，防止病情反复，从而有效提高抢救成功率。张力较高的气胸由于胸腔压力很高，可导致回心血量明显减少，引流后可适当扩容血容量，防止低灌注的发生，同时应积极针对原发病治疗。医源性气胸的预防关键在于熟练新生儿复苏的操作规范，复苏时及时彻底清除口腔、咽喉及气管内分泌物，胸外按压勿过频或过度用力；呼吸囊加压给氧时，最好接压力计，不可用力过大，对烦躁患儿应适度镇静。

2. 新生儿低体温

在窒息复苏过程中，如不注意保暖，很容易导致新生儿低体温，引起低血糖、酸中毒、硬肿症，甚至持续胎儿循环、肺出血、脑室内出血等严重并发症，早产儿更是如此。故中国新生儿复苏指南中对于复苏中保温进行了特别的强调。对早产儿尤其是极低出生体重儿，分娩前应提前升高产房温度，预热辐射抢救台，对婴儿的衣物和包被也应提前预热。出生后可立即予以无菌塑料袋或保鲜膜包裹颈部以下身体。如需要转运，应尽可能采取预热好的转运暖箱来保持体温。

3. 高氧相关损伤

窒息复苏中持续高氧吸入可能导致高氧肺损伤，并增加早产儿视网膜病变的发生率。尽管仍没有足够的证据来确定复苏用氧的初始浓度，但现有数据表明与空气复苏比较，纯氧存在以下弊端。

（1）增加新生儿病死率（约40%）。

（2）至少在生后4周内提高了氧化应激。

（3）增加了心肌和肾的损伤。

（4）延迟康复（显著降低5分钟Apgar评分和心率，第1次啼哭或呼吸时间延迟）。

（5）增加复苏和给氧的时间。

（6）与儿童期白血病及癌症发生风险的增高相关。故在窒息复苏中，尤其是早产儿复苏，应尽量避免使用纯氧。在复苏后应及时调低用氧浓度，尽快停氧。

4. 脑出血

早产儿由于生发基质血管系统的特点，容易出现室管膜下及脑室内出血尤其是在窒息缺氧、酸中毒等情况下，脑血流波动较大，更增加了出血的风险。故窒息复苏中应注意操作轻柔，避免粗暴动作，尽量避免血压和颅内压的大幅波动，避免高糖、高渗液体的快速推注，避免碳酸氢钠的不当使用，避免高浓度大剂量肾上腺素的使用，从而减少脑出血的发生。

5. 坏死性小肠结肠炎

围生期窒息的早产儿由于缺血缺氧容易发生坏死性小肠结肠炎，应密切观察，延迟喂养或进行微量喂养。

第四节 新生儿呼吸窘迫综合征

新生儿呼吸窘迫综合征（NRDS）由肺表面活性物质（PS）缺乏所致，主要发生在早产儿，以出生后数小时内出现进行性呼吸困难、发绀、呼吸衰竭和典型的胸部X线表现为特征。

一、临床表现

（一）症状体征

出生后6小时内出现呼吸窘迫综合征（RDS），主要表现为呼吸急促（大于60次/

分钟），是为增加肺泡通气量，代偿潮气量的减少；鼻翼翕动，为增加气道横截面积，减少气流阻力；吸气性三凹征和明显的呼气呻吟是呼气时声门不完全开放，使肺内气体潴留产生正压，防止肺泡萎陷；吸气性三凹征是呼吸辅助肌参与的结果，以满足增加的肺扩张压；发绀是由于氧合成不足，常提示动脉血中还原血红蛋白>50 g/L。呼吸窘迫呈进行性加重是本病特点。严重时表现为呼吸浅表、呼吸节律不整、呼吸暂停及四肢松弛。由于呼气时肺泡萎陷，体格检查可见胸廓扁平；因潮气量小而听诊呼吸音减低，肺泡有渗出时可闻及细湿啰音。

随着病情的逐渐好转，由于肺顺应性的改善，肺动脉压力下降，约有30%患儿于恢复期出现动脉导管重新开放。故对于恢复期的RDS患儿，其原发病已明显好转，突然出现对氧气的需求量增加、难以矫正和解释的代谢性酸中毒、喂养困难、呼吸暂停、周身发凉、皮肤发花及肝脏在短时间内进行性增大，应注意本病。若同时具备脉压增大，水冲脉，心率增快或减慢，心前区增强，胸骨左缘第2肋间可听到收缩期或连续性杂音，则应确诊本病。

RDS通常于出生后第2~3日病情严重，72小时后明显好转。但新生儿的出生体重、肺病变的严重程度、表面活性物质的治疗、有无感染的存在及动脉导管的开放等均会对患儿的病程有不同程度的影响。若出生12小时后出现呼吸窘迫，一般不考虑本病。

（二）并发症

肺透明膜病的并发症多发生在氧气治疗过程中或在治疗后的恢复期，重症常并发肺动脉高压、呼吸与心力衰竭。

（1）气漏。由于肺泡壁的损伤，气体溢至肺间质，或由机械通气时吸气峰压或平均气道压（MAP）过高引起间质性肺气肿，气体沿血管至纵隔，引起纵隔气肿。间质气肿也可引起气胸，气漏时呼吸更为困难。

（2）氧中毒。当吸入氧浓度（FiO_2）过高，或供氧时间过长，可能发生氧中毒，以支气管肺发育不良（BPD）和眼晶体后纤维增生最常见，前者为肺本身的病变，使呼吸机不易撤除，后者表现为晶体后视网膜增生或视网膜剥离，使视力减退，甚至失明。

（3）恢复期的动脉导管开放。本症经机械呼吸和供氧治疗后，在恢复期约30%病例出现动脉导管未闭，早产儿动脉导管的组织未成熟，不能自发关闭，但在肺透明膜病的早期，肺血管阻力增加，不但不发生左向右分流，有时却相反发生右向左分流，至恢复期肺血管阻力下降，即可出现左向右分流，此时因肺动脉血流增加而致肺水肿，出现间歇性呼吸暂停和充血性心力衰竭，甚至危及生命。在心前区胸骨左缘可听到收缩期杂音，以第2~3肋间最响，如肺血管阻力下降幅度大，甚至可出现连续性杂音。胸部X线片显示心脏影扩大，肺野充血。B型超声心动图可直接探得未闭的动脉导管。

二、辅助检查

（一）实验室检查

（1）羊水检查。出生前经羊膜穿刺，或出生时留取破膜的羊水，做泡沫试验及卵磷脂和鞘磷脂比值检查。

①羊水泡沫试验。取等量羊水置于5个小试管中，加入不等量的纯乙醇，用力振荡15秒，静置15分钟后观察泡沫的形成。若为本病，用很少量乙醇即能阻止羊水泡沫的形成，呈阴性。

②羊水卵磷脂和鞘磷脂（L/S）。肺发育成熟者，羊水中的卵磷脂（L）达3.5 mg/dL，与鞘磷脂（S）的比值（L/S）应为3∶1~2∶1。若L/S<2∶1，提示为肺发育不良。

（2）胃液振荡试验。胃液1 mL加95%乙醇1 mL，振荡15秒后静置15分钟，如果沿管壁仍有一圈泡沫，为阳性，可初步排除胎粪性腹泻（HMD），阴性则提示本病。假阳性只有1%，但假阴性可达10%，抽胃液时间越晚，假阴性越多，因羊水已进入肠道。

（3）羊水磷脂酰甘油（PG）测定。出生后咽部或气管吸出物做PG测定能早期提示发病可能。

（4）血液检查。血pH值、PaO_2、HCO_3^-降低，而PCO_2、BE增高，呈代谢性酸中毒。血钾早期常增高，恢复期利尿后可降低。

（二）肺部X线检查

应在用正压呼吸前进行，否则萎陷不久的肺泡可以重新张开使胸部X线片无阳性表现。显示RDSN早期的肺部网状细颗粒影和后期的毛玻璃状（白肺）征象，以及相对增强的支气管充气征，伴早产儿胸廓和肺容积偏小特征。按照病情轻重可分四级如下。

（1）第一级表现。为细粟粒状毛玻璃样阴影，两肺透亮度减低。

（2）第二级表现。除粟粒阴影外可见超出心影的空支气管影。

（3）第三级表现。除上述影像外，心缘与隔缘模糊。

（4）第四级表现。为广泛的白色阴影称“白色肺”，其中有黑色的秃叶树枝状空支气管树影由肺门向外周放射伸展至末梢气道，形成“支气管充气征”。用高压氧通入肺内，X线变化可获改善。

（三）超声波检查

彩色多普勒超声有助于动脉导管开放确定和新生儿持续性肺动脉高压（PPHN）的诊断。

三、治疗

RDS管理的目的是提供最多存活数量、同时不良反应最少的干预。过去，已有很多预防及治疗RDS的策略及治疗，并经临床验证（表16-3），现已对多数进行了系统回顾。

表 16-3　RDS 防治建议的等级和证据的水平

建议等级	证据水平
A	至少有 1 项以随机对照试验（RCT）为基础的高质量的荟萃分析，或有足够力度的直接针对目标人群的高质量的 RCT
B	其他对 RCT 的荟萃分析，或以病例对照研究为基础的系统综述，或低级别但很有可能是因果关系的 RCT 试验
C	很好设计并实施的病例对照研究或偏差较小的队列研究
D	病例报告、专家建议

（一）早产的产前处理

1. 早产预防

早产与社会剥夺（社会公共资源及财富分布不均）有关，早产的发病率可通过对怀孕年龄、控制孕期血压和经济等因素的控制而降低。目前，预防早产的主要措施还是左侧卧位。产科预防早产的药物常见的有沙丁胺醇 2.4～4.8 mg 口服，每 8 小时一次，硫酸镁 5～6 g 加入 5%葡萄糖 100 mL 中 30～60 分钟静脉滴注，硝苯地平 10 mg 舌下含服等，但是结果是一般延迟妊娠不超过 48 小时。

2. 产前类固醇应用

对早产孕妇行产前激素（ACS）治疗促胎肺成熟已经成为共识，目前国内常用药物为地塞米松，国外报道则以倍他米松多见。两者为同分异构体，均可通过胎盘屏障在脐血达到有效浓度。但研究结果显示，两者效果存在性别差异，倍他米松适用于男婴，而地塞米松则更适用于女婴。另有研究结果显示，在单胎和多胎之间、肥胖孕母与非肥胖孕母之间，产前应用激素后血浆中激素浓度无明显差异，显示了 ACS 的普遍有效性。而且 ACS 对早产儿有某些潜在的益处，已有实验结果证实，经 ACS 治疗患儿的支气管肺泡灌洗液在体外具有促进肺泡上皮细胞修复的作用。表明 ACS 在改善早产儿预后方面所具有的价值，提示其对慢性肺损伤的防治有重要意义。

不过，在 ACS 的时机和剂量方面尚存在不同的见解。320 名胎龄 34～36 周孕妇 ACS 治疗的对照研究结果显示，ACS 组和安慰剂组所生新生儿呼吸机的使用率均为 20%左右，住院时间（5.2 天与 5.22 天），差异无统计学意义，分析可能与肺发育阶段性的变化有关，提示 ACS 应在胎龄 34 周之前使用。另有研究显示，胎龄<26 周的早产儿 ACS 应用未见益处。

近年 ACS 对新生儿可能造成的不利影响正在引起人们的关注。目前，相关研究主要集中在激素对患儿神经系统的影响上。不过以多次 ACS 的新生儿为对象的研究显示，2 岁以内未发现应用组和安慰剂组差异有统计学意义，而且多次重复使用与单次使用差异也无统计学意义。但是普遍发现的患儿头围偏小使人们不得不谨慎对待激素的使用，因而有学者提出产前小剂量激素使用的概念，并且已经有 70 例新生儿的临床对照研究显示，小剂量的激素同样能促胎肺成熟，更重要的是对患儿大脑的发育无不利影响。综合以上各点可以看出，在肯定激素对早产儿重要作用的同时，还应注意激素的使用时机和剂量。

（1）有分娩极早产儿风险的高危产妇应转运至有 RDS 管理经验的围生中心处理。

（2）有早产风险的孕 23～34 周产妇，应给予 1 个疗程的产前糖皮质激素治疗。

（3）如首个疗程皮质激素已结束 2～3 周，且胎儿<33 周面临分娩时，可考虑给予第 2 个疗程的皮质激素治疗。

（4）对 34 周以上至足月前行选择性剖宫产孕妇，也可考虑产前皮质激素的应用。

（5）有胎膜早破的产妇应短期使用抗生素以降低早产风险。

（6）为保证在分娩前完成 1 个疗程的产前皮质激素治疗和（或）有充分时间宫内转运至围生中心，临床医师可考虑短期使用宫缩抑制剂。

3. 抗生素应用

国外对有胎膜早破、绒毛膜羊膜炎及其他泌尿生殖系统感染的孕龄小于 32 周的孕妇抗生素使用方案为：①阿莫西林（2 g、每 6 小时一次）和红霉素（250 mg、每 8 小时一次）静脉滴注，连用 2 天，然后，阿莫西林（250 mg、每 8 小时一次）、红霉素（333 mg、每 8 小时一次）口服，连用 5 天，总疗程 7 天；②红霉素 250 mg，每 6 小时一次口服，连用 10 天。经证实，两方法均可延长胎膜早破到生产之间的时间，但无胎膜早破者除外。

4. 甲状腺素应用

妊娠羊的实验研究发现，产前应用甲状腺激素可以促进新生羊肺的换气功能，改善血气状态。但也有一些研究显示，有增加通气的需要、易导致 5 分钟 Apgar 评分低及母亲一过性恶心、呕吐、血压升高等不良反应。

5. 糖尿病治疗

由于母亲糖尿病的胎儿肺表面活性物质合成异常，易引起 NRDS 的发生。因此，孕期有效控制糖尿病，使分娩时间维持到孕 39～40 周，可以显著减少 NRDS 的发病率。过去，在糖尿病期间妊娠应避免糖皮质激素的使用，因其有潜在的致高血糖作用，但是当胰岛素治疗改变了短期高血糖时，可以使用糖皮质激素。

6. 其他产前用药

许多药物已经用于动物实验来促进表面活性物质的合成途径的成熟。咖啡因［负荷量 10 mg/kg，随后 5 mg/（kg・d）］、氨茶碱［负荷量 4 mg/kg，随后 4 mg/（kg・d）］、氨溴索［20 mg/（kg・d）］均可促进新生肺的成熟，虽然咖啡因起效较快，但目前相关研究结果尚未达成一致。

（二）产房复苏

虽然努力自主呼吸，RDS 新生儿无法维持肺泡扩张，因此，产房过渡期的支持主要是为了“稳定”而不是“复苏”。2015 年及之后的新生儿复苏指南强调出生后应立即评估新生儿的呼吸、心率和肌张力，观察自主呼吸及皮肤颜色，判断是否需要干预。复苏过程中，应保持气道通畅，必要时清理分泌物，若无自主呼吸或呼吸不足，应尽快给予正压通气，确保胸廓起伏以确认肺膨胀。心率低于 100 次/分钟时需持续辅助通气，低于 60 次/分钟则需联合胸外按压，按压与通气比为 3：1。供氧应从室温空气（21%氧）开始，根据脉搏血氧监测调整，避免高氧暴露。复苏后应维持体温稳定，防止低温，整体复苏强调快速有效的辅助通气和心肺支持，结合胸廓运动和肤色变化综合评估新生儿状况，确保及时转入 NICU 进一步管理。

脐带结扎时间很重要。胎羊动物实验提示肺泡扩张前钳夹脐带会导致急性左心室输出量暂时性减少。在肺泡扩张和左心房血流建立后，钳夹脐带可以在血压无波动的情况下平稳过渡。RCT 显示促进胎盘-胎儿输血可使新生儿血细胞比容升高，暂时性血压升高，减少血管活性药物使用，降低脑室内出血发生率。除延迟钳夹脐带外，早产儿也可以挤压脐带血，特别是在剖宫产或紧急情况下，但其安全性仍不确定，这两种方法尚缺乏远期随访。由于研究多在超早产儿中进行且缺乏远期随访，延迟钳夹脐带也受到质疑，一项对出生胎龄小于 32 周单胎早产儿的研究提示住院期间预后无差别，但可改善 18 个月龄神经发育预后。澳大利亚一项关于胎盘输血的研究正在进行，比较 1600 例胎龄<30 周早产儿生后立即钳夹脐带与延迟钳夹脐带 60 秒的差别，有望提供更确切的答案。早产儿生后应包裹在干净的塑料薄膜中或置于远红外保暖台以维持体温。

稳定 RDS 早产儿需要在空气氧气混合仪下使用适当 FiO_2 实现肺膨胀。空气复苏在降低足月儿病死率方面优于氧气复苏，100%纯氧对早产儿是有害的，会增加氧化应激。通过脉搏血氧仪监测右手血氧饱和度（$TcSO_2$）发现超低出生体重儿生后 10 分钟需要 0.30~0.40 氧气维持正常 $TcSO_2$。为了减少氧化应激，初始 FiO_2 低一些，之后逐步提高，要优于初始氧浓度高，之后逐步降低，对于绝大部分早产儿用 0.21 氧可能太低，一般需要 0.30 的氧气，进一步的研究还在继续。为了在出生后就提供有效可监测的 CPAP，T-组合复苏装置比自充气麻醉气囊更好。CPAP 在使用前不需要常规清理气道，在稳定过程中，可通过面罩或鼻塞进行 CPAP。存在自主呼吸的早产儿建议使用 CPAP，并不推荐常规使用正压通气以避免肺损伤。对呼吸暂停或心动过缓患儿可进行温和的正压通气，持续肺膨胀并不明显优于间歇正压通气。仅有少部分患儿需要气管插管复苏，如需要插管，可以使用 PS。

推荐：①尽可能延迟钳夹脐带至少 60 秒，促进胎盘-胎儿输血（B_1）。如果不能延迟钳夹脐带，可以挤压脐带血替代（B_2）。②复苏时应使用空气氧气混合仪控制 FiO_2。出生后在出生胎龄小于 28 周早产儿初始 FiO_2 为 0.30，出生胎龄 28~31 周早产儿为 0.21~0.30，应在脉搏血氧仪监测下调整 FiO_2（B_2）。③对存在自主呼吸者可使用面罩或鼻塞 CPAP，压力至少 6 cmH_2O（1 cmH_2O = 0.098 kPa）（A_1）。如持续呼吸暂停或心动过缓，需使用 20~25 cmH_2O 吸气峰压进行温和的气道正压肺膨胀（B_1）。④气管插管仅用于经面罩正压通气无效者（A_1）。对需要插管维持生命体征稳定者可予 PS 治疗（B_1）。⑤产房复苏时应将胎龄小于 28 周早产儿包裹在塑料薄膜中或置于远红外辐射保暖台，减少低体温风险（A_1）。

（1）脐带结扎延迟。早产儿分娩时延迟结扎脐带，由原来的 30~45 秒延长到至少 60 秒胎儿 1/2 的血量位于胎盘中，延迟结扎脐带 30~60 秒，可提高红细胞比积，减少后期输血次数，降低新生儿坏死性小肠结肠炎（NEC）和 IVH 发生率，尤其是对阴道产早产儿。

（2）体温保持。低体温对 28 周以下早产儿危害极大，娩出后应该用塑料袋或薄膜包裹患儿，并置于辐射台保暖。放在辐射台的患儿应在 10 分钟内给予伺服式体温监测，避免过热。但不主张采用加温垫，容易导致过度加热和烫伤。另外，产房或手术室环境温度以及复苏所用气体的加温湿化也至关重要。

（3）复苏用氧浓度。2025 年，NLS 指南指出与对足月儿一样，纯氧复苏对早产儿危害极大。强调大部分不足 32 周早产儿复苏用氧可从 210~300 mL/L 开始，只有持续存在心动过缓或发绀，才考虑增加用氧浓度。且提出早产儿出生后转换期，右腕氧饱和度有一个由低到高的过程，一般在 5 分钟左右由 60%增加至 80%，在出生后 10 分钟左右达到 85%或超过 85%。应根据这一目标，调整用氧浓度，勿急于求成。出生后自主呼吸好、应用 CPAP 的早产儿，许多不需用氧即可完成这一转换。推荐使用空氧混合仪控制复苏氧浓度，初始氧体积分数 210~300 mL/L，然后根据娩出后右腕脉氧仪测定的心率和氧饱和度来调校给氧浓度。

（4）复苏时肺保护策略。不主张过于激进的呼吸支持，合适的潮气量对减轻不成熟肺的损伤非常重要。使用复苏气囊尤其是自充气复苏气囊加压呼吸容易导致过度通气和容积伤，需要谨慎。对需要呼吸支持的早产儿尽早使用面罩或鼻塞式 CPAP 保持肺适度的膨胀是最佳策略，可减少机械通气和肺表面活性物质的使用。

T-组合复苏器可较好地控制吸气峰压，采用 T 组合复苏器利用 25 cmH_2O 压力持续 15 秒，比反复手动膨胀肺效果要好，但尚需进一步研究。大部分患儿可通过 CPAP 或加压呼吸保持肺膨胀，无须气管插管，仅极少数患儿需要插管，应避免气管插管呼吸支持滥用，加重肺损伤。

对有自主呼吸的早产儿使用经鼻或面罩 CPAP 时，压力至少 5~6 cmH_2O（1 cmH_2O =0.098 kPa）。

对鼻塞或面罩 CPAP 无效患儿应予以气管插管，对需要插管来稳定的早产儿，应给予肺表面活性物质治疗。

（三）表面活性物质治疗

表面活性物质是过去 20 年间新生儿呼吸治疗中革命性的突破，其应用中的很多问题已经多中心随机对照试验研究检验并进行了荟萃分析。已很明确，无论是对已发生 RDS 的患儿或有可能发生 RDS 的婴儿，预防性或治疗性应用表面活性物质均可减少气胸（肺气漏）及新生儿死亡的发生。研究主要集中于决定最适剂量、最佳给药时间、最好给药方法及最优表面活性物质制剂。

（1）表面活性物质剂量和重复用药剂量。一支有经验的新生儿复苏/稳定团队是使用表面活性物质的前提。至少需磷脂 100 mg/kg，但也有些证据提示，磷脂 200 mg/kg 用于治疗 RDS 更有效。多数临床试验采用“弹丸式”注入给药或相对快速地（1 分钟）将药物给入，这类给药方式可获得较好的表面活性物质肺内分布。在不脱离呼吸机的情况下通过双腔气管导管给药对减少短期不良反应（如低氧血症及心动过缓），也很有效。很明确，对于 RDS，越早使用表面活性物质效果越好。与晚期治疗用药相比，预防性使用表面活性物质可减少胎龄小于 31 周早产儿的病死率、气漏，但此策略可能导致某些婴儿接受不必要的气管插管和治疗。上述实验是在产前皮质激素较少使用的年代进行的。因此，目前推荐常规预防给药的胎龄较小，恰当的胎龄可能小于 27 周。采用微泡稳定实验预测个体 RDS 发生的方法可减少不必要的气管插管，但此预测方法尚未普遍使用。对有发生 RDS 危险的患儿尽早治疗，包括对 RDS 确实高危的患儿，即使未诊断 RDS，也应在产房内预防性使用表面活性物质。对于需要表面活性物质的婴儿，可通过 INSURE 技术（气管插管-表面活性物质-拔管使用 CPAP）避免机械通气，随机对照试验已显示此方法可减少机械通气的使用。在 RDS 病程中，越早使用表面活性物质越有可能避免使用呼吸机。

使用表面活性物质一段时间后，可能需要再次给药。随机对照试验显示，两剂优于单剂。一项使用猪肺磷脂（Poractant alfa、固尔苏）的研究结果显示，与使用单剂相比，用至三剂可降低病死率（13%∶21%）及肺气漏发生率（9%∶18%）。有两种方法重复用药：第 1 种方式为使用首剂一段时间后尽快重复给药；第 2 种方法为重复给药由临床医生判断决定，灵活性更强，更常用。一项研究建议，应有较高的表面活性物质重复应用阈值，这样可减少重复用药，未对治疗结果带来不利影响，有药代动力学数据支持此方案。出生 1 周后使用表面活性物质治疗仅见到即刻反应，对长远预后无影响。

（2）表面活性物质制剂有数种获准用于新生儿 RDS 的表面活性物质制剂，包括合成制剂（不含蛋白质）及天然制剂（从动物肺中分离得来）。有研究将棕榈胆磷（Colfosceril palmitate）与卡尔法坦（Calfactant）及贝拉康坦（Beractant）对比、普马克坦（Pumactant）与 Poractant alfa 对比，随机对照试验研究的荟萃分析显示，天然表面活性物质制剂优于合成表面活性物质制剂，体现在其明显减少肺气漏及降低病死率，所以，天然表面活性物质制剂为治疗的选择。对比天然牛肺制剂 Calfactant 与 Beractant，无论是预防性应用，还是治疗性应用，二者效果一致。治疗性使用时比较猪肺制剂 Poractant alfa 与牛肺制剂 Beractant，前者可更快地改善氧合，并在各项研究中均表现出有降低病死率的趋势。与使用 Beractant 100 毫克/（千克・次）相比，Poractant alfa 200 毫克/（千克・次）在增加 RDS 患儿存活率方面有优势。也对新合成的表面活性物质进行了比较研究，包括 Lucinactant 与 Colfosceril palmitate、beractant 的比较，Lucinactant 与 Poractant alfa 的比较。Lucinactant 尚未取得治疗新生儿 RDS 的许可证。

推荐：①对 RDS 患儿应使用天然型 PS（A_1）。②PS 早期治疗应成为标准化的使用方法，但对生后需要气管插管稳定时可以在产房使用 PS（B_1）。③对 RDS 患儿应尽早 PS 治疗。推荐方案为出生胎龄<26 周者 FiO_2>0.30，出生胎龄>26 周者 FiO_2>0.40 时可给 PS 治疗（B_2）。④猪 PS 首剂 200 mg/kg 治疗 RDS 效果优于 100 mg/kg 猪 PS 或牛 PS（A_1）。⑤CPAP 治疗失败者考虑使用 INSURE 技术（A_2）。⑥自主呼吸者可使用 LISA 技术或 MIST 技术替代 INSURE 技术（B_2）。⑦如存在 RDS 病情进展证据，如持续需氧或机械通气，可给第 2 次，甚至第 3 次 PS 治疗（A_1）。

(四) 病情稳定后的氧疗

目前，无确切证据指导 RDS 急性期处理时的最佳氧饱和度目标。对需复苏的较成熟婴儿的研究结果显示，与使用100%氧气相比，空气复苏恢复更快，氧化应激的证据较少，远期预后二者无区别。新生儿期后的数据提示，为避免早产儿视网膜病（ROP）和支气管肺发育不良（BPD），应使接受氧疗的早产儿氧饱和度低于93%，不可超过95%。大量有关试图通过维持较高氧饱和度水平来减轻 ROP 进展的研究均未能显示任何改善眼科预后的作用相反，接受高浓度氧气治疗的婴儿出现更多呼吸系统症状，慢性氧依赖的发生率增加。由于无任何证据表明生后数日内的新生儿能较后期婴儿更好地耐受高浓度氧气，因此，在任何时候避免过度氧暴露似乎是合乎逻辑的。也有证据提示，氧饱和度波动与 ROP 发生增多有关，是有害的。在使用天然表面活性物质后，可能出现高氧血症的高峰，此与Ⅰ、Ⅱ度脑室内出血增加有关。抗氧化剂如维生素 A、维生素 E 及超氧化物歧化酶已用于 BPD 发生的高危人群中，试图减少氧自由基造成的肺炎性反应。

推荐：①吸氧早产儿 $TcSO_2$ 应控制在 0.90~0.94（B_2）。②为实现这一目标，$TcSO_2$ 报警设置范围应为 0.89 和 0.95（D_2）。

(五) 无创呼吸支持

无创呼吸支持是指任何不需要通过气管插管进行的呼吸支持，包括 CPAP，通过鼻导管或鼻面罩进行的无创正压通气（NIPPV）及湿化高流量鼻导管吸氧。这些通气方式对肺损伤较小，如果病情允许，可取代机械通气用于 RDS 治疗。越早开始 CPAP，越能避免机械通气，出生后立即开始 CPAP 可以减少使用肺表面活性物质和机械通气的必要性。机械通气拔管后进行 CPAP，压力设置为大于 5 cmH_2O，可以避免再插管。目前，没有证据表明经鼻 CPAP 不同设备之间在远期预后方面存在差异。但是与机器相连的导管十分重要，相比之下，较短的双鼻导管优于较长的单鼻导管。

高流量鼻导管吸氧在一些中心作为代替 CPAP 的备选方法用于早产儿。如果用于替代 CPAP，对于低于 1 kg 的新生儿湿化混合空气流量通常设定在 24 L/min，对于出生体重较大的患儿流量设定在 4~6 L/min。但高流量鼻导管吸氧流量（大于 2 L/min）会导致呼吸末正压水平难以控制。因此，在广泛推荐该无创呼吸支持方法前，还需将该方法与 CPAP 进行进一步比较评估。

目前推荐：①对于所有 RDS 高危新生儿，例如胎龄小于 30 周而无须机械通气，应在出生后立即开始 CPAP，直到临床情况好转并平稳；②CPAP 设备并不重要，但应使用较短的双鼻孔塞或面罩，起始压力应设定在至少 6 cmH_2O，之后，CPAP 压力取决于患儿临床病情、氧合和灌注情况；③RDS 最佳治疗方案是在 CPAP 同时尽早开始肺表面活性物质治疗；④NIPPV 可以减少 CPAP 无效患儿拔管失败的风险，但 NIPPV 与 CPAP 比较可能不具备明显的远期优势。

(六) 机械通气策略

机械通气（MV）的目的是以最少肺损伤、最少血流动力学不稳定及其他不良事件

（如与脑室旁白质软化（PVL）相关联的低碳酸血症）进行通气并维持可接受水平的血气分析。在无表面活性物质时代，MV 可减少 RDS 引起的死亡。MV 的方式有间歇正压通气（IPPV）或高频振荡通气（HFOV）。MV 的原则是在肺复张后，以适当的呼气末压（PEEP）或 HFOV 时的持续扩张压（CDP）使肺在整个呼吸周期中持续并稳定于最适肺容量。MV 治疗 RDS 分为 4 个阶段：肺复张，稳定，恢复和撤离。对肺复张而言，PEEP 和吸气峰压（PIP）或 HFOV 中的 CDP 是很关键的，应在肺压力-容积曲线顺应性较好的呼气段上维持稳定。一旦 MV 病情稳定后，RDS 患儿应积极撤离呼吸机至临床安全的拔管状态，并维持其血气分析在可接受水平。尽量避免低碳酸血症，以降低 BPD、PVL 的风险。即使是很小的婴儿，在常规通气平均气道压 6~7 cmH_2O 或 HFOV CDP 8~9 cmH_2O 状态下，通常能顺利拔除气管插管。拔管后改为经鼻 CPAP 可降低再插管的风险。

所有类型的机械通气都有可能造成肺损伤，最小肺损伤的策略是以最佳的肺容量避免过大潮气量及肺不张。以往认为，HFOV 可较好地满足上述要求，但随着肺保护概念的引进，采用低潮气量常规通气使得 HFOV 较常规通气在降低 BPD 发生率的优势有所减弱。通气策略及设备较通气方式更重要，应使用所在单位成功率最高的方法。对于 IPPV 治疗的重症 RDS 患儿，HFOV 可能是一种有效的补救治疗措施，补救性 HFOV 降低新生儿气漏的发生，但会增加早产儿脑室内出血的风险。表面活性物质的作用是改善肺顺应性和增加肺容量，如果在接受表面活性物质后在 MV 状态下患儿病情仍进一步恶化，应考虑肺过度膨胀的可能。短期肺损伤可造成气漏，如气胸或肺间质气肿，长期肺损伤可造成 BPD。

现有多种新型 MV 方式可供选择，组合式流量传感器可准确检测呼吸动作并测定吸气及呼气容量。多数这些新型通气方式已经进行小样本研究。目标潮气量通气可能对避免损伤性过度肺膨胀及低碳酸血症的发生有益，但尚无长期随访资料支持常规使用此方法。在撤机（即断开机械通气）时，可以考虑使用患者触发的或同步的呼吸机，来帮助婴儿逐渐过渡到自主呼吸。目前尚无研究证实通过维持相对较高的 PaCO 进行断管撤机能改善新生儿长期呼吸或神经发育结局，也未显示可明显降低 BPD 发生率。撤机策略应综合评估出生年龄、血气指标（如 pH、PaCO）、机械通气支持需求（FiO、MAP）等因素并在条件允许下尽早实施。撤管后采用鼻 CPAP、高流量鼻导管或添加咖啡因等辅助措施，有助于提高撤机成功率并减少支气管肺病相关风险。

推荐：①由于可提高存活率，机械通气被用于呼吸衰竭患儿的治疗（A）。②所有通气方式均可造成肺损伤，故应尽量缩短其使用，一旦有可能，应尽早拔除气管插管（D）。③因可增加 BPD 及 PVL 的风险，应尽量避免低碳酸血症（B）。④拔除气管插管后，小儿应继续接受经鼻 CPAP，这样可减少再插管（A）。

（七）咖啡因治疗

RDS 指南已推荐咖啡因治疗作为新生儿呼吸治疗的重要部分。咖啡因治疗早产儿呼吸暂停研究显示咖啡因有利于早期拔管，显著降低 BPD 发生率，随访至 18 个月龄发现神经系统残疾发生率降低。强烈建议在 RDS 撤机时使用咖啡因，在无创通气下为了减少呼吸暂停风险，也推荐使用。近期大型队列研究支持早期使用咖啡因在改善预后如 BPD 发生方面优于晚期使用，虽然缺乏 RCT，但考虑到安全性，还是推荐咖啡因作为常规治疗的一部分以减少机械通气。枸橼酸咖啡因常规剂量是负荷量 20 mg/kg，维持量 5～10 mg/kg。一些研究建议增加剂量可进一步降低拔管失败率，但容易发生心动过速。

（八）可允许性高碳酸血症

2013 版 RDS 指南指出在撤机过程中可以接受 pH 值>7.22 的中等程度高碳酸血症，从而缩短机械通气时间。Support 研究显示高 $PaCO_2$ 水平与死亡、脑室内出血、BPD 和神经发育不良预后相关，重申了进一步评估最佳 $PaCO_2$ 水平的必要性。Phelbi 研究将胎龄<29 周，出生体重<1000 g 机械通气早产儿，在生后 14 天内随机分组至 2 个目标 $PaCO_2$ 水平，高水平组 10 kPa，低水平组 8 kPa。研究预期纳入 1534 例患儿，但中途终止了研究，最终分析了 359 例数据。两组在病死率或 BPD 发生率方面无差别，但高 $PaCO_2$ 组预后较差，包括增加超早产儿 NEC 发生率，增加早期肺部严重疾病患儿病死率或 BPD 发生率。Phelbi 研究显示采用低 $PaCO_2$ 组的中等程度高碳酸血症更合理。

（九）出生后激素治疗

生后地塞米松治疗可降低 BPD 发生率，但因其增加脑瘫风险，使用率显著减少。BPD 本身也与神经系统不良预后相关，发生 BPD 风险越大，激素治疗越有可能利大于弊。出生后 1～2 周仍依赖呼吸机可考虑使用低剂量地塞米松［<0.2 mg/（kg·d）］治疗，有关更低剂量地塞米松是否有效的研究仍在进行。低剂量氢化可的松也可以降低 BPD 发生率，但缺乏长期随访数据，尚不推荐常规使用。吸入布地奈德是全身激素使用的合理替代，一项大型 RCT 证实预防性吸入布地奈德可以降低持续动脉导管开放（PDA）和 BPD 发生率，但有增加病死率的趋势，缺乏长期发育随访。布地奈德联合天然 PS 使用可降低机械通气早产儿肺部炎症，降低 BPD 风险，但需要多中心 RCT 进一步证实疗效。

推荐：①RDS 患儿复苏后，若其他呼吸支持治疗无效可使用机械通气（A_1）。应尽量缩短机械通气时间（B_2）。②应使用目标潮气量通气以缩短机械通气时间，降低 BPD 和脑室内出血发生率（A_1）。③低碳酸血症（A_1）与严重高碳酸血症（C_2）一样，都会增加脑损伤风险，应避免发生。撤机过程中可允许中等程度高碳酸血症，但需保持 pH 值>7.22（B_2）。④咖啡因可用于促进撤机（A_1）。所有存在机械通气风险的患儿，如需使用无创通气，出生体重<1250 g 应早期使用咖啡因（C_1）。⑤对机械通气 1～2 周后仍不能拔管的患儿可进行短疗程低剂量地塞米松递减治疗，促进拔管（A_2）。⑥在有进一步安全性数据前并不推荐常规使用吸入激素降低 BPD。

（十）败血症预防性治疗

先天性肺炎临床表现可能类似 RDS，虽然大肠埃希菌和其他病原也常见到，但最常见的病原体是 B 族链球菌。因此，一直以来认为对所有 RDS 患儿最好进行血培养筛查，同时，寻找败血症的证据（如中性粒细胞减少或 C-反应蛋白升高），在等待血培养结果的同时开始抗生素治疗。但这种常规抗生素治疗方法值得商榷，因为目前没有证据支持该方法，同时，早产儿长时间经验性抗生素治疗易产生包括 NEC 在内的一系列不良反应。对已知 B 族链球菌定植的产妇在分娩时给予抗生素治疗可以降低早发型新生儿败血症的发生概率，但是已发表的研究存在较大的偏差，目前尚无证据表明该治疗能降低病死率：对于 RDS 低危病例如择期剖宫产，目前认为不需常规使用抗生素。对那些开始抗生素治疗的患儿，应在尽可能短的时间内明确有无败血症。近年提出对于出生体重<1000 g 新生儿应常规预防性使用抗真菌药物氟康唑或制霉菌素以降低侵袭性真菌感染发生率，但在大多数中心，该并发症的发生率非常低。

目前推荐：①可以使用抗生素治疗 RDS 患儿直至排除败血症，但应尽可能使用窄谱抗生素并缩短疗程。常用方案包括青霉素或氨苄青霉素联合一种氨基糖苷类。一旦排除败血症应立刻停用抗生素。②在侵袭性真菌感染高发的中心，推荐对出生体重<1000 g 或胎龄≥27 周的患儿预防性使用氟康唑，出生后第 1 天开始给药，每次 3 mg/kg，每周 2 次，连续用药 6 周。

（十一）支持治疗

1. 体温、液体及营养管理

目前推荐：①始终维持体温在 36.5~37.5 ℃；②大部分置于可调湿度保温箱内的早产儿，出生后静脉输液量可从 70~80 mL/（kg·d）开始，但对一些成熟度低的早产儿，需要的液量可能更大；③应根据血钠及体质量下降情况个体化调整液体量；④生后前几天应限制钠的补充，尿量增加后逐渐增加补钠，同时严密监测液体平衡及电解质水平；⑤出生后当天即应开始肠道外营养，以避免生长受限，并在可耐受的情况下快速增加至氨基酸 3.5 g/（kg·d）和脂肪乳 3.0 g/（kg·d）；⑥生后第 1 天即开始微量肠道内喂养。

2. 血压、组织灌注维持及动脉导管开放治疗

低循环血流量和低血压治疗对预测患儿远期预后不良十分重要。早产儿血压与循环血量之间并不存在密切关系，尤其是出生后前 3 天循环系统处于过渡期。轻度低血压和血压正常的超低出生体重儿所测得的脑血流量基本相似。目前缺乏可接受的血压参考范围的具体数据，但大多数医生认为应将平均动脉压维持在大于相应胎龄的水平。将临床检查和超声心动图检查相结合能更准确地评估循环血流量，明确低血压是否会影响组织灌注，从而帮助临床医生判断是否需要治疗低血压。

RDS 患儿循环血流量不足和低血压可能与血容量不足、严重的左向右导管分流或心房分流，或心功能不全有关。明确病因可以提示临床医生最合适的治疗方式。延迟脐带钳夹可以减少早期发生低血容量。生理盐水静脉快速滴注扩容目前已受到质疑，因为用来扩容的生理盐水会迅速分布到血管外间隙，可能会增加肺水肿的发生率。当超声心动图确定患儿存在血容量不足或病因不明时，可以考虑使用 10~20 mL/kg 生理盐水进行扩容，而不使用胶体。多巴胺治疗早产儿低血压改善短期预后的效果优于多巴酚丁胺，但心功能不全合并循环血流量不足时应选择多巴酚丁胺。如果常规治疗无效，可以使用

氢化可的松治疗低血压。未来更多的研究将致力于确定新生儿低血压需要治疗的阈值以及低血压治疗对患儿的长期预后有何影响。米力农无法改善这类患儿的组织灌注。

维持适当的血液血红蛋白水平同样十分重要。延迟脐带钳夹可以改善患儿早期血细胞比容。此外，不强调将 Hb 维持在绝对正常范围。PINT 试验显示超低体重儿目标血红蛋白值降低 10~20 g/L 可以减少输血需求且不影响短期预后，但存在远期认知发育差异，还需进一步研究。目前推荐：推荐接受呼吸支持治疗患儿的血红蛋白阈值在生后第 1 周为 120 g/L，第 2 周为 110 g/L，之后为 90 g/L。

极早早产儿 RDS 可能伴有 PDA。何时是治疗 PDA 的最佳时机，目前无法根据有力证据给出建议，但当患儿存在组织灌注不良、严重的左向右分流或脱机困难时，应考虑给予环氧合酶抑制剂治疗。预防性吲哚美辛治疗可以减少 PDA 和脑室内出血的发生，但不能改善患儿的远期预后。吲哚美辛和布洛芬的效果相同，但布洛芬不良反应较小。口服布洛芬用于关闭 PDA 同样有效。研究发现结扎手术可能与远期不良预后有关，但目前还不清楚是由手术直接导致还是与等待手术期间的并发症有关，这有待进一步研究。

3. 支持护理

为使 RDS 患儿获得最佳预后，良好的支持护理是必要的，这包括维持正常体温，液体管理恰当，营养支持良好，处理动脉导管和支持循环，维持正常血压。

第五节　新生儿胎粪吸入综合征

胎粪吸入综合征（MAS）是胎儿在宫内或产时吸入胎粪污染的羊水而发生的一种吸入性肺炎，以气道和肺泡机械性阻塞、肺组织化学性炎症、后期继发细菌感染等为主要病理特点，其临床表现为新生儿出生窒息、生后呼吸困难等一系列症状，严重者可因呼吸衰竭等并发症而死亡。本病多见于足月儿或过期产儿，早产儿也可发生。据报道，8%~20%活产儿会出现胎粪污染羊水（MSAF），但胎龄在 42 周后 MSAF 发生率增加到 23%~52%，2%~9%的 MSAF 可发展为 MAS。在发生 MAS 的病例中，30%~50%需要机械通气和 CPAP 治疗，病死率为 3%~12%。

一、诊断

（一）临床表现

本病多见于足月儿或过期产儿，多有宫内窘迫史或出生窒息史、低 Apgar 评分和胎粪污染羊水，胎儿有宫内慢性缺氧者常表现为胎儿宫内发育迟缓（小于胎龄儿）。羊水胎粪污染的婴儿出生后 24 小时内的监护十分重要，一旦出现呼吸窘迫的表现应高度怀疑发生 MAS。MAS 患儿病情轻重差异很大，可从无症状到严重的呼吸窘迫。呼吸症状可在复苏后即出现，表现为紫绀、呼吸困难，严重者伴呻吟。并发肺气肿时胸廓隆起，呈桶状胸，呼吸音减弱或有啰音。并发纵隔气肿或气胸时，可突然出现紫绀、呼吸困难加重。若患儿表现严重紫绀，持续出现低氧血症，经吸入高浓度氧不能缓解，提示存在PPHN。严重者还可出现心功能不良、休克、急性肺水肿、肺出血、肾衰竭、缺血缺氧性脑病、颅内出血等多器官功能损伤表现。

（二）X线检查

胸部X线检查对MAS的诊断具有重要意义。在羊水有胎粪污染的新生儿中，有40%在胸部X线片上显示斑片状阴影，但仅有20%新生儿有临床症状。其X线表现为两肺分布不均匀的斑片状阴影，肺段或亚段水平的不张，同时伴有肺过度膨胀。X线变化的严重程度一般与临床症状一致。根据X线改变特征可分为三型。

1. 轻型

肺纹理增粗，轻度肺气肿，膈肌轻度下降，心影正常，诊断困难。

2. 中型

肺野有密度增高的粗颗粒状或片状、云絮状阴影，或有节段性肺不张伴过度透亮的泡型气肿，心影缩小。

3. 重型

双肺有广泛的粗颗粒状或斑片状阴影，透亮的泡型气肿或肺气肿。常并发纵隔积气或气胸等。轻型病例一般24~72小时内吸收，重型病例需1~2周才能完全吸收。

（三）临床分型

根据患儿的临床表现及辅助检查特点，可分为以下五种临床类型。

1. 无症状型

吸入胎粪较少，出生后即被吸出，未出现临床症状，X线表现仅为肺纹理增粗。

2. 普通型

吸入胎粪较多，具有典型的MAS表现，如呼吸急促、发绀、胸廓隆起等，X线表现为肺不张、肺气肿或气漏等。

3. 急性呼吸窘迫综合征型

在MAS基础上，突然出现呼吸困难、紫绀加重、氧合能力差，供氧不能使症状减轻，$PaO_2/FiO_2 \leq 200$ mmHg，X线表现为肺部广泛的浸润影，临床上无左心房高压表现。

4. 持续肺动脉高压型

出生后24小时内即出现明显紫绀，呼吸频率增快，但呼吸窘迫与低氧血症不平行，吸入高浓度氧紫绀不能改善，多普勒超声心动图检查肺动脉压力>40 mmHg。

5. 肺出血型

病情突然加重，气道涌出血性分泌物，肺部出现湿啰音，胸部X线片新出现斑片状阴影。在上述五种临床类型中，无症状型和普通型预后良好，ARDS、PPHN和肺出血等类型病例病死率较高。1998年，Cleary和Wiswell根据MAS患儿病情严重程度将其分为轻度、中度和重度。①轻度：为需要吸入40%以下浓度的氧气持续48小时以内的病例。②中度：为需要吸入40%以上浓度的氧气持续48小时以上，不伴肺气漏的病例。③重度：为需要辅助通气持续48小时以上，并常常合并持续肺动脉高压的病例。根据MAS患儿的病情严重程度，将其分为以下三型。①轻型：无症状或症状较轻，无并发症发生。②重型：症状重，可并发呼吸衰竭、肺不张、肺气肿或肺气漏等。③极重型：病情危重，合并ARDS、PPHN、DIC、大量肺出血等。轻型预后较好，重型次之，极重型预后差。由于MAS临床表现轻重不一。因此，MAS的临床分型对于指导治疗及判断预后具有重要意义。

根据羊水的胎粪污染，新生儿的趾甲表面呈现出黄色或黄绿色的颜色变化，这是胎粪进入羊水后，对胎儿皮肤或附属器官造成染色的结果。结合临床症状和肺部X线改变，若符合以下标准则可诊断为MAS：①羊水被胎粪污染；②气管内吸出胎粪；③临床上出现呼吸窘迫症状；④胸部X线片出现MAS的表现。

二、治疗

（一）胎儿或新生儿的早期处理

近年来羊水置换逐渐应用于羊水胎粪污染的防治中，认为将污染了胎粪的羊水置换出来可达到将黏稠胎粪稀释、净化的目的，即使在胎儿深大呼吸时也可明显降低MAS的发生率，刘海梅对37例羊水胎粪污染孕妇均采取了经宫颈羊水置换术处理，将300 mL 37℃的氯化钠溶液加入5~10 mL地塞米松后，经预置在宫颈的导管输入，反复多次至置换出的液体基本澄清，并在胎儿娩出后以无菌吸痰管吸除呼吸道内羊水，结果29例羊水澄清，无羊水Ⅲ度污染发生，均未发生MAS，提示经宫颈羊水置换能有效降低MAS发生率。

胎粪吸入可发生于胎儿或新生儿首次呼吸时，因此，在首次呼吸前清理呼吸道内胎粪极为重要，通常认为在胎儿头刚娩出时迅速用吸痰管或吸球将口鼻咽部分泌物吸净，以减少MAS发生风险。对于分娩中发现有胎粪污染而在胎儿娩出后是否行气管插管吸引胎粪治疗取决于新生儿是否具有活力（以新生儿呼吸规则或哭声响亮、肌张力正常、心率超过100次/分钟判断为有活力，三者缺一不可），有活力者无须行气管插管吸引，无活力者则需行气管插管吸引。有报道显示，在分娩中发现凡是羊水Ⅲ度污染者在娩出后立即常规施行插管气管气道清洗，可使因MAS住院的患儿发生呼吸窘迫综合征概率下降10%。

（二）药物治疗

1. 盐酸氨溴索

该药物为溴乙胺的活性代谢产物，能通过促进黏痰溶解、降低痰液黏度、增强黏膜纤维生长和运动来促进胎粪排出，还具有抑制炎症反应、抗氧化、调节肺巨噬细胞功能等多种作用，在MAS的防治中具有独特效果。钟媛在常规治疗的基础上加用盐酸氨溴索雾化吸入，结果有效率明显增高（93.6% vs 74.5%），并发症发生率和病死率明显下降（8.5%，2.1% vs 34.0%，10.6%），氧疗时间、啰音消失时间、住院时间、使用呼吸机时间均明显缩短。在常规综合疗法的基础上加用盐酸氨溴索气管内滴入灌洗有助于改善患儿脉搏氧饱和度（SpO_2）、减少吸痰次数、缩短机械辅助通气时间和住院时间，提高常规疗法治疗效果。

2. PS 应用

PS 是由肺泡Ⅱ型上皮细胞分泌，具有降低肺泡表面张力、稳定肺泡内压、保护功能残气量、防止肺塌陷等作用，胎粪吸入会抑制 PS 合成与分泌，加重 MAS 病情，补充外源性 PS 是治疗 MAS 的重要手段。胎粪对 PS 的抑制和灭活作用与 PS 含量成反比关系，极高浓度的 PS 能有效拮抗胎粪中胆固醇、胆红素、游离脂肪酸等的抑制，早期大剂量、多次使用能改善肺损伤及气体交换功能。在常规治疗及机械通气基础上合用 PS，气漏、败血症、呼吸机相关性肺炎发生率明显降低，机械通气时间、氧暴露时间、住院天数明显缩短，平均气道压更低、顺应性更高，提示对于新生儿 MAS 补充外源性 PS 能有效减轻肺损伤、提高肺顺应性、降低肺阻力，并降低并发症发生率。一项纳入 8 个随机对照试验、涉及 512 例 MAS 患者的荟萃分析结果显示，PS 治疗组氧合指数显著降低、动脉肺泡氧分压比值显著升高、平均住院时间明显缩短，且患儿病死率显著降低，为 PS 替代治疗 MAS 的有效性提供了证据。虽然有研究认为使用稀释的 PS 进行肺灌洗分布更加均匀，有利于降低胎粪黏度、促进其清除，但也有学者认为 PS 肺灌洗用于重症 MAS 患儿可能增加气漏、肺循环障碍的风险，因此有关 PS 肺灌洗的使用仍有争议。

3. 一氧化氮（NO）吸入

MAS 患儿血浆中有多种因子可诱发肺动脉收缩，从而导致 PPHN 的发生，加重患儿病情，这也是部分患儿行机械通气及 PS 治疗失败或死亡的重要原因，而如何有效救治 MAS 合并 PPNH 患儿越来越受到人们重视。NO 吸入是目前新生儿 PPHN 的标准治疗方法，目前认为该法同样能用于胎粪吸入的治疗，低浓度吸入 NO 能选择性作用于肺血管，促进收缩肺血管扩张、缓解肺动脉高压症状，对围生期新生儿肺血管张力作用明显，同时，NO 能与血红蛋白结合后很快灭活，因此，对体循环血管、血压均无明显作用。研究结果表明，NO 吸入能明显改善 MAS 患儿 PPHN 症状、提升氧合，并减轻肺损伤，并通过抑制氧化应激，保护海马组织，减少 DNA 损伤和神经元受损。国内关于 NO 吸入治疗 MAS 的起步较晚，临床报道也不多，万斌等的随机对照试验研究显示，加用 NO 吸入能提高 MAS 治疗有效率（92.3% vs 76.6%），缩短上机时间。

4. 糖皮质激素使用

胎粪吸入诱发强烈的肺部化学性炎症是 MAS 的重要原因，重型 MAS 患者可由严重全身性炎症反应造成多脏器衰竭，甚至死亡，糖皮质激素具有良好的抗感染作用，在治疗 MAS 中也得到广泛应用。在一项纳入标准的 5 篇 RCT、涉及 295 例 MAS 患儿的荟萃分析中显示，虽然糖皮质激素治疗不能改善患者最终结局，但能显著缩短患者住院时间及呼吸窘迫、氧疗时间，降低败血症发生率，而且不会增加糖皮质激素相关感染的风险。常用的有地塞米松、甲基泼尼松龙、布地奈德等，研究结果表明，加用小剂量地塞米松［0.5 mg/（kg·d）］能明显抑制 MAS 患者血清炎性因子白细胞介素-5（IL-5）、白细胞介素-13（IL-13）、肿瘤坏死因子-α（TNF-α）水平的增高，从而抑制患儿炎症反应、缓解气道高反应性。李云和武荣采用布地奈德雾化吸入的方法辅助治疗轻度和中度MAS患儿，结果观察组的氧气依赖时间、X线转为清晰时间、住院时间均明显缩短，且无明显不良反应发生，安全性高。

5. 抗菌药物使用

胎粪是病原微生物生长繁殖的理想培养基，因此建议应常规使用广谱抗菌药物或根据细菌培养结果选用敏感抗菌药物进行治疗，但有学者认为抗菌药物使用对MAS患者细菌感染发生率、临床表现及并发症的发生无明显改善作用，而且若过度使用还可导致耐药菌株产生，不建议常规使用，总的来说，目前仍是这一治疗策略：非感染MAS不常规用抗生素，有感染风险时短期使用。

（三）机械通气

1. 高频振荡通气

机械通气仍是治疗MAS的重要方法，通过机械通气来承担部分或全部通气负荷以保证机体获得有效通气，并使呼吸肌得到休息，对于重型MAS患者更需放宽通气指征，在pH值<7.2、$PaO_2<6.65$ kPa（50 mmHg）、$PaCO_2>9.93$ kPa（70 mmHg）时即应行机械通气辅助治疗。高频振荡通气是目前较多用于治疗MAS患儿的通气方式，程健国和蓝海欣将MAS患儿随机分组后分别给予高频振荡通气治疗和常频通气治疗，结果高频通气组氧分压、二氧化碳分压、吸入氧体积分数及氧合指数改善情况明显优于常频通气组，呼吸机时间、住院时间、氧疗时间也明显缩短，此外，肺漏气、呼吸机相关肺炎病死率也明显较低，提示高频振荡通气能明显改善氧合、缩短上机和住院时间，减少并发症的发生。蔡光华利用高频振荡通气治疗重症MAS同样获得较好效果，吸入氧浓度（FiO_2）、氧合指数（OI）均明显优于常规机械通气，且PPHN和ALS发生率也明显较低。但使用高频振荡通气存在过度膨胀、颅内出血、心率加快、血压下降、心排出量减少、肺部空气陷闭等风险，临床上应加强监测，以及时发现并处理。

2. 液体通气

液体通气是近年来治疗呼吸窘迫综合征的新方法，即采用全氟化碳液体（PFC）替代气体的呼吸方式能增加肺顺应性、改善通气/血流比值、提高内源性PS等，而PFC能通过汽化从呼吸机中排出而不为人体所吸收，且对血流动力学无明显影响、不良反应少。其使用方法是将PFC加温至35 ℃后经气管插管缓慢滴入气道，以球囊加压促进PFC均匀分布于整个肺部，最后PFC汽化从呼吸机管道排出。研究结果也证实PFC可以回收而对呼吸机管道本身循环通路无影响，如联合PS灌洗则效果更佳。

3. 体外膜氧合作用

体外膜氧合（ECMO）是近年来应用于临床的新型呼吸支持方式，能利用血泵将血液引流至体外后经膜氧合器进行气体交换再将血液输回体内，从而起到替代肺呼吸、减轻肺负荷并使肺获得充分休息的作用，可用于常规疗法无效的心肺衰竭患者的临床救治。ECMO用于MAS合并严重低氧性呼吸衰竭时可明显降低患儿病死率，该方法可分为动静脉（AV）和静静脉（VV）两种模式，无论何种模式，在治疗 MAS 尤其是呼吸衰竭时并发症均明显低于非 MAS 导致的呼吸衰竭，有学者主张对于危重症 MAS 患儿可适当放宽 ECMO 的指征，建议早期使用 VV 模式的 ECMO 进行治疗。

第六节　新生儿坏死性小肠结肠炎

新生儿坏死性小肠结肠炎（NEC）是指由多种因素导致的急性小肠结肠坏死性出血性炎症，活产新生儿发生率为 0.3%~2.4%，极低出生体重儿发生率 5%~10%，发生率与出生体重成负相关。虽然大多数 NEC 发生在早产儿，但约 13%的病例发生在足月儿。足月儿发生 NEC 通常存在原发病，包括严重感染、窒息缺氧、红细胞增多症、严重胎儿宫内生长受限、高凝状态等。

一、诊断

NEC 诊断的“金标准”为病理检查，但在实际工作中没有可操作性，目前常规结合临床表现和 X 线表现使用 Bell 分级法进行诊断和评价病情的严重程度（表 16-4）。

表 16-4　新生儿坏死性小肠结肠炎修正 Bell 分级标准

分期			全身症状	胃肠道症状	影像学检查	治疗
Ⅰ：疑诊期	A	疑似 NEC	体温不稳定、呼吸暂停、心动过缓	胃潴留，轻度腹胀，粪便隐血阳性	正常或轻度肠管扩张	绝对禁食，胃肠减压，抗生素治疗 3 天
	B	疑似 NEC	同ⅠA	肉眼血便	同ⅠA	同ⅠA
Ⅱ：确诊期	A	确诊 NEC（轻度）	同ⅠA	同ⅠA 和ⅠB，肠鸣音消失，腹部触痛	肠管扩张、梗阻、肠壁积气	同ⅠA，绝对禁食，应用抗生素 7~10 天
	B	确诊 NEC（中度）	同ⅡA，轻度代谢性酸中毒，轻度血小板减少	同ⅡA，肠鸣音消失，腹部触痛明显（可能存在也可能不存在） 腹壁蜂窝织炎或右下腹部包块	同ⅡA，门静脉积气，腹腔积液（可能存在也可能不存在）	同ⅡA，绝对禁食，补充血容量，治疗酸中毒，应用抗生素 14 天

表16-4(续)

分期			全身症状	胃肠道症状	影像学检查	治疗
Ⅲ：进展期	A	NEC 进展至 Bell 分期的重度阶段（Ⅱ期）	同ⅡB，低血压、心动过缓、严重呼吸暂停，混合性酸中毒，DIC，中细粒细胞减少，无尿	同ⅡB，弥散性腹膜炎、腹膨隆和触痛明显，腹壁红肿	同ⅡB，腹腔积液	同ⅡB，液体复苏，应用血管活性药物，机械通气，腹腔穿刺
	B	NEC 进展（重度，肠穿孔）	同ⅢA，病情突然恶化	同ⅢA，腹胀突然增加	同ⅡB，气腹	同ⅢA，手术

腹部 X 线片作为 NEC 的诊断标准之一，可出现肠腔扩张、肠袢固定、肠壁积气、门静脉积气、腹腔积液、气腹等征象，具有确诊意义的 X 线表现包括肠壁间积气和门静脉积气。腹部 X 线评分量表评分有一定价值（表 16-5）。

表 16-5　腹部 X 线评分量表

分值	X 线腹部影像学表现	临床意义
0 分	肠腔充气正常	基本正常，警惕 NEC
1 分	肠腔轻度扩张	
2 分	肠腔中度扩张或正常充气伴有粪便样球状透明影	轻度异常，结合临床考虑 Bell Ⅰ期
3 分	局部肠袢中度扩张	
4 分	局部肠间隙增厚或肠袢分离	
5 分	多发肠间隙增厚	中度异常，结合临床考虑 Bell Ⅱ期
6 分	肠壁积气可能伴有其他异常表现	
7 分	肠袢固定或持续扩张	评分≥7 分，提示可能发生肠坏死；评分越高病情越重，结合临床考虑 Bell Ⅲ期，需请外科会诊，必要时手术治疗
8 分	肠壁积气（高度怀疑或者肯定）	
9 分	门静脉积气	
10 分	气腹	

评分越高病情越严重，评分>17 分，提示已发生肠坏死，需要手术治疗。通过腹部 X 线评分量表，将腹部 X 线表现进一步细化和量化，有助于判断 NEC 的严重程度。

二、治疗

NEC 治疗分为内科治疗和外科治疗，NEC 治疗方法和目的见表 16-6。

内科治疗原则：禁食，积极抗感染，纠正水电解质紊乱和酸中毒，维持内环境稳定等综合治疗。绝大多数患儿的病情可以得到控制。病程进展，治疗手段、疗程、治疗方案的复杂程度也将相应增加。NEC应请小儿外科会诊，决定是否有外科手术指征并为内科医生提供诊疗参考意见。

表16-6　NEC的治疗方法和目的

异常	干预措施	干预目的或评价指标
怀疑感染	广谱抗生素	清除感染、减轻肠道产气
腹膜炎/肠穿孔	抗生素和外科治疗（腹腔穿刺和引流）	清除感染灶、切除坏死肠管、消除腹腔积液
肠管扩张/肠梗阻	绝对禁食、胃管引流	减少产气，胃肠减压，改善通气
低血压	扩容、缩血管药	恢复适龄正常血压
低灌注/低氧合	扩容、血管活性药、机械通气、供氧、输浓缩红细胞	血红蛋白120～140 g/L；氧饱和度>95%；血乳酸正常；心脏指数正常
器官功能不全	扩容、血管活性药、机械通气、供氧、输浓缩红细胞、血小板、新鲜冻干血浆、利尿剂	纠正器官功能异常： 肾脏：尿量、BUN、Cr。 肝脏：胆红素、凝血功能、清蛋白。 肺脏：A-aDO_2、高碳酸血症。 心脏：血压、心脏指数。 中枢神经系统：意识水平。 血液系统：贫血、DIC（若有活动性出血）
营养摄入不足	胃肠外营养（经中心静脉或外周静脉）	减少分解作用，促进氮平衡和病变愈合，防止发生低血糖

第七节　新生儿黄疸

新生儿黄疸又称新生儿高胆红素血症，是由胆红素在体内积聚引起的皮肤或其他器官黄染，是新生儿期最常见的临床问题。新生儿血中胆红素超过5～7 mg/dl（成人超过2 mg/dl）可出现肉眼可见的黄疸。未结合胆红素增高是新生儿黄疸最常见的表现形式，重者可引起胆红素脑病（核黄疸），造成神经系统的永久性损害，严重者可死亡。

一、诊断

（一）病史

要仔细询问病史，询问母亲妊娠史（胎次、有无流产、死胎和输血史，妊娠并发症，产前有无感染和羊膜早破史），同胞兄妹有无黄疸史或家族史，是否为早产儿、低出生体重儿或糖尿病母亲的婴儿，父母血型；分娩过程（分娩方式，有无难产史，是否用过缩宫素、镇静剂或麻醉剂、输注葡萄糖等），用药史（母婴双方有无用过特殊药物）。注意询问喂养方式（母乳或人工喂养），新生儿食欲、呕吐、粪便排出情况、尿和粪便颜色、体重增加情况。黄疸出现时间应详细询问，极为重要，出生后24小时即有明显黄疸，应考虑新生儿Rh血型或ABO血型不合溶血病；出生后2~3天出现黄疸，超过生理性黄疸范围，多由各种围产因素所致；出生后出现或4~5天后明显加重，多考虑有感染或胎粪排出延迟。无以上原因如为母乳喂养者应考虑母乳喂养性黄疸。生理性黄疸期已过，若黄疸持续不退或加深，应考虑晚发性母乳性黄疸、感染性疾病、球形红细胞增多症、甲状腺功能低下等。如尿黄、粪便发白应考虑新生儿肝炎、遗传代谢性肝病、胆管闭锁或狭窄、胆汁黏稠综合征等。

（二）体格检查

评估黄疸必须在光线明亮的环境下进行。首先，观察黄疸的色泽：若色泽鲜艳并有光泽，橘黄或金黄色，或偶可稍显苍白，应考虑为高未结合胆红素血症所致的黄疸；若黄疸色泽呈灰黄色或黄绿色则为高结合胆红素血症的特点。其次，观察黄疸分布情况，可助粗略估计血胆红素水平，在无条件检测胆红素时可助参考。但也有人认为肉眼观察评估黄疸不可靠，易误导，尤其是对皮肤较黑的新生儿，尤为困难。最后，应同时检查小儿一般情况，有无病态，是否有皮肤苍白、出血点或脓疱疹，有无呼吸困难、肺部啰音，肝脾是否肿大，脐周有无红肿、脐部有无分泌物，对重度黄疸患儿应特别注意有无神经系统症状，如精神萎靡或激惹、前囟是否紧张、有无凝视、肌张力有无减低或增高、新生儿各种生理反射是否减弱或消失等。

（三）实验室检查

1. 胆红素检测

胆红素检测是新生儿黄疸诊断的重要指标，传统的检验方法为静脉血偶氮法测总血清胆红素值（TSB）及结合胆红素值。由于新生儿静脉采血较困难，不易做到反复取血随时监测，影响及时诊断和临床监测。目前，已广泛应用微量血胆红素测定代替TSB，方法简便。已通过较大数量资料的观察，微量血与静脉血对照比较TSB，二者呈线性相关，前者的血胆红素值略高于后者，相差小于17 μmol/（1 mg·dl^{-1}）。现国际已公认，微量血胆红素值可以代替静脉血胆红素值，作为诊断指标用。采血及送血标本时均应注意避光（日光、蓝光），血标本宜立即检测。对比近年来开展的经皮测胆红素仪与微量血测胆红素仪的观察结果，两者也呈良好的线性关系，MaiseLs用一种新的经皮测胆红素仪（JM-103meter）对大样本白种人检测，用作流行病学调研，取得相关性良好的结果。认为白种人经皮胆红素（TCB）法可应用于临床诊断和研究。胆红素检测是新生儿黄疸诊断和管理的重要环节。静脉血TSB检测仍为诊断金标准，但因采血限制，微量血胆红素测定被广泛应用，且国际公认其结果可替代TSB。经皮胆红素测定作为无创、便捷的筛查工具，近年来在我国临床应用逐渐增加，特别在部分大型医院作为初筛手段使用，但目前尚未作为全国统一的正式诊断指标，仍需结合血清胆红素结果综合判断。

直接胆红素和结合胆红素临床常作为同义词通用。但实际上，直接胆红素是指胆红素与重氮化对氨基苯磺酸起直接反应而得出的胆红素值，而结合胆红素是指未结合胆红素在肝脏内与葡萄糖醛酸结合的水溶性结合胆红素。两者值在临床评估时意义略有不同。如 TSB ≥ 85.5 μmol/（5 mg/dl），直接胆红素 > 20% TSB，属不正常；如 TSB < 85.5 μmol/L（5 mg/dl），直接胆红素>17.1 μmol/L（1 mg/dl），属不正常。若用结合胆红素评估，则无论 TSB 是多少，只要结合胆红素>17.1 μmol/L（1 mg/dl）即属不正常。国内临床多采用传统测直接胆红素的方法。国外有用 Kodak Ektachem 700 方法（Vitros method）可测得结合胆红素值。

近年来国外已开发应用葡萄糖氧化酶（GOD）、过氧化物酶（POD）方法测定血清游离胆红素，有助于胆红素脑病的监测和诊断。

2. 其他实验室检查

（1）红细胞、血红蛋白、网织红细胞、有核红细胞在新生儿黄疸时必须常规检查，这有助于新生儿溶血病的筛查。有溶血病时红细胞和血红蛋白减低，网织红细胞增多，可为 40%～50%，特别是 Rh 溶血病时，有核红细胞可超过 10 个/每 100 个白细胞。必要时可做血涂片观察红细胞形态。

（2）血型。包括父、母及新生儿的血型（ABO 和 Rh 系统），特别是可疑新生儿溶血病时，非常重要。必要时进一步做血清特异性抗体检查以助确诊。

（3）红细胞脆性试验。怀疑黄疸由溶血引起，但又排除了 Rh、ABO 溶血病，可做本试验。若脆性增高，考虑遗传性球形红细胞增多症，自身免疫性溶血症等。若脆性降低，可见于地中海贫血等血红蛋白病。

（4）尿三胆检查。正常尿不含胆红素，若尿胆红素阳性提示血清结合胆红素增高。

（5）高铁血红蛋白还原率。正常大于 0.75（75%），G6PD 缺乏者此值减低，须进一步进行 G6PD 活性测定，以明确诊断。

（6）疑为感染所致黄疸，应做血、尿、脑脊液培养，以及血清特异性抗体、C-反应蛋白、血沉、血常规等检查。

（7）肝功能检查。测血总胆红素和结合胆红素，ALT 是反映肝细胞损害较为敏感的方法，碱性磷酸酶在肝内胆道梗阻或有炎症时均可升高，如同时有核苷酸酶、γ-谷氨酰转移酶（GGT）增高，则更有助于诊断。甲胎蛋白升高提示肝功能受损。重症肝功能异常时血浆清蛋白降低，凝血酶原时间延长。

（8）基因检测。用 PCR、等位基因特异性寡核苷酸探针杂交法、限制性片段长度多态性等检测基因的方法，了解与胆红素代谢有关的尿苷二磷酸葡萄糖醛酸基转移酶（UGT）基因突变情况，有助于新生儿黄疸的基因诊断。

(四) 影像诊断

1. 超声

腹部B超为无损伤性诊断技术，特别适用于新生儿。胆道系统疾病时，如胆管囊肿、胆管扩张、胆结石、胆管闭锁，胆囊缺如等都可显示病变情况。

2. 放射性核素肝扫描

用^{99m}Tc标记的氢胺二乙酸（IDA）化合物扫描，具有半衰期短（6小时）、肝脏所受辐射剂量小等优点。用γ照相机观察肝胆系统的功能状态，肝炎时在1.5~3.0小时内可见胆囊内出现放射性物质，胆管闭锁时24小时内不出现，但严重肝实质病变时可有类似表现，提示胆汁淤积可能。

3. 计算机体层摄影（CT）

对胆道系统疾病显示的图像优于腹部B超，脂肪肝和肝内糖原累积病CT可鉴别，脂肪肝显示密度低，糖原累积病密度高。

4. 磁共振胰胆管造影

可清楚地显示胆道系统的解剖，包括胆囊、胆囊管、胆总管、左右肝管及肝内二级肝管的影像，有助于胆道系统疾病的诊断，有报道磁共振胰胆管成像（MRCP）诊断胆管闭锁的准确率可达98%。

(五) 其他

1. 肝活检

通过肝穿刺取活体进行肝组织电镜检查。肝炎时可见肝小叶结构紊乱，有多核巨细胞，胆管增生不明显，可见胆汁淤积；胆管闭锁时肝小叶结构正常，胆管增生和胆汁淤积明显，也可见多核细胞。也可通过肝组织的组织化学、超微结构、免疫病理以及病毒学检查进行，必要时可做特异性酶的检查等，这对肝脏疾病的诊断和鉴别诊断有较大帮助，但新生儿期一般很少做此项检查。

2. 呼气中一氧化碳测定（ETCO）

根据血红素降解为胆红素过程中，在血红素加氧酶等作用下释放出CO的原理，通过测定气道中释放的CO可以早期预测血胆红素生成的速度。可用非分散型紫外线分析法或CO气体微量法测定。

3. 听、视功能电生理检查

包括脑干听觉诱发电位（BAEP）和闪光视觉诱发电位（FVEP）可用于评价听觉、视觉传导神经通道功能状态，早期预测胆红素毒性所致脑损伤，有助于暂时性或亚临床胆红素神经性中毒症的诊断。

二、治疗

新生儿黄疸处理的主要目的是预防胆红素脑病。光疗是最常应用的有效而安全的方法。换血可换出胆红素，一般用于光疗失败时。另外，还可应用药物减少胆红素的产生，加速胆红素的清除或抑制胆红素的肠肝循环。但是，新生儿高胆的干预指征仍是一个争议的热点，尤其是足月或近足月的健康新生儿。近年来发现，胆红素有抗自由基作用，其作用甚至比维生素 E 还强。因此，对新生儿黄疸的处理应权衡利弊，并从血清 TSB 值、胎龄、出生体重、日龄和有无高危因素等几个方面综合考虑，既要避免过度诊断和治疗，又要防止对新生儿早期胆红素监测不足而导致胆红素脑病。

过去对黄疸的新生儿，不论日龄，TSB > 205μmol/L（12 mg/dl）或 220.5μmol/L（12.9 mg/dl）才诊断为高胆红素血症，然后再查找原因，因此达不到早期诊断和防治的目的。血清 TSB 水平对个体的危害性受机体状态和内环境等多种因素影响，不能简单地用一个固定的界值作为干预标准。近年来，新生儿高胆红素血症管理指南在 2004 年美国儿科学会（AAP）指南和国内专家共识的基础上不断完善和优化。最新指南仍采用血清总胆红素的小时数百分位分区（低危、中低危、中高危、高危）进行风险评估，并以 20，25，30 mg/dL 作为重度、极重度和高危胆红素血症的干预参考值。但相比以往，最新指南更加注重胆红素升高速度、出生胎龄及临床表现的综合评估，强调个体化管理和无创检测手段的应用，力求提高治疗的精准性和安全性。因此，尽管胆红素分级标准大体未变，但治疗策略和监测方法已趋于细化和科学。

（一）光疗

未结合胆红素经光照后可有三种变化——构形异构体、结构异构体和光氧化作用的产物，其中以结构异构体（又称光红素）的形成最为重要。它能快速从胆汁和尿液中排泄而不需要通过肝脏代谢，是光疗降低血清 TSB 水平的主要原因。

（1）光疗设备与方法。光源可选择蓝光（波长 425~475 nm）、绿光（510~530 nm）或白光（550~600 nm）。光疗设备可采用光疗箱、荧光灯、LED 灯和光纤毯。光疗方法有单面光疗和双面光疗。光疗的效果与暴露的面积、光照的强度及持续时间有关。标准光疗光照强度为 8~10 W/（cm^2·nm），强光疗为>30 W/（cm^2·nm）。胆红素水平接近换血标准时建议采用持续强光疗（持续时间>12 小时）。

（2）光疗指征。新生儿高胆红素血症的光疗标准很难用统一的数值来界定，不同胎龄、不同日龄的新生儿都应该有不同的光疗指征，另外，还需考虑是否存在胆红素脑病的高危因素。出生胎龄 35 周以上的晚期早产儿和足月儿可参照 2004 年美国儿科学会推荐的光疗标准（图 16-4），其优点是依据不同胎龄以及可能形成胆红素脑病的危险因素制定的标准，最大限度地减少了过度光疗和延误光疗的可能。尚未具备密切监测胆红素水平的医疗机构可适当放宽光疗标准，对于出生体重<2500 g 的早产儿，光疗标准也应放宽，可以参考表 16-7。极低出生体重儿或皮肤挤压后存在大片淤斑的新生儿，可给予预防性光疗。对于结合胆红素增高的患儿，光疗可以引起“青铜症”，故不宜使用。

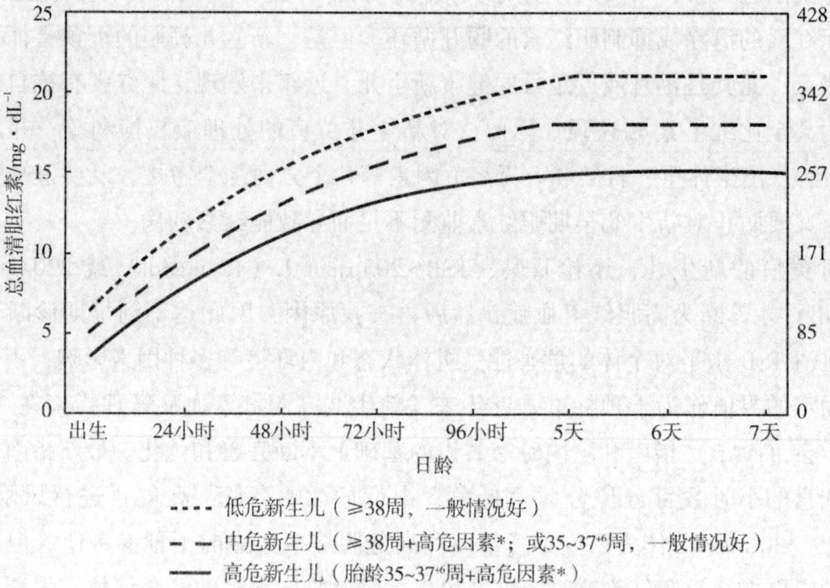

图 16-4　胎龄 35 周以上的光疗曲线

*高危因素：同族免疫性溶血、G-6-PD 缺乏，窒息、显著嗜睡、体温不稳定、败血症、代谢酸中毒、低清蛋白血症。

表 16-7　新生儿光疗和换血标准

体重	TSB/（mg·dl⁻¹）											
	<24 小时		<48 小时		<72 小时		<96 小时		<120 小时		≥120 小时	
	光疗	换血	光疗	换血	光疗	换血	光疗	换血	光疗	换血	光疗	换血
<1000 g	4	8	5	10	6	12	7	12	8	15	8	15
1000~1249 g	5	10	6	12	7	15	9	15	10	18	10	18
1250~1999 g	6	10	7	12	9	15	10	15	12	18	12	18
2000~2299 g	7	12	8	15	10	18	12	20	13	20	14	20
2300~2499 g	9	12	12	18	14	20	16	22	17	23	18	23
≥2500 g	10	12	14	18	16	20	18	22	19	23	20	25

（3）光疗中应注意的问题。因光疗采用的蓝光波长最易对黄斑造成伤害，光疗时应用黑色眼罩遮住双眼，用遮光的尿布遮盖会阴部，尽量暴露其他部位的皮肤。光疗过程中不显性失水增加，应注意补充液体，保证足够的尿量排出。监测患儿体温，避免体温过高。光疗过程中密切监测胆红素水平的变化，一般 12~24 小时监测一次，对于溶血症或 TSB 接近换血水平的患儿需 4~6 小时监测一次。当胆红素水平降至光疗标准以下时可暂停光疗，但需密切监测 TSB 水平，以防反跳。光疗过程中如出现发热、腹泻或皮疹应根据症状的严重程度决定是否继续光疗。

（二）换血

换血能有效地降低胆红素，换出已致敏的红细胞和减轻贫血。但换血需要一定的条件，也可产生一些不良反应，故应严格掌握指征。

（1）换血指征。

①出生胎龄35周以上的晚期早产儿和足月儿可参照AAP推荐的换血参考标准（图16-5）、出生体重<2500 g的早产儿换血标准可参考表16-7。在准备换血的同时先给予患儿双面强光疗4~6小时，若TSB水平未下降，甚至持续上升，立即给予换血。

②严重溶血，出生时脐血胆红素>4. 5 mg/dl（76 mmol/L），血红蛋白<110 g/L，伴有水肿、肝脾大和心力衰竭。

③已有急性胆红素脑病的临床表现者不论胆红素水平是否达到换血标准都应换血。

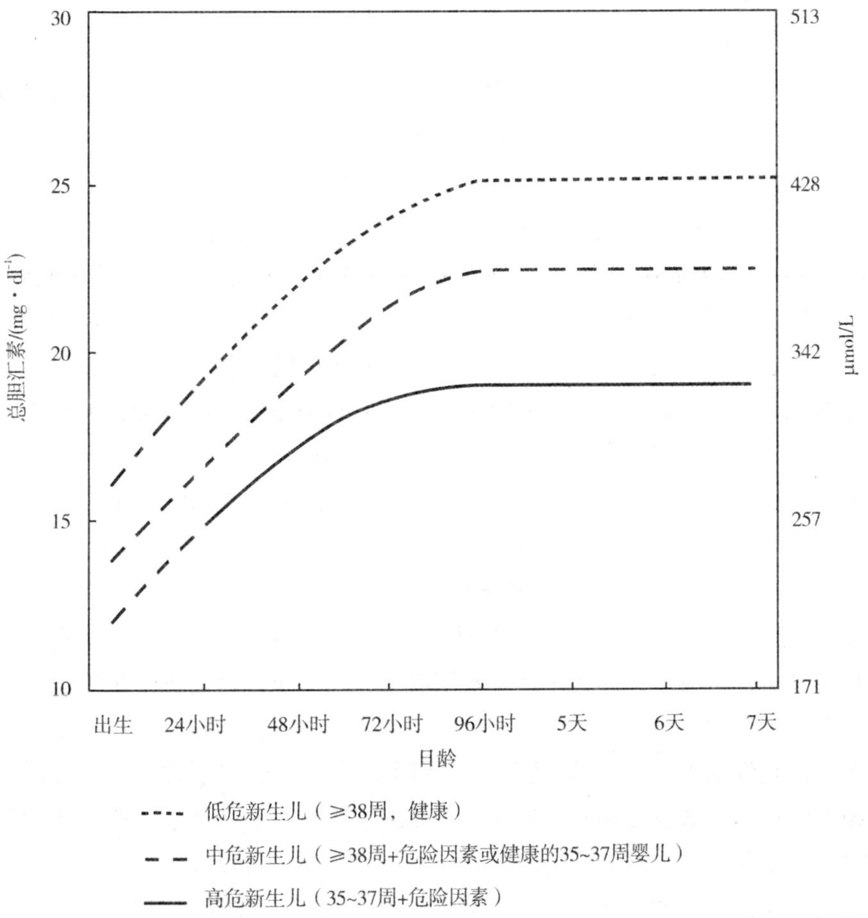

图16-5　胎龄≥35周健康新生儿换血指南

危险因素：新生儿溶血病、G-6-PD缺陷、败血症、脑膜炎、窒息、体温不稳定、酸中毒、嗜睡，清蛋白<30 g/L。

（2）血源选择。Rh 溶血病换血选择 Rh 血型同母亲，ABO 血型同患儿，紧急情况下也可选择 O 型血。ABO 溶血病如母亲 O 型血，子为 A 型或 B 型，首选 O 型红细胞和 AB 型血浆的混合血。紧急情况下也可选择 O 型血或同型血。

（3）换血量。换血量为新生儿血容量的 2 倍或 150~160 mL/kg。

（4）换血途径。可选用脐静脉和较大的静脉换血。也可选用脐动脉和静脉同步换血或外周静脉换血。

（5）换血中应注意的问题。

①换血过程中应注意监测生命体征并做好记录，注意严格无菌操作。

②注意监测血气、血糖、电解质、血钙、血常规。

③换血时需等容量匀速地抽出和输入血液。一般控制全程在 90~120 分钟。

（三）药物治疗

1. 抑制胆红素生成

（1）金属卟啉。金属卟啉类药物是血红素加氧酶（HO）抑制剂，可以竞争性地抑制 HO，减少血红素转变为胆绿素，进而抑制胆红素的生成。Wong 等研究结果表明，金属卟啉还可以抑制 HO 同工酶的活性，从而更有效地抑制胆红素合成。目前，临床常用的主要是锌卟啉和锡卟啉。其中，锡卟啉已被美国 FDA 批准使用，其对 ABO 血型不合或 G-6-PD 缺乏，以及不适于使用血液制品的患者疗效显著。Suresh 等研究结果表明，金属卟啉可以有效降低胆红素水平，减少光疗和换血的需求。Schulz 等研究结果表明，锌卟啉在低剂量并且无光敏物质影响的情况下，对 HO 的抑制作用最大，对临床用药有一定的参考意义。有学者认为金属卟啉治疗新生儿黄疸是安全有效的，可减少光疗和住院需求，但是还需进一步确定金属的种类，并通过临床试验来证明其安全性。

（2）D-青霉胺。D-青霉胺属于金属离子螯合剂，可抑制 HO 活性。Lakatos 等研究结果表明，ABO 血型不合的新生儿黄疸患者经 D-青霉胺（300~400 $mg \cdot kg^{-1} \cdot d^{-1}$）治疗后，24 小时内给药组胆红素峰值下降 16%，换血治疗减少 91%，而 72 小时内给药组效果不明显。Munro 等报道，成人长期应用此类药物容易引起严重不良反应，如重症肌无力、再生障碍性贫血等，因此不适于长期应用，其安全性还需进一步论证。

（3）静脉注射用人免疫球蛋白（IVIG）。IVIG 主要用于新生儿 ABO 溶血病患儿，它能与单核巨噬细胞上的 Fc 受体结合，阻断网状内皮系统 Fc 受体与致敏红细胞相互作用，阻断溶血过程，减少红细胞的破坏，进而减少胆红素的生成。研究结果表明，IVIG 治疗溶血性新生儿高胆红素血症是安全有效的，配合光疗可以降低胆红素水平，显著减少光疗时间及换血治疗的需要。黄华飞等研究结果表明，临床应用 IVIG 时应该注意其阈值，以 Bhutani 曲线 95 百分位水平胆红素值作为应用 IVIG 治疗新生儿 ABO 溶血病的胆红素阈值更为合理和安全。但是，Louis 的一项回顾性研究结果表明，IVIG 对 Rh 新生儿溶血性疾病没有任何益处，其在 ABO 血型疾病中的作用尚不清楚，存在风险，临床应用需谨慎。

（4）还原型谷胱甘肽。还原型谷胱甘肽是体内重要的还原剂，参与众多生化代谢反应，保护肝功能并促进胆酸代谢和胆汁酸降解，加速自由基排泄，保护血红蛋白和膜蛋白不受过氧化损伤，使红细胞破坏减少，减少胆红素生成和排泄。Abdel 等研究结果表明，谷胱甘肽转移酶 M_1 基因缺失的新生儿，由于缺乏谷胱甘肽的表达，患新生儿病理性黄疸的风险非常高。国内相关研究证实，还原型谷胱甘肽单用或与复方甘草酸苷联用可降低胆红素，在治疗新生儿黄疸方面疗效显著。但是这些研究缺少大样本、多中心的临床试验。

（5）其他。丁晓玲等报道，在常规治疗的基础上应用复方甘草甜素注射液治疗新生儿 ABO 溶血病取得较好的退黄效果。此外，在蓝光照射治疗的同时给予抗氧化剂维生素 E，能提高光疗的效果。

2. 阻断胆红素肝肠循环，减少胆红素重吸收

（1）微生态制剂。新生儿在出生早期其正常的肠道菌群系统尚未完全建立，服用含益生菌的制剂可以促进新生儿正常肠道菌群的建立。正常肠道菌群可以使肠道内胆红素还原成尿胆原、粪胆原排出体外。随着益生菌的增加，其代谢产物会降低肠道 pH 值，从而抑制肠道中 β-葡萄糖醛酸酶的活性，使结合胆红素难以分解为游离胆红素，阻断肠肝循环，减少胆红素的重吸收，降低胆红素水平。Indrio 等研究结果指出，益生菌可以降低粪便黏度，促进胃肠蠕动，有利于肠道中的胆红素排出。研究表明，枯草杆菌二联活菌颗粒（微生态制剂妈咪爱）、双歧杆菌三联活菌散（培菲康）、双歧杆菌乳杆菌三联活菌片（金双歧）、鲍氏酵母菌、布拉氏酵母菌散（亿活）等对新生儿黄疸具有确切的治疗作用。Demirel 等研究证明，布拉姆菌（250 $mg \cdot d^{-1}$）对体质量极低的新生儿黄疸是安全有效的，能够有效缩短光疗时间，且未见不良反应。微生态制剂疗效稳定，无明显不良反应，临床应用前景好，可配合其他疗法协同治疗新生儿黄疸。

（2）蒙脱石散。蒙脱石具有层纹状结构和非均匀性的电荷分布，对消化道内的病毒、病菌及其产生的毒素有固定、抑制作用；对消化道黏膜有覆盖能力，可以固定、吸收肠道中未结合胆红素，促进胆红素排出，减少肠黏膜对胆红素的吸收，从而降低胆红素水平。邓焕明研究证明，蒙脱石散有阻断肝肠循环和减少胆红素肠道吸收的作用，临床不良反应较小。

（3）胃肠动力药。胃肠动力药可以加速胃肠蠕动，促进粪便排出，减少粪便在体内的存留时间，进而减少肠道对未结合胆红素的重吸收，尤其适用于排便困难的患者。用于治疗新生儿黄疸的此类药物有多潘立酮、西沙必利等，但要注意这些药物容易引起锥体外系反应等不良反应。对于小于 34 周的早产儿应慎用西沙必利。

（4）活性炭。活性炭可吸附肠道中的未结合胆红素，阻断其被肠道重吸收，有利于胆红素排出体外。活性炭作为新生儿黄疸的辅助治疗仍处于探索阶段，目前临床应用有限，相关疗效和安全性需要进一步研究验证。

3. 增加胆红素蛋白结合

清蛋白是血浆中含量最多的蛋白质，可以结合血浆中未结合胆红素，使之不能透过血-脑屏障，减少核黄疸的发生，并能加快胆红素的转运，降低血浆未结合胆红素的水平。Cuperus 等研究结果表明，人血清蛋白能较好地降低慢性和急性溶血性高胆红素大

鼠血液胆红素水平，并能防止胆红素沉积于大脑。Shahian 等对足月儿高胆红素血症的研究表明，换血前 1 小时输注清蛋白（$1\ g\cdot kg^{-1}$）可以明显降低血清胆红素值，显著减短光疗时间。李建青研究结果表明，在治疗新生儿黄疸方面，清蛋白联合蓝光照射组（40 例，总有效率为 100%）要优于茵栀黄联合蓝光照射组（40 例，总有效率为 87.5%）。一些阴离子药物如水杨酸类、磺胺类药物等可与胆红素竞争清蛋白结合，使与清蛋白结合的胆红素游离出来。临床上治疗新生儿黄疸时应注意避免使用这类药物。

4. 诱导肝 UGT1A1 活性，增加胆红素葡萄糖醛酸结合，增强肝脏清除胆红素的能力

（1）苯巴比妥。苯巴比妥是长效镇静催眠药，也是结构性雄烷受体激动剂和肝药酶诱导剂，可被肝细胞摄取，能增加肝细胞内 Y 蛋白含量，增强尿苷二磷酸葡萄糖醛酸基转移酶（UGT）和毛细胆管多药耐药相关蛋白 2（MRP2）的活性，从而促进肝细胞对胆红素的摄取、结合和排泄，降低血清胆红素的水平。关于苯巴比妥防治新生儿黄疸，学者们有不同意见。Valaes 等的实验结果证明，孕妇于产前 1 周按 $1\ g\cdot d^{-1}$注射苯巴比妥，可以明显降低新生儿黄疸的出现以及换血治疗的概率。但是 Murki 等认为产前口服苯巴比妥 $5\ mg\cdot kg^{-1}\cdot d^{-1}$并不能明显减少光疗和换血的概率。Chawla 等通过 Meta 分析的研究结果表明，在早产儿和极低出生体重儿的患儿中，苯巴比妥可以有效降低血清胆红素峰值，减少光疗和换血治疗的需求。虽然苯巴比妥治疗新生儿黄疸已有 50 多年的历史，但因其有中枢抑制作用，可引起小儿嗜睡、反应差等不良反应，应对其进行重新评估，在此之前建议谨慎使用。由于苯巴比妥可增加胆小管的胆汁流量，在治疗新生儿溶血病、G-6-PD 缺陷症、继发于胆汁黏稠的高结合胆红素血症时可考虑使用。

（2）氯贝丁酯。氯贝丁酯是过氧化物酶受体的激动剂，属于降脂类药物，主要用于治疗高脂蛋白血症。同时它可以通过诱导肝脏 UGT1A1 产生，从而增强肝脏将未结合胆红素转化为结合胆红素的能力，促进胆红素消除。自 1981 年首次报道氯贝丁酯治疗新生儿黄疸以来，一系列关于氯贝丁酯的临床试验有序开展。Fallah 和 Xiong 研究结果表明，氯贝丁酯以 $50\ mg\cdot kg^{-1}$剂量治疗新生儿高胆红素血症是安全有效的，24 小时后可以明显降低血清胆红素峰值和持续时间，并能显著减少光疗时间，缩短患儿住院时间。此外，氯贝丁酯在治疗 G-6-PD 缺陷症和非溶血性黄疸时，以 $100\ mg\cdot kg^{-1}$剂量口服给药，可有效降低血液中总血红素的浓度，未见明显不良反应。氯贝丁酯短期应用尚未发现不良反应，但长期应用的安全性还需进一步评估。

（3）中药。治疗新生儿黄疸最常用的中药是茵栀黄口服液和茵栀黄注射液。它们是由茵陈、栀子、黄芩、金银花 4 种中药提纯而制成的中药制剂，具有清热解毒、利湿退黄的功效。其退黄机制可能是作为结构性雄烷受体激动剂，诱导 UGT1A1 和 MRP2 的活性，促进胆红素的结合和排泄。研究结果表明，茵栀黄口服液可以使新生儿胆红素结合速度明显加快，有效降低血液中游离胆红素的浓度，使患儿接受光疗的概率明显下降，且未见严重不良反应。Chen 研究结果表明，茵栀黄早期干预具有积极意义，可减少早产儿病理性黄疸的发生率，并且对血细胞的形态没有明显影响。刘省荣的研究结果表明，较之单用茵栀黄，茵栀黄联合肠道益生菌治疗轻中度新生儿黄疸的临床效果显著

提高，治疗总有效率从68.9%提高到93.3%，且治愈时间明显缩短，患者耐受性和依从性良好，值得推广。近年国内对茵栀黄的研究逐渐增多。这些研究希望能进一步明确其退黄的物质基础，并通过临床试验加以验证，以便将相关研究成果更好地应用于临床。除茵栀黄外，茵陈蒿也有较好的退黄效果，其退黄机制是通过诱导组成型雄烷受体及葡萄糖醛酸转移酶的表达而发挥作用。蔡珠华等研究结果表明，亮黄在妊娠期有较好的临床治疗作用，可以有效降低免疫抗体的效价，减少免疫反应，从而有效防止新生儿溶血病的发生，减少新生儿黄疸的出现。此外，用退黄洗液直肠注滴或体外药浴也是一种有效的治疗新生儿黄疸的方法，可缩短病程，预防核黄疸，且未发现不良反应，并能防止血清胆红素反弹。尽管国内关于中药退黄的研究不断增多，不过一些国外学者认为中药的退黄作用还需要进一步通过研究和临床观察予以确证。

5. 促进胆红素排泄

（1）腺苷蛋氨酸。腺苷蛋氨酸具有保肝利胆的作用，可以促进胆汁排泄和黄疸消退。外源性腺苷蛋氨酸可以补充急性肝损伤所致高胆红素血症患儿体内缺少的内源性腺苷蛋氨酸，有效减少肠肝循环，保护受损的肝细胞，改善肝脏微循环，使胆汁运输系统功能恢复正常，并提高对内源性和外源性毒性物质的解毒能力，防止肝内胆汁淤积，达到保肝利胆双效合一的作用，改善患者临床症状和肝脏生化指标。杨东山等的研究结果证实了腺苷蛋氨酸在治疗新生儿黄疸方面具有显著疗效。

（2）葡萄糖。葡萄糖是最常见的单糖，进入血液循环后会一过性地增加血容量，增强肾脏渗透性利尿作用，通过渗透压的带动作用将血液中产生的过多胆红素经肾小球滤过排出体外，降低胆红素水平。黄世明研究结果表明，口服葡萄糖联合妈咪爱治疗新生儿黄疸效果良好，疗效显著优于单用妈咪爱。Aoshima 等建议将热量摄入不足作为新生儿黄疸的一个病因，因其可以进一步引起永久性脑损伤（核黄疸），而葡萄糖能够提供足够的热量，诱导肠道中 UGT1A1 的活性，降低血清胆红素水平，建议将葡萄糖作为新生儿黄疸的辅助治疗药物。

（3）牛磺酸。牛磺酸是利胆剂，能增加胆汁流量，间接增加未结合胆红素与清蛋白结合，促进胆红素转运。此外，牛磺酸还可以保护肝细胞，减轻肝损伤，降低胆管堵塞的可能，并具有抗病毒作用，对于新生儿肝炎及其他因素感染导致的黄疸有治疗作用。尽早应用牛磺酸对新生儿胆道闭锁可能有预防作用。牛磺酸与苯巴比妥联合应用效果更佳，二者均能促进胆红素排泄，增加胆汁和胆汁酸分泌，对新生儿迁延性黄疸，无论其为结合或未结合胆红素性黄疸均有疗效。

第八节　新生儿先天性弓形虫病

本病由弓形虫（TOX）引起，TOX 属孢子虫纲球虫目，是一种分布广、危害大、双宿主寄生虫。猫科动物为其终宿主，中间宿主包括鸟类、哺乳类和人等。人对弓形虫普遍易感，孕妇弓形虫感染率为6.25%~32.90%，通过胎盘感染胎儿，严重影响胎儿生长发育。

一、诊断

1. 病史

孕产妇接触生肉，食用肉、蛋、奶等食品未煮熟，生食未洗净的蔬菜、水果以及玩猫弄狗等；孕妇有无法解释的发热、淋巴结肿大，有流产、早产或死产史。

2. 临床特点

新生儿有4大症状：视网膜脉络膜炎、脑积水、脑内钙化灶和精神-运动障碍，但实际上四征均具备的重症病例并不多见。隐性先天性感染病例多于青春期至20岁以视网膜脉络膜炎发病。

3. 实验室检查

（1）血清特异性IgM。根据使用抗原特点分成两大类——以完整虫体为抗原检测患者血清中的抗体；以虫体裂解后的胞质成分为抗原检测患者血清中的抗体。脐血TOX-IgM阳性表明先天感染；TOX-IgM阳性，IgG阴性，复查IgM持续增高，表明原发感染；只有IgM阳性表明胎传抗体。仅1/3先天性弓形虫患儿可检出IgM，部分患儿由于母抗体存在而抑制其免疫反应，待被动输入母体抗体逐渐消失，患儿免疫系统开始出现反应，从而延迟产生特异性IgM及IgG水平升高，故对怀疑感染患儿应每隔2个月随访检测。

（2）直接涂片检查。阳性率较低。

（3）培养分离原虫。取血、脑脊液等标本做动物接种或组织培养分离原虫。

（4）DNA杂交和PCR法。以弓形虫特异性序列为探针，通过分子杂交进行实验诊断的技术近年来进展迅速，诊断准确率高，前景十分广阔。

（5）其他检查。应用影像（CT、MRI及X线）检查确定脑积水和小脑畸形等具有重要价值。眼底检查等眼科系统检查确证斜视，并做定期复查随诊。周围血常规发现嗜酸性粒细胞增多。脑脊液可见细胞数增多，淋巴为主，糖和蛋白正常。

二、治疗

1. 预防

对于先天性弓形虫病，预防应该放在首位。孕妇应该树立自我防范意识，加强自我保护。如少接触生肉；肉、蛋、奶等食品食用前要煮熟；防止猫、鼠、蝇、蟑螂等污染食物；蔬菜、水果生食时要洗净消毒；不接触猫狗；等等。妊娠早期发现感染要终止妊娠，中晚期要积极治疗。

2. 治疗

对于确诊弓形虫感染者均要治疗。首选乙胺嘧啶和磺胺嘧啶联合用药，具有协同作用。乙胺嘧啶第1天0.5 mg/kg，2次/天，口服，第2天改为一次半量口服；磺胺嘧啶每日 50~100 mg/kg，分 3~4 次口服，两药联合。乙胺嘧啶有骨髓抑制作用，应同时服叶酸 5 mg，每周 3 次。因螺旋霉素在脏器和胎盘浓度高，无致畸作用，不良反应小，可有效控制弓形虫胎盘传播。可 3 种药物合用，螺旋霉素每日 100 mg/kg，分 3 次口服，共 3 周。继以磺胺嘧啶每日 50~100 mg/kg，分 3~4 次口服，乙胺嘧啶每日 1 mg/kg，分 2 次口服，3 天后，改为隔日 1 mg/kg，同时服叶酸 5 mg，每周 3 次。3 周后又改服螺旋霉素，如此轮流使用 1 年。

第九节　新生儿先天性风疹综合征

先天性风疹综合征是在孕妇妊娠早期患风疹后，风疹病毒通过胎盘感染胎儿引起胎儿的严重全身病毒感染性疾病。孕妇传染胎儿的传染率随孕期延长而降低，孕期前 8 周胎儿感染率可超过 50%。先天性感染的患儿体内排毒可长 2~6 个月，10% 患儿 1 岁时仍排毒，排毒的患儿有传染性，成为传染源。

一、诊断

1. 母亲病史

母亲于妊娠早期曾患风疹或有风疹接触史，其血液风疹病毒 IgM 抗体阳性。

2. 临床表现

（1）新生儿一过性表现。早产儿，小于胎龄儿，肝脾大，黄疸，血小板减少，溶血性贫血，紫癜，淋巴结肿大，脑膜脑炎，心肌炎，角膜薄翳，虹膜睫状体炎等。

（2）永久性表现。生长发育迟缓，小头畸形，脑钙化，白内障，小眼睛，青光眼，视网膜黑色素斑，耳聋，慢性肾炎，肌张力减低，发作性痉挛，永久性智力、行为及运动障碍，肾动脉狭窄，骨畸形，先天性心脏病，牙齿异常。

（3）迟发性表现。在出生后 2 个月至 20 年内发生。糖尿病，慢性进行性全脑炎，间质性肺炎，甲状腺功能亢进或减低，甲状腺炎，性早熟，生长激素缺乏症，视网膜下新血管形成，圆锥形角膜，晶体吸收。

3. 实验室检查

（1）咽分泌物、尿、脑脊液或其他组织分离出风疹病毒。

（2）血清或脐血测得风疹病毒 IgM 抗体。

（3）用免疫学方法可检出羊水、胎盘绒毛、胎儿组织中风疹病毒抗原。

（4）应用 RT-PCR 方法检出风疹病毒 RNA。

（5）生后 5~6 个月后血液风疹病毒 IgG 抗体仍持续阳性或滴度高于母亲。

具有上述第 1 项，同时具有第 2 项之一、第 3 项中之一者，可诊断为先天性风疹综合征；如无上述第 2 项，可诊断为先天性风疹病毒感染。

二、治疗

（一）一般治疗

先天性风疹无特殊治疗方法，主要是对症处理。如急性期有发热可予药物降温或物理降温，注意皮肤、口腔及脐部的护理。患儿应隔离。注意不用对肝有损伤的药物。

（二）药物治疗

1. 抗病毒治疗

先天性风疹综合征无特殊治疗方法，主要是对症处理，抗病毒治疗效果不定，对永久性器官畸形与组织损害无效，可能减少体内排毒。可试用干扰素 $75\times10^4\sim100\times10^4$ U，肌肉注射，每周 2~3 次，连用 4~6 周；或 $75\times10^4\sim100\times10^4$ U，肌肉注射，隔日 1 次，6~10 次为 1 个疗程；或应用利巴韦林每日 10~15 mg/kg，口服或静脉滴注，每日 1 次，7~10 天为 1 个疗程，必要时隔 5~7 天可再用 1 个疗程。

2. 保肝利胆退黄药

葡醛内酯 25~50 mg，每日 3 次；联苯双酯，每次 0.5 mg/kg，每日 3 次。也可静脉滴注易善复、甘利欣或强力宁，均为 1~1.5 mL/kg，每日 1 次。静脉滴注腺苷蛋氨酸，每日 20 mg/kg，每日 1 次，10~14 天为 1 个疗程。

3. 黄疸治疗

黄疸显著时，可用苯巴比妥，首次负荷量 15 mg/kg 肌肉注射，维持量每日 5 mg/kg 口服，每日 3 次。高间接胆红素血症时，静脉滴注清蛋白，每次 1 g/kg，可防胆红素脑病发生。当黄疸较重，血总胆红素≥205/μmol/L，且以间接胆红素升高为主，直接胆红素<26/μmol/L 时，可予蓝光照射 24~48 小时。

（三）手术治疗

有先天性心脏病、白内障、青光眼的患儿病情平稳或好转后可考虑手术治疗。

第十节　新生儿衣原体感染

新生儿衣原体感染主要是用于胎儿分娩时与沙眼衣原体阳性的母亲产道相接触，或沙眼衣原体通过胎盘感染胎儿所致的新生儿感染性疾病。在未经治疗的患沙眼衣原体宫颈炎及性病的孕母所生新生儿中，20%~50%发生沙眼衣原体结膜炎，10%~20%发生沙眼衣原体肺炎。

一、诊断

1. 临床表现

（1）沙眼衣原体结膜炎。出生后 5~14 大两眼出现浆液性渗出物，后转为脓性眼睑水肿，结膜明显充血。

（2）沙眼衣原体肺炎。出生后 2 周至 4 个月有鼻塞、咳嗽、呼吸急促，肺可闻及细湿啰音，偶有哮鸣音。一般不发热。胸部 X 线片显示过度充气、支气管周围炎、局灶性肺不张。

（3）其他。中耳炎、鼻咽炎、女婴阴道炎等。

2. 病原学检测

（1）下穹隆或下睑结膜刮片镜检，见胞质内包涵体及大量多核内细胞，或碘液染色后镜检呈棕褐色。

（2）免疫学方法在结膜渗出物、鼻咽吸取物等检出沙眼衣原体抗原。

（3）气管或鼻咽吸取物、鼻咽拭子细胞培养、染色后可见细胞质中有特异性包涵体。

（4）血清沙眼衣原体-IgM 抗体效价≥1∶64，或双份血清沙眼衣原体-IgG 抗体滴度效价呈 4 倍增加。

（5）分子生物学方法在血、结膜渗出物、鼻咽吸取物等中检出沙眼衣原体核酸。

有上述临床表现之一项，同时具备病原学检测中的任何一项，可确诊本病。

二、治疗

（一）一般治疗

注意眼部护理，当眼分泌物较多时，无菌注射，用水清洗。当进食较少时，应鼻饲或静脉营养，保证每日液体入量和热量的摄入。

（二）药物治疗

1. 抗生素

沙眼衣原体结膜炎或肺炎均可选红霉素，每日 50 mg/kg，分 3~4 次口服，结膜炎连用 10~14 天，肺炎用 14~21 天。口服困难或重症者可静脉滴注红霉素。阿奇霉素口服比红霉素吸收好，半衰期长，停止给药后组织中药物仍可维持数日。口服剂量为每日 10 mg/kg，每日 1 次，连服 3 天停药 4~7 天为 1 个疗程，可用 2~3 个疗程。口服困难或重症者可静脉滴注阿奇霉素。也可口服克拉霉素或静脉滴注克拉仙（克拉霉素静脉制剂），每日 10~15 mg/kg，分 2~3 次口服或静脉滴注。

2. 对症治疗

咳喘明显时可用 3~5 天糖皮质激素平喘治疗，烦躁者可应用镇静剂。注意维持水、电解质及酸碱平衡。

3. 局部治疗

沙眼衣原体结膜炎时，局部可用 0.1%利福平眼药水、0.3%诺氟沙星眼药水、10%磺胺醋酰钠眼药水或 0.5%红霉素眼膏滴眼，每日 4 次，共 2 周。

（三）其他治疗

呼吸困难、气急时吸氧，重症早产儿有时需用呼吸机。恢复期肺部啰音不消失者可进行肺部超短波理疗。

第十一节　新生儿巨细胞病毒感染

巨细胞病毒感染是由人巨细胞病毒（HCMV）引起的人类感染性疾病。组织内找到核内及胞质内有包涵体的巨细胞为其病理特点。患儿体内多脏器受累，其中以对中枢神经系统和肝、肺等脏器的损害为主。本病虽多呈隐性发病或亚临床型及潜伏感染，却是小儿致畸致残的重要原因之一，影响优生优育。

一、诊断

能证实宿主体内有巨细胞病毒（CMV）侵入，不论有无症状或病变均称 CMV 感染。

（一）分类

根据患儿获得感染的时间分为以下三种。

1. 先天性感染

指由 CMV 感染的母亲所生育的子女于出生后 14 天内（含 14 天）证实有 CMV 感染，由宫内感染所致。

2. 围生期感染

指由 CMV 感染的母亲所生育的子女于出生 14 天内没有 CMV 感染，而于生后第 3~12 周证实有 CMV 感染，由婴儿于出生过程或吸吮母乳感染所致。

3. 出生后感染或获得性感染

指婴儿在出生 12 周后发现 CMV 感染。

（二）临床表现

1. 先天性感染

先天性感染为子宫内感染，部分患儿出生时就有症状，如胎龄小样儿、小头畸形、黄疸、肝脾大、皮肤瘀斑、脑积水等。幸存者留有耳聋、视神经萎缩、癫痫、智力障碍、瘫痪等后遗症。先天性感染还可造成流产、早产、死产。先天性感染多为全身性感染，过去所称的巨细胞病毒感染（CID）多属此类。

2. 围生期感染

围生期感染以呼吸系统和消化系统症状为主，如咳嗽（部分呈百日咳样）、气促、发绀、肺部啰音、呕吐、腹泻、黄疸、肝脾大、肝功能异常等。以肺部症状为主的则称 CMV 性肺炎，以肝脏症状为主的则称 CMV 性肝炎。

3. 出生后感染

多无症状或症状较轻，表现为发热、乏力、游走性关节酸痛和肌痛、颈淋巴结炎、轻度肝炎和脾大，类似传染性单核细胞增多症。

（三）实验室检查诊断依据（具有下列任何一项即可诊断）

（1）从受检的材料（尿、血、唾液、乳汁、组织等）中分离出 CMV。

（2）在受检的组织细胞中见到典型的巨细胞病毒（注意排除其他病毒感染）。

（3）血清特异抗体检测。

①血清抗 CMV-IgG。

A. 阳性结果表明 CMV 感染，6 个月以内婴儿需排除胎传抗体。

B. 从阴性转为阳性表明原发性感染。

C. 双份血清抗体滴度呈大于 4 倍增高表明 CMV 活动。

D. 严重免疫抑制者可出现假阳性。

②血清抗 CMV-IgM。

A. 阳性表明 CMV 活动，若同时检测抗 CMV-IgG 阳性，则表明原发性感染。

B. 新生儿和幼小婴儿产生 IgM 能力较差，因此即使感染了 CMV，仍可出现假阴性。

C. 注意类风湿因子等干扰，试验出现假阴性。

D. 用特异的单克隆抗体从受检组织或细胞中检测到 CMV 抗原，如 IEA 和（或）EA［前早期抗原和（或）早期抗原］，又称 CMV 抗原血症。

E. 用分子杂交或聚合酶链反应法从受检材料中检出 CMV-DNA 特异片段，表明 CMV 感染（潜伏感染或活动性感染均可）。

二、治疗

目前对巨细胞病毒感染无特殊治疗，主要是对症处理，加强支持治疗，可使用阿昔洛韦、干扰素、利巴韦林、CMV 免疫核糖核酸等抗病毒因子及中医中药治疗。干扰素对 HCMV 感染的抑制效果不佳，并可导致较明显的抗药性。最近发现磷酸对 HCMV 具有高度选择性，可抑制其增生，用量每日 150 mg/kg，静脉滴注，不良反应是易致肾损害。

本病即使治疗有效，也难免留下后遗症，因此预防感染特别重要。重点在于疫苗开发，目前疫苗还没应用于临床。对于宫内感染的新生儿，可从唾液及尿中排出病毒，故应在新生儿室隔离。乳汁中排放病毒的母亲应避免哺乳或母乳经冷冻处理后再食用。另外，重视对供血者的血清学检查，筛选血清的血液是防止水平传播的主要措施。

第十二节 新生儿感染性休克

感染是新生儿死亡的重要原因。新生儿严重感染可以感染性休克起病或由进行性加重发展为感染性休克，在起病开始即可表现为心血管功能不全，需要液体复苏或血管活性药物治疗。若感染进程不能终止，则发展为多器官功能障碍综合征（MODS），甚至死亡。由于新生儿出生时经历从胎儿到新生儿的循环过渡，且各器官系统发育不成熟，新生儿发生感染性休克时血流动力学变化尚未完全明确，临床治疗主要为经验性治疗或参考儿童治疗方法。

一、诊断

早期识别感染性休克对降低患儿病死率有重要作用。在儿童中进行的研究显示：出现低血压和心脏再同步化治疗（CRT）延长时，患儿已进入感染性休克失代偿期，病死率明显升高。

美国危重病学会（SCCM）在关于足月儿感染性休克的诊断指南中强调，应在患儿发生低血压之前通过临床表现对感染性休克进行早期识别，包括体温高或体温低、意识状况改变、外周血管阻力变化引起 CRT>2 秒等。新生儿发生感染性疾病，在有下列情况时应注意感染性休克的发生：心率增快、呼吸窘迫、喂养困难、肌张力差、皮肤颜色差。呼吸增快可为组织灌注不良的表现，尤其是母亲存在绒毛膜羊膜炎或胎膜早破时间长，应考虑新生儿发生早发型感染。

此外，在发生早发型新生儿感染时，应与导管依赖的复杂先天性心脏病导致的心源性休克和某些遗传代谢病相区别。新生儿感染性休克通常伴肺血管阻力升高，肺动脉压力升高，右室衰竭，心房和导管水平血流发生右向左分流，导致发绀。

对发生感染性休克的新生儿应进行全面评估，以指导临床诊治，评价指标包括临床、血流动力学和组织氧合状态。临床指标主要是心血管功能不全及组织器官灌注不良的表现，如心率增快、脉搏细数、CRT 延长、意识改变、呼吸改变、尿量减少、四肢冷、皮肤花纹等。血流动力学指标包括心率、中心静脉压（CVP）、平均动脉压、心排血量（CO）、上腔静脉血流（SVC）及体循环阻力（SVR）等。由于血压不能反映 CO，因此，需要使用超声心动图评价血流动力学，以维持正常 CO 和 SVC 为治疗目标。

早产儿脑血流变化与神经损伤及发育有重要关系，但血压与体循环血流的关系尚未完全明确。研究结果显示，在极低出生体重早产儿，MAP<30 mmHg 与神经不良预后及存活有关，极低出生体重早产儿被认为是 MAP 低限。SVC 可反映脑血流，研究显示 SVC>40 mL/（kg · min）与良好的神经发育结局相关。

随着功能超声心动图的应用，研究结果显示早产儿脓毒症时血流动力学特点更加复杂多变。有研究结果显示：早产儿发生脓毒症时，呈现相对较高的左室心排出量和右室心排出量，低血管阻力状态；在疾病变化过程中，如果左室心排出量和右室心排出量下降大于 50%与死亡有关，提示对严重感染患儿应用心功能评价可能有助于预测结局。另外，早产儿发生脓毒症时血流动力学变化的个体差异较大，进行个体化动态监测评估有助于指导临床治疗，尤其是在感染性休克，低血压对液体复苏和多巴胺治疗效果不明显时。另一项对早产儿感染性休克进行的功能超声研究的结果显示：早产儿发生感染性休克时，血管调节功能障碍是最重要的病理生理机制，左室输出量增加。

乳酸和中心静脉氧饱和度（$ScvO_2$）可反映氧输送与氧消耗，感染性休克早期由于末梢循环障碍，血流缓慢，较正常情况下组织细胞从血红蛋白可摄取更多氧，导致 $ScvO_2$降低；但是在感染性休克发展到发生组织氧利用障碍时，$ScvO_2$可正常，甚至升高。此外，在新生儿存在动脉导管未闭出现左向右分流时，所测 $ScvO_2$不准确。$ScvO_2$值应与其他血流动力学指标联合应用。

二、治疗

感染性休克是新生儿严重感染的危急表现，需在识别后立即启动救治。SCCM 指南最新版强调“黄金一小时”内完成液体复苏、经验性抗生素和必要的血管活性药物使用。复苏液体以等渗晶体液为主，推荐首次推注 20 mL/kg，1 小时内总量不超过 40～60 mL/kg，并警惕容量负荷过大导致的肺水肿。如血压仍低，需尽早启动肾上腺素或去甲肾上腺素，可从外周静脉给药，无需等待中心通路建立。治疗目标包括维持心率正常、毛细血管再充盈时间小于 2 秒、尿量大于 1mL/kg/h、Scv0 大于 70%。对疑似肾上腺功能不全者，可酌情使用糖皮质激素。严重低灌注或呼吸衰竭时，应考虑早期机械通气与器官支持。足月儿需快速干预，而早产儿因血流动力学反应差异，治疗尚无统一标准，仍以支持治疗为主。

1. *初步复苏治疗*

与很多新生儿急症的救治原则相似，发生感染性休克需要维持呼吸道通畅、呼吸支持、循环支持。新生儿发生严重感染时常出现呼吸暂停或呼吸窘迫，因此呼吸支持尤其重要。进行正确的呼吸支持后，应即刻对循环系统进行评估，同时建立静脉通路，使用抗生素、扩容及血管活性药物。

2. *治疗终点*

治疗后需对患儿进行密切监测评估，决定下一步的治疗方案，以维持正常的心率、血压和循环。

器官灌注指标：虽然动脉血压不能准确反映体循环血流量，但监测血压、CRT、尿量可间接反映器官血流灌注情况。足月儿治疗的终点为 CRT<2 秒，脉搏正常，四肢温暖，尿量>1 mL/（kg·h），意识恢复正常，血压正常，血糖、血钙正常，置管前后氧饱和度<5%，乳酸、阴离子间隙正常，凝血功能显示国际标准化比值正常，混合静脉血氧饱和度>70%，动脉血氧饱和度 95%，SVC>40 mL/（kg·min），CI>3.3 L/（m^2·min），超声心动图检查无右向左分流、三尖瓣反流、右室衰竭，液体超负荷<10%。

早产儿治疗终点未确定，可参考足月儿。但在极早产儿发生感染性休克时很难确定治疗终点，因为使用 MAP、尿量、CRT 不能准确反映体循环灌注情况，尤其是在出生后 72 小时内，且因体内胎儿血红蛋白含量高，$ScvO_2$意义不大。

3. *评价指标*

治疗中需要监测的指标包括动脉 pH、氧饱和度、连续心电图（ECG）监护、体温、置管前后氧饱和度、有创动脉血压、尿量、血糖、血钙、CVP、心脏指数（CI）、SVC、凝血功能、阴离子间隙、乳酸。

使用超声心动图检查评估心功能及血流动力学改变有助于判断患儿的容量状态及对血管活性药物的治疗反应，且可监测 SVC。SVC 可反映脑血流，应维持 SVC>40 mL/(kg·min)。SVC 持续降低与早产儿神经发育不良结局有关。研究结果显示：在极低出生体重早产儿出生后第一天，CRT>4 秒联合乳酸>4 mmol/L 预测 SVC 降低的特异度达 97%。

近红外线光谱分析仪可无创监测器官血流灌注状态，联合使用超声心动图，并监测 MAP、SaO_2、尿量、CRT、组织灌注指标、pH、混合静脉氧饱和度、乳酸、碱剩余等可评价感染性休克的严重程度及对治疗的反应。

4. *液体管理*

感染性休克时由于毛细血管通透性增加引起液体丢失和低血容量，因此，应根据临床评估进行合理的液体管理，选择晶体液进行液体复苏。如血红蛋白<12 g/dL 可输注红细胞。当液体负荷超过 10%或常规治疗不能维持液体平衡时，可使用利尿剂或连续性肾脏替代治疗（CRRT）。使用 10%的葡萄糖维持血糖正常，必要时使用胰岛素。

5. *低血压治疗及血管活性药物应用*

足月儿的低血压治疗可参考足月儿感染性休克指南，但早产儿由于其特殊的生理特点及容易发生并发症，应进行个体化评估及治疗。早产儿刚出生时，血压不能反映体循环血流，且无公认的正常血压。在治疗新生儿低血压伴或不伴休克时，首选使用晶体液扩容，在足月儿或较大的早产儿，总量可使用 20~40 mL/kg，必要时可增加，最大量不超过 60 mL/kg。早产儿与足月儿不同，缺乏证据支持可早期使用积极的液体复苏，积极的液体复苏可增加早产儿发生颅内出血的风险。早产儿发生低血压，液体治疗推荐 10~20 mL/kg，在 30~60 分钟内输入，如果未见好转，考虑使用血管活性药物。

新生儿首选血管活性药物仍然是多巴胺，但需要注意其对肺血管阻力的作用，开始剂量为 5~10μg/（kg·min），可联合使用多巴酚丁胺［5~10μg/（kg·min）］，1 小时后如休克未纠正，可使用肾上腺素［0.05~0.3μg/（kg·min）］。多巴胺升高血压较明显，但新生儿血压与体循环血流量相关性差。多巴酚丁胺增加体循环血流量的作用更明显，对心肌功能受损的患儿使用多巴酚丁胺具有正性肌力和扩血管作用，但需要注意，高剂量多巴酚丁胺可增加心肌氧耗，且使心率增快，严重时可使心排出量减少，降低剂量可缓解。尽管多巴胺及多巴酚丁胺仍然是新生儿低血压最常使用的药物，但随着对新生儿低血压及感染性休克血流动力学变化的深入认识，这些药物的使用有下降趋势。

新生儿低血压对扩容及多巴胺治疗无效时，可考虑增加其他药物，如糖皮质激素、正性肌力药物、扩血管药物。有研究结果显示，对使用常规治疗（液体复苏、多巴胺或多巴酚丁胺）后的难治性休克患儿使用去甲肾上腺素可升高血压、降低乳酸水平。也有研究结果显示，对极低出生体重早产儿，使用小剂量肾上腺素在升高血压、提高脑血流、增加氧输送等方面与小到中剂量的多巴胺效果相似，且不良反应（如高血糖、乳酸升高等）较少。

在新生儿发生感染性休克早期，血氢化可的松水平明显升高，但对于极早产儿，肾上腺皮质功能尚未成熟，容易发生相对肾上腺皮质功能不全，导致血流动力学不稳定及低血压。在临床上，氢化可的松常用于液体复苏和使用多巴胺后效果不佳的患儿，为第三线药物，除具有抗感染作用外，氢化可的松可增加机体对内源性或外源性儿茶酚胺的敏感性，提高心肌收缩力、每搏输出量、有效循环血容量、体循环阻力，增加尿量。对于新生儿，其可升高血压、降低心率，减少血管活性药物使用。有研究发现，足月儿感染性休克时，血清皮质醇前体脱氢表雄酮（DHEA）水平明显升高，提示皮质醇合成障碍，可使用氢化可的松治疗。使用前应检测血清皮质醇水平。

对新生儿很少使用血管扩张药物，Ⅲ型磷酸二酯酶抑制剂（PDEIs）如米力农具有增加心肌收缩力和降低体循环阻力的作用，用于 CO 降低而 SVR 升高时，这常见于对液体复苏无效、多巴胺抵抗的患儿。PDEIs 的作用非受体介导，因此不因受体下调或反应性降低而影响效果，但使用米力农时需要注意肾功能是否正常（其经过肾脏清除），且在使用时注意评估体循环容量，常需要扩容。注意监测血压，如果下降，可使用生理盐水扩容。在心排出量降低，左室功能差但血压正常的患儿，在使用肾上腺素［0.05～0.3μg/（kg·min）］时加用米力农可有效，但需要密切监测不良反应，需要注意在维持体循环容量的基础上使用这类药物，因其具有扩张体循环血管的作用，可能导致体循环血压下降，因此使用时必须在确保充分循环容量的基础上谨慎评估和监测。

足月儿存在持续肺动脉高压时，可使用一氧化氮吸入治疗（20×10^{-6}）。对足月儿难治性休克，如表现高心输出量，低血压，在维持 $ScvO_2>70\%$ 时可考虑使用去甲肾上腺素。

己酮可可碱具有血管扩张和抗感染作用，有研究结果显示了其在治疗新生儿脓毒症及感染性休克中的作用及安全性，但尚需要开展大样本的相关研究，进一步明确其疗效及安全性。

经上述治疗无好转的难治性休克，如 CO 足够，在进行心脏功能及血流动力学监测下，可使用血管加压素。

在使用血管活性药物时需要注意，感染性休克时血流动力学是在发生变化的，因此，药物选择及剂量应根据临床、实验室和超声心动图评估的结果进行相应调整，以维持组织器官的灌注。另外，需要注意的是，不同的血管活性药物的特点不同，如血管加压药和血管扩张药物对体循环和肺血管阻力产生作用，而正性肌力药物的主要作用是增强心肌收缩力，提高心排出量。此外，这些药物的作用取决于其药代动力学和患儿对药物的反应。感染性休克患儿的肝脏和肾脏功能均可能受损害，此时药物代谢发生改变，药物血液浓度常超过预期。因此，可从推荐的起始剂量开始使用，根据患儿反应进行调整。

目前临床上多巴胺仍然是最常应用的治疗新生儿低血压的血管活性药物，但仍然是根据临床常规评估指标指导治疗，未充分考虑早产儿未成熟的特点、疾病发展过程中血流动力学变化的特点及不同血管活性药物的作用特点。在感染性休克发生发展过程中，心脏超声可动态监测血流动力学变化，对患儿进行个体化评估，提供客观的血流动力学证据，指导临床决策及合理使用血管活性药物，提高救治成功率。对于对儿茶酚胺治疗无反应的感染性休克，建议使用超声心动图全面评价心脏功能和血流动力学以指导临床合理治疗。

6. 支持治疗

对危重新生儿应积极进行呼吸支持，维持接近正常的 pH 值和氧饱和度，不考虑允许性高碳酸血症和低氧饱和度目标值，因正常的 pH 值和血氧含量可提高心肌收缩力和组织氧供，从而降低发生 MODS 和持续肺动脉高压的风险，部分患儿因持续肺动脉高压需要一氧化氮吸入。如经上述积极治疗，患儿仍无好转，在无体外膜肺氧合禁忌证时，给予 ECMO 治疗。发达国家使用 ECMO 治疗新生儿难治性感染性休克已有多年的经验，存活率为 80%~84%。国内近年来在这一领域有突破，复旦大学附属儿科医院于 2015 年在中国大陆首次成功应用 ECMO 治疗新生儿早发型 B 族链球菌脓毒症。

临床中处理难治性休克时需要考虑以下问题：是否同时存在其他需要治疗的重要问题，如心包积液、气胸、活动性出血、肾上腺皮质功能不全、遗传代谢病、复杂先天性心脏病、分流量大的 PDA。排除上述因素后，可使用 ECMO 治疗足月儿难治性休克。国际上目前使用 ECMO 治疗新生儿感染性休克存活率为 80%。大多数医疗中心使用 ECMO 治疗新生儿难治性休克的指征为经常规积极治疗，PaO_2<40 mmHg。当使用 V-V ECMO 转流时，持续低血压和/或休克可使用多巴胺/多巴酚丁胺或肾上腺素治疗。当使用 V-A ECMO 转流时，大多数情况可不使用血管活性药物。在使用利尿剂后，仍然少尿，液体负荷超过 10%时，需要联合使用 ECMO 和 CRRT 治疗。

参考文献

[1] 屈晓.儿科疾病诊疗最新进展[M].西安:西安交通大学出版社,2015.
[2] 王付.儿科选方用药技巧[M].郑州:河南科学技术出版社,2014.
[3] 支立娟,陈圣洁,巩文艺.儿科用药指导手册[M].北京:中国医药科技出版社,2017.
[4] 兰才安.儿科实训指导[M].重庆:重庆大学出版社,2016.
[5] 甘卫华,于宝生,焦泽霖.儿科临床处方手册[M].南京:江苏凤凰科学技术出版社,2017.
[6] 杨勤,陈光虎,周德.儿童营养保健实用技术[M].武汉:湖北人民出版社,2013.
[7] 孙娟.孟宪兰儿科经验集[M].济南:山东科学技术出版社,2016.
[8] 徐开寿.儿科物理治疗学[M].广州:中山大学出版社,2016.
[9] 徐海霞,黄严,崔菲.中医儿科诊疗及护理[M].北京:原子能出版社,2016.
[10] 韩力争.儿童行为治疗[M].南京:江苏教育出版社,2010.
[11] 张靖,单鸿,欧阳强.儿科介入放射学[M].北京:中华医学电子音像出版社,2016.
[12] 李云.儿科门诊速查手册[M].长沙:湖南科学技术出版社,2016.
[13] 张贤锋.实用儿科疾病诊断与治疗[M].延吉:延边大学出版社,2017.
[14] 陈忠英.儿科疾病防治[M].西安:第四军医大学出版社,2015.
[15] 崔振泽,范丽君.儿科常用药物解析[M].沈阳:辽宁科学技术出版社,2015.
[16] 文飞球,王天有.儿科临床诊疗误区[M].长沙:湖南科学技术出版社,2015.
[17] 刘晓星.新妇产科学[M].上海:上海交通大学出版社,2018.
[18] 史金玲.精编妇产科学[M].西安:西安交通大学出版社,2018.
[19] 赵淑萍,黄煜,胡友斌.中西医结合妇产科学[M].北京:科学技术文献出版社,2018.
[20] 漆静,常青.妇产科学[M].上海:上海交通大学出版社,2018.
[21] 隋学佐.临床妇产科学[M].西安:西安交通大学出版社,2018.
[22] 白丽娟.现代临床妇产科学[M].北京:中国纺织出版社,2018.
[23] 徐丛剑,华克勤.实用妇产科学[M].4版.北京:人民卫生出版社,2018.
[24] 谢幸,孔北华,段涛.妇产科学[M].9版.北京:人民卫生出版社,2018.
[25] 丁红梅,张丽,牟大英.妇产科学临床辑要[M].北京:金盾出版社,2018.
[26] 王晨虹.妇产科学[M].4版.北京:人民卫生出版社,2018.
[27] 方媛.现代临床妇产科学[M].武汉:湖北科学技术出版社,2018.
[28] 连方,谈勇.中西医结合妇产科学临床研究[M].北京:人民卫生出版社,2018.
[29] 裴巧霞,王利平.妇产科学[M].上海:上海交通大学出版社,2017.
[30] 陈卫文.妇产科学[M].北京:高等教育出版社,2017.

[31] 高辉,王雪莉.妇产科学[M].北京:科学技术文献出版社,2017.
[32] 吕杰强,罗晓红.妇产科学[M].北京:中国医药科技出版社,2017.
[33] 黄会霞.妇产科学[M].北京:世界图书出版公司,2017.
[34] 禚召远.计划生育与妇产科学[M].北京:世界图书出版公司,2017.
[35] 郗玉霞,朱海丽,刘东华.新实用妇产科学[M].北京:世界图书出版公司,2017.
[36] 刘峥,董会卿.急性播散性脑脊髓炎的研究进展[J].中国现代神经疾病杂志,2013,13(9):816-820.
[37] 蔡佳音,王芳,刘晓曦,等.儿童营养改善措施的国际经验及启示[J].中国健康教育,2013,29(3):255-258.
[38] 王政力,余加林.新生儿败血症诊断新进展[J].中国当代儿科杂志,2013,15(3):236-241.
[39] 武宇辉,李秋,崔晶晶,等.小儿溶血尿毒综合征21例临床分析[J].儿科药学杂志,2012,18(10):1-4.
[40] 乔晓红,佟梦琪,杨帆,等.病毒性脑炎伴发癫痫的研究现状[J].中华临床医师杂志(电子版),2012,6(11):3025-3028.
[41] 毛萌,杨慧明.儿童保健临床研究进展[J].中国实用儿科杂志,2012,27(5):349-352.
[42] 张秀平,张文英,刘海鹏.新生儿呼吸机相关性肺炎研究进展[J].中华医院感染学杂志,2019,29(1):157-160.
[43] 管昭锐,张巍,刘学东,等.复发型吉兰-巴雷综合征患者临床特点[J].中国神经精神疾病杂志,2018,44(11):657-661.
[44] 李盼盼,尹丹,张平,等.FeNO在儿童咳嗽变异性哮喘中的临床应用进展[J].医学综述,2018,24(22):4497-4501.
[45] 刘海玲,郑春妮,梁波.病毒性脑炎临床症状与视频脑电图及功能磁共振检测分析[J].中国医学创新,2018,15(30):41-45.
[46] 李海波,秦晓莉,张小飞.人免疫球蛋白联合甲泼尼龙治疗小儿急性播散性脑脊髓炎的临床研究[J].中西医结合心脑血管病杂志,2018,16(13):1808-1812.
[47] 毛萌.我国儿童营养与生长发育面临的挑战[J].中国儿童保健杂志,2018,26(9):929-931.
[48] 姜茗宸,汪受传,徐珊,等.小儿哮喘患者呼出气冷凝液代谢组学研究[J].分析化学,2018,46(6):969-974.
[49] 刘宁,刘贵鹏.腹腔镜输卵管修复整形术治疗输卵管积水性不孕效果分析[J].中国实用妇科与产科杂志,2013,29(6):500-503.
[50] 卢硕懿.腹腔镜输卵管切除术对输卵管妊娠患者生殖潜能的影响[J].白求恩医学杂志,2018,16(3):265-267.
[51] 付凤仙,叶红,苗杰.腹腔镜输卵管异位妊娠切开取胚术后输卵管通畅情况的探讨[J].中国微创外科杂志,2015,15(12):1080-1083.

[52] 王燕,陈璐,黄燕明,等.宫腔镜在诊治宫腔粘连中的应用价值[J].生殖与避孕,2014,34(12):1026-1030.

[53] 张婧,白文佩.宫腔镜在输卵管性不孕症中的治疗作用[J].实用妇产科杂志,2015,31(3):163-166.

[54] 夏恩兰.宫腔镜手术并发症诊治现状及展望[J].中国实用妇科与产科杂志,2015,31(5):369-373.

[55] 陈慧军,吴一萍,吴秀英.阴道超声联合宫腔镜对剖宫产术后子宫切口憩室的诊断价值[J].中华全科医学,2015,13(7):1132-1133.

[56] 欧阳珊,赵良平,张淳,等.宫腔镜在诊断绝经后子宫内膜病变中的应用价值[J].华中科技大学学报(医学版),2014,43(3):356-358.

[57] 付凤仙,段华.宫腔镜联合 B 超在诊断二次剖宫产术后子宫切口憩室中的价值[J].中国微创外科杂志,2014,14(9):812-815.

[58] 刘穗玲,谌小卫,万璟,等.宫腔镜检查后子宫内膜病理检查在子宫内膜病变诊断中的价值[J].中国妇幼保健,2013,28(2):345-347.